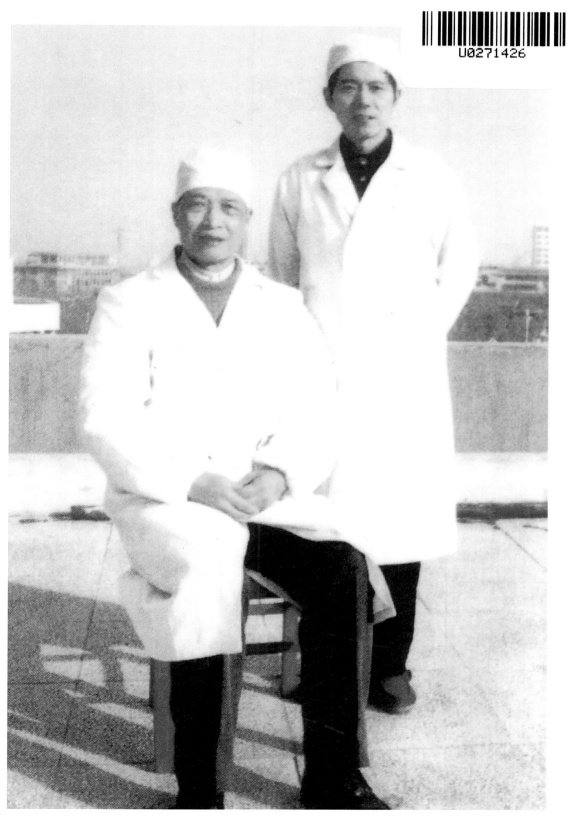

第一批全国老中医药专家学术经验继承工作确定杨泽民为指导老师，洪哲明为继承人

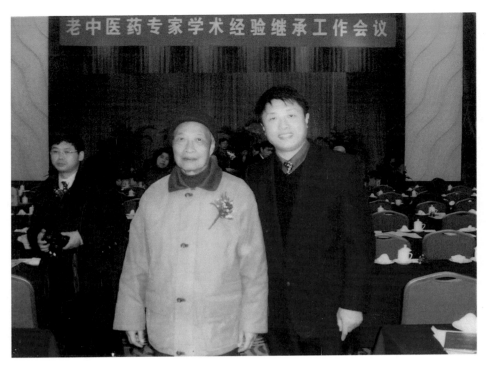

第二批全国老中医药专家学术经验继承工作确定杨泽民为指导老师，
费建平为经验继承人

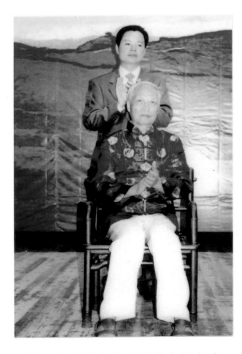

第三批常州市中医医院全国名中
医传承工作继承人王国伟，现为
主任中医师、教授

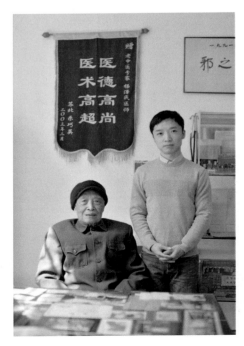

杨业俊（孙儿）
南京中医学大学中西医结合学院毕
业，现在常州市第三人民医院工作

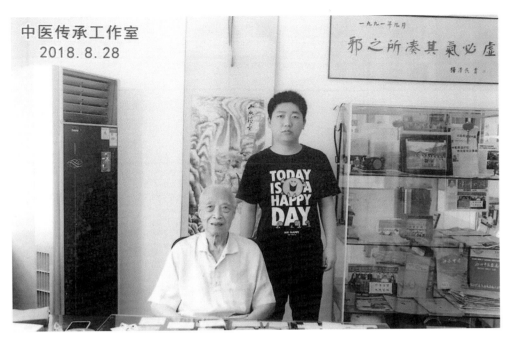

徐翼强（外甥）

南京中医药大学中西医结合学院毕业，现在常州市中医院工作，
杨泽民经验继承人

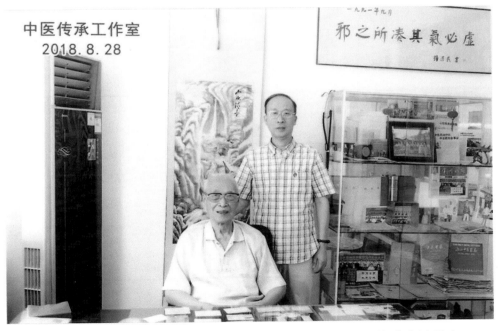

常州中诚中西医结合名医馆长陈军（中医师）为杨泽民的学术继承人

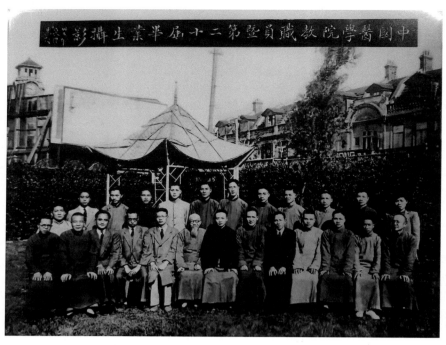

中国医学院校职员第二十届毕业生照
（后排左起第三为杨泽民）

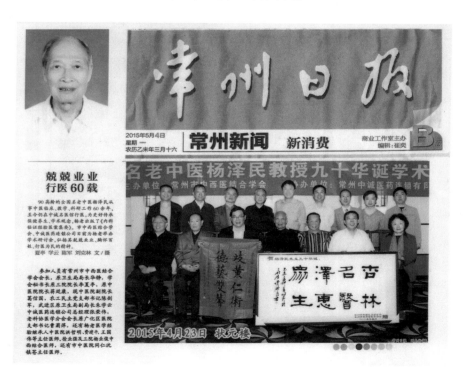

常州中西医结合学会、常州中诚名医馆为杨泽民举办九十岁华诞活动
并举行学术研讨会

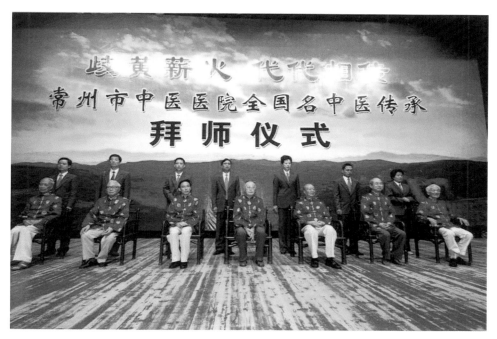

2006 年第三批常州市中医医院全国名中医传承拜师仪式（一）

王国伟（后排左一）拜杨泽民（前排左一）为指导老师

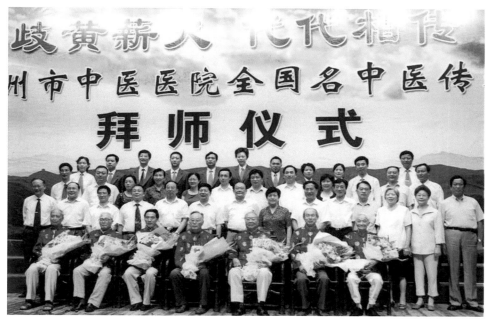

2006 年第三批常州市中医医院全国名中医传承拜师仪式（二）

全国继承老中医药专家学术经验指导老师

荣 誉 证 书

根据人事部、卫生部、国家中医药管理局人职发［1990］3号文件精神，

杨泽民 同志于一九九一年七月被确定为继承老中医药专家学术经验

指导老师，为培养中医药人才做出了贡献，特发此证。

证书编号：

一九九四年十一月七日

全国继承老中医药专家学
术经验指导老师荣誉证书
（1994 年）

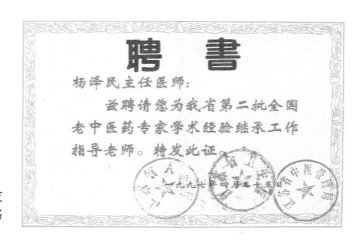

江苏省第二批全国老中医药专家
学术经验继承工作指导老师聘书
（1997 年）

全国老中医药专家学术经验继承指导老师

荣 誉 证 书

杨泽民 同志于1997年1月被确定为全国老中医药专家学

术经验继承指导老师，为培养中医药人才做出了贡献，特发此证。

证书编号：97165

二〇〇〇年十二月三十一日

全国老中医药专家学术经验
继承工作指导老师荣誉证书
（2000 年）

中医现代化研究与实践

——杨泽民学术观点

杨泽民　主编

科 学 出 版 社

北 京

内 容 简 介

本书论述中医现代化研究与实践的理论、方法、途径和研究思路；论述为医之道、为人之道，以及哲学等方面与中医药学及养生保健治疗的关系和作用。在医药学方面汲取现代科学、现代医药学知识，存精去粕，从而纠错纠偏，使中医理论得以发扬和创新。并且，运用中西医结合的知识、技术，介绍临床各科常见病的实践经验，以及一些特殊疾病的诊断和治疗。特别是农村胆道蛔虫、钩虫病引起的严重消化道出血、坏死性出血性小肠炎等地方病，以及属于暑温范围的流行性乙型脑炎、急慢性肝炎、肝硬化、失代偿性肝硬化门静脉高压腹水、慢性支气管炎等，有较多治验案例及诊疗经验和研究。

本书适合中医、西医及中西医结合临床医生和中医现代化研究人员参考使用。

图书在版编目（CIP）数据

中医现代化研究与实践：杨泽民学术观点 / 杨泽民主编. —北京：科学出版社，2019.6
ISBN 978 - 7 - 03 - 061199 - 4

Ⅰ.①中… Ⅱ.①杨… Ⅲ.①中医现代化研究 Ⅳ.①R2 - 03

中国版本图书馆 CIP 数据核字（2019）第 090147 号

责任编辑：陆纯燕 / 责任校对：谭宏宇
责任印制：黄晓鸣 / 封面设计：殷 靓

科学出版社 出版
北京东黄城根北街 16 号
邮政编码：100717
http://www.sciencep.com
南京展望文化发展有限公司排版
北京虎彩文化传播有限公司印刷
科学出版社发行 各地新华书店经销

*

2019 年 6 月第 一 版 开本：787×1092 1/16
2019 年 10 月第二次印刷 印张：18 1/2 插页：3
字数：400 000
定价：**100.00 元**
（如有印装质量问题，我社负责调换）

序 | Foreword

　　杨泽民,全国第一、二批老中医药专家学术经验继承工作指导老师、江苏省名中医、南京中医药大学教授、常州中医院首任中医研究所所长,从事医教研 70 余年。为继承发扬中医药事业,杨泽民几十年来坚持不断地学习新的知识充实自己,以适应新的变化和发展,和同道一起开展中医药的整理和研究多年,虚怀若谷,求真务实,反对因循守旧、故步自封,善于思考,勇于探索,崇尚实效,体现了杨泽民严谨的治学态度。2014 年在近 90 高龄之际,将自己多年来的学习体会、临床经验、学术观点、保健养生归纳成篇,几易其稿,主编《杨泽民内科临证经验医案集要》(科学出版社),可为后学提供启迪。这几年杨泽民不辞辛苦,今又以研究和实践的形式主编《中医现代化研究与实践——杨泽民学术观点》即将付梓出版,精神可嘉,实乃后学可敬可学。杨泽民在 70 余年的临证实践中,既重视学习中医经典、各家学说及医案临证经验,有利于传承整理提高,又重视认真学习西医的理论和技术,学贯中西,坚持走中西医结合的道路,掌握中西两种医学知识和技术用于临床,得益匪浅。通过多年的临床实践,杨泽民认为对中医药的研究不能停留在用经典研究经典,用经典诠释经典,从经典中来,到经典中去,治医学不应以《黄帝内经》为止境,深刻体会和认识到中医现代化的必要性。原地踏步,不利于中医理论的提高、创新和发扬,不易有突破性进步。杨泽民多年坚持边学习、边实践、边研究,既坚持中医的独立价值,又肯定西医的理论,探索中医发展提高路径和方法。为了实现中医现代化,既要加深学习中医,又要努力学习西医,中西医结合是中医现代化开始的必不可少的第一步,中西医互相学习有利于中西医交流,促进中医现代研究和实践,尽管当前传统中医和现代医学在疾病治疗上都有它的优势,但是两种医学治疗都有它解决问题的限度,并且都面临着一些认识上的盲区。杨泽民对如何中医现代化都提出了很多好的意见和方法,如在文中提出已往的脏腑学说,多半是从大体解剖及功能,加上五行生克、相辅相成匹配而定,但胰腺无从匹配,未见于典籍。在当时条件下,有心肺相助、肾为水脏,与膀胱相表里的认识,多数已是很有科学内涵了,但从现在解剖生理学层面来认识,就显得有些欠缺。由于当年多种原因,个别脏腑的解剖有错位,对脏腑的生理功能就有误解之处,更应纠正"肝在左用在右"的不太准确的说法。中医现代化应清除违背四诊的规律,如单凭切脉能知百病、患者不用开口、单凭滑脉诊断早孕等。

　　中医究竟该不该现代化？中医应该如何现代化？传统中医未来如何发展？这是个很大的课题，需要多方的力量配合和几代人的努力。杨泽民在鲐背之年，将自己多年来的研究与临床实践经验形成的学术观点，凝聚了他毕生为之奋斗的结晶，可以为今后的研究提供一些启示。众人拾柴火焰高，滴水汇流可以成江河，大家共同努力必有成果。我认为，中医肯定需要现代化，中医理论与技术的发展不可能一成不变。中医内容很丰富，多从常识、经验、技术操作层面做解释，但并非都是科学内容，也并非都能指导临床，舍弃和修改不合理内容，完善中医的科学理论体系，使我们在临床上能够科学合理地运用好中医，极大地提高临床疗效。我们需要以临床实践及客观事实为基础，借助现代哲学和科学技术手段，加强中医辨证论治的精确性。时代在进步，科学在发展，我们不能墨守成规，囿于一隅，需要与时俱进及创新，必须吸收新知识。以前没有出现的病症现在越来越多，需要新的手法、新的研究去攻克。因此，从这些角度考虑，中医肯定需要借助现代化。中医现代化是历史发展的趋势，是中医自身完善的需要。但是中医现代化，应是在挖掘并完善中医学理论，保持和充分发挥自身优势的同时，有效利用现代科学技术的方法和手段，如人工智能技术的应用，帮助人们从传统经验和现代科研信息的大量数据中提取出许多有价值的信息和线索；帮助人们设计出对治疗某种疾病的最佳配伍方剂，大大提高中药和天然药物在创制新药方面的命中率，使之发展更加完善；丰富和发展中医理论，建立现代中医科学技术创新体系，使中医的学术理论体系和诊疗水平更加科学化，促进中医药产业的发展。一直以来我们对中医现代化有些误解，人们总是习惯把它等同于传统中医西医化。如果这样理解，那么中医就会变成不伦不类的西医（社会上已出现这种现象）。中医现代化不应该是把传统中医融合到现代医学体系，这样不但对中医现代化造成阻力，而且还导致中医自身的消亡，这确实令人担忧。我们开展中医现代化事业，是为了能科学、理性地继承中医、发展中医。总结发病过程、治疗过程，在应用中取舍、创新，找出新的诊治理念，发展中医新理论。运用融合后的中医新理论指导再实践，通过再应用、再总结升华出来的现代中医理论，就高出原有的中西医理论，这样两种医学融合一体成现代中医学。根据英国李约瑟博士在《中国科学技术史》中提出的"世界科学演进律"，即"一门科学研究的对象有机程度越高，它所涉及的现象综合性越强"。最后，我为杨泽民的老骥伏枥的科学探索精神点赞，乐为之序。

常州市中西医结合学会副会长

江苏省名中医

世界中医药联合会中医药传统知识保护专业委员会理事

李夏亭

戊戌年仲夏于常州嘉宏七堂

前言 | Preface

　　我20世纪40年代在上海中国医学院学医,毕业后长期从事医疗工作,由于当年在院校学习了以中医药为主的中西两种医学的知识和技术,同时受上海医界贤达"衷中参西"思想的影响,已能初步用中西两种医学来辨病、辨证;加上当时受上海同道和校友实践的感悟触动,以及当年要废除中医思潮环境的影响,我认识到中医现代化的必要性。在70余年的临证实践中,我既重视学习中医经典、各家学说及医案临证经验,有利于中医的传承、整理、提高;又重视学习西医解剖生理学、病理生理学、症状诊断及鉴别诊断学和病理阳性体征检查、医学检验学、影像学等相关书籍,并予以应用;还订阅了中医、西医相关杂志,学习同道的临床经验,有利于中西医结合、中医现代化和创新。20世纪50年代,政府及单位领导贯彻中西医结合政策,组织中医学习西医,西医学习中医,我既做过中医学习西医班学员学西医,也当过红专大学西医学习中医班讲师,向西医学员讲授中医学。另外,我还曾在工矿保健站当过全科医师、做过劳动卫生等预防保健工作。20世纪60年代初,主管部门调我到常州市中医院负责病区诊疗工作历时5年,与西医共同查房,学到了很多西医知识,系统观察到了疾病诊治的全过程。后又响应政府"把医疗卫生工作的重点放到农村去"的号召,光荣支持苏北农村医疗卫生工作建设,在涟水县医院担任中医科负责人(主任),参与门(急)诊、病区诊疗及会诊14年。我常和西医在门(急)诊同坐一张诊桌,面对面地为患者诊疗疾病,互相学习交流;也会根据工作需要,常驻一个病区与西医同时查房,据病情应用中药,或西药,或中西医结合诊疗疾病,取得了较好效果。还负责到内、外、儿、妇、传染科会诊,从病历记录中学到很多西医药多科知识和检测技术。在每年乙型脑炎发病季节,我就专驻传染科负责中医药治疗,以及流行性脑膜炎、病毒性肝炎、出血坏死性小肠炎、出血热等多种急慢性疾病、传染病的诊疗,学到了在学校里没有学到的知识,丰富了临床实践经验,掌握了中西医多学科的知识,特别是多种急慢性疾病和温病学说关于传染病的知识,提高了临床诊疗技术水平。因此这些西医都是我的老师。我在门(急)诊、病区坚持先辨病后辨证论治的学术思想,大大减少了漏诊、误诊,提高了诊断率、治愈率。我深深体会到中医掌握中西医两种医学知识,有利中西医交流沟通的好处和必要性。

　　为了实现中医现代化，既要加深学习中医，又应努力学习西医，掌握中西两种医学知识和技术用于临床，得益匪浅。为了扩大中西医结合队伍，为中西医结合出力，更快、更好地实现中医现代化，1979 年调回常州后，我便认识到中医中药科研创新的重要性，于 1982 年提议并负责筹组常州市中西医结合研究会（后改为学会），任秘书长。于 1984 年负责筹办了常州市中医院院办中医研究所，并任所长。70 余年的医教研工作为中西医结合和中医现代化做出了一定贡献。我现已 90 高龄，仍定时到名医馆上班，且趁身体尚健，利用业余时间，整理补充已在各级中西医学杂志发表稿件及在全国省市各级医学经验交流论文。因我是全国第一、二批老中医药学术经验继承工作指导老师，于 2014 年受邀主编《杨泽民内科临证经验医案集要》，将多年来对中西医结合、中医现代化的认识及临床实践经验编于书中。鉴于中医现代化的影响，今又以研究和实践的形式主编《中医现代化研究与实践——杨泽民学术观点》，与同道共切磋、同探讨和研究。当前，政府都十分重视中医与西医并重，《中华人民共和国中医药法》、《中医药发展战略规划纲要（2016~2030 年）》、中医传承创新现代化等相关政策相继出台，可见加快实现中医现代化，已是天时、地利、人和的一片大好形势，我们更应乘此东风，更好、更快、更全面地研究，争取早日实现中医现代化。这也是我的毕生愿望。

　　本书可供中西医院校初毕业进入临床的医生们学习与参考，亦可给中医现代化、中西医结合研究的学者借鉴和参考。由于我学识经验有限，如有疏漏错误之处，敬请不吝指正。

杨泽民

2018 年 12 月

目录 | Contents

第二篇　中医现代化研究具体措施

第三篇　中医现代化研究相关医话及经验

第一篇　中医现代化概述

第一章
中医发展和现代化的概况

第一节　中医起源和发展

　　中医是中国的传统医学,对中华民族的健康繁衍昌盛做出了贡献,因此又称国医。中医的起源,是从有人类以来,人们在寻找充饥食物的过程中发现的,如部分可引起中毒上吐下泻,甚至有昏迷、痉挛、丧命的种子、果、草根茎;具有吐、泻、便秘等作用的种子、果、草根茎、虫类等来催吐、止泻、通便治病;辛辣温热芳香等物品可温散寒气、温中理气消胀,疗胃寒止痛、祛风寒治寒痹。还可变有毒物为治病良药,并避其毒而用其充饥疗疾强身之所长。这些劳动人民的经验,分散在民间,虽互相传授,还不能满足普天下百姓健康强身疗疾生存的需求。直至神农氏和伏羲氏的出现,"神农尝百草,始有医药""尝一日而遇七十毒""伏羲氏……乃尝味百药而制九针以拯夭枉焉",在一定程度上反映了药物起源的真谛,备受历代人的尊崇。当然,一个人每天要尝百草,平均每小时要发生 7 次中毒,前后"中毒"如何区分得清? 何况是一国之君,这样做既不符合现实,也是不可能的。我认为神农可能只是倡导者,应该说是神农时代比较重视百姓医疗,就逐渐有了对此感兴趣的专人或神农三皇五帝等指派专人收集掌握可充饥强身治病疗疾的动植物为百姓治病,从而出现了专事掌握这些动植物为百姓治病的专业人才——医生。后世托神农之名著有《神农本草经》,又以黄帝的名义及与岐伯问答等形式,收集诊疗经验,合哲学形成理论,著有举世闻名的医学经典巨著《黄帝内经》,指导中医学的临证和发展提高。

　　中医就是在这种古老的原始社会条件下,随着人们与自然环境的斗争取得诊病疗疾的经验积累,不断改进、提高、创新而逐步产生的。继文字文化的诞生和发展,社会的进步,人民生活与环境气候相适应的经验,又在多种文化和哲学与医学实践经验等的相互影响、交流和促进下,促成中医药学的提高和发展,初步形成了有系统、有规律、有理论的中医学说,并用文字记载下来。如君君臣臣、父父子子、生老病死等社会学,五行生克,阴阳互根,阴平阳秘,精神乃治,天人相应,春生、夏长、秋收、冬藏,北方寒冷干燥,南方温热,中原潮湿气候、环境等有关的自然地理知识对人的生活健康影响,甲、乙、丙、丁、戊、己、庚、辛、壬、癸及五行(金、木、水、火、土)等天干地支与天文、地理、文学、哲学和医学实践经验相结合,创造了望、闻、问、切,内外病因,脏象学说,阴阳、表里、寒热、虚实八纲,以及证候、病机、治则、方药等学说,形成以人为本,天人相应的整体医学观,为人民保健康、促生产、繁衍昌盛做出了贡献。

由于当时科学尚不发达,只能在经验积累的基础上用各种学说互相借鉴,以及推理假设,形成较完整、较系统的朴素唯物医学理论,指导临床实践。随着时间推移,不断实践逐步提高,如《黄帝内经》对发热疾病的认识;"凡发热皆伤寒之类也",归因于一个"寒"字,尚比较笼统。到汉代的《伤寒论》才条分缕析,分六经辨证论治,认识有了提高。明清时,《温热经纬》《温病条辨》中卫气营血、上中下三焦、疫疠学说等温病学理论的出现,将所有发热疾病,包括传染疾病的发热,分得更加具体、细致、深入。还有汉时的《金匮要略》对杂病有了较具体的辨证施治理论、治则、方药,以及金元历代各家医药经验总结和学说等名著问世,治病有效,说理亦有很多符合实际及精辟之处,有一定的科学内涵。到近代有了更多、更精辟的理论,汇聚成较系统的整体观中医学术思想,更好地指导临证实践,出现了中医的辉煌时代。当时由于历史条件限制,没有显微镜、医学检验、心电图、影像等,诊断只能四诊观察及临证经验,并借助气候、人文、天人相应等哲学及多学科学说,经审证求因,司外揣内,有诸内必形诸外,以人为本的整体观分析总结,形成一套朴素的中医学理论。

如上所述,由于历史的局限性使得中医理论在某些方面说理尚欠具体或完备,更因缺乏现代医学的生理学、解剖学、微生物学、病理学、物理学、化学,以及医疗仪器等科学方法检测、实验、论证,对有些病因病理机制等细微处的情况,尚不够了解,有些是只知其然而不知其所以然。如有些疾病从其特点,只知其具有传染性,被称为疫疠、瘴气,而不知其传染的具体病因是病毒、细菌、疟原虫等,及其所在具体部位等。又由于科学研究条件限制,对五脏六腑的解剖生理不可能广泛深入,严谨细致不够,尚有错位,因而就有王清任的《医林改错》出现,但仍难免有改错之处,与现代医学相比,就显得有些不足和滞后。现在有些营销宣传广告,利用人们不了解肝、脾、肾之真正解剖及生理功能,而夸大宣传某些药物或保健品治疗脾虚、肝肾亏损等,误导老百姓,影响很大,祸害无穷,实有损中医的形象,并为西医所诟病和质疑,也影响到中西医的对话、交流,以及中医现代化、中西医结合和国际接轨。有识之士有鉴于此,纷纷著文说"荧屏养生"该扶正祛邪了;中医养生信息亟待现代化科学规范传播等。所以必须对中医学加紧去粗存精,整理提高,汲取现代科学、现代医药学的长处进行研究。我们中医自身必须打破守旧保守思想,要有自我批判精神,狠下决心,在继承的基础上大胆创新,这样才能前进,跟上现代化时代的步伐。

19世纪30~50年代,我国有很多中医界先行者著作,如陆渊雷的《伤寒论今释》、张锡澄的《衷中参西录》等,热心于中医现代化研究的西医药专家著作,如王筠默的《中药药理学》,匡调元的《中医病理研究》等,还有很多国内外医药学者专家对中药成分、药理研究分析的编著问世。近年如南京中医学院编著的《中药大辞典》等,收录了绝大多数中药成分。该书中含有临床实验研究、临证经验报告及用药新的指导,既增加了很多老药有新疗效,可以新用;

又明白中药有疗效的药理及可能发生的毒副作用,扩大了中药的用途,减少了毒副作用的发生,提高了疗效,集中药之大成,大大改变了只知其然而不知其所以然的状况,已为中医现代化打下了基础。中医药学就是在历史的长河中总结、改进、提高,再总结、再改进、再提高,在不断前进中成长。现在又汲取了物理学、化学、现代药理学研究实验成果,加快了中医药学现代化的步伐。现代各行各业都在搞现代化,如军事现代化、农业现代化,现在通信现代化,一机在手,视听皆能,成了比庞大的图书馆还要大的资料信息库。可足不出户,走遍天下,能知天下事,大大改变了人民的生活条件和环境状况。中医药也不能例外,也要实现现代化。

中华人民共和国成立后,在全国相继开办中医学习西医,西医学习中医班,作为促进中医现代化、中西医结合的动力,是有很大裨益的。当前有很多学者专家在中国中医学报及杂志医刊撰文提出中医现代化,国家中医行政管理部门也已提出中医现代化的实施意见和措施,为中医现代化创造了良好条件,我们要借此东风乘风、破浪前进。我从上海求学至悬壶沪上,受上海前辈及学长们的现代医学观的影响,又经历70余年临证经验,在学术思想上体会到中医必须现代化。在临证实践中,以辨病辨证为准则,该急诊的转急诊处理,该外科手术的转外科手术治疗,西药有独特疗效的,该用的就用,如因伤寒杆菌引起的伤寒病,用了氯霉素后,三五天后即热退而愈,就无少阴、厥阴凶险之重证发生,也很少有死亡病例,提高了疗效。在处方用药上也常汲取中药成分现代药理研究成果,参照成分而老药新用,屡获良效,体会到中西医结合,中医现代化的优点而常研讨、总结经验。当年曾有人提出中医科学化,似有中医不科学之嫌,我认为不如倡导中医现代化,既确切又符合实际。我主编《中医现代化研究与实践——杨泽民学术观点》一书,旨在介绍提高对中医现代化的认识,以及在长期临床工作中获得的中西医结合实践经验,并表达我致力于中医必须现代化的强烈愿望和决心。看到在国家中医药发展会议(珠江会议)研讨中医现代化思路的文章报道,我非常高兴。中医现代化目前处于良好的现状,具有国家政策的支持,更有屠呦呦用现代科学方法研究从中药青蒿中研制成治疟疾高疗效的青蒿素而获诺贝尔生理学或医学奖。可以说中医现代化已是天时、地利、人和的大好形势,我们更应当乘势推进中医现代化。

第二节 中医现代化内涵

中医现代化就是中医要汲取现代科学、现代医药学的知识和技术,中西医药学互相取长补短、融会贯通,既有利于对中医学加以整理,去粗存精,发扬提高,创新发明,且对现代医学也有启迪,可补西医之不足,共同发展前进,提高诊断正确率、疗效和治愈率,成为中国独特的,既高于中医药学,又高于西方医药学的中国医药学,保障人民健康水平,为全人类提供更好的疗疾、强身、保健康、促生产服务。

第三节　中医为何要现代化

从中医和西医的发展史可知,早在两千年前,中医从治病有疗效的经验积累起步,得益于中国文化的发展,借鉴人文、天人相应、阴阳五行、中庸之道等哲学推理,又有气候、环境、情志对人体的影响和认识,而演变成为有实践、有经验、有理论、有科学内涵的中医药学,明显优于西方神学时期的神教医药学。中医发展经秦、汉、唐、宋、金、元、明、清,达到辉煌。但近二三百年来,西医经过工业革命,受科学发展的影响,冲破神学枷锁,得到了快速发展,有了现代科学及生理解剖学、微生物学、巴氏消毒法、医学检验、影像等检查,全身麻醉药物的应用等一系列现代先进医药技术,在某些方面超越了中医,特别是在解剖、医学检验、医疗仪器检查诊断疾病和外科手术等方面,中医相比西医就显得有些滞后了,必须通过学习现代科学、现代医药学,培养能掌握和应用中西两种医药学的现代化中医,才有利于传统中医药的整理和创新提高,融通中西,赶上超过西方现代医药学,成为有中西两种医学技术知识的中西医结合医生。中医与西医相互补充取长补短,提高了疗效,我认为中医可望超过西方现代医药学,成为中国独具特色的现代中国医药学。我认为为了中医和西医的相互交流、互相学习,中医应学习西医,西医也应学习中医,中西医相结合,中医现代化,西医要国医化,中西医才有共同语言,有利于对患者中西医诊疗信息有效的互相传递;西医懂中医,用中医药治病,中医能应用西医体格检查、医学检验等多种检查和诊断,明确辨病,进而达到在辨病的基础上进行辨证论治。一些用西药或外科手术治疗疗效较好的特定疾病,就可用西药或外科手术治疗,选用西药内服、输液、注射,或外科手术急救治疗。因此,治病必先明确疾病诊断,然后决定采用最佳、最恰当的治疗方案进行治疗,达到最好、最快的疗效,又可减少和避免误诊误治,这就要中医现代化,具有现代医学知识和技术才能做到。

王国强曾提出,"中西医交融,提高人民健康水平",并且指出:"中医与现代科学理论、技术和方法渗透结合,很可能为生命科学和医疗卫生的突破作出更大的贡献。中西医交融是一个宏大的课题,要以海纳百川的胸怀、兼收并蓄的气度,进一步促进中西医互相学习、优势互补、共同发展,为以中国式诊疗办法服务人民健康做出应有贡献。一、要牢牢把握中医药创新发展的方向。二、要始终坚持利用现代科技和方法。三、要以提高健康水平为核心,充分发挥中西医各自的优势",重点谈了中医为何要现代化,并为中医如何现代化指明了方向。

因此,我们如不学好生理解剖学、病理生理学、药理学等基础医学及西医临床多学科现代医药学,不掌握视、触、叩、听和医学检验、先进的仪器检测,就较难或不易明确诊断、辨病,就不易或较难决定用中医辨证论治,或用西医药,或手术治疗较好。如对某些急腹症、血液病,以及多种心脏病等器质性疾病不及早做出诊断和治疗抉择,就有可能漏诊、误治。我曾诊疗1位无明显自觉症状和不适的患者,在仅于左上腹听到心外收缩期杂音(SM)的情况下提示诊断胰腺癌，又从右上腹肋下触及 5 cm、Ⅲ度较硬的肿块（肝脏）而诊断为肝癌。看到心前区（虚里）抬举性搏动，且听到主动脉瓣区舒张期杂音就可诊断为心脏病。从腹部叩到移动性浊音，可得知腹腔内有积液，即行腹腔穿刺抽液，通过视诊、化验，进一步明确腹腔积液的性质，而分别做出肝病门静脉高压、癌症、感染性或结核性等疾病的诊断。从视诊初步确定积液是血性或其他液体；经医学检验，就可进一步明确积液性质，是血性、炎性渗出液，还是门静脉高压漏出液；再进一步细菌培养、彩超等仪器检查，可明确诊断为结核性腹膜炎，或其他细菌感染性腹膜炎，或肝硬化失代偿期门脉高压性漏出液，癌性腹膜炎，或宫外孕、外伤肝脾肾破裂腹腔积血等积液，从而做出明确诊断和针对性有效的治疗。较单纯凭腹大如鼓青筋显露判断为门静脉高压失代偿肝硬化腹水更可靠。因此，中医必须学会现代物理、仪器检查、化学检验、视触叩听，以及腹腔穿刺抽取液体等知识和技术。

实现中医现代化，可及时明确诊断，供辨病辨证及时治疗，更符合"效、简、便、廉"原则，符合社会及患者要求和意愿。如对心悸等患者，经听诊器检查，听到二尖瓣区 SM 或舒张期杂音（DM）就可提示为风湿性心脏病等引起的二尖瓣关闭不全或二尖瓣狭窄。脉显弦、滑、洪、大、缓、数、结、代、促而心悸，再经心电图（ECG）、彩超、血压等检查，就可大体知道是何种心律不齐，或患有何种类型心脏病（如风湿性心脏病，高血压性心脏病或是窦性心动过缓、窦性心动过速、室性期前收缩、房性期前收缩、心房颤动等），或是心因精神因素及其性质和病之轻重，而采用相应的中医药或西医药治疗措施。中医虽有结、代、促、数、缓脉等，但从心脏听诊、ECG 等仪器检查后，可得到更详细的心率和心律失常性质，辨明为何种心脏病的诊断，更有利于辨病辨证施治。

又如先有胃脘痛，后有右下腹痛的转移性腹痛，即提示有阑尾炎的可能，随即腹部检查，以及血液常规检查，以确诊或排除阑尾炎的可能。如麦克伯尼点有压痛或反跳痛，可拟诊为阑尾炎，或伴有局部腹膜炎。需进一步行血液常规检查：白细胞及中性粒细胞增高，即可诊断为急性阑尾炎，应转外科手术治疗。虽中医也有积聚、肠痈等病，但不知有按诊反跳痛的阳性体征。卡他性阑尾炎的轻症，虽可用大黄牡丹皮汤等治疗方药，但只宜治白细胞、中性粒细胞不高，不发热，麦克伯尼点压痛不明显、无反跳痛的单纯性、卡他性阑尾炎轻症，还必须随时根据病情变化，有无恶化加重而改变治疗措施，或外科手术。而对坏疽性、化脓性等急性阑尾炎，麦克伯尼点压痛及反跳痛明显，有腹膜炎刺激阳性体征，加上血液常规示白细胞增加，则必须立即住院手术，否则在 56 个小时后可能会有阑尾穿孔，形成急性化脓性腹膜炎，如不及时手术，可危及生命。如炎症局限成包块，已形成局限性脓肿时，中医常诊断为肠痈，有的可吸收消散自愈，而用薏苡附子败酱汤治疗。而我认为这仅适合治疗不发热，无明显腹痛及压痛之局限性包裹性阑尾脓肿，因其也有慢慢吸收和自愈可能，但也要密切观察病情变化，随病情变化而改变治疗措施，必要时还是用外科手术切除为好。

又如高血压，有原发性高血压与继发性肾性高血压等之别，均可有头脑胀痛，脉弦滑或数，也常易发生脑出血性中风。前者从面红耳赤，体壮，红细胞、血红蛋白偏高，无其他继发性高血压病因，即可初步判断为原发性高血压，或原发性高血压中风；后者多面色苍白，体弱示贫血貌,红细胞、血红蛋白均偏低,或很低,再经尿常规检查(蛋白++~++++)、肾功能检查(非蛋白氮、尿素氮增加),即可提示为肾性高血压或肾性高血压中风。两种高血压均可有蛋白尿及肾损害、肾功能减退、脉弦滑数。但肾性高血压肾脏病变在前,尿蛋白自始至终存在,高血压由肾病引起。原发性高血压是高血压在前,蛋白尿肾损害肾功能减退在后,肾脏病是由高血压引起。中医从原发性高血压头脑胀痛、脉弦滑诊断为肝阳上亢;从继发性肾病面色白而无华,脉弦滑诊断为虚阳上亢。似较笼统,前者脉证尚符,中医辨证可解;后者脉证(面色白而无华)不符,辨证欠通,就须变通用脉证从舍法则辨证论治。对这两种不同的高血压详细辨病,就须中医现代化,辨病清楚对中医辨证论治、医疗嘱咐、康复措施、非药物防治及用药皆大有帮助。

还有说话声音嘶哑,中医分急、慢,急者多因外感风寒,肺气不宣,咳嗽乃因涉及声带炎症而发;慢者常因风寒肺气不宣之延续,慢性声带炎相关,或可由肺结核等病引起之结核性声带炎。但目前经喉镜检查,有不少病例是由慢性声带炎,声带息肉、结节而发,少数可由胸腔、纵隔等肿瘤压迫喉返神经,以致声带麻痹而发生发音嘶哑,这就提示我们对慢性嘶哑患者,首先要用喉镜进一步检查咽喉,有无声带麻痹或结节,用 X 线、CT 等检查心、肺、胸腔、纵隔,及早发现有无胸腔肿瘤,可考虑手术、放疗或化疗等治疗,或中西医结合治疗。肺结核引发喉结核,或喉癌均可涉及声带,多由肺结核感染到咽喉声带,或肺癌扩散转移而来。常有咳嗽、痰血、消瘦、潮热、盗汗等相关症状,多是肺结核或肺癌,已往曾有风、痨、臌、膈,实病难医。现在只要胸腔 X 线透视、CT 检查,就可早期发现肺结核抑或肺癌,前者有抗结核特效专药治疗,及预防措施,肺结核现已很少见。肺癌早期经 X 线片、CT 等仪器,以及实验室等,就能明确诊断,进行必要的相应治疗,已可取得较好效果,既有治愈的,也有延长生存期的。

中医如未学习现代医药学,时有漏诊、误诊、错治病例:曾有医者在农村巡回医疗,对一位燥实痞满的初诊患者,按证用大承气汤治疗,复诊未见效,再予前方药进取,无效而死亡。该病例很可能是肠梗阻,从理法方药表象看,似乎对证,并无不当。但细分析,燥实痞满,矢气频转时,用大承气汤,才对证、才有效,才不致误诊、误治送了性命。而该病例很可能无矢气,是肠梗阻,该医者只注意到了燥实痞满,忽略了矢气有无或是否频转,所以发生了用大承气汤无效而死亡的沉痛教训。如果这位中医多重视一下问诊,明确有无矢气频转,不贸然用大承气汤,如果这位医生掌握了现代医学知识,先辨清疾病,明确了肠梗阻诊断,立即转外科手术治疗,多可痊愈,就不至于发生这样的悲剧。还有 1 位患者因有胃病史,于饮酒后频繁呕吐,胃镜检查为复合性溃疡伴幽门不全梗阻,进食、服中药汤剂及西药后均即呕吐,药物不能进入胃中而无效,后经禁食停服中药及西药,改用静脉输入葡萄糖盐水及抑酸药,上腹疼痛及呕吐渐止,后进流质并改用口服抑酸、和胃中药,病情逐渐好转。连续用抑酸、中和胃酸药 2 个月,疼痛呕吐止而未发。胃镜复查:溃疡已明显好转,幽门梗阻亦缓解,病理检查未查到癌细胞,嘱继续治疗。这就是因溃疡反复发作,幽门水肿或瘢痕收缩,而狭窄引发呕吐或随吃随吐。故幽门梗阻的患者,不宜口服药物,而须用抑酸西药从静脉给药。这就需从静脉给药治疗溃疡的中药,否则就只能先用从静脉滴注抑酸的西药,待呕吐停止后,才可进流质,不呕吐时再考虑辨证施治,口服中药或西药。这就体现了中药剂型及给药方法、途径的不足。

总的看来,中医、中药实现现代化,就可减少、避免漏诊、误诊、误治,并研发改进中药剂型和给药途径,以利于及时用药而提高疗效。由此认识到中医、中药现代化的优点。病例很多,广泛存在医学基础理论及临床各系统疾病中,特别是心、肺、脑、腹外科急症等疾病须抢救、手术的病例,一刻也不能延误,这说明中医为什么要现代化,以及必须现代化的重要性。

还需对一些脏腑解剖生理功能不实和错位进行重新认识。对某些疾病病因病机的认识,在本书其他有关篇章也已有撰述,现引用部分专家学者的论述如下。

(1)《您误解了肾虚》*:有患者就诊时就说他肾虚了。其实多指腰酸、性功能差,虽有腰为肾腑,但性功能另有他因,实际与肾的生理无关。

(2)《口腔溃疡喝酸梅汤》:酸梅汤对各种原因导致的"心火过旺"口舌糜烂,有一定的治疗作用。其实,口腔溃疡、口角单纯疱疹等以舌、口、颊黏膜出现溃疡、水泡、发红、糜烂为主要表现,除了火气外,还有很多是因食物粗糙、高渗、辛辣,以及化学物等刺激黏膜、病毒感染而发。也有因少睡、疲劳、妇女月经期等引起,与正气免疫力降低有关。有时或可能是癌性、溃疡有关,原因很多,不能一概以火气论治!

(3)知其然而不知其所以然。如夏暑小儿高热惊厥为暑痫,这几个字把流行性乙型脑炎的流行病学说得清清楚楚,但却不清楚乙型脑炎病毒在夏秋季节是通过蚊虫(中间宿主)传染的。

(4)中医医学有些名词、术语本来就没有说清楚,与现代医学不一致,群众难以听懂或会引起误导。如肾虚、肝气郁积等,易被假中医、医托、商业广告等炒作营利利用。

医药同源,中药当然也要现代化,如中药的剂型在丸、散、膏、丹等的基础上,也要汲取现代西药的剂型,将中药提纯量小效高的剂型,除口服剂型外,还必须增加肌内注射、静脉输注等剂型,便于抢救应用,及时、速效,才能谈得上中医能治急病,脱掉中医是"慢郎中"的称号。

中医方药及单方验方,民间草药中,有很多中药对某些疾病是有独特原创疗效经验的,经现代医药、科学实验、提取有效成分,纯度提高也明显提高了效果,减少了服药量,服用方便,改进了给药途径,为可提供急诊开创了条件,减少了毒副作用,可广泛应用于临床。因此,加快实现中医现代化已刻不容缓,加快对中医的整理、挖掘、研究、实践、提高,必将从中医宝库中挖掘出更多、更好的科学的、优秀的中医诊疗项目及药物,造福于人类。

第四节　中医如何现代化

通过对中医、西医、中西医结合的认识、分析、再认识,再提高,结合实践,认识以上所述

---

* 出自中国中医科学院广安门医院泌尿科主任医师庞然文。

的中医为何要现代化,再论述"中医如何现代化与实践",从而明确中医现代化的必要性、可行性,分清中、西医各自诊疗的特点、长处,在临证时,结合辨病辨证,明确病因、病机、诊断及预后,分别应用中医药、西医药、手术、抢救等有针对性的治疗,逐渐从理论到实践中实现中医现代化,从而为中西医结合由简单的结合到有机的结合打下基础、创造条件,成为中国独特的、高效的,既优于现代医学,又优于中医学的现代中国医药学。

我在 2016 年 1 月《中国中医药报》发表"现代化技术平台理念助推中医药加速发展"中的三项观点:"要与现代技术手段有机嫁接""要与现代服务平台有效对接""要与现代传播理念充分融合"。这着重说明中医中药都要现代化,要用现代化的科学研究、实验加速发展。

中医现代化,要坚持、加强目前中医药大学、中西医结合学院办学方针,培养出更多、更好有中西两种医学知识和技术的人才,并增加对中医为何要现代化,如何现代化的课目和内容,将更有利于中医现代化研究和实践。

中医药现代化,如何现代化,很多相关领导及医药学方面有卓有远见的专家均有建言,都谈到了中医要汲取现代科学、现代医药学,实现中医现代化,会同中西医药及研究人员对中医药学宝库进行整理、挖掘,研究创新、提高、发扬传统中医精华,促进中医现代化,中西医结合。当今,政府又制订了《中医药发展"十三五"规划》及《中华人民共和国中医药法》,因此中医要紧跟现代化潮流,借有利政策,加快步伐,尽快实现现代化,已是大势所趋。

同时也应当看到目前社会各行各业都在快速进步和发展。更应当看到金元四大家根据当时的社会政治变化、战乱频繁、经济衰退,百姓的体质和疾病发生变化,随证改变,创新治疗方药,提高了疗效。从《黄帝内经》"凡发热皆伤寒之类也",张仲景的伤寒六经证治,明清的各家温病学说,到当今的"温病""伤寒",都在历朝历代的医生随历史前进有所改进创新,但还远远不够。从现代医学研究发现,凡发热性疾病,实际包括所有急慢性发热病、传染、感染及非感染性等发热疾病。伤寒论之六经辨证、温病之卫气营血、上中下三焦,乃是所有发热病各个不同病程中不同症状的不同证型。如仍从内经、伤寒、温病论治,已远远不能满足需要,就要按各种不同细菌、病毒等感染引起的疾病,以及病因轻重不同病期症状,中医进行辨证论治,或西医按一般针对病原体抗感染或外科等原则治疗或急救治疗。这就需要中医现代化,学习现代医药学,掌握中西两种医药学知识,才能辨病辨证用于临床实践,达到正确诊断,正确治疗,提高疗效,就会较明清时期治疗温病的诊断及治疗方法精确了许多,疗效大大提高,病死率也显著降低。《中医复兴首先是科学中医的复兴》*对中医现代化的认识和推进或有较多帮助。

总之,中医现代化、中西医结合要有科学思想、科学精神、科学研究、科学实践、科学发展,从多方面、多元化、多学科进行研究。目前的状况还只是初步,从初步到完整的中西医结合,成为我国独特真正的中国医药学,可能还要通过几代人的努力才能实现。

---

* 发表于《中国中医药报》,山东中医药大学皋永利。

第五节　中医现代化的现状和发展趋势

由于社会时代背景不同,发展条件的有先有后、快慢不一,当西方医学首先传到上海等各大开放城市,地处上海等地的中医、群众首先接触到西方医药学,逐步得知中医、西医各有长处和不足处,也有很多共同处。如前文所讲麻黄能止咳平喘,小青龙汤为专治咳喘方,其疗效可重复,是治咳喘相当有效的经验经典古方,用于临床已有近两千年历史。而西医到 20 世纪才从麻黄中提炼出麻黄碱,才知麻黄碱对支气管平滑肌有扩张平喘作用,可改善肺的通气功能,治咳喘有良好效果。中医在当时现代科学尚不发达,能发现麻黄有止咳平喘利尿的疗效,且屡试不爽,实属不易,而西医学在当时尚没有止咳平喘的药物。现在虽有了止咳平喘疗效更好,加快心率、升高血压的副作用更少的药物,相比之下由于麻黄素疗效尚较好,而仍被广大中西医务人员所应用。也由于当时科学尚不发达,中医对某些问题知其然,而不知其所以然。如麻黄有止咳平喘利尿作用,通过西医知识可知,喘是因支气管炎症,黏膜水肿分泌物增加,以及支气管平滑肌痉挛,气道更加狭窄缩小,发生通气障碍,影响呼吸,氧气供应缺少,从而要加快呼吸,增加氧气供应量,满足全身心、脑脏腑新陈代谢需要,而出现喘息,或带哮鸣,喉中有水鸣声及胸闷状态。麻黄素有拟肾上腺素扩张支气管平滑肌功能,气道扩大,呼吸通畅,氧气供应增多,满足了全身五脏六腑、大脑、肌肉组织细胞新陈代谢需要,胸闷、咳、哮、喘即缓解。又因麻黄增加肾动脉压力,肾小球滤过率增加,再吸收减少,而具有利尿作用。因而当时医药界有识之士,就提出中西医学要融汇,互补长短,就有《衷中参西录》等著作。更有学者编著载有中药化学成分、中医药理病理研究等著作出版。其实中西医有很多内容通过研究,有其共同点,是能够被中、西医所认同的。如伤风,中医也有继伤风之说,是指伤风刚治愈又伤风了;西医则认为是伤风(感冒)后无免疫力,可再感冒,异曲同工。又如中医病机"邪之所凑,其气必虚""正气存内,邪不可干"与西医所说的免疫力有无及免疫力大小相当。为什么在相同条件及环境下,有人易被传染,有人不易被传染,有人患病,有人不患病,这与正气强弱有关,也就是西医所说与人的免疫力强弱有关。如我在 20 世纪 50 年代,曾长期观察过 1 例开放性干酪性肺结核痰检阳性患者,其经常咳嗽痰血。痰检结核菌(+),而其妻子始终未被传染患上肺结核。因此,中、西医理论、病理虽有些说法不同,但内容常是一致的,这就给中西医结合打下了基础。20 世纪 30 年代前后所创办的中医院校就增设了西医药课程。20 世纪 40 年代还有中西医临床医生及医学研究人员对中医药做进一步研究,推进中西医药学融会贯通和结合,提高认识,增进了解,加深沟通互信,更有利于中西医结合。中华人民共和国成立后,卫生部门先后开展中医学习西医班,20 世纪 50 年代,北京、上海、广州、南京、成都五大城市又先后创办了中医学院,设置了西医课程。近年又将中医学院提升为中医药大学,扩大、增加了中药、中西医结合学院,为培养中药、中西医结合临床工作及中西医结合研究人才,促进中西医结合打下基础。全国及各大城市又成立了中西医结合学会,我在江苏省中西医结合研究会成立后,于20世纪80年代初,负责筹建常州市第一届中西医结合研究会,首任秘书长,促进常州中西医结合工作。很多中、西医药人员自发参加和学习、研究中西医药学,更有利于常州中西医结合学术交流,因而有关中西医结合的理论、临床论文、著作如雨后春笋般发表。这些相关理论与著作既扩大了中西医的诊疗措施,又提高了中西医的临床疗效,解决了一些单纯中医药或西医药及治疗措施不易或不能彻底治愈的疾病,而超越了单纯的中医或西医治疗。如20世纪60年代石家庄首先开展了中西医结合治疗流行性乙型脑炎,提高了疗效,影响很大。中西医结合临床诊疗,已蔚然成风,并逐渐有了中西医药学的共同认识和沟通,中医能用现代医学及检测知识辨病,对必须用西医药治疗的患者则应用西医药技术或药物;而应用中医药辨证治疗较好的,则用中医药辨证用中药治疗。中西医结合已大势所趋,势在必行。

我认为中医学是中国救死扶伤、保障健康、子孙兴旺、民族繁衍的优秀文化,是奇葩、是瑰宝,是不能丢,但应该丢掉糟粕,中医在去粗存精的同时,要扬长避短,按中医的三因病因、辨证施治和脏象等学说,以及天人相应、以人为本,"治未病"的预防保健思想整体观,发挥中医特色,继续发扬提高。同时汲取现代科学、现代医药学,创新再提高,不断前进,早日实现中医现代化。西医也要汲取中医长处,通过长期坚持不懈的努力促使中西两种医学的有机结合,这将成为中国的独特医学,可望领先世界医药学,造福全人类。这是中西医的双赢。但我认为从中医到中医现代化到中西医结合,中医仍占有主导地位。

有人提出中西医结合不中不西。我认为这种不正确的认识应纠正。这是中医现代化开始必不可少的第一步,就是既具备中医知识,也要有西医知识,才更有利于辨病辨证施治,识别糟粕与精华,更好地去粗存精,提高发扬中医,使某些中医经验、理论等更科学化、现代化,与现代医学接轨融合。减少西医对中医的某些偏见、质疑,中西医才会有共同语言,取长补短,互补不足,达到中西融合,提高诊断及疗效。如中医不学习西医,如何能补自己的不足,如何能识别中医药中的精华和糟粕,去伪存真,如原地踏步,不易有突破性进步和提高及创新和发扬,如屠呦呦中医研究员应用现代科学、现代医药学知识,历经多年艰苦反复研究实践再研究再实践取得成功。如没有现代科学知识,不掌握现代医药学知识和技术,是难以研究和无法完成的。

20世纪40年代,我从医学院校毕业,较早学习了当年中西两种医学知识和技术,又得益于分级诊疗政策,基层医疗单位可将诊断尚不明、疗效不好的患者,先将病史及诊疗情况写在转诊单上,患者到上级医院诊疗,上级医疗单位将诊后检验、诊断、用药、建议等情况,写在回单项栏,由患者带回到转诊原基层医疗单位,由原基层医疗单位参照继续处理。这使我在基层医疗工作得益很多。从事70余年临床医教研工作以来,积累了丰富的医学知识和辨病辨证论治临证经验,加上学习西医临床知识和技术,对中医、西医、中医现代化、中西医结合有了更多的认识,现将长期在临证实践中的体会及经验,结合对中、西医学及中西医结合医学的认识,编撰成书,与同道共研讨,为实现中医现代化、中西医结合、中国独特的医药学做贡献。

第二章
对中西两种医学的认识

　　中、西医学的形成，是各自在不同时期、不同社会、不同文化及不同条件下，逐步形成和发展的。前者起源于奴隶社会，发展在封建社会，是在科学尚不发达的情况下，通过直观、表象、推理形成的，实践经验多。随着历史的发展，社会的进步，借助人文、哲学、天人相应、自然科学，以及阴阳五行、整体观等推理比类假设，形成一整套病因、病机、治则、方药等辨证论治理论，指导临床实践。中医学历经秦、汉、魏、晋、唐、宋、元、明、清各个朝代，都有不同程度的改革前进，并达到了辉煌。虽有笼统之嫌，在某些方面尚有知其然而不知其所以然，但其经验通过理法方药疗疾治病常有一定疗效，也常有规律多可重复，是有一定科学内涵的，明显优于当时西方神学时代的西医学。西医学方面，近300年来，西方工业革命，物理、化学等科学快速发展，解剖生理、外科手术、显微镜、X光机等产生，巴氏消毒法、微生物学的出现，西医学也随之发展，科学成分多，实践经验能重复，理论清楚，特别是麻醉药的发明，促成外科手术的成功，传入我国后，对国人已有较大影响。中、西两种医学从表面上看有区别，但细加研究，原则上有很多共同点，中医学既有原创，也有科学内涵，是可以中西融会、中西医结合的，关键是要中、西医共同努力，互相学习了解，就会有共同语言，取长补短。民国时期，江苏就办过医政学院、中医学习西医特训班，为培养中医现代化人才作骨干，为中医现代化开了先河。中华人民共和国成立后，上海、北京等大城市也先后办起了中医学院校，内设有西医基础、临床课程，更为近代中医现代化培养人才打下了基础。我在常州也曾参加过西医班学习，成绩名列第一，这是因为早在中医学院已学过西医学，政府也号召西医学习中医，特别是高级西医学习中医，在全国举办过多次西医学习中医班。20世纪50年代，我曾被聘任为常州市红专大学高级西医学习中医班讲师，西医也开始学到了中医学知识，为中西医结合创造了有利条件，就有了一批初步既懂中医，又有西医知识的中西结合医师，这是中西医结合的基础，本章分别介绍对两种中西医学的认识与对中西医结合的认识，作为中医现代化研究与实践的起点和基础。

第一节　对中医学的认识

中医药学自上古经神农尝百草疗疾病，而著有《神农本草经》。又经黄帝时代，搜集历千百年的诊疗经验，再经后人整理改进、提高，结合气候、环境、人文、哲学，并借助易经及道德经等多学科，形成了一整套辨证论治理论，借黄帝岐伯对话而著成《黄帝内经》，对后世中国医学起着指导作用。如病因（内因、外因、不内外因），四诊（望、闻、问、切），病机（阴阳、表里、寒热、虚实及气血盈亏），治则（汗、吐、下、温、清、和），寒者温之，热者寒之，实则攻之，虚则补之等治则、方药。无汗者发汗、食滞者消导催吐、便秘者攻下、阳虚胃寒者温阳祛寒，发热者寒之，虚证补之，实证泻之等为指导，更有养身保健补正气、御邪气的预防"治未病"及临证诊疗实践。这些内容到目前对中西医药临床均仍有指导启迪作用，甚至很多内容，如治未病、七情六淫等的病因学首创，是医学今后发展方向。还有众多单方、验方等专治一病，有些也有良好的效果，在我国医学史上开启了有经验、有疗效、有理论、有科学内涵的原创中医药学，护卫、保障了百姓的健康，促进了民族繁衍昌盛。特别是养生保健"治未病"，可以预防很多疾病的发生，对已病也有很好的协同治疗和防复发作用，这就是科学的，符合实际的。近代，通过现代科学及现代医药学专家学者研究、实验，发掘出很多有特效的药物及其药理作用。如从麻黄具有止咳平喘作用，以及张仲景的小青龙汤为专治咳喘方中得到启示，从麻黄中提炼出麻黄素，作为治咳喘的药物，知道其扩张支气管平滑肌和升血压加快心率的拟肾上腺素药理作用，从而发现其对高血压、心脏病患者的副作用和精确用量，避免"汗出亡阳"的副作用；从葛洪《肘后备急方》的青蒿汁治疟疾的经验中得出启发，运用现代先进科学技术在低温乙醚为溶剂的青蒿中提出的高效的青蒿素治疟疾，更说明了中医治病有效的经验，既是原创，也有科学内涵，有力批判了中医不科学的谬论。又如"心主血脉，肺主气，心脉上通于肺，肺气贯于心，肺朝百脉、敷布五脏，复归于心，心肺相佐，如环之无端，循环往复，以至无穷，共司血液循环"，以及肾为水脏、下注膀胱，为洲渚之官，均是对互为表里的心、肺、肾等解剖、生理功能的翔实叙述，与现在人体解剖、生理相吻合。又如温病学中"小儿夏暑高热惊厥为暑痫"，把流行性乙型脑炎的流行病学、发病时间、季节、年龄、症状特点，描述得清清楚楚。又如大承气汤的主证"燥实痞满，矢气频转"，必须在有矢气频转情况的"燥实痞满"，才是大承气汤完整的主证。以上均具有中医的原创优势、整体观，但少了些西医的具体数据为临证依据，而常被部分中医所忽视而误治。由于当时多种封建原因长期影响了中医解剖的发展，加上西学东渐，相比之下，中医学在某些方面就有些滞后，特别是解剖生理、外科手术。虽有华佗的麻沸汤、刮骨疗毒的记载，经现代临床实验，并曾一度报道推行，但因其麻醉程度尚不能满足外科手术要求，且具有一定副作用，未能有所进展而停止。因而中医外科，就限于疮疡、皮肤等小型外科手术，而滞后于西医对胸、腹、心、脑等重大外科手术。还有医学检验、仪器检查等是中医四诊的扩展、延伸，均有助于中医诊断现代化。但几千年来中医在整体观、以人为本的哲学思想，以及七情六淫三因学说、治未病等方面，既对中医药学、临证有高屋建瓴的指导作用，且对现代西医学也有帮助和启迪影响，逐渐为现代医学所应用。因此，中西医学要融会贯通，中西医要相互学习，取长补短，互补不足，中西医结合，中医就要现代化，放弃保守旧观念，甩掉唯经典是从，实际已滞后的包袱，再汲取现代科学、现代西医学，借现代医药学知识技术平台，挖掘中医药学中的瑰宝，提高疗效。阐明中药药理学更需现代化，与西医学有机结合,成为中国独特的现代新医药学。可望在某些方面既可提高中医药学,又可超越现代西医药学。如西医的外科手术治疗抢救了中医尚不能治疗的颅脑、心肺疾病,以及急腹症等疾病。有了中西两种医学知识和技术,可更好地为患者服务。有人说中医"不科学",甚至曾要废除中医,这肯定是错误的。因为中医药学是有科学内涵的,是瑰宝,对现代医学也有启迪作用,甚至是今后医学发展方向。中医现代化,就要学习现代科学、现代医药学,整理研究提高中医药学,成为能辨病辨证论治现代化的中医,才能自强,才能与时俱进,再振辉煌。

第二节　对西医学的认识

西方医学,现简称西医,在二三百年前尚处于神学医学时代,在神学枷锁下比较落后,后经近代工业革命,有了物理学、化学、药理学、药物化学、X线,并通过显微镜发现细菌,有了细菌学、巴氏消毒法,且广泛、大力开展解剖,有了解剖生理学等,冲破神学枷锁,又开展了外科手术等治疗,才逐步有了快速发展提高的现代西方医药学。继而西学东渐,进入东方及中国,才有中医、西医之分,在解剖生理、药理、细菌学、外科、医学检验、仪器等领域已超越、领先了中医。但也可认识到中医几千年实践经验的可贵,整体观、以人为本等哲学思想和"治未病"的预防保健观念,以及七情六淫致病学说等精华的科学性,对西医也有启迪和裨益,逐渐为西医所应用和研究,如某些发表的文章提示了七情六淫很多已成为发病重要因素,已成为第一病因或原创医学。要增强西医对中医的认识,就必须继续加强组织西医学习中医,以及个人自学,才能对中医药学有更多的了解、认识及帮助,并将这些中医药学知识用于临床和研究,就有了共同语言,形成中医现代化的基础,使中、西医两股力量共同为中医现代化中西医结合做出贡献。

第三节　对中西医结合的认识

经过对中、西医两种医学的认识、分析后,可知中西医互有长短,中西医要互相学习,取长补短,即取中西医各自之所长,补中西医各自之所短,中西两种医学应融为一体,成为既高于西医,又高于中医的我国独特的中国医药学。中西医结合能达到对医学认识更全面深入,诊断更准确,疗效更好,治愈率更高,可为人类做出贡献。

中西医结合诊治疾病必须同时传承发扬中医学的优点和发挥西医学的长处。

1. 传承发扬中医学的优点　　择其要者举例如下。

(1)治未病:养生保健提高正气,祛除邪气,预防疾病,防止和减少复发,所谓邪之所凑,其气必虚。

（2）中庸之道：以人为本的医疗观，整体与局部相结合的整体观，在辨证论治时，不偏不倚的中正、稳妥，分析病情，高效决断。

（3）辨证施治：病因、病机、治则的辨证施治。

（4）一分为二：从客观分析，以一分为二地辨证分析病因、病机。

（5）天人相应：春、夏、秋、冬，风、寒、暑、湿、燥、火，春生、夏长、秋收、冬藏，与生物生长、强弱、消亡的生存关系相适应。

2. 发挥西医学的长处

（1）急诊处理：大体上分内科、外科。内科急诊大多可用药物处理，针灸、推拿等助一臂之力，但抢救要及时、见效快。中药汤剂、丸、散、膏等剂型常有缓不济急之不足。故多数急诊以西药抢救及外科手术处理为主，肌内注射、静脉输注，起效快而及时。及时抢救处理，就要有现代化医学辨病的知识和技术，快速明确诊断，可及时迅速地采取抢救措施。必要时组织抢救小组进行全方位抢救，现在有了专供抢救的设备齐全的ICU。

（2）外科手术：有了解剖学知识，以及局部麻醉药、全身麻醉药，才能逐渐开展从一般外科局部小手术，发展到全身心、肺、脑、五脏六腑等内脏大手术，以及急腹症等重危手术，这就是现代医学的长处，也是中医目前尚不能开展而明显滞后不足之处。所以首先要明确辨明疾病是否需要外科手术。必须使用外科手术抢救的患者，应立即请相应外科会诊转有关科室治疗，一刻也不能延误。

（3）快速及时的给药途径：有效的急救（及时快速治疗），取决于肌内注射、皮下注射、静脉输注等能快速使药物进入患者体内，产生疗效，便于重危病抢救。

第三章
中医现代化研究与实践的步骤

中医现代化研究与实践需要继续传承整理、提高发扬、创新发明,成为中国新医药学。在既有深厚的中医理论和临证实践知识,又有现代医药学知识的基础上,能辨病、辨证,才能更好地从事中医现代化研究与实践。传承整理、提高发扬、创新发明中医药学,通过存真取精,还要揭伪打假去粗糙。创新就要革新发扬求提高,更需挖宝创新有发明。中医应学习现代多种相关科学,学习现代医药学,掌握理化等与医学相关的现代科学及中西医两种医药学知识,融会中西医学,才能做到识别粗精、真伪,进而去粗伪,存精真,才能做好传承整理,提高发扬,进一步有所创新、有所发明,成为现代化的中医。因此,学习现代西医药知识,使其能辨病为中医现代化实践与研究服务,成为新的中国医药学,再创辉煌。

现根据我的临证经验、学术思想和研究,在传承整理上存真取精、除粗去伪,提高发扬,创新发明几个方面各举例说明,与同道共研讨。

第一节 传 承 整 理

一、存真取精

(1)关于正气、元气、宗气等气的生理理论学说的科学内涵如下。

喻嘉言《医门法律》:"五脏六腑大经小络昼夜循环不息,必赖胸中大气干旋其间,必关乎生死""宗气泄、气少、气海不足"等。其临床表现为"左乳下动衣,气少不足以息,不病而卒死"等。"宗气的功能是贯心脉和行呼吸"。这说明胸中大气、宗气是司心肺功能。

又如"心主血脉,上输于肺,肺主气,心肺相助,肺朝百脉,敷布五脏,复归于心,循环往复,以至无穷"。各种不同的气,是指胸中心肺不同的动力生理功能。首先说明了心所隶属的血液、血管,经过肺呼吸得到的氧气携带到五脏六腑全身,合营养供全身、脏腑动力、新陈代谢的正常功能,排出废气、废物,维持生命,日夜不息,尽百年而衰。其功能可因七情六淫及不内外因等多种原因而造成气盛衰的变化,即功能性的或病理性的变化,诱发出不同的心肺疾病,表现出不同的症状、证候之描述。如现在所论的伤心、生气等心因因素所诱发的胸闷、太息、心悸、心痛等心肺脏腑之气功能的疾病。关于左乳下动衣,乃是一种器质性心脏病搏动过强,或主动脉瓣膜关闭不全等表现在虚里(心脏搏动处),影响到该处衣服,就可见到该处衣服随心动而动的左乳下动衣的症状。这在当年对心肺正常功能、器质性心脏病症状、体征,以及其受内因外因等干扰的病机(生理病理变化)认识和经验,是非常可贵的。

(2)心主血脉、肺主气,心肺相助,共司血液循环的科学性。

(3)温病学"夏暑小儿高热,卒然惊厥,名曰暑痫",专指发于夏暑的"流行性乙型脑炎"。这就把流行性乙型脑炎的发病季节、年龄、症状及其流行病学说得清清楚楚。

(4)风寒痹痛、寒凝气滞、血瘀不通则痛的物理病理病机经验:因受风寒外邪,微血管收缩,加上血液黏度及表面张力增加,血液流速减慢,热量不能随血流充分到达受风寒处而痹痛,致感冷痛,是物理现象。血液也同样因受寒冷影响而黏度增加,在血管内降低了流动压力及流速,加上因寒冷体表小动脉收缩,微循环不良,血液因循环不良而凝滞,诱发心、脑等血管血栓形成,故冬天心脑血管就容易发生凝结,形成血栓而梗死等,是心脑血管病的好发季节。另外,因寒冷体表血管收缩,外周血管阻力增加,促使高血压患者血压更易增高,更易诱发脑出血中风。这些都是寒冷造成寒凝气滞引发的风寒痹痛、中风及其病名的由来。

(5)"治未病",是中医养生保健防病精华,是预防医学发展的方向。

(6)人文、天人相应、以人为本中医整体观具有科学性。

(7)七情六淫病因病机具有原创科学性。

(8)哲学融入中医成为完整的、有系统的、有理论的中医学。

(9)四诊合参、脏象、八纲辨证论治具有原创科学观。

(10)针灸、推拿、伤骨、按摩等无创伤非药物治疗具有优越性。

二、除粗去伪

(1)纠正调整明确中医脏象学说中的肝、脾、肾功能:肝、脾、肾功能在脏象经典医学中,虽各有其所指和各自功能,但很多是不完全符合肝、脾、肾本身的真实功能。首先中医自身要有正确的科学认识,还必须教学先纠正,医学杂志、报刊多宣讲。

腰酸之肾亏肾虚症状及生殖另有病因及归属。应明确肾为水脏与膀胱洲渚之官相表里的正确科学性。腰酸、性功能差之肾亏肾虚症状及生殖,应划归相关脏腑。腰酸、腰痛、下肢乏力,应归于腰肌、韧带和脊椎及其相关神经、血管等病变。现在治腰酸文章及某些治腰酸药物功用中,已常用壮腰、健腰之词,应看作是一种纠正。

肝火、肝郁、肝气之"胁痛"另有他因,如肋骨神经痛、带状疱疹早期愈后肋神经痛、肺底胸膜炎、胆囊炎、胆石症、肝炎、肝脓疡、肝曲综合征、脾曲综合征等皆可有胁腹痛,各有其因及其各有相关症状特点,应按相关病因病机治疗,不宜皆从肝郁化热血瘀论治,很多是不对症的,也是无效的。

脾"主肌肉、司运化及脾虚、湿重"等所示症状,皆与脾无关。肌肉乏力、运化与胃肠消化吸收营养多少好坏及活动锻炼有关。而湿重除与六淫湿邪有关外,关于湿重浮肿与多种引起浮肿而身重乏力的慢性心力衰竭、慢性肝病、急慢性肾炎、营养不良、低蛋白血症等病有关。多种原因引起的白细胞（WBC）、红细胞（RBC）、血小板（PLT）减少引起的乏力出血，与脾统血应是有关的。中药汤剂归脾汤可因统血而疗血证。

（2）清除违背四诊规律凭切脉能知百病的影响：如《沙家浜》中走街串巷的铃医曰："病家不用开口"等，是戏剧、曲艺、小说借说的戏曲用词误导。

（3）纠正违背四诊规律单凭滑脉诊断早孕：在早孕时，因妊娠反应食少恶心呕吐，身体羸瘦虚弱，血容量不足，脉压偏低，故大部分仅能按到濡细脉，不可能切到滑脉。要到孕六七月，早孕反应已过多月，体重增加，渐见身强力壮，血容量也已正常，血管压力增加上升，加上胎儿长大，此时脉象才有可能有较洪大之脉或滑脉出现。《医部全录》中论孕妇脉象，要到孕六至八月才可能有滑脉。到那时腹大已如孕期显露，还要排除其他腹大偶合因素，再通过婚史、性生活、月经史可诊断为孕。不能单凭滑脉而诊孕，况且滑脉还可见于动脉硬化等老年人。

（4）肃清曲艺、文学、小说中对仙草、灵丹妙药等不符合科学内容的误传、误导影响：这在民间及士大夫中有较大影响，也要加以整理去之，拨乱反正，不要人云亦云。中医更要先武装自己有正确认识，然后加强科学的、正确的科普宣传教育，患者对医生诊疗处理才有共同认识，患者才能配合医生诊疗，中西医也可有更多共识，取得好的疗效，成为医患一家，和谐相处，是有裨益的。不符合科学的内容举例如下。

《白蛇传》中的盗"仙草"之灵芝，可起死回生。其实灵芝就是常作为餐用的菰类植物。近经研究，仅有些增加免疫力的作用，但被商业炒作，无限夸大宣传其作用，价格节升，但其效价比不符合实际。

《明妃传》里放血治中风，既无科学依据，也无实效，不可信，况且也有副作用及危害。

太阳心或太阳穴，在额部两侧发际凹陷处，传说有关生死存亡的重要性，较少见到实例。但我们知道后脑勺倒是重要之处，乃小脑特别是延髓生命攸关所处之地，常有患者因跌倒撞倒，后脑勺着地，很快就死亡的病例，此乃因延脑出血之故。因此，后脑勺实为生命有关的重要处，此处不能被撞跌或被重物敲打，不然易使延脑出血而死亡。

《红楼梦》中有宴席上送茶水漱口，清洁口腔的好卫生举措，可保持口腔牙齿清洁，保护牙齿，预防口腔及牙齿疾病，细嚼慢咽，保护胃为后天之本的第一关——牙齿的正常咀嚼功能，应值得宣传推广。

（5）提倡金元四家对中医学的改进及王清任的"医林改错"精神：中医要全面掌握、继承、精通自己的专业——中医药学，同时再从事学习现代科学、现代医药学，特别是西医学基础理论和临床医药学，应用西医药知识和技术，从事辨病辨证施治治疗，提高临床诊疗技能和疗效，总结经验，同时借此整理、研究、发扬、提高中医学。我们要学习金元四大家古方今用不相能也，以及王清任的"医林改错"精神。

最近《挖掘中医药财富，要用现代科技》*中谈到国家中医药管理局科技司司长曹洪欣

---

* 发表于《中国中医药报》。

强调"中医是宝库,但拿来就用还不够""中医药还得挖掘"。《中国中医药报》于 2015 年 10 月 9 日报道了屠呦呦从中药青蒿中发现可治疟疾,挖掘出青蒿素,获诺贝尔生理学或医学奖专栏。这进一步说明中医药学是伟大的宝库,很多是含有科学内涵的、治疗有效的经验和药物。因此,中医应学习现代科学、现代西医知识,西医学习中医,西医中国化,从中医药的宝库中不断挖出"宝贝"。

第二节 提 高 发 扬

(1)中风卒中、面瘫、偏瘫发病因素研究的提高:七情中常因怒则气上,发为大厥,大厥者中风之类也。惊恐则气逆,亦易发为大厥而中风。脑血管血凝瘀结不通,血栓形成,常发为偏瘫。六淫风寒外邪引发血凝不通,发于脑者,多属中枢性面瘫。因风寒犯于面部末梢神经发为面瘫者,名之为外周神经性面瘫;亦有高血压患者因便秘怒挣,使血压更高致脑出血中风偏瘫者。

(2)张石顽论瓦楞子:"瓦楞子火煅赤疗卒心痛"的经验和化学机制。李东垣:"此心痛,非朝发夕死夕发朝死之真心痛,实为胃脘痛也。"其中就含有因瓦楞子经火煅赤,从 $CaCO_3$ 氧化成 CaO,入汤药溶于水,与水化合成 $Ca(OH)_2$,进入胃中,中和胃酸(HCL),从而减少胃酸,降低胃酸对胃黏膜的刺激,保护胃黏膜,而达到止痛作用。此法可疗因胃酸过多引起的胃脘痛。可见张石顽的中药"瓦楞子火煅赤(赤的含义是煅透)治卒心痛"经验已具化学内涵。

(3)七情六淫病因的原创精华对中西医学贡献:内容已详载于内因喜、怒、忧、思、悲、恐、惊,外因风、寒、暑、湿、燥、火中。

(4)对气血与癥积瘕聚的新认识:癥积因血瘀成实质包块如肿瘤等,有良恶、轻重之分;瘕聚乃气滞成块质软,可聚可散,时有时无,功能性多而病轻,预后好。两者或可分而不易分:气滞影响血液流通,导致血凝而成癥积,血凝癥积形成各种腔内不同程度的梗阻、腔外压迫胃肠影响气体流通而成瘕聚,两者可互为因果,要辨别清楚,不能完全认为在气病轻,在血病重而贻误。

(5)肝胆相表里合胃肠及胰,均为消化系统,具有运化作用,应替代脾主运化。

(6)脾应归属统血,这需对脾的生理,肿大、脾功能亢进引起的白细胞等减少的病理,以及与血液关系进行新的认识。

(7)秋冬皮肤瘙痒与夏暑皮炎:前者为燥邪,内服外用润燥法;后者为暑湿内服外用化湿邪。

(8)伤寒、温病皆是发热疾病,其六经、卫气营血证,是所有发热病不同病期的证型,是当代医家见仁见智各表所长的学说,但温病学已有很多新发现、新论点、新提高和新学说。

(9)山药、山芋、苹果,胡萝卜、黑枣可做食疗,治疗单纯性便溏腹泻。

（10）肉桂、吴茱萸、丁香等分研成粉,合生姜捣成糊,敷脐部,可治疗因受凉进冷而病的单纯性腹痛、便溏、腹泻。

（11）太瘦、过胖育龄期妇女难孕育孩儿。民间也有鸡油多不下蛋之说。现经研究发现此乃与女性多种内分泌失调有关。多囊卵巢也成为与生殖有关的内分泌紊乱相关的重要原因。我于 20 世纪 70 年代,诊疗一位多年不孕症明显瘦伴发肺结核的患者,经用异烟肼治愈了肺结核,体重增加达标后,半年即怀孕。这或可说明胖瘦也是内分泌紊乱之因。

第三节　创 新 发 明

（1）麻黄素、青蒿素、靛玉红等研究成功。20 世纪初就从有止咳平喘作用的中药麻黄中提炼出可扩张支气管平滑肌治咳喘的麻黄素。还有从中药中提出治白血病的"靛玉红"。到现在已有不少临床上治病有效的中药,都提炼出了有效成分,扩大了中药治疗更有效的病种,增加了治疗很多难治疾病的功效。因此,中医药学是伟大的宝库,要不断挖掘。现在有学者提出了中医基础理论现代化,中医学很多是原创医学,我们就要将这些原创医学加以研究,使之更好地与现代医药学有机结合。

（2）阴阳、五行、六运、天人相应中医研究创新,可参阅相关研究报道。

（3）口角、舌尖、口腔黏膜疱疹、糜烂、溃疡病的多因素、多病因的新认识:如由外因燥热之邪、外感发热等。内因可由疲劳失眠、妇女经期、正气不足、免疫力低等引起。更可因用舌常舔口唇、口角而发,抑或因常吃硬而粗糙食物,以及煎、炒、炙煿、膏粱厚味之品的物理、化学刺激因素而成,也有因饮食不合理搭配、缺乏多种维生素引起。因此是多因素、多病因的疾病,不能一概认为是火气,才能从多方探求病因,分清不同病情,用相应方法、非药物、药物治疗预防,才能有好的效果。

（4）心悸、胸闷、两耳闭气失聪的新认识:心悸与多种器质性或功能性心脏病有关,与高血压、低血压、贫血、神经衰弱失眠、亚健康等有关。胸闷与肺气肿、肺纤维化、气管狭小、肿瘤压迫、胸腔积液、积气、肺不张等影响呼吸量缺氧有关。两耳闭气常与慢性咽炎、耳咽管炎性渗液不通畅有关,常摇头、拉耳朵,可使管道通畅而症状消失,不是气虚。

（5）对形成弦滑脉象机制的新认识:年龄大、动脉硬化、高血压患者脉象可表现在寸、关、尺如张弓弦之弦脉;也可如主动脉弓隆起、凸出之变化,呈弯曲状而流利如盘走珠之滑脉。

（6）大便不爽有不尽感的新机制:可因乙状结肠、直肠黏膜炎性增厚,或息肉,或肿瘤等,感觉如有异物、大便不爽或便后未尽感。

（7）鼻塞、喷嚏、流涕不同症状及其不同病因新认识:一般感冒常有鼻塞、喷嚏、流涕,如频繁发生,或每闻及油烟、冷空气、灰尘而频发者多属过敏性鼻炎,而不是感冒。

（8）头痛不同部位不同症状及其病因新认识:前额眉心处痛,晨重晚轻多黄脓涕,眉心压痛叩击痛者,感冒后吹冷风加重者,多为额窦炎。头痛、恶心、呕吐或为脑压增高、高血压、颅内肿瘤,急性伴发热项强,神经系统检查(克尼格征、巴宾斯基征、戈登征)阳性者,多为脑膜炎。

（9）对恶寒发热不同表现的体会：有些发热前患者,常恶寒或战栗,预示恶寒越重者发热越重。

（10）对足怕冷而凉需按趺阳脉重要性的体会：多因糖尿病足、闭塞性脉管炎血液循环不良血管欠通、闭塞,血液不能到达所致。该处脉多细弱,或按不到,对这种患者必须按趺阳脉,方可明确诊断。

第四章
中医现代化临床经验举例

1. 临床中西医结合辨病辨证实践经验举例

（1）黄芪建中汤加味治疗中焦虚寒型胃脘痛。

（2）痛泻要方合理中汤加生地榆 30 g,辣蓼 30 g,草果 8 g(后下),治疗腹泻型肠易激综合征(IBS)。

（3）小青龙汤加黄芩、鱼腥草治慢性支气管炎咳喘。

（4）胃癌 100 例中有 1/4 患者有空腹时饥嘈似痛的感觉,不能误作十二指肠溃疡等一般胃病诊治。

（5）患消化呼吸系统疾病、贫血、体重下降消瘦者,必须注意触摸锁骨上淋巴结,以免该系统肿瘤漏诊。

2. 中医药与理化有机结合诊疗举例

（1）瓦楞子火煅赤治高酸性多种胃病及胃食管反流。

（2）用理中汤、小建中汤加味治疗寒性脘腹痛。

（3）中医辨病辨证用含有小檗碱的黄连、黄柏为主治疗急慢性肠炎菌痢。

（4）延胡索治失眠,镇静止痛。具有镇静止痛作用,是因其含有四氢帕马丁。

（5）针艾、姜灸、盐炒热敷。姜末棉袋等外用于寒性脘腹痛及肌肉关节寒痹麻痛,乃因温能散寒,疏通血脉,改善血液循环,通则不痛,是物理作用。

第五章
科学研究中医现代化和实践

科学研究中医现代化和实践应培养具有中医现代化意识,且有基础理论、有临证经验的中医科研人才,致力于研究中医现代化并愿意为之献身的中西医结合科研人才,以及其他多学科的医学科研人才;并组织中医基础、临床、药学等多学科科研机构和人员,共同参与多元化中医药现代化研究。现略举数例医药学方面的成果如下。

早有麻黄素治咳喘,黄连素治肠炎,煅瓦楞中和胃酸治高酸性胃炎,胃、十二指肠球部溃疡,靛玉红治白血病等。目前大部分中药都提炼出了有效成分,也可按成分用药,增加了中药治疗病种和选择。现又有青蒿素治疟疾,是中医药研究院屠呦呦从东晋葛洪著的《肘后备急方》第三卷"治寒热诸疟方""青蒿一握,以水二升渍绞取汁服之"有效发掘出来的。所以我认为中医学是我国医学的宝库,虽有"千方易得,一效难求",是在当时条件下,常以个案记载,观察不全面,又缺乏科学统计分析,欠正确的结论造成的,但也有"单方一味气死名医"且有特效的单验方。事物常是一分为二的。因此,只要有更多有志于此的现代化中医、中西医结合、中医药研究人员,在政府有关部门的政策支持下,共同努力,继续挖掘研究,定能有更多、更好、更大的收获。

首先要把传统的中医临证经验望、闻、问、切四诊,阴阳、表里、寒热、虚实八纲,内、外病因不内外因的病机,汗吐下、温清和、攻补泻治则,以及辨证施治基础和综合整体理论等的整理总结,从中去粗存精来提高、创新发明中求发扬中医药学。然后汲取现代科学现代医药学用来研究其精华,融会中西,结合应用现代医药学检测手段,更丰富了四诊,符合中西医互补,中医现代化的需要,有利于中医现代化,有所创新、提高、前进,更好地为全人类服务。

第一节　学习现代物理、化学等科学及现代医药学,研究中医现代化和实践

自西医开始进入中国大中城市后,在各大中城市的部分中医,已先后开始逐渐学习西医学有关知识和技术,逐渐应用起西医的视触叩听、测血压、听诊、测体温、医学检验、仪器检测

等方法及西药,增加了很多新的诊断方法及疾病检测诊断手段,并增加了西药治疗,提出了辨病辨证施治。中医已处在开始掌握有中西医药检验诊疗知识、技术,进行辨病辨证施治,进入中医现代化及中西医结合的初始阶段。有鉴于此,20世纪20年代,在上海等大城市,中医界先贤朱鹤皋及孟河医派丁甘仁等名人创办了中国医学院、中医专科学校等,全国各地也先后创办了规模类似的中医学院、学校;并设置了以中医药为主,兼有西医药的中西两种医学科目,培养出能兼通中西医药,能辨病辨证施治的中医现代化的初级人才。江苏医政学院培训班还专门为全省各地培训兼通中西医药知识的临床医师。中华人民共和国成立后,政府卫生行政管理部门在北京、南京、上海、广州、成都五大城市创立了中医学院,均设置了中西医两种医药基础、临床等教学内容,毕业生均初步掌握了中西两种医学知识和技术,大大扩大了有中西两种医学知识和技能的中医现代化人才和队伍;被逐步输送充实到各省、市(县)中医院门(急)诊及病房工作。住院病历、出院小结等医疗文件的书写均按辨病辨证中西医双重诊断及中医辨证施治的病机和治则,并载有视、触、叩、听等有关检查内容及阳性体征,同时附有各项医学检验及仪器检测报告单,更有利于做出西医诊断辨病,治疗用药,根据病情需要及疗效选择中药或西药,也有中西药同用的,已有了中西医结合、中医现代化的趋势,向中医现代化迈出了第一步。既成规定,仍在履行,也得到了大多数同仁的赞同,是改革的,是前进的。积累了实践经验,已初具条件为继承整理,去粗存精,发扬提高、总结经验开始,继承不泥古,温故而知新,再汲取现代科学的医药知识,进一步深入研究,阐明机制,承前启后,融汇中西,最后达到中医现代化。这需要一个漫长的过程,目前可先注重加快整理提高中医药学、加紧学习提高西医药学,以利于中医传承,中西医结合和中医现代化。近年已有多所中医学院升级为中医药大学,增设了中西医结合学院、中药学院,培养中西医药兼通人才,充实到市(县)中医院,为中西医结合、中医现代化打下了基础,创造了条件,这也是我多年的学术思想、主张及愿望。为此我鼓励孙儿及外甥均考入了中西医结合学院,现都已毕业分配到中医院及综合医院,从事中西医结合临床。现又在单位的支持和个人的意愿下与我签订了临证传承指导老师及继承人合同,更有利于传承、整理、发扬、研究、提高,为中医现代化、中西医结合努力,继续做出贡献。当前对中医现代化,中西医结合已初步形成共识,群众对中医的认识和需求也逐渐提高和增加,国际上对中医的认识和需求也在不断提高和增加。最近刘峻杰对中医是否科学进行论述:"从广义科学视角认识中医药"否定了反中医人士认为中医不科学而射出的三支箭:"中医的基础概念无法确切界定与描述;中草药的有效成分无法量化鉴定;中医药的病理药理机制无法验证"。文中提出:一、《正确认知科学概念与角色》文中论述广义的科学则认为科学是一种理论知识体系,是事物运动的客观规律的正确反映,是人类社会实践经验概括和总结。二、《从广义科学视角看待中医药学》文中论述中医药学应当说是广义科学的一个精彩范例,代表着现代医学变革的未来趋势、道路和方向。三、《青蒿素与中医药学因果关系密切》文中提出青蒿素的研制成功范例,对于正确认识中医药学价值的重大意义,就会得出更理性客观的结论了。因此,中医现代化就在前面,愿与同道共勉。

第二节 中医现代化、西医中国化、中西医 有机结合研究创建中国新医药学

通过现代科学,如物理、化学等与医药有关科学,以及现代医药学、解剖、病理生理,生化、药理及医学检验、显微镜、X 线、CT 等辅助检查,对中医药学整理,尽可能逐步达到中西有关理论实践趋同,去粗存精,加以发扬,提高和创新。

第三节 从中医现代化、中西医结合 现状分析研究中医现代化

要对中医药学继承、整理、提高、发扬,就要有学习现代医学基础及多科临床医药学知识的学校,通过学习和临床实践,培养出有理论有实践经验的中西医人才,还要有研究中医学的机构和设施平台,才能对中医现代化研究实践有帮助、有成效。首都及各省都有了中医药大学及中西医结合学院、中医研究院所,现在已初具规模,逐步培育出高端研究人才,组建更多的中医专科、专病临床科室,院办研究所等,用现代科学、现代医药学知识、技术,进行临床中医学经验总结,发掘、传承、研究中医基础理论,要有科学的态度,前进的思想,实事求是和自我批判的精神和工作作风,为人民健康贡献有益的服务。

第四节 中西医互相学习有利中西医交流 中医药学现代化研究和实践

我在支持农村医疗卫生工作建设中,通过在门(急)诊与西医同一诊疗室、同一诊疗桌,互相学习切磋。通过到内、外、妇、儿、传染科等病房会诊,向西医学到不少现代医药学诊疗技术知识和实践经验,对西医学习中医、了解中医也有很大帮助。经过长期中西医结合临床诊疗工作实践,中医现代化诊疗技术和知识得到很大提高,并深受患者欢迎和干群高度评价。

1966 年我在涟水县医院中医科担任主任,从事诊疗工作 14 年,使我中医药和西医药的诊疗知识和技术,实践经验和中西医结合方面的知识,有了显著的提高。这得益于如下原因。

1. 门诊病种多 在县医院门诊诊疗所接诊的患者,各类急、慢性病种较城市既多又重,就诊患者多,重症病例急诊也不少,如急慢性胃炎、胆道蛔虫、蛔结(大量蛔虫纠结而成

的)不同程度的肠梗阻。钩虫病引起钩蚴进入皮肤处的痒疹,肠道出血引起的严重贫血,伴发少见的钩蚴进入肺部引起的肺炎咳喘,包括更少见的婴幼儿严重钩虫病感染伴严重消化道出血等。消化性溃疡伴出血,慢性支气管炎(尤其是老年慢性喘息性支气管炎),或伴急性发作、肺气肿、肺源性心脏病、慢性心力衰竭;急慢性病毒性肝炎、肝硬化伴门静脉高压失代偿引起的腹水、食管胃底静脉曲张及破裂出血;脾肿大、脾功能亢进,导致白细胞、红细胞、血小板减少,凝血酶原减少引起的皮肤黏膜口鼻出血、肝昏迷等病。更有出血性坏死性小肠炎的中西医结合治疗都取得了较好效果。还有发病率较高的流行性乙型脑炎,每年暑天住院抢救治疗者有百余人,有的年份多达数百例。14年中用中西医结合法治疗共2 000余例,发挥了我中医治暑痫的特长,与西医合作,治愈率在淮阴地区12个市(县)中最高,将死亡率控制在5%以下,每年到地区交流经验。值门急诊夜班时,遇到昏迷抽搐病例,如脑型疟疾、中毒性菌痢都要做腰椎穿刺、直肠指检、查血、查大便,以便及时明确诊断和抢救。还随同医院抢救农药中毒小组,到农村抢救农药集体中毒患者,学到应用足量阿托品,要达到口渴、瞳孔扩大、面色潮红而热感的轻度中毒症状才有效的实践经验。我从大量多系统、多科别急诊诊疗实践中,积累了丰富的中西医诊疗经验。由于我掌握了中西医药知识及诊疗技术和急救措施,积累了经验,从而能更好地为患者服务。通过对急重病例的治疗总结和研究,写了很多篇经验总结论文,分别在全国、省(市)医学杂志、学术会议发表、交流。也为以后临床提高诊疗水平及疗效夯实了基础,为全科多病种辨病辨证、中西医结合治疗打下了良好基础。那时中药房只有一名工作人员,我经常到中药房帮助配药,提高了我识别中药饮片形态及其性味的能力,加深了我对中药饮片知识的了解,在处方时有很多便利和帮助,对科研也有裨益,亲自动手用煅瓦楞研成粉末内服,中和胃酸,开创治疗胃酸过多引起的胃食管反流病、慢性胃炎、胃十二指肠球部溃疡,也是从那时开始的,后研制成复方胃痛散,并改进配方名为胃痛灵,应用于临床,撰写了经验总结参加学术经验交流和科研。

2. 病房会诊　　经常到内、外、儿、妇、传染病等科去会诊,使我得到各科更多实践条件和锻炼机会,学到了不少新的医学知识和体检方法,掌握了胸腹腔、心包穿刺等诊疗技术和用毛地黄、西地兰治心力衰竭的知识,弥补了西医知识的不足。

3. 中西医师同上门诊　　涟水县卫生局、人民医院紧跟国家医疗卫生政策,安排中西医同上门诊,同在一诊察桌看病,中西医互相学习讨论,在诊疗过程中,增加不少西医知识和体检、诊疗技术。中医药常缓不济急,较难处理急诊、抢救、急腹症及外科手术。因此,我确立了必须辨病辨证的思维,中医一定要现代化的学术思想,有很大帮助;西医也学习了我中医辨证论治的一些经验,两者达到中西医互补。

4. 中西医师共同查房　　我在传染科、内科参加中西医结合查房,涉及的病种包括中西医结合诊疗流行性乙型脑炎、流行性脑脊髓膜炎、急慢性肝炎、肝硬化失代偿期腹水及食管下段静脉及胃底静脉曲张破裂出血、肝昏迷、出血性坏死性小肠炎、各种不同肺炎、肺脓疡、脓胸等。我负责中医辨证用药治疗,从大量临床实践中,积累了用中医中药辨证治疗、中西医结合治疗这些急性病疑难危重病的经验。

通过以上中西医结合措施,我向内、外、妇、儿各科的医师们学到很多西医药技术和知识,使我能初步成为现代化中医。因此,他们也都是我的老师。

我所学到的还只是一般的现代全科医药学知识,开始步入现代化中医之路,还必须培养出通晓中西医药的高级全科医药学人才,以加快推进研究更高层次的中医现代化。

5. 研究中西医药理论提高临床实践　　从研究中西医药理理论和提高临床实践方面,完善中医现代化。

6. 多元化研究中医药学　　要运用中西医药理化临床及对中医药现代化有用的一切方法和技术来研究提高中医学。

7. 科学化研究中医药学　　要有科学理论、实验对比数据知其然,知其所以然,以及运用科学的统计方法等。

8. 辨病辨证研究中医　　中医的辨证笼统,而辨病则比较确切,应两者结合研究分析。

9. 要有自批思想、不断创新、发扬、总结经验研究中医现代化　　不能满足古老经典,要承认某些方面滞后。有糟粕,有精华,去其糟粕,取其精华,才能进一步研究创新提高。

10. 要有一分为二的辩证哲学思想研究传承中医经典　　经典是宝贵经验总结,也存在不足,经过千百年历朝代名医专家改进提高,出现了以后的中医辉煌,必须再研究、再实践、再提高。

第二篇　中医现代化研究具体措施

第一章
哲学对健康及中医药学发展的影响

中医学的发展,是有效的经验积累的过程。其借助哲学融合、推理,形成完整的理论,再指导临证实践,又从临证实践形成理论,在反复中推动中医学的提高和前进,甚至辉煌。一直延续到现在,中医学对现代人们生活、健康、中西医药学仍起到指导、启迪作用,治未病等很多精准内容,也是今后医学发展方向。

第一节 阴 阳

阴阳是代表男女、气血、人体上下、前后、左右、腹背、正反、冷热;也表达自然界的天地、日月、星辰、水火等两个方面的虚词;也应用于生理阳虚怕冷、阴虚津少。病机为阳盛则热,阴盛则寒;阴阳调和、阴平阳秘,精神乃治。但也有指实体内容的,广泛应用于中医学基础理论及临证辨证施治。

第二节 五 行

金、木、水、火、土及其相生相克的哲学等,早被中医应用于人体医药学说方面,与其他多种哲学的结合,形成整个中医理论系统,指导中医临证实践。如医学方面,心肺相助、肝胆相表里、木克土、土生金等;中药方面,十八反、十九畏则是中药相克的内容。虽不完全确切,但确有一些在治疗上存在协同和相生、相克作用的药物,也有相反、相畏、相克之品。现代医药学也有生克关系,如脑下垂体促甲状腺素、促肾上腺素、促性腺、生乳素促乳汁分泌等作用,即是相生。多潘立酮有促乳腺增生、乳汁分泌的作用,用于胃动力不足、胃排空迟缓,脘痞,胀气。男性服后可出现乳房增生肿大,而疑为肿瘤者有之;女性服后可有非哺乳期出现乳汁分泌,停用多潘立酮,即逐渐消退。而用有抑制促乳腺增生、乳汁分泌作用的维生素 B_6,可使乳房增生逐渐消失、乳汁分泌渐渐停止。因此,维生素 B_6 也可作为防止服多潘立酮时的促乳分泌预防药。另外,如胃酸由胃壁五肽胃泌素促使分泌,现在用奥美拉唑、雷贝拉唑等可抑制胃酸分泌,减少胃酸分泌对胃刺激引起的嘈杂、灼热、疼痛,有很好的疗效。以上两者均为相克。这些西医药学中相生相克的作用,也存在于自然界的哲学规律。但也有不少与现代医学的病理生理实际不符处,或尚不能解释者。可能是由于当时科学尚欠发达。但能够凭经验借助五行等哲学说理,阐释实际人体脏腑药物间存在的生克关系,用于临证且有效,已是难能可贵。故必须多学习、多懂得一些现代科学、现代医药学,互补不足,才能更好地整理、提高、发扬中医的精华,而去其粗。

第三节　五运六气、天人相应、整体观

此部分内容可参阅相关章及附录相关资料。

第四节　中 庸 之 道

不偏之为中,不易之谓庸。也就是不过与不及,广泛存在于人们衣食住行、七情六淫的生活大环境中,与生命、健康、医疗息息相关。如生命在于活动,但一般不能太过或不及,太过伤筋骨,耗气血;不及则效果不好,起不到强身保健防病作用。又如饮食,是人体赖以供给的营养,是活动的养料,生命的源泉。俗话说得好,所谓"人是铁,饭是钢",吃少了营养不够,形体瘦弱,热能不够,阳气不足,气虚血亏,容易怕冷,头昏疲倦乏力,体能下降,工作劳动无精打采,不能维持正常活动和学习、工作。20世纪四五十年代以前,经济条件差,生活质量低,食物不足,以瓜菜代替主食导致青紫病;无鱼肉等食物,蛋白质等营养不够,导致浮肿病、贫血、婴幼儿童等发育不良、软骨病等。又如三年自然灾害时,因粮食歉收、高蛋白食物缺乏,以瓜菜代时而导致浮肿病、青紫病。而吃多了伤食败胃,消化不良,既损害了健康,也造成相对未能达到营养目的。因此,进食也要有节,不少吃,不饥饿,不多食,不过饱。现在社会生产力提高,经济发达,人民生活条件都好了,吃得好,吃得多,营养过剩,以致高血压、高血脂、高血糖,简称"三高"。血尿酸高也增多,易患痛风、痛风关节炎、高尿酸肾病,甚至严重者肾功能减退,非蛋白氮排出障碍,形成尿毒症,成为"四高"。大多数人都知"四高"对健康影响很大。但低血压、低血脂、低血糖,同样对人的健康影响很大,因此要维持合理的相对稳定水平,才能达到阴阳调和,阴平阳秘,精神乃治,否则需服药纠正。但服药要合理,服药过量,血压、血糖降得太低,比原有高血压、高血糖更危险。《健康时报》曾载,获诺贝尔物理学奖的杨振宁,年已91岁,健康长寿,仍在进行科学研究,得益于其坚持生活、工作、学习的一张一弛,因此能健康长寿,这也是一种中庸之道。我们不因欲望过高而多想,不因贪得无厌而过求,坦然处之而自乐,不亦乐乎,则气血和、阴阳调,阴平阳秘,精神乃治,即中庸之道(可长寿)。

第五节　一分为二地认识单方、验方、医案

千方易得,一效难求,多是由于没有科学分析和统计。大量能自愈的;或过去尚未治伤寒杆菌的特效药;或由感染伤寒杆菌引起的狭义伤寒,发热病程4周;伤寒"治尾不治头"等情况,早期可能会越治越重,另换请医生治疗,后期病将自愈时,一、二次服药即热退逐渐痊愈,但患者误认为是被这位医生"治好"的。这位医生也认为是自己用药治好的,记录在自己的用药或医案、验方及方药治愈的病例中。因此,医案治病有效也不完全真实,要慎重选择。

另外,医案载单方有效的不少,如葛洪的《肘后备急方》中的青蒿治疟有确效。过去虽常规用常山、蜀漆等疗疟而少疗效。因此,就有了单方一味气死名医之说。所以对待单方验方、医案等也应一分为二地看待之。

要实事求是一分为二看待中医,医者意也,有唯心的和唯物的。唯心的如合欢花、夜交藤、花生花等,因为它们都白天花开,晚上闭合,与人日出而作,日入而息相吻合,就认为有安眠作用。殊不知植物中有很多是白天花开,晚上闭合。经实验和研究,这些所谓的合欢花等并没有安眠作用,是唯心的医者意也。唯物的如夏天气温高、湿度高、气压低,人们闷热不舒服时,只要洗个澡,或温水擦身后,就感到凉快舒适,这是因为附在身体表面的水,经皮肤温热蒸发,带走皮肤的温度,从而降低体表的温度而感到凉爽。反之,在深秋寒冬洗澡,就会感到寒冷。这很多是我们从生活在大自然中,与衣食住行,与气候、地理、环境、基础医学理论及临证诊疗经验积累的联想,而产生的医者意也,有一定的唯物依据及科学性。现在又多了现代科学、现代基础医药学知识(如生理、化学),加上诊疗经验,更有了唯物及科学性,增加了更多的唯物医者意也。如含有化学成分的煅瓦楞子用来中和胃酸,治疗高酸性胃炎、胃溃疡等,老药新用。还有坐位不正,用力不当等造成的脊椎侧弯、颈椎综合征、椎间盘突出及站立不当而跌倒跌伤,多因物理杠杆力学作用等引起的。这些皆可用唯物的医者意也来做解释。

第六节　人　　文

一、为人之道与健康

为人之道存在很多哲理,如尊人者人尊之,敬人者人敬之,爱人者人爱之,人贵自重,而后人重之。家庭中要尊老爱幼。俗话说:"家有一老,如获一宝",要做到百事孝为先、夫妻和睦、合家欢乐。社会活动中常助人为乐,处世随和、容忍、谦让,学习工作认真负责,既会受到领导重视,亲朋尊重,社会称赞,也容易得到帮助,事业有成,有成就感,身心愉悦,则阴阳调、

气血和,助长正气,提高抗病免疫力,病痛少、身体健康、寿命延长。心理科医生艾霞在《做个老实人是一种修养》中提出:"常说老实人容易吃亏,社会似乎更推崇聪明人。于是大多数人都不想成为老实人。事实上老实不等于愚钝,它意味着做人诚恳、规矩。但是非观念明确,不糊涂,坚持正义真理办好事,得到亲朋好友社会的赞同。这是一种修养,所以这种老实人,是真正的聪明人。"(《中国中医药报》)

君子爱财,取之有道。从事正常职业工作,公平,老少无欺,诚信经营,良心经营收入才是正道。非法经营收入;无良经营和贪污收入,从救灾款中贪污,情节恶劣;借职务、权力之便,贪污受贿者,日夜担心,饭不香,寐不安,终将成病。

二、为医之道与健康、疗效

服务态度好、诊疗详细,把患者当亲人。患者满意和安全感可提高健康和疗效。

对待就诊患者,必要时应注意了解患者心理和精神状况,以及社会各阶层人的心态、生活、经济及其变化,与患者对话,并加以关注宽慰,增加医患情感,病也会好得快,可作为"十问"的内容。

待患者如亲人,尽职尽责,解释病况中肯,不过不及,对重大疾病做好医疗保护,如有人说:恶性肿瘤患者被急死、吓死一半。因此,应多为患者着想,做好医疗保护,就能得到患者及其家属信任,有安全感,患者舒畅,疾病就容易缓解、好转或痊愈。

第二章
中医现代化基础研究

第一节 生 理

一、脏象

1. 心、肺　　心主血脉,君主之官,神明出焉。肺主气,为相辅之官,心肺相助,"心脉上通于肺,肺气贯于心,敷布五脏六腑,复归于心,循环往复,周而复始,以至无穷",共司血液循环,是表里关系。心主血脉为循环系统。肺主气,司呼吸,吸入 O_2,呼出 CO_2,为呼吸系统,依从心之循环,共司全身新陈代谢,故应为表里关系。心主神明应归属于脑。

2. 肝、胆、胃　　"肝为将军之官,谋虑出焉",前者将军之官其意不清,后者谋虑出焉,应还于主思虑的神经系统——脑。实则肝泌胆液,储于胆,浓缩,为中精之腑,排入肠道,合胰液、胃液共司消化,吸收营养,供应全身。故肝、胆应为表里关系。

　　胃为仓廪之官、储藏食物,并有分泌胃酸、淀粉酶、蛋白酶、五肽胃泌素等胃液,在胃蠕动、研磨、挤压、搅拌中分泌胃酸及消化酶消化食物,有助于消化米面中的淀粉,由多糖到双糖到单糖,然后吸收进入血液,由血管送到全身。鱼肉蛋中的蛋白质消化成多肽,最后消化成氨基酸等营养,均由肠道吸收入血液运送到全身,供给营养、新陈代谢,成为能量。

3. 肠　　大、小肠为传道之腑,接受胰腺从胆管开口于十二指肠乏特氏壶腹部排出的胰液及胆汁,共司消化从胃而来的食物,吸收其营养供全身脏腑等组织热能而互为表里。肠合肝、胆、胃共为消化系统。胰腺外分泌胰液有消化脂肪功能可归为消化系统。其分泌胰岛素,参与糖代谢,又可兼属内分泌系统。

4. 肾　　为水脏、排泄体液,并调节水电解质平衡,同时排出尿酸、非蛋白氮等全身器官组织新陈代谢的废物,储于膀胱,定时从尿道排出,故为洲渚之官,应互为表里。其肾气之性生活、生殖功能等应归属生殖系统。关于所谓腰为肾府,腰酸、乏力、腰痛等,应按其各自发病之因——腰椎、腰肌等病处理。只有肾盂肾炎、肾结核、肾肿瘤等肾脏本身之病的腰酸腰痛,才属于肾脏疾病,并不是壮腰补肾就能治好的。不然,这种治疗方法非但无效,或可能导致误诊、误治,失去治疗机会。

5. 脾　　统血,主中州,属戊巳土,因其与红细胞、白细胞有形成分消长相关,故有归脾汤治血证方。脾,既无管道与肠胃相通,也无含消化酶的消化液进入胃肠道,是没有消化、运化、传导功能的。因此应排除其与胃共司运化的作用,对纳少、便溏等症状就不应,也不要再用脾虚脾运不健的病机术语,故应与胃肠脱离关系,而改称胃肠功能。脾也无主湿之功,湿乃六淫外邪,与大气含有水分多少的相对湿度高低相关。水肿、胸腹水等水湿停聚,应与心、肾功能有关。故脾脏还应是脾主统血为好,纠正其为与血液系统相表里,故归脾汤治心脾两虚之设。虽有内生之湿之说,苔厚腻等湿邪,可用芳香化湿、淡渗利湿之品即可,也与脾无关。中医五脏六腑中没有胰腺,这可能是中医解剖不够明细和不足之处,而把脾胰误为一谈。从《黄帝内经》脏象中,也无胰脏之名,《康熙辞典》《辞源》也都无胰字条目。在《中国医学大辞典》的胰字条目下解释胰"夹脊肉也",夹脊肉为何物? 脏耶、腑耶、肉耶? 但在民间则有扁担肝之说,乃是胰腺长条状像扁担,但未谈及其有何功能。到近年西学东渐、西医学传来后,《辞海》才载有胰腺条目,并有很多词条阐述其病情及病理生理等。

已往的脏腑学说,多半是从大体解剖及功能,以及五行生克、相辅相成匹配而定,多了胰腺就无从匹配,故未见于典籍。在当时条件下,有心肺相助、肾为水脏,与膀胱相表里的认识,多数已很有科学内涵,但从现在生理解剖来认识,仍显得欠缺。

由于当年多种原因,个别脏腑的解剖可能有错位,不易把肝、肾、脾等的实际生理解剖功能弄清楚,加上为了五脏与五行相匹配,其生理功能就可能有误解之处,上自《黄帝内经》下至历朝历代著书立说,医生临证辨证论治、理法方药、医案中一直将胃为仓廪之官,主纳,脾主运化,与脾胃相连并称,并与湿挂钩,主中州土,与天干戊巳土匹配并称;肝火肝气肝郁,将肝误为与情志七情中的怒、忧等相关;肾为水脏,与洲渚之官膀胱相表里较正确外,腰为肾府,是指肾所处解剖位置,并无肾脏功能。而把它与生殖、性功能、先天之本、遗传等成为其很重要功能,均沿用至今。经过医患相传,患患相传,加上通过文艺、戏曲、小说、传记等,广泛深入士大夫及寻常百姓家。目前社会文化普及,经济发达,医药广告则借此宣传、炒作。肝气、脾虚、肾亏、肝肾不足等,形成健脾补肾壮阳、助性益肝等保健药物满天飞,以误传误,已深入民间,流毒甚广,而遭现代医学质疑,也是中医不科学的主要原因,有损中医形象,既不利于中医现代化,也不利于中西医认同与结合。故将脏腑解剖、功能进行调整。

附　脏腑的解剖生理功能新认识和调整

1. 肝　　肝实体在右,与胆管、胆囊相连,输入胰液、胆汁,储存于胆囊,排入肠道,有消化之功,与胆、胃、肠、胰共司运化而互为表里,并有解毒合成之功。更应纠正"肝在左用在右"的不正确或错误说法。

2. 胰　　胰脏有导管与肠相通,分泌胰液入肠道,有助消化脂肪等作用;另有内分泌胰岛素参与糖代谢作用,与糖尿病、低血糖有关。

3. 肾　　肾与膀胱相表里,肾为泌尿之器,膀胱为洲渚之官,共司排出尿液及体内非蛋白氮、尿酸等废物,以及利水、调节电解质平衡之功。其司生殖功能等,则应划归生殖系统,与现代医学接轨。

4. 脾　　脾本有主统血之功,既能破坏衰老的白细胞、红细胞、血小板,又与骨髓造血有生克互补共存为一体。古有归脾汤之制,有补益脾气统摄血液之功,清代唐容川在《血证论》谓:"经云'脾统血'血之运行上下,全赖乎脾,脾阳虚则不能统血。"血溢于脉外,则发为斑,或伴鼻衄、齿衄,虽与肺、胃有关,但大多是母病及子,亦当从脾治之。故近代名医孙浩用归脾汤治疗血小板减少性紫癜有效经验方以"名医名方"刊于《中国中医药报》。关于脾主土生湿是将五脏配五行,如是形而上学的,应予以纠错或调整。此湿仍归类于风、寒、暑、湿、燥、火外因之邪,附加有内湿之病。是否因脾、胰近邻,都在左上腹,将两脏误为一脏,而将胰腺有消化脂肪分泌胰液的功能归属于脾,却将胰腺遗漏掉了呢(五脏六腑脏象中就没有胰腺)?无从考证。古文献虽有"胖"的记载,但多做"脆"字解,极少见。

5. 关于心气、肝气、脾气、肺气、肾气的说理　　指五脏之气表现的正常的生理功能,名之为五脏之气。实为各脏腑产生的生理功能,以气的作用做表述。将人的五种生活和表现活动功能分属五脏六腑。又如心、肺在横膈之上属上焦,这属于大体解剖位置。而"心主血脉、肺主气,心血上输于肺,肺朝百脉,敷布五脏六腑,复归于心,心肺相助,循环往复,周而复始,以至无穷",这就是心气、肺气的生理功能。如心血不足,心气亏虚,就容易心慌气短;肺气虚就容易气短。这些叙述已大体能反映心、肺的解剖及生理功能。在千百年前,科学尚不发达的情况下,能有如此科学内涵的认识,已是难能可贵。肝主筋,与胆相表里,肝气旺易怒而烦躁;脾主湿统血,与胃相表里,属中土,司运化,把肠胃运化及六淫湿重之症也归属之;肾为水脏,下注膀胱,为洲渚之官,肾与膀胱相表里。心主血脉,肺主气司呼吸,心肺相助;肝泌胆汁储于胆,助消化为表里;脾统血,与血相关;肾是水脏,下注膀胱,互为表里,是其脏腑间正常相关生理解剖功能,腰酸、腰痛是肾腑之病,但与肾无关,因此,治则常用杜仲、续断、桑寄生壮腰之法,其余的就是以五行脏腑匹配来推理表述其功能。虽也有所指的实质内容,指导临床诊疗,逐渐积累经验,实践中也产生疗效,但必须认识到限于当时社会条件,解剖开展艰难,科学也欠发达,我们无法深入进行研究,对脏腑生理解剖尚有很多欠详细、欠完整的地方,只能用心气、肺气、肝气、脾气、肾气来推理或假释。如肾与天癸、冲任、胞宫,以及性生活、生殖功能联系在一起,实际这些都是下丘脑、脑下垂体、卵巢、子宫、外生殖器等生殖系统功能。甚至有人将腰酸、耳鸣等看作是腰为肾腑、肾开窍于耳,皆属肾虚之症状,与肾相关云。但我认为腰是腰部,是肾府,是肾所处位置,但没有肾的功能,只有腰痛伴尿频、尿痛、尿急(尿路感染)时的腰痛,才是与肾有关;而腰肌疲劳、腰椎间盘突出、腰椎骨质增生等腰部疾病与肾无关。可能由于当年生理解剖条件尚无法弄明白。但医学必须实事求是,符合科学,尽可能做到正确无误;同时必须进一步研究、创新、前进,使其现代化,让其与现代医学接轨,有利中西医结合,推进提升我国医药学的发展。

文学、曲艺、小说对纳少、便溏、完谷不化等消化不良的描述,或可适当保留,受中医学上脾司运化、脾虚、肾亏阳气不足等深入民间的影响,作为文学的形容词,体现了人的性情急躁,于是用脾气好坏来形容。

6. 上、中、下三焦学说　　一般是以脏腑解剖部位分,也有因功能而分,可适当调整。横膈膜上心、肺为上焦;脾、胃、肝、胆、胰为中焦;肾与膀胱相表里,关系密切,同属水脏、泌尿系统,与妇科子宫、卵巢等,均多在少腹,属下焦。关于温病的三焦学说,也经常以发热证候的轻重区分;与伤寒六经、温病卫气营血区分法,互补不足,按病情证候轻重而定治则,缘于当时对解剖生理及温热病因、病理、生理不够清晰,把多种病因的温热病,统括在温热病范围内,将温热病用伤寒论之六经分别辨证施治;明清时将温热病用春温、湿温、暑温、暑热、秋燥、冬温、斑疹伤寒、疫疠等区分,比《伤寒论》分得细,再按发热时期、特点、轻重,用卫气营血、三焦等来区分和辨证施治。这是一种按该温热病的好发季节、症状特点有无斑疹等,供辨证施治的分类区别方法,是很大的进步,但仍不够清、不够细、不够正确。我觉得应该参照现代中西医学,按先辨病——先确定为传染病、感染性疾病、非感染性疾病或免疫性疾病,外科、内科、传染科等某个具体疾病后,再考虑是否用抗生素,如有效的,就用抗生素。如伤寒杆菌引起的伤寒病,大都要经历不同程度的发热,高热在气的阳明病,昏迷谵语、汤水不进的厥阴、少阴等严重的病情过程。因昏迷不吃不喝,死亡者不少。生存者到后期骨瘦如柴,到第4周才有望逐渐热退,慢慢恢复,常须数月,甚至半年。如饮食不节、过早活动、调养不好,还会有劳复、食复诱发并发症或新病的可能,增加死亡风险。20世纪三四十年代,西医已有输注生理盐水、葡萄糖水及林格氏液等营养液体,维持昏迷患者因不吃不喝而导致的水电解质平衡失调,可挽救死亡。20世纪40年代,首先发明血液肥达氏试验,发热5~7天体温不退,肥达氏试验阳性者,即能诊断为感染伤寒杆菌的伤寒病,同时期又发明氯霉素有特效,一经确诊,用氯霉素治疗后,3~5天即能热退而愈,很少进入神昏谵语的少阴、厥阴期,更绝少有死亡病例。急性化脓性阑尾炎如不外科手术治疗,快的6小时后就会穿孔,引发化脓性腹膜炎,如不及时手术或应用足量敏感抗生素治疗,就会死亡。这种危重急性化脓性阑尾炎,大黄牡丹皮汤、薏苡附子败酱汤是缓不济急,常是效微或无效的,单用抗生素有时亦难见效,应及时转外科手术治疗,不能延误。这说明辨病的重要性,然后对可辨证用中药治疗的患者,再按辨证施治予以遣方使药,方不致误。

二、体质

1. 体质强弱　　精神好坏、气力大小、易病与少病,与先天遗传因素、后天之本的胃肠营养有关。

2. 身体形态　　健康、肥胖、消瘦,与先天遗传因素及后天之本的胃肠营养多少好坏有关。

3. 阴虚、阳虚、痰湿、燥火之体　　已在相关篇章中论及。

4. 性格　　《三字经》中有"人之初,性本善,性相近,习相远"之说,所以说急躁与温和、优柔寡断与直爽,这与各人的遗传、心理状态、生活环境、神经类型等有关,故古人云:近朱者赤、近墨者黑。但却也时常被说成脾气好坏,但这是错误的。性格好坏与先天之本遗传相关,与社会环境、人群相处有关。

第二节　病　　因

病因有内因、外因、不内外因及七情六淫等之分,统属社会大环境,可影响人们的健康,是衰老的"罪魁祸首",也是引发疾病的重要原因。

综合内、外、不内外三因及其病理机制与治则分析。三因病机与气候、环境、经济、卫生、生活、人文、心理及中庸之道等哲学有密切关系,千百年来影响着中医基础理论系统的发展,形成了以人为本、天人相应等理论,与人的生活、生存及疾病发生的关系,形成了中医整体观理论,指导临证实践,故必须首先重点加以研究整理。而西医在过去却较少谈到或忽略中医的七情六淫等极重要的内、外因大环境致病因素的重要性、首创性。现在受中医三因病因学说的影响,西医关于心脑血管病、胃炎、胃溃疡等疾病,甚至恶性肿瘤等均受喜、怒、忧、思、悲、恐、惊七情病因影响而发病,或加重、或复发的医学论文和科普文章,常见于医学杂志及健康报刊。

美国《国家科学院院刊》研究发现环境对衰老影响最大。这里所说的环境应是七情、六淫、卫生、气候、衣食住行生活等大环境。国内早有对伍子胥过韶关时心理压力大,精神高度紧张而一夜白头的传说,或只是一夜或几夜就多了些白发进行观察研究,证实确有这种情况。对"度日如年"的生活拮据坎坷的人群的观察,总结提出这些人均易衰老、头发易变白和易生病的观点不谋而合。因此,中医的三因致病学说是很有原创医学思想及理论、科学内涵的,成为很多疾病的第一病因,从而也启发现代医药学对病因的进一步认识,补充西医的不足。

① 内因:在情感方面有喜、怒、忧、思、悲、恐、惊。② 外因:在气候方面有风、寒、暑、湿、燥、火等。③ 不内外因:在生活方面有外伤、饮食不节、劳倦等。总之,人们发病的原因,与气候、地理、环境、理化、人文、心理、生活、贫富、情感、体质等密切相关。如外感风寒而致伤风或过敏性鼻炎,对寒冷较敏感的阳虚体质易得变应性急慢性支气管炎咳嗽、咳喘、哮喘等,成为发病的第一原因,既有外界的气候、环境、物理等因素,又与内在的新陈代谢、生化、体质、正气强弱、免疫力强弱等有关。又如暑热季节,蚊虫滋生,由乙型脑炎病毒引起的流行性乙型脑炎,病因是病毒,但没有暑热,蚊虫少,病毒就无法通过蚊虫叮咬人群而患流行性乙型

脑炎,但也有人染上病毒,并不发病,这就是正气充足,是"正气存内,邪不可干"的原因。病毒也要在一定的温度时才会传染而发病,或因邪之所凑其气必虚。因此,暑热与病毒、蚊虫、正气不足就成为共同病因,四季气候暑热因素在前,现代微生物病毒感染之因在后,环境不卫生,蚊虫滋生,为流行性乙型脑炎的病因。通过养身,正气足,做好环境清洁卫生,蚊虫无从滋生,缺少蚊虫这一中间宿主,病也无从发生,故中医把这个特发于夏暑的疾病名之为暑温、暑痫是有道理的。且蚊虫本身的成长、活动、习性,病毒的传染力度、毒性,以及能否被传染得病等,均受气温的影响,就成为第一病因,是有科学内涵的。疟疾多发生在夏秋,也是同样原因。还有如秋季婴幼儿好发轮状病毒腹泻,好发于秋季,是因为轮状病毒与秋季气候温度、湿度等有关。季节、气候、温度也就成了轮状病毒滋生繁殖的基础和原因,有了秋季这个气候条件,就多了媒介,气候就成了第一病因。斑疹、伤寒多发生在冬季寒冷气候时,加上因旧社会贫苦人多,精力多集中在谋生,缺少考虑卫生,虱蚤多,通过虱蚤(中间宿主)叮咬而感染斑疹伤寒,名为冬温。因此,寒冷、经济条件差、个人卫生差,成了第一病因,立克次体等病原体则为第二病因,或以寒冷为首的综合致病因素。内因、外因、不内外因三因,包括体质等,可以是绝大部分疾病的病因,或第一病因,或共同病因。其学说是以人为本,天人合一,结合气候、整体观的经验总结,有其科学内涵的。总之,还要用现代科学、现代医学、现代检验手段及检测仪器等,还需有志于中医现代化研究的科学研究人员的全面研究,才能更臻完备。兹将我个人对此理解综合分别撰述于下。

一、内因

主要是指七情,喜、怒、忧、思、悲、恐、惊。

七情是指情志、情绪、思想、精神方面的问题。如环境好差、工作顺逆、劳动轻重、经济好坏、处事顺逆等不同反映各种情绪表现。因为人是有思想情感的生物。但超过一定限度,就有可能气血不和、阴阳失调,伤害到人的整体功能,而正气不足、外邪来犯。五脏六腑也难免受其害,导致脏腑的气血不和,阴阳失调,内外受灾。这就是因为七情太过,导致免疫功能下降,易患病,也就是中医所说的"邪之所凑,其气必虚"。这说明中医的喜、怒、忧、思、悲、恐、惊对人的健康是有很大影响的,是诱导疾病发生的重要因素,由此引发与五脏六腑相匹配、相对应的病机。现在西医也逐渐认为很多疾病与心因因素(精神情绪)等有关,特别是一些功能性疾病,如神经衰弱、纳少乏力、头痛、失眠、忧郁症、焦虑症、神经症、亚健康等各式各样的症状和不适,发生在各种不同性格的人身上;甚至心因因素与心脏病,恶性肿瘤的发生、加重也有很大关系。因此,有人认为恶性肿瘤患者一半是被急死或吓死的。有很多学者、专家发表相关的文章。但将七情和传统五行生克、脏腑的相匹配的中医理论在某些方面生搬硬套,难免有些不妥。如喜、怒、忧、思、悲、恐、惊七种情绪,均能分别发生在不同时期、不同情况的同一性格的人身上,也能由七情中多种引发同一症状,或由七情中的一种诱发多脏器多种症状,这是互为影响。总之,统属因各种精神情绪诱发的症状,用七情来割裂,与五脏六腑配对,如喜伤心、怒伤肝、悲伤肺、惊恐伤肾伤胆、思虑伤脾等,成为脏腑与疾病发病机制学说,我认为这与实际多有不符之处。喜、怒、忧、思、悲、恐、惊七情均与情感密切相关,常发生在人的性格、生活、工作、心理、环境、人际交往中,虽七情各有其发病背景和情况,发生不一样的病情,但并不是七情中某一种情感能独伤五脏六腑的某一脏腑;而是七情在某个时候可独伤及某个脏腑,引发某个症状,或伤及多个脏腑,引发多个症状,或全身。另外,它也是亚健康的原因。严重情况对患有心脏病、高血压等严重慢性病患者而言,可造成死亡。精神、情感有严重创伤者,易发生死亡事例,那么,七情也就成了第一病因或综合病因。如牛皋与金兀术对仗,牛皋胜了,大笑而死。这是因为他过于激动,加上对仗用力过度,或影响原有高血压,使血压过高致脑出血中风而亡;或影响原有心脏病,在原有心脏病发作而死亡。金兀术败了,大怒而亡,由于怒则气上,发为大厥,大厥者中风之类也,或可在有心血管基础疾病情况下,引起血压升高、中风、脑出血而死亡;或在新近有心脏病发作的基础上再发作而猝死。但没有某一种七情能独伤某脏,现分别撰述于下。

1. **喜伤心**　喜本是高兴、心情愉快的事,气血顺畅、阴阳调和、身体轻松,全部功能正常运行,免疫抗病功能增强,患病少、身健康。因而喜是多益而少害。但当人患有高血压、心脏病等疾病时,过于高兴、欢喜、兴奋,可使心率加快,血压升高,可诱发心力衰竭、脑出血中风,甚至死亡。不仅过喜有伤害,其他六情超过了限度,均可诱发伤害,有过之而无不及。如过于惊恐可导致心率过快而心力衰竭、血压过高而中风等,甚至可能死亡。又如有学者认为"伤心"会心痛。当听到坏消息常感到心碎的感觉,这是坏消息通过大脑,刺激交感神经连接胸腔与腹部脏腑的自主神经,因而导致心痛或胃痛(民间常说成心口痛)。又有学者研究认为"心病"也是指情志精神因素,可诱发心脏病,如有患者主诉心脏痛,胸闷气短,经心电图等常规检查却查不出心脏有任何疾病,经多家医院治疗,也没有明显效果。有专家认为这可能是心理性心脏病,即由心理精神因素导致的心血管病的症状,不仅仅是喜伤心也(十三届中国心脑医学大会)。

确实,精神因素引起情绪剧烈波动,自主神经紊乱,可诱发急性心理应激变化,体内肾上腺素增高,心脏内小血管缩小,心肌缺血或坏死,从而引起心因性胸闷、心前区疼痛。忍气吞声,过于忧郁也容易导致心肌缺血而胸闷、心痛。因此,有学者在著书养心中提出:"心宽了中风就不来了。"这说明正常的喜不仅不会伤心,而且对心有益的。这也说明心不宽,情志精神变化大,易烦躁发怒的人,更易诱发中风,如高血压患者血压突然增高而使大脑血管血压增高、出血而中风。

2. **怒伤肝**　怒则气上,气为血帅,气行则血行,气与血并走于上,发为大厥,大厥者中风之类也。这与西医的人发怒后则交感神经兴奋,肾上腺素增加,致心率加速、面色潮红、血压升高,如患者原有高血压,则血压会更高,就易脑出血中风。虽中西医认识的粗细不同,描述详略不一,但有相同的认识,中西医就会相互理解而认同。肝气上逆发为大厥,则认为是怒伤肝,是为了以七情匹配五脏六腑脏腑学说(喜伤心、怒伤肝、忧思伤脾、悲伤肺、恐伤肾等),这样解释西医是难以理解的,且怒与肝之功能也无明显相关性。西医对怒或可通过有些神经影响胆汁分泌,影响消化来解释;但忧、思、悲、恐、惊都可通过神经影响胆汁分泌,也可影响心率、血压、胃肠消化等。因此，西医就不敢苟同了，这也是中西医难以交流和结合的原因之一。这时应予以整理、纠偏，保留肝与胆相表里，肝排胆汁，胆储胆汁，为中精之腑，合胃液排入肠道，助消化；至于肝为刚强之官，与西医肝具有解毒合成等功能不和，西医难以理解和认同，也应予以纠偏为好。

3. 忧、思、悲、恐、惊　经常处于忧郁、思虑、悲伤情绪中的人，影响睡眠、饮食，阴阳失调，气血不和，导致抗病免疫力下降，影响全身神经、肌肉、心肺等各系统、脏腑等，由此诱发各种疾病。如忧思郁结悲伤者易患恶性肿瘤，也易出现失眠、纳少、乏力，以及亚健康症状，时间长了，病情严重的可导致器质性疾病，成为器质性疾病的第一病因。因此，有学者提出，科学防癌"乐观情绪很重要"。情绪不佳也成了恶性肿瘤的发病因素。也有人提出，恶性肿瘤不可怕，但可因恐惧而吓死一半。

内因疾病：主要由七情是从各人的思想活动和所处的内外环境，以及由所发生的事而产生的大脑反应；反过来亦影响大脑。如超过了一定阈值，就会造成人体阴阳气血脏腑功能失调而产生疾病。现在逐渐认识到对恶性肿瘤的形成，以及经治疗后痊愈的快慢、好转和生存期的长短，有一定影响和重要关联；同时与很多疾病的痊愈及好转的快慢，均都有明显的相关性。近年《健康时报》刊载："科学防癌：乐观情绪很重要"，多学科的教授、院士、中西医师们的观点，"情绪乐观者患癌少"，均说明了这一点。另外，"当患者知道了自已患上恶性肿瘤，病情会很快加重，死得也快。而乐观情绪者，则认为生死由命，富贵在天，坚持积极治疗，症状逐步减轻，康复得就快些"。这就是中医整体观治学对医学辨证，以人为本的优越性。

总之，喜、怒、忧、思、悲、恐、惊这七情，虽在不同情况、不同原因表现出各种症状和特点，但都是情感、精神、思想、情绪方面的问题。这七种不同情感绝大部分文字表述，都有心字偏旁（6 种），可说明皆与心有关。"心主神明，思虑出焉"，说明七情与心有关，不独喜伤心也。这里的"心"大部分应是指心理障碍诱发的"心病"，就是指上面所说的情绪精神，是大脑功能障碍问题。此乃七情太过，五脏六腑均易受损，实际都与思想情感与脑有关，不要为了脏腑学说，机械地硬将七情配五脏。七情太过可引起阴阳不调，气血失和，自主神经紊乱多种不同的症状，轻则诱发出全身违和，纳谷不香，夜不成寐等许多亚健康症状。有的发展成为抑郁症。日久，重则体质虚弱，正气不足，病邪趁虚来犯，形成真正的器质性疾病，所谓"邪之所凑，其气必虚"是疾病的重要原因之一，即西医所说的免疫力不足，神经功能、内分泌功能等紊乱，形成多系统、多脏器各种疾病，更可加重原有疾病或已发疾病的症状，甚至促使早亡。有很多慢性病治愈后易复发，也是如此，如慢性胃炎、十二指肠球部溃疡等患者，病情症状轻重相同，如七情太过，寐差纳少则病情缠绵难愈，症状也易加重，治疗效果差，易复发。古人说"胃不和则寐不安"，我早年就提出了"寐不安则胃不和"之说，并撰文在学术会上交流。因此，七情与健康、疾病的关系既非常密切，也很重要。又如鳏寡孤独、退休、丧夫折子等处于悲痛、寡欢、郁闷之人，易患病早亡，或突然死亡。因这种情况发病率高（6%），其中10%左右还有自戕行动，所以有学者认为抑郁症是 20 世纪的杀手。所以说中医的七情，成为很多疾病重要病因。情志畅与不畅,愉快不愉快,关系到正气存内,邪不可干的理论,对免疫力高低、易病与否、防病强弱、治疗效果、康复快慢、复发多少等都是至关重要。不能见病治病,要有整体观,防治结合,起到"治未病"全面调治,防复发更有效果的措施。《情绪对健康会有怎样的影响》谈道:近期,网上流传着这样一个段子,美国一位著名医生大卫博士在其研究中发现很多人生病是因为没有爱,他每天接触到 100 多个患者,只要看到患者的表情、听到患者的叙述,就知道这个患者为什么生病,整个人被痛苦、焦虑和沮丧淹没,而抑郁或烦躁,或沉默寡言,或怒气冲天,血压升高、心跳加速、头晕目眩、心情不安,饭不思来夜不成寐,体质日衰,百病犯身。因此,情绪对健康有很大影响。负面情绪能致病,但我们可通过心理疏导,改变生活方式和爱好等方法纠正不良情绪,发挥和利用有利健康的正面情绪在治疗中的作用(《武进日报》健康版)。又如马烈光的《养生心语》中提到以"乐先于药"为题,引经据典,举名人欧阳修极其钟爱音乐养生,尤爱护琴,一生与琴为伴,他晚年因体衰且政见难抒而苦恼时,是音乐帮他"离苦得乐"令其生活充满了情趣,治好了他多年的体衰慢性病,故而他在《江上弹琴》一诗中咏道:"境寂听愈真弦舒心已平。用兹有道器,寄此无景情。"说明音乐使人心情愉悦也养生,既不易患病,而又能治病(《中国中医药报》)。

为什么伤心事会"心痛"?《健康时报》上说,听到坏消息,你会有心碎的感觉。实际上有消极情绪时,身体在心理和生理方面都在表达着沮丧感,而真正的痛苦感觉是在大脑里完成的。美国弗吉尼亚大学生理学教授 Robert 认为大脑中的前扣带皮层与情感的调控相关,人存在压力的时候,这个区域非常活跃,进一步刺激交感神经,交感神经起于脑,并且连接着胸腔和腹部,因此导致心痛的感觉。

我的临证经验:伤心会影响睡眠,也经常会引起胃痛,其机制正如上面所说,交感神经起于脑,连接腹部的关系,是寐不安之因,导致胃不和之病,是交感神经从大脑,经过脊髓前角自主神经进入胃肠而发生的。

二、外因

风、寒、暑、湿、燥、火为六淫外邪,大都与气候有关,人们常年生活处于风、寒、暑、湿、燥、火六淫气候环境中,只要不过,对人是无害的。风、寒、暑、湿、燥、火太过,就成为六淫外邪,易入侵人体而患病就成为六淫外邪。也有内生虚寒、阳气不足者,以及虚火实火阳气过盛者,则当别论。

春、夏、秋、冬四季,寒、暑、冷、热、湿、燥气候的更迭,年复一年,对所有生物——动植物,包括人类的生活(生老病死及生理病理变化、生存)都有很大影响。

1. 春生、夏长、秋收、冬藏

(1)春生:植物开始生长,人们精神倍增,活动起来,特别是农作活动也开始增多,春耕开始。春天易发生一些传染病,如流行性脑脊髓膜炎等,发现其是脑膜炎球菌引起,从流行病学调研,此病易发生在冬春季,发病在冬天而名之为冬温,发病在春季就名为春温,是否与脑膜炎球菌易在冬春气候条件下繁殖、传染致病毒力增强有关呢?就像流行性乙型脑炎易发生在夏暑一样,值得研究。

(2)夏长:植物生长茂盛,人们的活动、劳作则处于旺盛时期,农作物包括所有动植物等,由于大气温度增高,生长繁殖快。但因高温易使蚊蝇滋生,易发生流行性乙型脑炎、疟疾、痢疾等一些传染性疾病。因为苍蝇最适应在高温干燥环境条件下生长繁殖为媒介传播肠炎、菌痢等疾病;蚊虫最爱在大气温度29℃、温热潮湿气候和积水环境中繁殖生活,成为媒介中间宿主传播乙型脑炎、疟疾等疾病。所以高温干燥的年份苍蝇多;雨水潮湿积水多的年份蚊虫多。因此,民间就有干苍蝇、水蚊子之说。由于高温烈日当空,易出现疰夏、出汗、乏力、烦躁,有的人因不耐高温而中暑或身亡,或影响睡眠及工作效率,也易性情急躁发火,诱发血压升高,导致脑出血中风偏瘫。长夏雨水多,相对湿度高,湿气重,加上气压低、风速小时,就容易引起胸闷、身重、乏力。

(3)秋收:植物开始成熟,逐渐停止生长,人们收获劳动果实,户外活动也开始逐渐减少。到深秋,人们易受秋凉而发胃肠病、感冒、咳喘。由于空气干燥,相对湿度降低到30%～40%,就容易发生皮肤、口、鼻、唇、足跟干燥皲裂及燥咳等秋燥病,也易发生皮肤干燥瘙痒症。

(4)冬藏:蛇、虫、百足等动物因寒冷无衣被防寒、无野菜果实等食物充饥,而穴居蛰伏冬眠过冬。上古人们也多因无衣被避寒,仅有一些树叶遮身,也只好穴居山洞避寒,早准备储藏食物过冬。以后随着社会的进步,逐渐有了简陋衣被、简陋山洞及土墙居室,但也多蛰居室内而少外出活动劳作,否则易受寒诱发痹症、冻伤、冻疮、外周性面瘫等。此皆因受风寒外邪而发。头风正偏头痛、关节痛、中风等病也易发。目前社会环境条件好了,外出戴耳套、口罩、护手、护面、保暖衣,室内有空调等,以前因风寒而发的疾病变少了,但仍有。近有报刊报道,"天气转凉,患者扎堆患脑血管病——心脏病发作、脑血管梗死、血压增高、脑出血中风",这些疾病也是因气温降低,风寒之邪侵犯引起的。早年也曾有冬伤于寒化热而成冬温,名曰伤寒。广义的伤寒,虽有部分是因伤寒杆菌引起,总因多发于寒冬,因寒而感染伤寒杆菌发为伤寒。这说明伤寒杆菌在寒冷的冬季繁殖活跃,传染性、毒力强。斑疹伤寒的细菌同样在冬季发病多,加上过去家庭卫生条件差、个人生活习惯不良的关系,易因虱的繁殖而成斑疹伤病菌的宿主中介进行传染。流行性脑脊髓膜炎亦多发生在冬季初春。再说高血压之成因,现代医学早年只知是由于血管紧张素、肾素等增高,以及一些继发性高血压等关系,现在已逐渐认识到,每到寒冷的冬季,周围小动脉血管收缩,阻力增加,因而引起原有高血压症状加重,甚至由突然过高血压引起的高血压性心脏病加重而使心力衰竭死亡,或因突然血压过高诱发脑出血而致中风偏瘫或死亡。也有正常血压或血压偏低、血凝度偏高者,在寒冬因头脑受风寒而影响脑血管痉挛收缩使血流缓慢(寒凝气滞血瘀),血凝度增加,部分血液瘀塞不通而发生脑血管血栓形成、梗死等引起的不同程度的局部瘫痪或半侧中风偏瘫,常因风寒而发,故中医名之为"中风",或"卒中"。现代医学也常用此名,中西医已有相同认知。由此可知,风寒也就成为高血压或高血压等病加重和死亡的重要病因之一。

春、夏、秋、冬四季气候,风、寒、暑、湿、燥、火(六淫)与疾病有着重要关系。一年四季因寒暑更迭、燥湿变化等,而诱发阴阳气血脏腑失调病变,不胜枚举,说明四季不同的气候与人、生物的生理病理的影响和变化,成为第一病因。在冬天因寒冷濒临死亡的草本植物,到了春天气温回暖,因温和气温的春风又开始复苏生长,百花齐放,万紫千红。人类也因大气温度上升,环境温和而活动增加,春耕开始一派生发气氛,就有了一年四季在于春,一天之际在于晨。这也可说是春生发之景象。如养花种树绿化者,换盆、移植、压枝繁殖等时间也多选择在春初生发之时、夏长之前;又如惊蛰,春雷一声,万物复苏,蛇、虫、百足结束冬眠,即出洞活动觅食求生存。经过春天生发,逐渐进入夏季,气温逐渐升高,万物生长茂盛,一派生发极致情景。但入夏高温也影响着人们生活、工作、劳动、学习及健康。如当室温、室外环境温度高,或在烈日下,就易发中暑、中暑力竭、热射病等,甚至死亡。而老年、多病体弱、产后虚弱之体,尤其是产妇常按旧俗习惯,关窗、盖被、穿长袖,过于避风、免凉、保暖,则在夏暑高温时,更易发生中暑而亡。动植物也多有热死晒枯的。到秋季,特别深秋,北风起,气候转凉,万物先后开始逐渐凋谢,树叶落,花萎蔫,人们活动也开始减少,故有"肃杀之气"的称谓,气候干燥,燥气渐成,相对湿度常在30%~40%,或更低,皮肤水分被干燥空气吸走,开始干燥、皲裂。又因空气干燥,肺主气,与空气交换相通,大、小支气管黏膜也容易受干燥空气影响而成燥咳,咳而少痰、无痰,就需滋阴润肺止咳,增加环境相对湿度,才能较易达到润燥止咳。现有湿度表即可精确测知相对湿度高低而知燥气的程度对人的危害轻重。这说明逐步进入冬藏了。但因到冬季,受寒风,面颊首当其冲,常易寒凝气滞血瘀,诱发头风如偏头痛、三叉神经痛、面瘫(颜面神经麻痹——因寒冷发生的周围性面瘫)等,或因血流缓慢,血液黏度增加,易诱发脑血管血栓形成而使脑梗死,形成中风偏瘫。轻则中经络,重则昏迷而亡,是中脏腑,也有正气不足、气血两亏、阳虚体弱及老人,或可因寒冷而冻死,尤以年龄大体衰之老人为多。特别是初冬,寒潮突然来临,气温突然大幅度降低,毛细血管收缩,阻力增加,血压升高,心脏负荷加重,更容易诱发心脑血管疾病;也易发伤风感冒,诱发慢性支气管炎,或伴随感冒急性发作,特别老年体弱、婴幼儿童。对寒冷较敏感的人,易发哮喘、变应性的急慢性支气管炎、过敏性鼻炎等,并易引起肺炎。有因胃寒引发的慢性胃炎、上消化道溃疡等胃病患者,在此时受凉也易发作或加重。患有心脑血管病的患者,特别是老年阳虚体弱者,更容易引起发作或加重,也有不耐寒潮侵袭而发生心肌梗死、脑梗死而死亡,民间常有"老人老牛难过冬"的说法,不无道理。人们亦常因气温高、气压低、湿度高,而诱发胸闷、乏力,影响工作、劳动,或引起旧病复发,或导致重病易亡等。对此有经验的人,特别是老年人,当遇上诱发腰背关节酸痛不适的气候,以及年久之石磴、石柱、石人、石马、地砖因表面温度低,遇相对湿度较高之空气,即凝结为水而示"冒水"之现象,即可预知天要下雨,此即气候更迭变化对人及所有生物、植物、物品的变化、生长、生活、健康、生存的影响,是至关重要的。冬季时,很多细菌根据各自不同的习性选择在各自容易繁殖的条件下生长侵入人体发病。此气候成了第一病因,是很多疾病发生的重要原因。因此,风、寒、暑、湿、燥、火六淫致病因素的病机,中医院校的教科书上认为风邪病毒、寒邪病毒、暑邪病毒、湿邪病毒、燥邪病毒、火邪病毒,导致人体病理变化,成为疾病。只要常听天气预报,早做准备,做好防寒保暖,及时多穿衣,避风寒,保持室温在20℃左右,就能预防、减少、减轻因寒潮引起的疾病,避免突发不测事件,因此,风、寒、暑、湿、燥、火六淫与人们的生老病死有很大关系,甚至成为疾病的第一病因。有学者认为以上说法都是中医原创说,中医学是很有科学内涵的,其中包括一些哲学,对现代医学研究、临床也有启迪作用。因此,在2015年第二届中医科学大会上外交部原部长说:"中国一直领先世界的发明就是中医,但也要创新",在第二届中医科学大会开幕时,王国强指出"中医药创新助力健康中国"。《中国中医药报》认为"现代科技助医圣故里再勃发。中医经验虽好,是宝库,有科学内涵。但也要整理提高",中医具有现代科学、现代医学知识和实践,即中医现代化,才能更好地对中医学进行整理提高,从宝库中挖掘、研究出像麻黄素、小檗碱、东莨菪碱等有效的药物,特别是屠呦呦,从未被人们重视的青蒿中研究出纯度高、疗效更好的治疟药物——青蒿素,并由此获诺贝尔生理学或医学奖,以及已被不同程度挖掘出的中医经验——整体观、治未病及中庸之道等哲学文化,还有"七情六淫"有很多科学内涵。继续努力,中医才能更加得到提高和发扬,再创辉煌。

2. 六淫　　　风、寒、暑、湿、燥、火致病的病因,大部分与气候变化,外邪入侵有关。现今的病毒、细菌、流行病学的发病,经文献记载,很多也与气候有关。如感冒是病毒引发,但总是在外感风寒后诱发,故中医名之为伤风,在几千年前当时尚无电子显微镜的年代,病因符合实际,病名确当,既包括病因和证候,从伤风不同的证型,经辨证论治又分出了寒、热、虚、实定法则,选方、遣药,就更有疗效,为后学者制订治伤风的规范。现在我们又知与感冒病毒有关,可传染、流行。我们把传染性大,流行面广而称之为流行性感冒,这与气候寒暖经常变化而易发病有关。又如夏暑流行性乙型脑炎,总是在暑夏发病流行,温病学家吴鞠通:"小儿暑温,身热,卒然痉厥,名为暑痫,清营汤主之。亦可稍与紫雪丹。"简单而言,即将流行性乙型脑炎的流行病学(发病年龄、季节、症状和治则)说得清清楚楚,虽尚未知流行性乙型脑炎病毒通过中间宿主蚊虫传染,在当时尚无电子显微镜等情况下,已是难能可贵。而病毒是充实连接在中间而形成完整的具体病因的重要环节,从其流行性就知道其病因与季节有重要关系。从中西医学角度出发,既要注意防风寒,避暑温,讲卫生,除蚊虫,还要注意防范从呼吸道传染的病毒。

(1)风寒湿痹证:麻木不仁而疼痛谓之痹,多因风、寒、湿邪侵犯肌肤筋脉骨节,导致寒凝气滞血瘀脉络而发,所谓痛则不通,不通则痛;亦常由受风寒卧湿地而急性发作或加重,虽病因多而复杂,但多与风、寒、湿邪有关。人们生活在相对湿度高的潮湿环境中,就会感觉更冷,就更易发生风、寒、湿痹症,也更易复发。故中医用祛风散寒胜湿,温通经脉止痛方药,多有良效。另外,改善或避开寒冷潮湿环境,常可提高疗效,加快痊愈,减少或避免复发。现在我们又多了现代医学有关风、寒、湿痹证的多种病因、病理生理及治法,在中医疗效不明显时不妨采用,多有疗效。

(2)胃脘痛:也曾名之为心下痛。李东垣就注释为心下痛即胃脘痛也,与早发夕死,夕发早亡之真心痛(冠状动脉硬化、痉挛、心肌梗死)有别。慢性胃炎、胃及十二指肠球部溃疡等心口痛(剑突下上腹部,正当"心口"中脘之胃脘痛,因此,也称心口痛)常因受风寒、食冷外邪而发,皆属"胃脘痛"的范畴,经辨证有寒热虚实、寒热夹杂、气滞血瘀等多种证型,分类详细明白,治则当按不同证型选方遣药,寒者温之,避风寒外邪、不食冷,辛温发散、温中祛寒可愈。泛酸嘈杂者选用张石顽介绍的"瓦楞子火煅赤之煅瓦楞治卒心痛"(此为卒心痛,即李东垣所说之胃脘痛也),考证瓦楞子成分为 $CaCO_3$,火煅赤后即为 CaO,溶于水即为 $Ca(OH)_2$ 属碱性,与胃酸(即 HCl)起化学反应,有中和胃酸,提高 pH,减轻对胃黏膜的刺激,达到止痛目的,再加寒者温之,热者寒之,气滞者理气,其疗效胜于 20 世纪缺乏奥美拉唑等抑酸药的现代其他医药。现在有了奥美拉唑等抑酸药物,其速效有时已胜于中药,但对有些病例仍难以彻底治愈,时好时发,特别是受寒、食冷易发胃寒气滞、寒热夹杂病例,治时有效,停药常发,其疗效就难以令人满意。这时如经中医药寒者温之,寒热夹杂者予以辛开苦泄、夹气滞者理气,全面调治,更获良效。此时疗效常高于单纯用西药,此乃中西医结合之功。要达到常效,须注意三分治疗,七分调养,注意非药物防治,愈后也较彻底,亦少复发,减少多种胃病的发病率,仍显示中医药治疗整体观的优势,中西医药各显其长而提高。

三、不内外因

对不内外因,似特指风、寒、暑、湿、燥、火六淫之外邪,以及喜、怒、忧、思、悲、恐、惊七情内因以外的病因而言。但很多不内外因也多是外因或内因,如雷电、风火、旱涝、环境等自然灾害,属外因,都可对人造成疾病,影响健康。如风调雨顺、环境好,人就不容易患病,身体健康。这也可说是天人相应。

三因既是人们发病的主要原因,也是"邪之所凑、其气必虚"的共同因素。要做到上工"治未病",保健康、少生病、不生病、促生产、兴经济,就得从患病原因"三因"着手,从养生、保健、预防"治未病"开始。研究、养生、预防,使"正气存内、邪不可干",是强身少病、不病的主要方法,达到"治未病"的目的,发扬中医"治未病"养生预防保健的优势。

第三节　病　　机

"邪之所凑其气必虚,正气存内邪不可干",是中医的主要病机,这与现代医学——人体免疫学,抵抗力有无及其大小强弱有关,是科学的。因此,医学发展不分先后和国界,科学也不分先进与滞后,只要对人类、社会有益,都应互相学习,共同前进,造福人民。中医现代化,是人民的需要,医学的需求。

阴阳、表里、寒热、虚实八纲,以及气血脏腑学说、五行生克等,都是人们患病的病理生理机制,也就是病机。

阴阳、表里、寒热、虚实、气血盛衰、脏腑、五行生克等不调均是病证机制,是辨证依据,是辨证论治准则。如阴阳不和要调和阴阳;阳虚者补阳,阴虚者滋阴,就有"阳常有余,壮水之主以制阳光;阴常不足,益火之源以消阴翳"等相应机制和治则。在表疏散,在里清里,寒者温之、热者寒之，实则泻之，虚则补之，在气治气，在血疗血等，对很多病证均有良效。有时亦补西医药之不足。如伴胃寒气滞者，用温中理气散寒治胃寒气滞等，中药有较好的效果；对西医药疗效较差或虽好而易复发的胃寒、气滞中焦虚寒的患者，加用中药温中散寒、和胃理气、健中益气则更有效。如再注意非药物治疗、治未病、不吃少吃生冷食物或饮料、顺情志、劳逸结合等，就更有效，更不易复发。总之，按病在何脏何腑，在表在里，属寒属热，是虚是实，气病血病，皆须用相应纠偏方法和药物治疗方案，然后遣方使药就有良效。

阴阳、表里、寒热、虚实方面可参阅其他篇章有关八纲论述。

气的内容，如正气、邪气、嗳气、矢气、气滞、胸闷、脘痞、腹胀、气郁、肺气不宣，以及脏腑全身无形之功能性气等，有病理性的，功能性的。正气、宗气、元气等，多是指全身无形功能性气或动力，为无形之气，为抗病免疫力根本。如正气存内邪不可干，否则就会因此而邪之所凑，其气必虚则易病。中气不足、中气下陷之症状则是病理性的。肾气、肝气、脾气、心气、肺气等，为各脏腑的正常功能性气和动力，行使各脏腑之功能。如各脏腑之气过盛或不足，就会出现各脏腑盛衰之症状，如心气虚则心慌，肺气虚则气短等，就要益心气补肺气。

如"心主血脉，肺主气，心脉上通于肺，肺朝百脉，敷布全身五脏六腑，复归于心，循环往复，以至无穷，共司血液循环"，将吸入之营养、氧气、钾、钠等电解质输送到全身组织、脏器，供营养及新陈代谢，排出二氧化碳、废物及多余之电解质，维持生命，相辅相成，不可或缺。

气虚血亏，气实血盛不及或太过皆是疾病之因，皆须用药物及非药物方法治疗调理之。

气与血的关系为血为气母，气为血帅，气行则血行。气之与血并走于上则为大厥。这里的气多指全身的很多功能，血是气之功能的源泉养料，反过来心气可推动血行，敷布全身五脏六腑，参与循环，传输养料，同时参与新陈代谢，生成正气、元气、宗气及五脏六腑之气，完成全身脏腑各系统之功能，为生产、劳动、思维提供动力，也成为抗病免疫力，预防疾病，保障健康，关系密切。

气为血帅，气行则血行；血为气母，血旺则气盛。气血不通则痛、通则不痛。气滞不通在上则为胸闷太息，气滞于中，则为胃脘痞满胀痛，嗳气而除？气阻于下不通，在腹则为腑气不畅，腹气攻窜胀痛，便后失气缓解。或为疝气，用力负重，则疝囊突出气不畅通而胀痛。负重减轻、平卧减压后，疝囊回腹。如大便干结、燥实痞满、矢气频转而成大承气汤证；重者气滞血瘀或成癥积而腑气不通，上为呕吐、中为胀痛、下为腹胀，攻窜作痛，并显肠鸣肠型，无矢气无便，是肠梗阻之急腹症，就需外科手术治疗。故腑气以通向下为顺，向上为逆。重者气血凝结夹痰，则上为关膈*，下为肠结、癥、瘕、积、聚，腑气不通燥实痞满等证。前者与现代医学之肠道功能紊乱有关；后者与肠套叠、肠扭转、肠肿瘤、蛔结或肠外肿块压迫肠管，或肠道炎症、腹部手术后肠粘连等器质性病变有关，引起肠道不通、肠梗阻或不完全肠梗阻，而腹胀、腹痛，无矢气无便，或少矢气少便，腑气不通或欠通之证。上为呕吐，下无矢气和大便，经药物或手术等治疗后，梗阻解除，呕吐止而关膈消，腹痛平而腑气通，有便有矢气。一般说来，

---

* 食道痉挛、贲门幽门失弛缓等功能性梗阻，其中也有食管癌、贲门癌、胃癌等引起的，或食管、胃外肿瘤等压迫引起。

在气病轻,在血病重(血凝血瘀成癥积者),但也有早期癥积,只有气滞而未见癥积者,应加以注意。另外,还有无形之气,流于全身及各脏腑、组织之中,发挥生理功能。此气实指功能而言,并无气滞的存在,看不见、摸不到,也没有理气证候,不是理气方法所能解决。经辨证论治,属心气、肺气等不足的,就要益心气、补肺气;如元气、中气等亏虚的,就应补中气、补元气。

血行瘀滞不通形成癥积而疼痛,阻于心脉不通则发为冠心病,成真心痛。重者早发夕死,夕发早亡。脑脉瘀阻不通,则可发生脑血栓或血栓形成等脑梗死症状,成轻重程度不同之中风。所谓中经络,仅现轻重不同之肢体偏瘫、行为活动不灵活,或言语謇塞,或颜面麻痹等。中脏腑者,常出现昏迷、休克,心功能衰竭而汗出亡阳。其中,中脏腑、中经络症状之轻重,是用表述中风轻重之区分。如脑出血多、范围广,则易出现昏迷,心力衰竭、大小便失禁,血压下降或休克,汗出亡阳者为中脏腑;如出血不多,范围小,或为脑血管血栓小、血栓形成少,出现不同程度的脑梗死,则多见不同程度的一侧局部肢体不灵活而成偏瘫,或颜面偏瘫言语謇塞等。

瘀血如何审证求因? 如皮下青紫、红肿、疼痛于外伤后,就知道为血液瘀积血管外,形成血瘀而疼痛。冠状动脉梗阻,如心胸闷痛,有轻有重,大都是心脉不通而痹阻,乃不通则痛,为血瘀。据病情轻重,用活血化瘀通心脉止痛法,贯通冠状动脉血液循环,瘀血吸收消散,疼痛停止,达到通则不痛。联想到冠状动脉血栓形成、栓塞的胸痹,用瓜蒌薤白白酒桂枝汤,活血化瘀、通心脉、宣痹阻取得疗效,也是通阳活血祛瘀止痛。这些都是现代医学心血管血液循环的问题。因此,瘀血论是有一定科学内涵的。现代医学的病理生理学则更详细,我们也不妨汲取充实。

第四节　治　　则

治疗原则大法有汗吐下、温清和、补不足、损有余,理气消胀除瘕聚,活血化瘀破癥积,杀虫消害除疫疠。

第三章
中医现代化临床研究

　　中医现代化临床研究应进行中西医结合辨病、辨证诊疗。从中医临床结合现代医学临床来整理提高中医,应先熟悉中西医学基础和临床。中医临床的基础是按症状、病因、病机、治则、辨证论治、遣方用药等组成。病因,如上文所谈到的外因、内因、不内外因三因。病机,如阴阳失调,气血不和及表里寒热虚实等。治则,如调阴阳、和气血,温清和、汗吐下、补不足损有余,以及结合阴阳、表里、寒热、气血、虚实、天人相应等哲学思想,构成了中医的整体观、以人为本的临床医学。并从医学经验、社会人文角度提出首重治未病理论,未病先防,预防保健为主的先进学术思想,对现代医学也有所启迪,但还要提高并加快实现现代化加以推广。现国家卫生健康委员会制订了中医发展规划,以及中医现代化政策,促使中医学发展、加快实现现代化,提高中医理论的科学性,临证诊断的正确性,治疗的精准有效性。在预防方面,关于用天花痘浆预防天花,在17世纪我国即已首创,比欧洲琴勒氏用痘浆预防天花早百余年。早在《黄帝内经》就非常重视养生治未病,故书中写道"是故圣人不治已病治未病,不治已乱治未乱,此之谓也。夫病已成而后药之。乱已生而后治之,尤临渴而穿井,斗而铸锥,不亦晚乎"。临床辨明证候,要通过望、闻、问、切四诊,得到疾病的症状,再经四诊合参分析后,首先定出证候的性质属阴属阳、在表在里、是寒是热、证虚证实、在何脏何腑,是上焦、中焦,还是下焦;其次弄清致病因素,内因、外因、不内外因,七情六淫,用审证求因等得到发病原因;然后从脏腑学说,适当借金、木、水、火、土五行生克及疾病转化的规律原则,说明其间的相互关系,经分析再找出病因、病机、治则;最后遣方用药。有时也会用上天人相应,气候与人的关系等哲学进行分析,充分利用整体观的思维方法。千百年前能运用上述方法对疾病进行检查分析,得出病因、病机、诊断、辨证施治和治疗方案,取得较好疗效,具有一定的科学性。但受封建迷信等影响,几千年来虽然随着时代前进有所进步提高,总体来说提高不快,诊断理论相对比较粗放笼统,相比而言,现代西医学在理化等方面的科学发展、解剖生理的开发在工业革命兴起中异军突起。我们应向西医学学习,从早年的神学时代,冲破重重束缚和枷锁,通过当时的工业革命,科学发展,有了先进检测仪器、解剖生理学、微生物学、生物化学及药物化学,以及全身及局部麻醉药的成功,外科手术也得到快速发展。我们要尽快汲取、利用一切对中医现代化有帮助和有用的知识、技术、医学化验、影像检测仪器及治疗设备。

　　中医望、闻、问、切四诊,结合视、触、叩、听收集到的体征后,进行分析、鉴别,据实际情况按需要使用医学检验、影像等仪器检查,鉴别步骤方法进行,辨出西医为何病,再用中医辨证方法,辨出中医为何证,然后再优选决定用西医、西药、手术等方法治疗,还是应辨证施治用中医药、非药物等方法治疗。

第一节　临床症状

兹举 10 个常见症状,分析如下。

一、发热

寒战后多高热,亦常伴手足发凉,属热深厥深,此乃心功能受到影响。中枢神经因高热每易惊厥,小儿神经发育尚未完全,而多发。

二、腹痛

很多单纯性腹痛是受寒进冷而发,只要用生姜、干姜、桂枝等温中散寒就可使痛止而愈,但要做详细诊疗检查,以免使急腹证漏诊。

三、胁痛

常有情志不畅而使脘胁胀痛,用和胃理气药而有效;单有胁痛,第 10～12 肋骨缘无红肿热痛却有触痛者,排除脊椎、横膈、肺底等疾病外,多属神经痛,运用延胡索等活血止痛药即有效。

四、头痛

头痛多是因外感风寒之邪而发,注意避风寒,用桑叶、菊花、荆芥、防风、白芷祛风寒就有效。前额疼痛早晨重、晚上轻,且流黄脓鼻涕者,当作鼻渊治可有效。经常外感风寒,且发展成慢性难愈者,需考虑请五官科手术治疗。

五、腰痛

单纯腰酸或腰痛以酸为主,劳动后尤以弯腰时加重,平卧后缓解,但再次弓背弯腰劳动后又加重,排除脊椎病变后,运用杜仲、威灵仙、桑寄生、续断、狗脊等药治疗有效。另外,避免长时间洗衣、洗碗等弓背、弯腰工作或劳动,可缓解腰酸、腰痛,甚至少发、不发。

六、胸痛

很多胸痛与心、肺、胸膜肿瘤有关,很多医院成立了胸痛专病门(急)诊,这说明对胸痛的重视。胸痛患者,必须全面做相关检查,明确疾病诊断,排除急重性心、肺疾病,方可考虑可否按中医辨证论治。

七、腹泻

腹泻病因有很多。单纯腹泻,或夹黏液血便等,必须按症状诊断、鉴别诊断,检验大便,并按需做其他各相关疾病检查,明确疾病后,进行中医药或西医药治疗。受风寒或进生冷饮食而发者,用干姜、桂枝等温中散寒止泻药,很有效。湿热之黄色黏液便、白细胞增加者,用黄柏、黄连、黄芩、葛根芩连汤,也很有效。

八、便秘

便秘有很多原因,各按其因进行治疗。燥实痞满、矢气频转者,大承气汤主之。年龄大、体弱、津血亏虚失润者增液承气汤可用,麻仁汤润肠通便也不错。胖大海有容积性通便作用,孕产妇、儿童适用之。对肠内外肿瘤阻塞、压迫,肠腔完全、不完全梗阻等肠道欠通之便秘无矢气者,应按不同病因治疗。

九、浮肿

浮肿有全身及局部不同,有肾、肝、心脏性,以及贫血、低蛋白性、营养不良之别,应从各自症状特点鉴别清楚,明确诊断后,各按病因进行治疗。

十、尿

尿有清长、短少、红黄、痛灼等不同,应按各自特点,结合尿常规检查,即可初步明确诊断,为治疗提供参考依据。

中医有审症求因、司外揣内,司诸内而求诸外等方法。而西医则有症状诊断学,包括鉴别诊断、病理生理学等,经过主诉,再详细询问,从闻、问两诊得到的症状,结合发病时间及病史,经过症状分析,就能对疾病有初步印象,然后对印象诊断进一步做相关视、触、叩、听,以及医学检验、医疗仪器等检查,再经过与疑似疾病鉴别,即能得到一个初步诊断。西医的疾病诊断,是在解剖生理、病理生理、体格检查等比较客观的基础上分析而诊断的,说理有据,详细明白,可信度高。再加上医学检验、仪器检测,诊断正确率就更高,可提高治疗的效果。我们中医也应运用这套方法先辨明疾病,然后根据症状再选择辨证施治的方法治疗,中西医结合诊疗,就能取得更好疗效。症状体征因人而异,在接诊时要引起注意。

1. 解剖生理变异   如右位心、左下腹阑尾、一侧无脉症等。

2. 症状、体质差别   如身高身矮不一、体形胖瘦各异,产生的症状、发生的疾病也不同。如超重胖者多患有高血脂、高血压,上楼、跑步则易心慌气短。此乃耗氧量大,呼吸加重,心率增加,吸氧气多,使氧气更快地输送到全身,供新陈代谢需要。

3. 因各人感觉和敏感程度不一,对发热、疼痛敏感程度不同   怕冷怕热可因体质或敏感而有别,如发热高者主诉还好,发热低者已感热之难受。对大气温度之感觉也是如此,同样温度,有人说热,有人说不热,甚至还有些凉感;对疼痛之感觉也不尽相同。也因各人敏感程度不一而主诉有差别,如老年体弱抵抗力差的患者,发生严重感染可不发热或只有低热。因此,对患者的症状、体征也要加以分析辨别后确定,才能真实可靠,否则就会影响诊断的准确性和疗效的可靠性。

详细的症状诊断、鉴别诊断可参阅症状、鉴别诊断学,结合自己的临床实践经验,就可得出明确诊断,提供有效治疗方案和措施。

第二节　临床体格检查

视、触、叩、听是西医发现很多疾病很重要的措施和依据,也是我们中医望、闻、问、切四诊的补充、扩大和延伸,我们中医必须学会掌握和结合运用,则相得益彰。

一、视诊

看到巩膜均匀黄染,即知是黄疸,多数是肝胆有病。如甲、乙、丙、丁、戊等病毒性肝炎,药物性肝炎,酒精性肝炎,中毒性肝炎,也可能与胰头癌,或如涉及乏特氏壶腹部,压迫胆总管,引起胆管不通畅或闭塞,或压迫胆管,胆汁不能排出,吸收入血液,使巩膜、皮肤、小便皆黄,而成黄疸。除肝、胆等脏腑病可引起黄疸外,还有溶血性黄疸等血液病,药物中毒、输血血型不合、新生儿黄疸,或胆管外肿瘤压迫胆管等也可引起黄疸。这就需进一步做相关医学检验、彩色 B 超、CT 等检查,大致能明确诊断,以利辨病辨证施治。

二、触诊

触及上腹肿块,处于正中者可能是胃癌;处于右上腹者与肝脏有关,质尚软有压痛加上肝区叩击痛者多是肝炎、脂肪肝、肝下垂(应叩诊肝上界亦下降)。曾有 1 例发热、右上腹及右胁肋痛患者,在第 5、6 肋间压痛而诊断为肝脓疡,经转外科确诊后经抽脓、抗感染治疗而治愈。另有 1 例胆囊肿大而无压痛的患者,触诊时胆囊肿大无疼痛,即可初步诊断为胆总管、乏特氏壶腹部或胰腺头部癌。经进一步检查,确诊为乏特氏壶腹癌。这些均说明触诊发现的某些阳性体征对诊断疾病重要性。

三、叩诊

在腹部叩到移动性浊音,多是腹腔内有渗出液、漏出液或血性液体,应进行腹腔穿刺,抽出腹腔内液体,根据视诊、医学检验,结合病史,如血性,多为宫外孕破裂,或外伤肝、脾、肾破裂出血。再根据腹腔穿刺抽出液的情况得到结核性或其他感染性、癌性等腹腔疾病的初步诊断。从漏出液即可知道大都为肝病门静脉高压等。结合视、触诊获得的阳性体征,即可进一步做相关检查,就可明确诊断,供治疗选择。

四、听

在肺部听到捻发音、一侧中下部呼吸音消失，伴叩诊浊音，就可知道胸腔积液。在心脏二尖瓣区听到 SM 或 DM，即可知是二尖瓣关闭不全或二尖瓣狭窄，多为风湿性心脏病。在主动脉瓣区听到 SM 或 DM，即可考虑为高血压等病引起的主动脉裥关闭不全或狭窄的高血压性心脏病。如听到左上腹心外 SM，即提示有可能由胰腺肿瘤压迫脾动脉引起，可做进一步相关检查，即可得到明确诊断。

第三节 医学检验及影像学检查

一、医学检验

血液检查，如发热，白细胞及中性白细胞增加多属感染性疾病。尿液检查白细胞增多者多是尿路感染；尿蛋白增加常是肾炎等肾病，也有可能是高血压肾病；尿糖阳性也是诊断糖尿病的重要依据；尿酸增高，为尿酸血症、痛风性关节炎、尿酸性肾病诊断提供依据。大便常规检查见脓性黏液，白细胞增加，多是急、慢性肠炎；如是脓血便急性发病只有数日，多是痢疾，治疗无明显疗效者，需进一步做肠镜检查，排除肠癌。尤其是年龄大的患者，平时大便隐血经常或多次阳性者，必须做肠镜检查，为溃疡性结肠炎，慢性肠炎、菌痢或肠癌做出排除鉴别或明确诊断。血、尿、便常规检查，既简、便、廉，又可查出很多疾病。血液肝功能检查谷丙转氨酶（ALT）增高，或伴黄疸，多是各种肝脏疾病。如药物性肝炎、酒精性肝炎、中毒性肝炎、病毒性肝炎等，需做进一步相关检查，以利于明确诊断。尤其对外感发热、纳少、乏力、尿黄的患者，尽可能检查肝功能，以免漏诊肝炎。因部分肝炎初期病症可如感冒或胃病的症状。血液、肾功能检查，如发现尿酸、肌酐、非蛋白氮等增高，就知有痛风、肾脏功能损害。血液检查，可知有无糖尿病、有无钾钠电解质异常等。总之，医学检验是诊断疾病的重要措施及治疗依据。

最后，需要考虑某些疑似与主要疾病无关的首发症状，提高警惕。如以手麻为主诉的首发症状，可出现在糖尿病患者仅有末梢神经病变症状；1~2 天内腹痛为首发主诉，尚未出现转移性右下腹痛的急性阑尾炎患者，必须做腹部麦克伯尼点检查，否则易误诊为胃病，而失去最佳手术时间，酿成阑尾化脓穿孔，而致腹膜炎，甚至危及生命。这样疑似与原发疾病无关，易导致错误诊断的病种很多，举一反三耳。

另外，通过影像学检测，可得到更多的有助于诊断和明确诊断的相关情况及数据，结合病理生理学分析，对进一步确诊更有帮助。

二、影像学检查

1. X 线　　胸腹腔检查及钡剂胃肠道检查，即可发现胃十二指肠球部溃疡，更可发现呼吸系统的多种疾病。如支气管炎、肺结核、肺炎、肺不张、气胸、胸腔积液、肺肿瘤、心包积液及部分心脏病等。还有食管癌、食管外肿瘤压迫的影像,可提示胸腔纵隔有肿瘤。另外,X线也可及时发现胃肠梗阻、胃肠道肿瘤等。

2. 电子计算机断层扫描(CT)　　同样可检查出 X 线所能查出的多种疾病,且更详细准确。

3. 磁共振成像(MRI)　　同上,更有其特点。

4. 彩色 B 超(彩超)　　通过彩超对上腹部做检查,即可知道肝脾大小,肝、胰脏有无肿瘤。脾脏肿大,则提示问诊时需注意患者有无患过伤寒或曾经常患疟疾、血吸虫病;更需要进一步做肝功能、血常规、大便常规、直肠镜检查,明确有无慢性肝炎、肝硬化、脾肿大功能亢进、血液病、血吸虫病等。彩超也可提示胆囊大小、胆壁增厚毛糙,有无胆囊炎,更可帮助明确诊断胆结石大小、多少、部位、肿瘤,提供手术参考等;也可发现早孕及其男女性别、宫外孕、子宫肌瘤、恶性肿瘤等妇科病,甲状腺结节及脑部血管梗死、肿瘤等,既方便又无伤害和痛苦,患者也易接受。

5. 心电图(ECG)　　可知道多种心脏病的详细情况。

6. 胃镜(GF)　　通过胃镜影像检查,可查出慢性浅表性胃炎(CSG)、局部或多发糜烂性炎症、胃溃疡(GU)、十二指肠溃疡(DU)、胃息肉等。还可从黏膜组织病理检查,发现癌前改变的轻重不同程度的不典型增生、肠化生,可提供及时的积极治疗,防止癌变。对重度不典型增生,应及早切除,即可免除胃癌的发生。

7. 肠镜(CF)　　同样通过肠镜摄像、组织病理检查,可发现肠癌、结肠炎、溃疡性结肠炎、克罗恩病、回盲部憩室、结肠息肉等,根据病情做出相应治疗措施(肠息肉可依据其大小,做出癌变可能性大小的诊断而切除之,就可避免癌变)。

以上 7 种常用检测方法,对辨病非常重要。以上检测方法可为西医西药抢救或手术治疗,或中医辨证论治提供参考,是中医现代化及中西医结合的重要步骤。这可提高疗效。我们中医学好且掌握好以上现代医学的解剖生理、症状诊断、鉴别诊断、视触叩听及多种仪器检查知识和技术,是中医学四诊的延伸和补充,才能更好地辨病辨证,才能提高诊断率,提高疗效,是中医现代化的必备条件。同时可避免或减少误诊、漏诊、医疗差错和不必要的医患纠纷,有利于社会安定。

第四节　中 医 辨 证

中医辨证主要是按中医四诊、病因病机、阴阳表里、寒热虚实等辨证,详见有关篇章。

一、临床医学"治未病"思想与实践

疾病应以预防为先为主,可事半而功倍。中医的"治未病"理论,体现了临床医学以预防为主的学术思想。古人在两千年前就认识到预防医学的重要性,如《黄帝内经》:"自古圣人不治已病治未病;不治已乱治未乱,此之谓也。夫病已成而后药之,乱已生而后治之,譬犹渴而穿井,斗而铸锥,不亦晚乎!"

因此,我将"治未病"的预防保健撰述于书前,以示治未病养生保健,预防疾病的重要性。

"治未病"的临床医学思想主要是预防疾病,辨病辨证诊疗疾病,尽量利用一切好的先进的实用的养生预防知识、措施,以及有助于治疗的方法,既可预防疾病、少发病、不发病,同时又有助于把已患疾病者更快治好,并应用和教给患者非药物治疗方法和措施,防止给患者造成多服药的不适或毒副作用,提高疗效,好得快,少复发或不复发。首先平时要教导人们及患者做好养生保健,身体强壮,使"正气存内,邪不可干",在临证实践时,对已病患者,应用现代化手段,先通过中医望闻问切,再引用西医视触叩听及症状诊断,以及医疗仪器、医学检验等检查方法进行诊疗。这些西医检查方法都是中医望、闻、问、切四诊的扩大和延伸,补充中医"四诊"之不足,获得更多的可供诊断疾病的信息资料,提高诊断正确率。先辨病排除需手术的外科急腹症,以及需输液、用抢救药等抢救的急症病例,以免贻误病情,失去抢救及外科手术机会。然后再考虑中医辨证论治。这就是首先要明确疾病的必要性,然后决定是选中医药治疗还是西药治疗,并做出治疗措施。如考虑用中医药,就得辨证论治,病在何脏何腑、阴证阳证、在表在里、属寒属热,是虚是实,然后调和阴阳,按照热者寒之、寒者温之、虚则补之、实则泻之等治则。再通过四诊(包括问诊中的"十问"),详尽了解患者疾病的病情,得到辨证的完整的病情资料,从而确定证候,提供论治。辨病、辨证论治正确,则漏诊、误诊、误治少,可使者尽快治愈,减少痛苦,起到治未病、保健康的重要作用。

(一)治未病

治未病是通过养生达到"正气存内,邪不可干",强身保健预防疾病的目的,中医早在《黄帝内经》中就已提出预防医学,生命在于活动,经常锻炼、合理使用多种养生方法,合理的衣食住行,顺应天时、顺其自然,防病强身保健康,是中医的强项,要充分应用,大力宣传推行。但要注意因人而施,不过不及,适可为好,过度将会适得其反。实际上,如果有些白领工作轻松、体力劳动少,经常做些家务也是活动、锻炼,可养生防疾病保健康,可达到未病先防、已病防变、加快痊愈,病愈防复发的效果,是医学今后发展方向。治未病,是通过一般养生保健及有目的针对性的养生保健,达到预防疾病的目的。中医早就有上工治未病的理论、措施、要求及目的,行之有效,有很多流行于民间。不仅中医要主动加强"治未病"宣传工作,并且作为治病的内容和措施。西医也不可或缺,应未雨而绸缪。有研究报道称只有8%的疾病可以治愈,大部分疾病是不能治愈或难以治愈的。也有学者认为,只有1/3的疾病可以治愈,1/3的疾病是通过自身免疫力自愈的,还有1/3是通过衣食住行等多种养身保健而康复的。因此,要充分应用养身保健强身的措施,造就"正气存内,邪不可干"的体质,提高免疫力,不仅达到预防疾病的目的,而且因体质强,正气足,则病亦多较轻,而易治、易效、易愈,既少或无毒副作用,又省钱、省事,可防治大量或过半的疾病,或是医生药物难以治愈的疾病。河南中医药大学第一附属医院李郑生、张正杰曾在《中国中医药报》上写道,治未病是"医学未来发展方向",并且提出,调于四时,天人合一,情志安宁,气血通畅,动静结合,形神合一,饮食有节,保护肠胃,益神固精,全真养形,达到未病先防、已病防变、病愈防复。这说明治未病的重要性。同时文章还指出,治未病在方法上较之治已病更全面、更主动、更有利于恢复健康,对现代科学现代医学也有启迪作用,或已在发挥作用。随着时代的前进,医学现代化程度不断提高。如种牛痘预防天花,虽我国早于西方1个世纪,用天花痊愈期已有一定免疫力的患者的痘浆进行接种治疗,起到一定预防作用,但却不够安全。以后便有了减毒牛痘疫苗,既提高了预防效果,又减少了风险,可广为应用。近百年来相继又有了百日咳、白喉、破伤风、乙型脑炎、乙型肝炎等预防疫苗。加上现在饮食、生活环境等卫生条件改善,天花、霍乱等传染病已经或几乎绝迹,很多传染病都已明显减少,很多原来的传染病专科医院则改为综合性人民医院,不仅设传染科,还增设内、外、妇产、耳鼻咽喉、皮肤等综合临床科室,逐渐向综合医院发展。如加强与中医"治未病"结合,共同努力,将可更快、更好地逐步消灭传染病,减少很多疾病发病率,提高人民健康素质,提高生产劳动力,提高经济效益,不仅为发展经济做出贡献,同时也减少了人民疾苦及医药费用,提高生活条件,增强了民族体质。人民的平均寿命,已从20世纪三四十年代的33岁,提高到现在的73岁,增加了一倍多,这些都是社会稳定、环境、经济、生活、医疗条件提高,以及养生保健治未病及现代化免疫预防,重视"治未病"的成绩。

健康长寿是多种因素决定的,如先天遗传因素、免疫接种、预防养生治未病等。祖国传统医学早就认识到,肾曾假设作为有先天遗传基因功能为先天之本,具有好的遗传素质,而胃为后天之本。另外,目前经济发达,人民生活条件提高,营养改善,体质增强,从而阴阳调和,气血充足,脏腑协调;注意不违七情,避免六淫外邪,防内因、外因、不内外因等致病因素,保护正气,是长寿的重要基础。很多人由于平时不重视对未病的保养及已病的伤害,导致慢性疾病缠身,消耗气血,以至气亏血虚,脏腑失衡,阴阳不调等多种因素,伤害正气,违反"正气存内,邪不可干"的防治未病的原则,导致"邪之所凑,其气必虚",疾病犯身,成为体弱易病、多病、早衰、早夭的原因。千百年前封建社会受迷信思想禁锢和困惑,社会生产科学落后、战乱频繁,人民流离失所,百姓休养生息得不到保证,何谈养生保健,再加上天灾人祸,旱涝灾害,饥荒频繁,有的年代因灾荒无粮充饥,吃树皮草根者有之,饿殍遍野,生命也难保,根本无从谈养身保健长寿。如黄泛区水灾连年,成批外出逃荒,一首脍炙人口的"凤阳莲花落",在乞讨途中,曾唱遍了大江南北。当时的皇帝老爷、军阀、官僚、地主们,只顾自己享福,花天酒地,没有心思考虑受苦受难的老百姓,真是"朱门酒肉臭,路有冻死骨"。虽然也有少数勤政的帝皇,廉洁为政为民的官员,但凤毛麟角,难以改变现状,这就是当时社会政治及人民生活的写照。另外,当时妇婴保健得不到保障,老法接生,缺医少药,婴儿因破伤风(大多7天即死,故又名七朝风)高发而早夭者多,传染病流行而成批死亡者众多,因此,当时的平均寿命只有33岁。现在认识到健康长寿与遗传基因(中医认为是肾)、政治、社会、环境、生活(衣食住行)、经济、医药、卫生、养生、预防、免疫、心态、情感、疾病等多种因素相关。遗传方面，通俗来说，如父母、祖父母等上代是否少病健康长寿。政治方面，政府是否有清明、廉洁、真正为人民服务的政策和体制，人民能否安居乐业，是否处于少动乱无战争休养生息稳定的社会。环境、空气、水源、工作等居住条件方面，环境是否清洁卫生或污染；能否起居有时、饮食有节，能否与人为善，人际关系和谐；经济是否宽裕，不愁吃、不缺衣、有营养，忧虑、压力是否少，精神是否愉快，以及免疫抗病能力的强弱。医疗条件、卫生设施、预防养生方面，有无预防保健养生及疾病等方面的知识科普宣传，宣传及普及程度如何；心态是否平衡；能否在能忍自安，比上不足，比下有余的心态下，又能发奋图强、自力更生，以积极姿态，努力工作、经营改善自己的经济及生活状况；情感处理是否确当、适度与否，做到多些宽容，多些理解，少些埋怨，少些怨恨，就能知足常乐，正如弥勒佛的写照，"笑口常开，笑天下可笑之事；大肚能容，容世上难容之人"。这些均影响着健康与长寿。一身疾病的多少，慢性疾病缠身的时间及轻重，以及有无比较好的医疗技术和设备等诸多因素，都与健康相关。前面所说的遗传，即所谓的先天之本——肾，是先天因素，已较难改变。但我们能通过后天之本——胃，以及预防养生保健等措施，改变、提高我们的体质，弥补先天不足而强壮健康。并能通过我们这一代的保健强身努力，以及我们子子孙孙若干代的强身努力之后，把我们民族的健康体质、遗传基因遗传下去，成为一个强盛的民族。现在所要叙述的预防、保健、医疗等是要在当今社会政治制度下，生活安定，经济明显好转，环境、卫生状况改善，医疗技术提高，设施条件也已基本满足人民需要，新法接生，预防接种，新生儿破伤风几乎已绝迹，天花、霍乱等传染病均没有发生的情况下，继续做好预防保健养生、医疗，就会有成效。近二三十年来，我在城市医院消化科从事临床工作，在大便检查中似乎没有或很少发现过钩虫、蛔虫卵阳性者（在20世纪的四五十年代，蛔钩虫总的阳性率达到70%以上），这是环境卫生、个人卫生及知识已经提高的结果。根据相关统计资料显示：现在我国人民平均寿命已达到73岁，预期到2020年将达到77岁，较近百年前已翻了一倍多，人口也增加了一倍多。为了更健康长寿，应尽量在后天之本（胃）方面做好对未病的预防；对已病进行诊疗，确保健康长寿的综合措施，包括政策制订、科普宣传、社会推广、个人响应。总之，绝不是一草一木一药，或是一种什么灵丹妙法或家传秘方、绝招等所能做到的。现有人借中医之名，或冠上现代医学之名，或宣扬玄学，为名为利，不顾群众健康，对某些未经证实或批准的药物进行商业炒作，言过其实，误导群众，为医患深恶痛绝。如有报刊报道，近年还出现一些医托，喜借假中医之名欺骗患者，骗取钱财。更有些养生保健科普言过其实、没有科学依据，或有违科学的也不少。因此，本书资料内容务求翔实、科学，力求学贯古今，博采众长，医药一体，融会中西，医患一家；本着预防为主，治疗及时的原则，继承发扬创新精神，实事求是；反对因循守旧、故步自封、突出旧学，宣扬迷信玄学，宣扬唯心，淡化科学、削弱唯物思想。我们要大力加强医药科普宣传，提高群众医药卫生预防养生保健科普知识，使假大空、伪科学、财迷心窍者没有市场，杜绝害群之马。

预防也好，养生保健也罢，主要是谈些未病保健防病问题。顺情志、养气血、调阴阳、补正气、壮体魄、强精神，即可达到"正气存内，邪不可干"的目的，可使体质虚弱、气血不足、阴阳不调、正气不足的易感疾患者健康强壮起来。避免"邪之所凑,其气必虚"的情况发生,预防可预防的致病因素对健康造成的不良影响。还要注意天人相应,人与自然、气候、环境等的整体性而采取措施。再由表象到深入的了解,从体验到经验,加入心理、哲学、经济、医学、社会学等综合措施,经研讨,逐渐形成一套养生、保健、强身、防病、非药物治病的理论、实践和经验。经过几千年总结,这些内容成为传统医学未病防病、已病可治、病后防复发的重要内容。从大的方面说,人们为了生存而劳动、繁衍子孙,应恪守春生、夏长、秋收、冬藏等自然规律,与自然环境进行适应和斗争。胜者、适者则健康、强壮、生存、进化。在劳动、生活、经济、卫生、嗜好、情感、精神等因素方面,以及先、后天之本,体质条件、机制等方面的问题,都可能影响人们体质及健康。努力使身体强壮,提高免疫力,减少或避免疾病发生,保持健康状态,提高健康水平,却病延年,晚年生活能自理而愉快,就能健康长寿。因此,固本祛邪是基本。避免过度喜、怒、忧、思、悲、恐、惊,特别是原患有心血管等慢性基础疾病的患者、身体极度虚弱者,以及老年人慢性病较多者,体质较弱,正气不足,更易发生不测。避免风、寒、暑、湿、燥、火外邪的侵袭,最常见的如受了风寒后易得伤风感冒、伤寒、中风、寒凝气滞血瘀等多种疾病;暑热难挡时易发中暑、暑温等疫疠之气,时疫传染病就会流行等,多是常见外因。还有天灾人祸,如旱涝灾害、雷电击伤死亡、火灾伤亡,溺水淹死,沸水烫伤,冰雪冻伤、车祸等意外伤亡等不内外因等因素,或病或死,都要注意预防。纠正不良生活、卫生习惯,正确对待情感精神行为,摆正心理、心态等,避免天灾人祸,增加预防养生保健医学科普知识等,达到消除致病因素,防患于未然,不使其成为已病。也可适当用些滋补的方法增强体质,有助于却病延年。我认为药补不如食补,食补为主,药补为辅。食物品种多、食谱广、营养全,是正气源泉,正气充足,免疫力增强,邪不可干。此即祛邪就是扶正,扶正就能祛邪,互为因果。病少了,体质增强了,患病的可能性就小,形成良性循环;否则经常疾病缠身,身体虚弱,正气不足,免疫力下降,更易感受病邪,形成恶性循环。有时某些养身保健预防措施,对已病也有一定治疗和缓解症状的作用,可减轻患者的痛苦和不适,起到辅助和协同治疗效果,有时还是主要治病方法,甚至能使某些药物难以治愈的慢性疾病得到治疗,缩短疗程,促进疗效,防止复发。人生活在地球上,最基本的条件是合理的衣、食、住、行,以及生活习惯,适宜的春、夏、秋、冬气候条件,良好的空气质量,清洁的水源,还要有干净卫生的生活环境。人是社会个体,生活在一定的工作、劳动、人际关系的社会环境中,是依靠经济、情感、生理、家庭、婚姻、两性关系,以及个人的品德,为人之道,良好的生活习惯,互相帮助等多方面的支撑和融洽,才能正常健康生活。有一个健康的身体,才能有精力从事劳动和工作,创造生产、生活资料及财富,同时养活自己;同时参与社交、文体等社会活动,互助互惠互济,才能有美好的生活、婚姻、家庭,是"正气存内,邪不可干"的主要条件,才能推进社会发展进步。但我认为人也应该在艰难困苦的环境中生活、工作、劳动;在复杂的人际、社会关系中周旋,开动脑筋,在克服困难、解决问题中前进;还要注意大事必躬亲、小事可随意。经常参加一线具体劳动生产、工作,从实践中发挥智慧,得到知识和经验,顺利完成任务,体验"不入虎穴,焉得虎子"的精神和道理,锻炼出进化基因。既要有一定的体力劳动,也要有一定的思维活动,才能促进人类进化。否则养尊处优,如温室里的花朵,经不起风雨,只能起到相反的作用。还有不能做恶化环境等伤害自身和他人的行为。很多学者专家以往偏重于治已病,现逐渐开始转向宣传和研究治未病的养生保健理论和实践措施,弥补药物治疗的不足。但也要注意宣传健康内容、科学道理,避免随俗、过滥、复旧。我认为,预防养生保健应从青壮年就开始,男在"八八"64 岁之前,女在"七七"49 岁之前,此时处于天癸未绝,生育能力尚存的育龄期,注意养生锻炼、练就一身健康强壮的体魄,然后生儿育女,通过遗传,培育出一个健康强壮的下一代。但女方最好在 30 岁以前、男方在 30 岁左右,年轻力壮时生育最好。对超越上述育龄期年龄和进入老年期的人们,根据年龄健康状况可逐渐降低锻炼要求,量力而行,不能太过,不能勉强,特别是女性耳顺之年,男性古稀之期,不要为锻炼而锻炼,只能适当活动,保持筋骨活络,维持心、肺健康功能,融入社会,与亲朋好友、同事交往,谈生活、讲养生、切磋健康经验,多讲话、多交流,多阅报、多读书,保持正常思维能力,可延缓进入老年后的思维退化、记忆减退、认知障碍等脑功能衰退,保持健康长寿、生活自理,便能有一个愉快、健康的晚年。我认为良好的心态很重要,为人随和,不急、不躁、不多疑、不常惑、严责己、能宽容、乐助人,饮食起居也随便,反比刻意讲究养生、营养、卫生有洁癖的人更为健康长寿。如有人对待事情疑三惑四,难以解决、不能决断,一天到晚在脑子里盘算,伤脑筋,焦虑不安,弄得饭不思、夜不寐,身重日减,体质日衰,免疫力日弱,浑身不适,易成亚健康者。有人对待疾病也有同样心态,特别是有焦虑、恐病症,精神欠正常的人,长此以往,病情越来越重,不适越来越多,易影响疗效,使自身抗病能力下降,可引发一些器质性病变。解决的方法是在生活中遇到不能解决的问题应放到一旁搁置起来,或干脆放弃;对有可能解决的问题,应尽快设法解决,就能一身轻松,饭香寐安,身体就能强健起来。对待疾病,既要重视,认真查治,也要藐视,就是正确对待。如经查没有重大疾病,就要安心治疗,不要疑病恐病,加重病情,增加治疗难度。如果不放心,可以再复诊、复查。建议医生对待此类患者,要多开导,多关心,要实事求是,用比较肯定的语气说明病情,每可使患者如释重负,病就好了三分。心理医生对此有更多了解,要多做心理疏导。我在医学领域从事临床、科研、教学 70 年,将所积累的一些防治、保健养生经验、体会、观点奉献社会,我 90 岁高龄,对此更有自身生活的、预防的治未病及非药物防治疾病的经历、经验亲受和体验,也更实在些。如我早年即体验到非药物防治在临证中的重要性,将《胃肠病饮食宜忌》《慢性气管炎防治须知》《肝病预防知识》等科普资料发给门诊患者参照注意,起到较好的防病、防复发的效果,发挥药物不能发挥的作用。此部分内容看似普通,但涉猎广泛,从实际出发,说理简要,通俗易明,具有科普意义,既适合广大群众群防群治,也适合专业医务人员。在诊疗时,用防治知识技术对患者所患之病进行介绍、嘱咐、宣传,达到防治结合,从而起到比单纯药物治疗更好的效果,缩短疗程,降低药量,节约药费,减少药物的毒副作用,在临床上是有一定技术性和实用价值的。同时使患者感受到医务人员确实是全心全意为患者服务的,提高患者对医务人员的信任度、安全感,树立医生为患者服务的崇高形象,可改善医患关系,稳定社会秩序。但因各人的体质不同,对一些小疾病想法不一,对有些症状,各人表现不一的尚属正常变异。如大便,有人偏干 1~2 日一次,或 2~3

日一次;有人偏溏,每日一二次。如无腹痛、腹胀等不适或脓性血便,大便常规检查正常、隐血(OB)阴性,已有多年病史,无消瘦疲乏者,一般大体可视为正常,如不放心,可经常检查大便常规及隐血;如仍旧正常,就不必过分紧张或太注意。又如嗳气不多,且无胃脘部痞满、疼痛等不适,以及饮生冷、油腻饮食等不适,经胃镜、彩超、肝功能检查等无异常,一般也可视为正常。必要时适当用药物或非药物防治,不要疑虑重重,影响睡眠食欲,伤害健康,如果仍不放心,可再次做检查。事例很多,举一反三。

因此,"治未病"养生预防保健,有一般性、个性、特殊性的不同,有系统性、对症、针对性等多种措施。

1. 基础养身保健

(1)生活情感与健康:古有体勤可以益寿;静心能够延年。陶弘景指出"静以养神,动以炼形,能动能静可以养生"。动与静是对立统一的两种养生方法,清代医家方开进一步阐明:"动静合宜,气血和畅,百病不生,乃得尽其天年。"这就是动静对立统一的两种生活养生方法,在医学上对人产生既愉快又长寿的效应。现代流行的"生命在于运动",我认为说对了一半,还少了一个"静"字。静可以理解为清心寡欲,也可认为静而少动,联合起来理解为既要积极劳动好,也要注意休息好,劳逸结合、动静合宜。即现在人们所说的既要工作,也要休息,休息好了,才能有精力更好地工作。换句话说,如果只积极工作,忘我劳动,不注意休息,就会伤害身体,天长日久,体质衰败,气血亏损,正气不足,免疫力下降,就易侵病,致使体质更加虚弱、衰败,正气亏虚,免疫力更加下降,形成恶性循环。同时要注意适合自己和爱好的一般生活、养生、锻炼,并注意营养,饮食有节、起居有时、寒温适宜、心态平衡、心情舒畅乐观等,普遍适合大众人群,有调节阴阳、疏通经脉,畅通气血,强壮肌肉、肌腱,促进血液循环,提供脏腑营养,益气生血,增强体质,提高免疫抗病力,是保障身体健康长寿的基础。但绝不能听信推销人员所谓的养生、保健补药、健康长寿方法或其他各种各样的商业炒作。必要时加强打假揭伪处罚力度,多宣传科学的正确的养生保健科普知识,深入广大百姓中,使正常的养生保健事业健康发展。

(2)运动锻炼与健康:运动锻炼有多种方式,可按照个人的喜爱,并结合自身的体质选择。锻炼可以活动筋骨,增强肌肉肌腱弹性,扩大四肢、腰胸颈关节活动力度及范围,可活络筋骨、调和阴阳、疏通气血、调整情绪、提高正气免疫力、加强心肺功能,可减少或避免劳动、跑步、上下楼梯活动时心慌气短,增强体质和正气,有利防病抗病功能。

生命在于活动,如动则进,不动则退,动包括四肢百骸伴思维及脑活动。动体则肌肉筋骨强壮有力,动脑则思维敏捷。不动则肌肉筋骨软弱无力,思维迟钝。如慢性重病,久卧床褥,甚至因长期卧床不动,肌肉软弱无力,筋骨退化而成失用性瘫痪,这是人类进化的规律。但动也要根据年龄高低、体质强弱量力而行。锻炼应该包括工作、劳动、体育活动、健康锻炼、日常生活、家务劳动,以及人际交往,生活、养生强身等经验,增加思维反应能力,以及多读书、常阅报,在克服困难中生存、学习知识中前进,排除艰难险阻中发展,人才能在多方面得到锻炼,才能发育健康强壮,才能继续进化。运动锻炼并非是越多或越强越好,而是要按体质强弱不同,有度地循序渐进,由少到多,由弱到强,既不能太强,也不能太弱;强了,伤筋耗血败气,有损健康,如肌肉疼痛,腰肌关节受伤疼痛不能行动,血压升高,心率加快,偶有引起晕厥、突发癫痫样抽搐、心力衰竭,甚至猝死。近来相继报道大学生、运动员在跑步或比赛中猝死,应加以注意。运动员活动之前需要预练、热身活动等准备,何况一般活动锻炼不多之人,尤其是年老体弱,如心脏病、高血压等慢性病患者更应注意,运动少了或弱了则不起作用,或作用不大;并且持之以恒。年轻力壮者可略增强些活动量,可以稍带些勉强;老年体弱要慢动,主要是维持体能,减慢老化衰退,才会有保健效果。锻炼力度对体质强弱要求不同,对老少也应有别,少壮者锻炼强度可大些、时间可长些;老弱者锻炼强度应小些,时间要短些,动作要慢些;体质强者可大些、多些、快些。总之,以不太心慌、气短,或短暂休息后易恢复平静为度。年龄大、体弱、有慢性病者尤须注意。活动后经休息后心慌气喘在短时间内即恢复正常者为好,以后可酌情维持原来的强度和时间。特别是体弱多病之躯,或患慢性疾病者,更应循序渐进,力度宜弱不宜强,时间从短不可长,如对患有心脏病、高血压及体质较差者,以步行散步为主。另外,工作、劳动、日常家务等都是一种锻炼,也是运动锻炼活动的内容和补充。

锻炼有一般性锻炼和有针对性的特殊性锻炼;有主动和被动锻炼;有的兼而有之。如步行、跑步、游泳、广播体操、广场舞、少林拳、太极拳、八段锦等,可以增强体质,活络筋骨,提高心肺功能,对一些慢性病症恢复也有一定帮助。

1)步行:步行有散步、跑步。前者有慢走、快走,适合老少妇幼广大人群。刚进入老年期的花甲之人,可适当快走;古稀老人只适合慢走。后者有快跑、慢跑,快跑适合无器质性心肺疾病,体质尚好的人。总之,根据年龄、体质状况,有无慢性疾病及其病情轻重,是否适宜锻炼活动,决定选择何种活动和锻炼方法。

2)跳绳:跳绳早在民间流行,是人民活动锻炼的一种方法,特别在冬季,常借跳绳御寒。当前幼儿园、学校体育课也有跳绳活动。故跳绳也是一种保健强身御寒的活动。

3)跳舞:舞式有交际舞、广场舞、集体舞等,目前很流行,也是一种锻炼,可根据各人喜好、条件及需要选择。

4)广播操:广播操已流行多年,是现在流行的一种集体运动保健方法。也可按广播操音乐节奏在家活动,对保健强身防病有益处。

5)八段锦:八段锦*是一种传统的一般锻炼方法,男女、老少、强弱皆宜。此锻炼方法强度不大,时间不长,占地范围小,可原地操作。如体质好者,可每天连续或间隔做二三遍,或增加一些不同于八段锦,有益于肢体关节、肌肉、肌腱强壮健康的项目。我已从8项增加到24项,也延长了锻炼时间。此锻炼方法可加强四肢腰脊关节筋脉的活动,防止或延缓关节筋脉僵化,也是一种有氧运动,增强心肺功能,改善心慌、气短。年龄大、体弱之人也应经

---

* 八段锦歌诀:两手托天理三焦,左右开弓似射雕,调理肠胃(脾改为肠)单举手,五劳七伤往后瞧,摇头摆尾去心火,两手攀足固肾腰,攒拳怒目增气力,背后七颠百病消。

常坐坐、走走、躺躺,转换多样活动和体位,或用双手经常自行按摩、拍打关节、手、腿肌肉,改善全身局部血液循环,同时对易痉挛处再加保温防寒,可预防或改善胸胁腰腹经常岔气、肌肉痉挛等,如小腿腓肠肌痉挛等。虽属小病,但发作时都非常痛苦。

6)太极拳:太极拳也是一种传统的一般锻炼拳法,可加强肌肉筋脉耐力。这是一种节律缓慢而近乎静的慢动作拳法,可怡神,能养性,对焦虑、忧郁等神经衰弱、功能紊乱、性格暴躁者有益;也需改善、稳健人体步态,避免跌倒。

7)少林拳:少林拳是少林拳派的一种快节奏、强有力的术式,较适合患有一般慢性病的体质尚健的人群,是增强肌肉筋脉(肌腱)张力及强度的一种拳法。

8)头部经常前后、左右倾斜、旋转:头部这些运动适合于经常坐办公室看文件,阅报,操作电脑、手机者。因为这些行为使头部经常固定前倾位置姿势,易造成颈椎综合征,经常活动头部可使症状得到改善。

活动、锻炼不能太过,不能不及,要掌握有度。这个度,就是需根据自己的健康状况及体能,老年以不心慌、气喘为好,中年、少年以不过度心慌、气急,稍事休息即恢复正常较合适。

2. 社会与健康　　社会是一个大环境,人生活在复杂的社会上,而人是有感情的,接触多种不同性格的人和事,有愉快的,有不愉快的,如超过一定限度和范围,或自己的思维不能承受,就会发生因过于喜、怒、忧、思、悲、恐、惊,发生各种不同情况的事,影响生活、情绪,就会发生阴阳失调,气血不和,而成病,以致纳谷不馨,夜寐不酣,以及各种不适,或产生一些亚健康症状。现在各种健康报纸、杂志、电台经常刊载的养身保健科普文章都谈到很多疾病与七情有关,包括癌症、心脏病等,如忧郁、悲伤、思虑过度易患癌,心病也易发。

由于经济贫富不一,生活条件好坏、亲人生老病死,家庭不和、组合发生变化等,均可影响气血不和,阴阳不调,正气不足,免疫力下降而易患病。所以,有人提出,环境是衰老的"罪魁祸首"。这里的环境是指社会大环境,既包括喜、怒、忧、思、悲、恐、惊七情内因,也包括风、寒、暑、湿、燥、火六淫之外邪,春、夏、秋、冬四季气候,以及地理状况,衣、食、住、行等的好坏。

(1)人的行为与健康

1)为人之道:人是社会的一分子,是最小单元,也像人体的最小单元细胞一样,先要有健康的细胞,才能有健康的人;仅有躯体健康的人,还不是完整的人,还要有精神上的健康,即正常的思维,处事待人接物方式,才能正心修身齐家。正心,就是要心态正、心理正、心术正、心思正;修身,即修养好、德行好、素质好;齐家,就是要把家庭治理好,家庭和谐,就成为精神健康的人。身体、心理皆健康的人,才能算作是一个完整健康的人,才会有健康和谐的社会。人在社会上不是孤立的,受到社会上各种各样的影响,包括自己也受到自己多方面的影响。如自己的文化程度、经济状况、素养高低、理解能力、所处地位、视角差异、人际关系、性格缓急,还有偏听、偏信及误听、误信、误解等,都会影响人的情绪、心情和健康。

2)为医之道:古时有大医精诚,近代提倡把患者当亲人,全心全意为患者服务。我常在诊后主动告知自己的电话,便于患者回家后对医疗嘱咐、服药方法等问题尚未完全明白,或服药后病情有所变化或加重等有疑虑,需与医生联系,既便于医疗嘱咐正确执行和释疑,也有利于病情变化嘱咐注意事宜,或可及时复诊改变诊疗措施等。这既是诊后服务,有利于提高疗效,也可及时发现新病情、新问题,修改或纠正医嘱及诊疗措施,对患者及医生皆有益,是医生为患者尽心服务有益的具体措施,从而促进医患关系。同时我会给常见的胃肠疾病、慢性支气管炎、慢性肝病等初诊患者,发一张有关该病的生活防治须知或注意事项,以及非药物治疗措施的文字资料,让患者细细学习,照着处理,就可加快病情好转和减少或避免复发。

(2)鳏、寡、孤、独与健康:鳏、寡、孤、独四种人,是社会上一部分特殊人群,它们常处于孤独、忧郁状态。尤其是独居或空巢老人,缺少亲情、感情,生活缺乏人照料,而产生一种忧郁感,常具有一种消极、沉沦、悲观的负面情绪,以致思维活动、体力活动、人际交往、言语能力等逐渐减少,筋脉僵硬、老态龙钟,言语反应迟缓,认知障碍,心理上的负面影响增加,甚至有人饭不思、寐不安,免疫力下降,体质健康状况常欠佳,也易发生疾病,性情容易变得忧郁、烦躁、怪癖或喜怒无常,或全身不舒服,难以名状,虽经多种检查,均未发现异常,而表现出亚健康状态。离退休人员离开了日常忙碌习惯的群体工作、生活及对话少了,闲暇无聊而烦闷等;领导干部离开领导岗位,或失权失势,他们在某些特定条件下,出现与上述鳏、寡、孤、独者易病和心理精神变异等有雷同情况。两者与其他人群相比,亚健康、发病率及死亡率均有不同程度偏高。有少数人在退、离休后1~3年即病故,也有极少数的人在数月或数周或几天即死亡,更有极个别的人在另一半死亡后同日而逝。老年人,经不起亲人、环境、情感有大的变故,是由于当事人精神上不能承受重大突发事件、变故的悲哀创伤和打击,或与年老者身体内本来就潜伏着轻重不同程度的心、肺等重要脏器慢性疾病,因突发事故,过于悲伤,精神受到较大刺激,使旧病急性发作加重,心脑血管也受到了不能克服的伤害,如本来就有高血压、心脏病等心脑血管疾病患者,由此诱发突然死亡。相关健康报刊也有孤独感对人造成的死亡风险,不亚于吸烟风险的报道。孤独的代价,真的让人心碎。鳏、寡、孤、独等人平时体质较差,处于亚健康状态,易生病,这与他们的心理、精神、情志、情感、生活等多种因素的特殊性和变化,免疫力降低,抗病能力薄弱,体质较差等有关,特别是精神比较敏感、脆弱,性情比较急躁或忧郁、易悲感的人较易发生。这属于中医致病学说中的内因。

现在社会、政府均已致力于鳏、寡、孤、独者健康方面的工作。对老年再婚等问题,亦在通过媒体大力宣传,为鼓励老年再婚,扫除存在的家庭成员思想观念、经济处理及一些法律等问题。日常生活孤独方面,政府和媒体也都在努力宣传,推行政府办、民资办公寓养老、居家养老、扶持上门养老服务行业、社区服务等各种形式,还要靠孤独者自己来丰富自己的生活方式和内容,如多交朋友,与同事、邻里、亲朋等谈古论今、聚旧话新、谈成功高兴往事、聊天作乐,也可看电视、录像、旧照片,听音乐、戏曲,或致力于自己爱好和有兴趣的事,如书法、绘画、下棋、唱歌、唱戏、阅报、读书、剪报搜集资料、著作、写回忆录等,任选一种或几种都可以。如体力尚可,也可找些力所能及的工作,或适当的体育活动,或清洁卫生、饮食起居等生活自理的家务活动,但要注意以不过劳,不心跳、气急为度。平时也可多看些养生科普方面的文章。

（3）婚姻两性与健康：婚姻是人一生生活中重要内容之一。从健康而言，就是阴阳调和、两性融洽、精神愉快、气血顺畅，加上互相帮助、体贴入微、关怀备至，相濡以沫、心情舒畅，从而使正气足、免疫力增强，防御细菌，抗病毒感染防病的能力也就增加，很多脏器、组织等抗病的能力就较好，精神、情感类疾病就不易发生。疾病少了，身体也就健康了，可形成良性循环。如果因性格不合、生活兴趣不一、工作目标不同，婚姻不和睦及两性不融洽，健康也会受到一定影响。甚至闹离婚，性情忧郁，免疫抗病能力也会越差，就越容易患病，健康状况越差，形成一个恶性循环。当双方吵架时，我觉得双方应该谅解些、宽容些、忍耐些，采取冷处理，一夜过后，紧张气氛消退，关系常可得到缓和，可恢复如初，因此有"一日夫妻百日恩"的说法。有报道认为两性恋爱、互相爱慕、相敬如宾，或在符合法律，不违背道德前提下的相亲相爱，不仅对身心健康有益，促进、提高内分泌雌、雄性激素，增加免疫力都有好处，还可减少因缺钙、骨质流失，对减轻、缓解骨质疏松，增加骨密度有帮助，对提高生活兴趣、工作干劲、工作效率，消除消极情绪也有裨益。

在情感方面男女如有一方出轨，伤害了对方，使对方产生了愤恨、忧郁、孤单，或者还有一种被遗弃的自卑感，可导致整天昏昏沉沉、疲乏无力，形体渐见消瘦，健康状况日差，处于亚健康状态，免疫力下降，就易发病。另一方虽似有一时不正常快乐的一面，但毕竟有违人情、不道德、法不容，良心有愧、心有不安，受社会谴责，日子也不好过。轻则吵闹，重则导致离婚，家庭破碎，既破坏了家庭，又伤害了健康，成为社会问题。另外有报道称新婚之夜，男方用两手握住女方脖子亲热致死案件，这是因为拇指压在颈前部气管两侧相当颈动脉窦处，致迷走神经兴奋，促使心率突然减慢、血压下降等一系列变化，甚至心脏停搏而死亡。有人把该处称之为"死穴"是有道理、有科学依据的。两性亲热时应注意避免之。

（4）贫富贵贱与健康：先富后贫与先贫后富者，与身心健康、疾病都有关系，因此，也在中医问诊中也应问贫富。

1）先富后贫：开始经济富余，丰衣足食，住豪宅、出有车、食有鱼，出手大方，养尊处优，昂头扬眉，人前人后有面子，没有烦劳、忧愁，心情愉快，阴阳气血调和，正气存内，邪不可干，病少了，身体当然就健康强壮。但如因生活、经营、工作、天灾人祸吃喝嫖赌等多种原因，导致家道中落。经济衰败，手头拮据，穿无衣、食无荤、住陋室、出步行，烦劳不断，忧愁事多，在外常卑躬屈膝，仰人鼻息，人前人后没面子，心情不舒畅，常处于忧郁寡欢状态，食无味而寐不香，则阴阳气血失调，免疫力下降，疾病、细菌就乘虚而入，大病小病频发，身体当然就欠健康或不健康而呈羸瘦虚弱，正所谓邪之所凑，其气必虚的结果。意志坚强者把失败当教训，跌倒了爬起来继续奋斗向前进，保持着一种振奋图强的良好心态和精神，尚能维持健康。但其中也有人或多或少受失败的压力，操劳烦心，免疫抗病能力有所下降，身体常处于亚健康状态。

2）先贫后富：由原来经济困难、生活艰苦，愁吃愁穿，但人家有房有车，有家电、卫生设施等齐全。有比较、有欲望却达不到，心情常处于郁闷状态。家庭易产生矛盾，吵吵闹闹，则气血不畅、阴阳失调，正气不足，免疫力下降，防病抗病能力减退，体质虚弱，就易染病。后经过认真工作、努力拼搏,经济逐步好转,甚至发家致富,家庭融洽、生活舒适,在亲朋、事业交往中也有了面子,当然就心情舒畅、顺心顺意、愉悦快乐,则气血顺畅,阴阳调和,免疫力增强,就不容易患病。因此,人们在社会上、处世中既要细思考,也要勤努力,珍惜来之不易的成功与财富。遇事、行为要谨言慎行,戒骄戒躁,不做违法事,不做缺德人。更要居安思危,有"福兮祸所伏,祸兮福所倚"的清醒认识,以及应变的心理准备。因此,中医古训在问诊中应问贫富、关心情志是很有科学内涵的。

3. 特殊保健

(1) 仰卧起坐:能减少腹壁脂肪堆积,缩小腹围,减少因腹围增加、肥胖引起疾病。同时可增强腹肌张力,改善胃下垂状况,加强胃肠蠕动,以及排气、排便力度,维护胃气宣降、腑气要通的正常胃肠功能,对脘腹饱胀、嗳气、排气不畅、便秘等有一定作用。因此,腑气通畅以降为顺、气向上失降为逆。

(2) 按摩推拿:有主动、被动之分。前者自己按摩推拿,后者请按摩推拿师按摩推拿,皆有活血化瘀、舒筋通络,促进肌肉、筋络血液循环保健之功,具有治疗肌肉关节酸痛、四肢屈伸不利、麻木作用,也能祛风寒湿痹症。如自己能学会简单的自行按摩推拿最好,既方便又可随时操作,持之以恒,将更有效。但要注意按摩手法力度不能过强,免伤肌肉经筋;且要适中,也要避免太轻,导致少作用、无疗效。

(3) 呼吸锻炼(吐纳):就是静坐,意守丹田,双手捧腹,慢慢加深一呼一吸,即吸足气,呼尽气,反复进行,持续 10 分钟左右,每天早晚 1 次,也是一种有氧活动,坚持这种呼吸锻炼,时间长了,肺活量增加,吸进的氧气增多,进入血液,运送到心、脑各脏器,肌肉等组织,参与新陈代谢。排出的二氧化碳等废气多了,避免对心、脑等脏器的伤害,维持良好的氧气与二氧化碳的正常交换及新陈代谢,对健康是必要条件。尤其对慢性气管炎引起的阻塞性肺气肿、肺纤维化后的肺源性心脏病心慌气短者,有改善心、肺功能,缓解心慌气短,动则更甚的症状。延缓慢性肺性脑病由二氧化碳麻醉所致的记忆力减退、意识障碍、昏迷等的发生。这些都是由于缺少氧气、二氧化碳蓄积所致,平时应根据体质条件,病情轻重,量力而行,适度呼吸锻炼,是有较好的帮助和一定效果的。如没有时间锻炼,家务劳动,也起到一定的补偿作用。现在有了制氧机、吸氧机,也是一种被动的补救措施。

(4) 脚踏圆木滚动:取坐位,脚踏圆木前后滚动,对中风偏瘫、腰椎疾病引起的截瘫恢复期,下肢尚难抬起的患者,有改善血液循环、锻炼萎缩肌肉,促进下肢功能恢复作用。此运动对偏瘫、截瘫及失用性瘫痪都有帮助。

(5) 平睡时经常翻身:可避免身下着力点时间长了,循环障碍导致血瘀,引起疼痛麻木,特别对长期卧床的慢性病患者,更要注意。可仰卧、左右侧卧、左前斜位、右前斜位、左后斜位、右后斜位 7 个卧位轮流翻身,加上轻轻按摩,可预防、减轻褥疮及局部皮肤麻木。足踝、股骨粗隆、肩、肘、髂嵴及关节骨凸出处易受自身压力而使之压伤、擦伤,如在凸出处垫上棉垫,则可防止压伤、擦伤,甚至褥疮。

(6) 卧位手足锻炼:在卧位时,手、足先后抬高放下,或屈曲、伸直反复进行,可加强手足肌腱功能,对中风偏瘫、肌无力恢复有帮助,对长期卧床的慢性病患者,有预防失用性肌无力、萎缩、瘫痪之功能。

(7)活动中风偏瘫侧:用健侧肢体帮助偏瘫侧肢体活动,或按摩,有改善肌肉萎缩、瘫痪功能。

(8)保护嘴唇、口唇黏膜:除常见的因经常处于空气干燥环境,特别是秋冬季节,嘴唇容易干燥、翘皮、皲裂出血外,有的人常用舌头舔上下嘴唇、口角,而诱发唇炎、口角炎,尤常见于儿童。因为涎液是高渗的,并含有消化酶。因此,秋冬季应避免和减少在空气干燥环境中的时间及面对干燥气流劲吹;另外,还要改掉经常用舌头舔嘴唇、口角的坏习惯,特别是儿童,可涂些苦味的东西于唇部或口角,帮助改掉坏习惯,即可避免或减少发生唇、口角炎症。还可涂抹一些唇膏、油脂性较高润唇膏,既可预防,也有治疗口唇皲裂翘皮出血的作用。

(9)规范刷牙:保护好健康的牙齿,使其有良好的咀嚼功能,就要谈到牙齿的清洁问题。牙齿的清洁,离不开如何规范刷好牙,才能保持牙齿清洁。牙缝内没有了食物残渣,就不会因食物残渣腐败酸蚀牙齿釉质和产生细菌菌斑损伤牙釉质,最后成为龋齿。因此,刷牙是保护牙齿健康的重要内容。但刷牙、清洁牙齿也要规范,每天最少 2 次,于早饭、晚饭后刷牙较好,左右横刷,沿牙缝上下竖刷,内外、上下及咀嚼面都要刷到,更要注意牙缝,一定要把残渣刷、剔、漱干净。牙刷选用刷毛不能过硬,硬了损伤牙釉质;也不能太软,软了牙垢不易刷干净。刷时用力要适当。过重会损伤牙釉质,如神经外露则敏感,遇较冷、较热、较酸、较甜饮料食物会发生酸痛或形成龋齿。特别吃较硬的食物,皆易产生酸痛,影响咀嚼和消化,既对吸收营养不利,也容易引起胃病。过轻,牙垢就不易刷清,就成了细菌的培养基,同时因腐败产酸,为酸蚀牙质成为龋齿创造条件。除每天早、晚饭后例行 2 次刷牙外,早饭后刷牙较早饭前好,晚上刷牙比早上刷更好,必要时中饭后也可加刷 1 次。刷牙时要用温水,不能太烫,以 30~40℃为宜。烫了,牙刷毛易变软、变形;冷了,牙神经易受刺激而酸痛。如中饭后未刷牙、不刷牙,就要用温开水漱口,务必把牙缝内的食物残渣漱干净,养成良好的口腔、牙齿卫生好习惯。如果用牙签把食物残渣剔除后再漱口则更好,务必保持口腔、牙齿特别是牙缝的干净清洁。在吃零食或吃点心,以及酸甜等过浓的饮料后,都要漱口,或用牙签把牙缝中残留食物剔除干净后再用温开水漱口。注意剔牙时牙签不能太粗、太硬,否则会损伤牙质,扩大牙缝,既要用尖头,也要用扁薄的平头,有利于将牙缝内的残留物剔除干净,但要注意,不要用金属的牙签,因为太硬,又光滑,没有一点弹性,更容易损伤牙质,扩大牙缝,又因其表面光滑,就不易将牙缝中残留物剔净。用其他竹木牙签时间长了,也容易使牙缝扩大,扩大后的牙缝更容易嵌入食物残渣。这似乎成了用牙签剔与不剔的矛盾,但从理论与实践比较之下,剔还是利大于弊,这也是很多同道与我的相同观点,因此,还是应该坚持剔。但要注意,牙签以扁薄、一头尖、一头稍秃为好,薄者可穿通牙逢,秃的一头易带动和除去牙缝中残留物;尖头可剔除牙缝不大、附着外侧浅表牙缝中的残留食物,综合应用,清除率将会大大提高,弊端就会大大减少。现在又有人提出用牙线等方法,似乎更好。平时每当饮茶,喝水时也要注意用头一口水漱口，漱后吐掉。有实验证明，胃黏膜中的幽门螺杆菌是从口腔牙缝残渣腐败物中繁殖，然后吞咽到胃里，侵入胃黏膜，生长繁殖破坏胃黏膜的，是胃炎、胃溃疡的病因之一；在胃溃疡病的基础上，可能与胃癌的发生也有些关系。因此，要经常保持牙齿的清洁，对早晚刷牙尚未刷清牙缝中的食物残渣者，也要用牙签剔干净，从而保护牙齿的清洁、健康，既可减少口腔感染机会，包括控制幽门螺杆菌繁殖，降低胃炎、胃十二指肠球部溃疡及胃癌的发病率及其症状，也可减少从口腔呼出的秽气、异味。胃为后天之本，而牙齿则是胃的第一关，有好的牙齿，就能细嚼慢咽。这样食物软而光滑既不伤胃，又增加消化完全及营养吸收多的功能，更起到提高胃为后天之本的重要作用。

（10）保护口腔黏膜及舌头：饮食以清淡光滑软食为主，不吃或少吃干、粗、硬、毛糙有锋利棱角的食物，如煎饼、煎馄饨，还要避免用舌头反复搅动粗硬、毛糙食物。虾、蟹多吃时，易摩擦损伤口腔黏膜及舌头。不吃或少吃太烫太冷、太甜太咸、太辣太酸及一切味太浓的食物、饮料，包括绿茶亦不宜放得太多而味浓苦涩，从而可减少其理化作用对黏膜的刺激，其中盐、糖可改变细胞黏膜渗透压，经常吃，接触黏膜时间长，致使细胞混浊肿胀变性，甚至黏膜脱落坏死。特别吃硬糖果时，若固定在一处，慢慢溶化，则对局部黏膜伤害更大，而感到局部黏膜麻木，知觉减迟，重者局部黏膜可混浊、肿胀坏死后黏膜脱落。总之饮食要清淡、要软滑。

（11）保护好后天之本（胃）：后天之本（胃），实际上应包括牙齿和食物营养在内。牙齿对食物多咀嚼，则食物细软，没有硬而粗糙的成块食物经过咽部、食管进入胃内，则不易对咽、食管、胃黏膜造成机械物理性损害，从而保护上消化道，又有利于胃进一步对食物的消化。越细腻的食物在胃内接触胃、消化酶的面积就越大，就越有利于食物的消化，被吸收的营养物质就越多，对身体健康有利。好的牙齿，是保证上消化道健康的重要的第一步，是至关重要的。这就体现了胃为后天之本与牙齿的关系是密不可分的。另外，太烫太冷、太酸太甜太咸、太辣太麻、过硬等食物、饮料对胃也有一定刺激，容易形成胃炎，削弱了胃为后天之本的作用，因此，饮食宜清淡。

（12）正确对待洗澡：洗澡是个人生活卫生的重要内容之一，但洗澡的次数不能太勤、太多，也不能因懒而洗得太少，少了不能保证皮肤的清洁卫生，会引起一些皮肤疾病，如湿疹痒疹及皮肤毛囊炎等感染；多了容易洗去保护皮肤的皮脂，也会诱发一些皮肤病，如皮肤干燥瘙痒、皮屑多，常导致失眠、睡眠质量不佳，进而头昏、乏力，影响健康，又因瘙痒搔抓多了，皮肤就会变得粗糙苔藓化，或抓伤破损，容易感染。秋冬空气比较干燥，更容易发生皮肤干燥瘙痒及皮屑而诱发冬季皮肤瘙痒病。特别是如果每次洗澡都用肥皂，而且用了很多肥皂，还用洗澡巾反复擦洗，将会擦洗去更多的皮脂，更容易引起皮肤干燥，失去润泽而瘙痒、皲裂等皮肤疾病。碱性强的肥皂更有害处，易刺激损伤皮肤，也会引起更多皮肤疾病。因此，洗澡应该根据各人的生活习惯、工作性质、环境情况、劳动强度及生理特点（出汗、皮脂多少）分别对待；也要根据春、夏、秋、冬气温及湿度高低的气候条件来决定洗澡次数的多少，其中就含有不过、不及的中庸之道的哲学。下面提出一些参考意见：如在夏天气温较高、温度约在

30℃,可以每天或两天洗澡 1 次。湿度大,70%~80%时,工作家务比较劳累,环境闷热,还怕热容易出汗,出汗量多的人,也可每天洗 1 次,加上早晨用温湿毛巾擦身 1 次。大伏天气温度有时可达 35℃左右,一般可以每天晚上洗澡,早上用温水擦身。高温作业,则可以每天洗二三次或多次淋浴,既可冲洗掉汗液,维护个人卫生,也可因浴水从身体皮肤挥发,带走热量,降低体温,就有凉爽舒适感,更有助去除疲劳,预防中暑。春末秋初可根据气候条件,气温尚高、湿度还大时,可以每天或两天洗 1 次;如已有凉意汗少或无出汗感觉时,二三天洗 1 次即可;春秋可二三天洗 1 次;晚秋初冬有寒意无出汗,可以三天洗 1 次;冬季则每周洗 2 次,也可洗 1 次,或经常用温水湿毛巾擦擦身,既能除汗又有降低体温,有凉爽感。总之,除根据以上的原则、要求及参考意见外,还要按照各人的爱好、习惯及诊疗需要,如作为热疗、老年温通经络、活血脉等保健治病来考虑洗澡的次数、洗澡时间和水温,以盆浴为好:皮肤瘙痒不能用热水烫来止痒,更不能用肥皂洗澡。油性皮肤,油脂分泌过多的人在冬季可以每周洗 2 次,也可每周用 1 次肥皂,弱碱性的比较好,对皮肤的刺激较弱,但不要太多。经常在灰尘环境中的人,也可每天洗澡。温暖天气也尽量不要在露天室外洗澡,虽开始洗澡时不觉冷可以洗,但经风吹,即加快皮肤表面浴水蒸发,带走更多热量而感寒意,容易感冒,俗称水凉易外感生病,虽是经验,但也是有科学内涵和道理的,也要注意和预防。

4. 对症保健

(1)晕动综合征:预防晕船、晕车,如坐在车上船中,一般情况只要静坐闭上眼睛,或向前看,眩晕多数就不易发作,即使发生也会较轻。因为向前看到的人、景或物体,都是比较稳定的,或移动比较缓慢,就不容易引起眩晕。但切忌向两侧窗外观看,因车速向前疾驰,窗外的人物、景象即向车后快速移动,就容易引发眩晕,重的就会恶心呕吐。船的速度虽慢些,但由于波浪的上下波动,人也随着船身上下颠簸,促使眩晕的发生。容易晕船的人,避免在风浪比较大的时候乘坐,应选择风浪比较小的时候乘坐,就可减轻或避免眩晕;乘坐较大的船舶或车身较长而大的汽车则颠簸较小,也可减轻或避免眩晕的发生。因为大车在不平的路面上,大船在有波浪的水面上行驶,按照物理杠杆原理及面积大小、体积轻重理论可知,大的、重的、长的比小的、轻的、短的要稳定些。有人认为坐在车前可减轻眩晕,实际上坐在车中间最好,每当车头因路面不平而抬高时,也是按物理杠杆原理,车中间只抬高一半,车子的波动最小,对减轻或避免眩晕是有帮助的。故医学上对以上情况发生的眩晕,命名为晕动综合征,只要避免或减少视线景观、物体、光线的前后、上下、左右不同程度的快速移动、颠簸,就能避免,或减少、减轻眩晕。在相同情况和条件下,有的人容易发生,有的人不容易发生,有人轻,有人重,这也与各人内庭神经等对运动的敏感程度不一有关。

(2)特异性过敏体质保健

1)有少数人吃了牛乳后,就会腹胀,有的会便秘,有的会腹泻,这与缺少乳糖酶的体质有关。只要不吃或少吃普通牛乳,改吃酸乳等乳品或可减轻、避免腹胀等情况。但需隔水加温到 37℃左右,避免温度过高,或放到微波炉内加温,将乳酸杆菌灭活,而失去益生菌作用。

2)有人吃了面食后容易腹胀,这与这类人缺少面粉的谷蛋白消化酶,出现对谷蛋白过敏有关,只要不吃或少吃面食就可避免。

3）有人吃了螃蟹或蛤蜊后就会腹痛,出现荨麻疹,认为螃蟹、蛤蜊生长在水中,性寒,要用生姜合酸醋蘸食以除蟹寒,用胡椒共煮蛤蜊以消其凉,但或只能有所减轻,仍难以避免其腹痛。对其有过敏的人还是以少吃、不吃为好。经研究认为这与误吃蟹的胃及肠等污秽腐败物而过敏有关,要注意清除,或可预防和减轻。

有人喝了含酒精饮料,皮肤就红、痒及荨麻疹样过敏皮疹,或涂擦酒精消毒、止痒后也会发生,这就是对酒精过敏。那就要避免饮酒或涂擦酒精消毒、止痒,改用其他消毒、止痒液。

4）荨麻疹:有人吹了冷风、受了凉就会发风疹块(荨麻疹)。民间用在热水中少放些盐,洗个澡,再在被窝里睡一觉,温暖后就好了;同时穿衣保暖,不再受寒冷凉风就不发了。这是因为吹了冷风,受了凉,皮肤等细胞组织释放出组胺所引起的,故只要给肌肤加温,用盐水改变肌肤渗透压,减少或阻止组胺释放,可不治自愈。

5）裤腰带处也常会发生荨麻疹样丘疹,特别是皱褶裤腰部,或裤带系得较紧处更明显。有些人仅局部红、痒、疹,这是由于被压处皮肤组织释放出组胺引起,只要放松裤带,痒疹就会逐渐退去,以后只要注意裤带不要束缚太紧。妇女胸罩环下因束缚压迫皮肤太紧,同样会发生荨麻疹样痒疹,放松束缚和压迫,也可避免发生或消除。

民间有越搔越痒的说法。这或与多搔后,组织细胞被损伤,释放组胺有关。

5. **劳动卫生与健康**　　工作劳动是我们日常生活重要内容之一,要注意劳逸结合,超时或过强的工作及劳动均有害健康。现代社会中的某些白领及高管很多都是因竞争激烈,工作压力大而超时工作、熬夜、操劳烦心,阴阳不调造成精神紧张,神经、内分泌、大脑与各系统脏器之间失去平衡,阴阳失调,气血不和,免疫力下降,以致疾病丛生,处于亚健康状态。近来报纸、杂志对白领高管、科技人员因过劳而英年早逝者屡有报道,白领高管科技人员均应引起注意。基层劳动人群,经济困难者,迫于生活,不得不超时、熬夜,从事高强度劳动,以致阴阳不调,气血不足,正气下降,健康状况日益下降,免疫力低下而患病者也不乏其人。据我所知,有的民企单位如纺织工每天曾要连续工作 12 小时,缝纫工要 14 小时,甚至没有周末休假日,经常因劳累,缺少休息,正气不足,免疫力下降,加上生活寒暖不注意,而易感冒;经常因饮食不当、没有规律而诱发胃病等。因此,劳逸结合,适当减少工作时间,有节假日休息,减轻劳动强度,必要时适当休息几天,使超时过劳得到调整,就可避免。人体内部神经与大脑及各系统脏器之间也就会平衡,免疫力恢复,抵抗疾病能力也就加强,疾病就无从发生,正所谓:“正气存内,邪不可干,邪之所凑,其气必虚。”与超时过劳相反,有一类人群工作量很少,整天无所事事,喝茶、聊天、看报纸,肢体活动少了,肌肉就容易松软,张力减退,甚至萎软无力,导致容易疲乏,不耐久力,不耐劳动、活动能力减退等一系列亚健康状态,总认为自己生了病,去医院做各种检查,也没有查出什么病,这就有了恐病的思想包袱,总认为有潜在的重大疾病,有了思想顾虑,导致失眠、不想吃饭,甚至坐卧不安,加重病情的恶性循环,有的还会产生不同程度的精神状态,因此要高度重视。如注意适当增加劳动和锻炼,专注到如何做好工作,多做些自己欢喜、爱好的事,分散对亚健康不适的注意力,就能缓解不适,改善症状,获得好的良性循环,久之,亚健康等不适症状就会慢慢消失。

一般劳动卫生,可根据不同工种、产品、环境等,参阅有关劳动卫生专著,设计工作劳动、工作环境及条件、设施,以及温度、湿度、通风等空气卫生标准,兹不赘述。

6. 气候与健康　　古有因春、夏、秋、冬四季寒暑之不同;东、南、西、北地域高低湿燥之殊异;南热北寒之区别,内陆高原多燥气,东南海边低洼滩涂潮湿之气重,而有常因寒、暑、燥、湿水土不服所生之多种疾病。从而就有外因风、寒、暑、湿、燥、火六淫之病因,对人的健康影响很大。人们常会在下雨前风小、湿度高、气压低时,感到胸闷不适,而预感要下雨,特别是黄梅季节。外感六淫成为中医内、外、不内外因三大病因之一。如湿度增高到 80% ~ 90% 或更高之时,多见于黄梅天季节(我国传统医学认为湿土当令,湿邪为患,侵犯人体而患湿病,也是有道理和科学内涵的),这种气候反映更多发生在一些敏感人身上,成为晴雨表。主要是因为在湿度大的高温天气时体温更不易扩散而不适;湿度高时,汗液也不易挥发,体表温度也就不易扩散而更感闷热,就与上述气候有关。这类情况也常易发生在年龄大体衰、贫血、心肺功能不全之人身上。

(1)温度:首先谈谈大气的寒与热,如过度寒冷会冻伤,甚至冻死,民间常有"老人、老牛难过冬"的说法,是因老人年龄大,体质虚弱者多,阳气不足,各脏器功能衰退,易受寒冷侵害而病死。如有高血压、心脏病等心血管疾病患者,就更易发作,加重疾病而病逝。因为寒冷,体表血管收缩,因周围阻力增加,血压相应增高,高血压患者的血压就会更高而易发脑出血而中风;或可诱发心脏病患者发作而死亡。近年经常有医者发表文章,论述冬季寒冷高血压、中风、心脏病患病率及死亡者均有增加。冬天冷,人会不舒服,因寒冷心率有所减慢,如低于 50 次/分,或更低,处于高寒环境中时间长了或很少活动的情况下,也能因血液循环不良,心脏输出量不足,氧气及营养输送到全身肌肉神经、心脑等脏器组织就会减少,并影响氧气与二氧化碳交换,代谢废气、废物的排泄有所减少,造成能量供应不足,新陈代谢有害物质积聚,抵抗力下降,从而容易产生相应的不适或疾病。如因寒冷而造成的关节炎,肌纤维组织炎,血管收缩、痉挛而发生血管神经性头痛,过敏性鼻炎,哮喘,感冒,支气管炎,慢性气管炎急性发作等;这也是多种虚寒型慢性胃炎、消化性溃疡等胃病诱发之因,每因入冬因寒冷而加重。但也有因寒冷,人的新陈代谢会有所降低,生活在高纬度寒带的人群,习惯于寒冷环境,对寒冷有耐受力,因新陈代谢慢,能量消耗低,常较健康,平均寿命也偏高。夏天过热容易引起中暑,甚至因高温中暑而暴亡。因天热,人的血管扩张,头脑发热,易造成血管扩张性头痛,就要注意"静",俗话说得好,心静自然凉。但因血管扩张,也能使血压有所下降而缓解头昏、头痛,所以高血压患者要注意血压变化。热也可带来其他不适。因热容易使人出汗,尤其在高温环境下工作、劳动,就更容易出汗,津血同源,汗出多了,津液少了,可造成血容量不足,血压下降,口渴、尿量减少,影响水液电解质平衡及新陈代谢,诱发更多不适及病症。因热使新陈代谢有所加快,所以生活在低纬度热带环境的人群,常因新陈代谢快,消耗能量多,而欠强壮或健康,平均寿命也偏低。因此,就有人提出,"常带三分饥与寒"的养生之道。总言之,偏热、偏寒,也是一种耐热耐寒的锻炼,是有益的,但要避免过冷过热,超过人所能忍耐的有损健康的极限,就会患病。

(2)温度、湿度、风速、气压与健康:有偏于潮湿的时候、季节或地域,如一年中的黄梅天,东南风多,把海洋潮湿的空气吹过来,或下雨前、下雨时、下雨后,还有天亮前后,常有这种现象;有偏于干燥的时候、季节或地域,如秋冬季,刮西北风时,把西北方内陆的干燥空气吹过来,就更加干燥。两者对人们的生活、健康之影响都是非常重要的。湿度高了,汗液不易挥发,体温也难由汗液散发,常易使体内水液蓄积而水肿,自觉身重、乏力、困倦,也就是中医所讲的湿困、湿重,长夏黄梅天易发,因此就有长夏湿多,湿主中州属土,六淫与五行五脏脾相匹配之说。咽喉、气管因干燥气体吸入,黏膜失去滋润,也会引起咽喉干燥灼痛及咽性燥咳,只要改善环境空气湿度,或吸入湿润气体,也起到缓解效果。所以湿对秋季燥咳,慢性支气管炎的燥咳、咳痰不爽的患者有益,对冬季瘙痒症,只要涂些润滑油脂,阻止皮肤水分丢失,保持皮肤滋润,就能减轻或消除干燥、瘙痒。另外,少脚汗或基本没有脚汗的人,脚后跟就容易角质增生、增厚、粗糙,甚至皲裂疼痛出血,走路时加重,影响步行。这类人只要每晚热水洗脚,并多浸泡一会儿,让角质软化,刮去皲裂及其周边增厚角质,涂上油脂润滑剂,粗糙改善,皲裂好转,疼痛即可缓解或停止,没有皲裂,就不会出血,走路就不会疼了。如春天气温湿度适中、微风轻拂、气压正常,则风和日丽,春意盎然,温度适当,生活就比较舒服。有时秋季虽稍偏干燥,乃秋高气爽季节,温度适宜,气压多正常,湿度虽减少,但身心尚感舒泰,均适合户外活动、锻炼身体,是外出旅游的好时光,也是工作学习及情绪的好环境,对健康都是有利的。因此,古时就有先人提出,一切动植物对春生、夏长、秋收、冬藏的生存规律,人们也要及时应对措施,确保健康。

7. 情志与健康　　前面内因七情"喜、怒、忧、思、悲、恐、惊",已经谈到了很多疾病都是情绪、情志等精神因素引起疾病的重要原因。现不再赘述。

8. 衣、食、住、行、生活与健康

(1)衣

1)衣着:衣着的原则是文明、遮体、保暖、御寒、防暑、护肤,应大小宽紧适宜,轻松软绵为好,尤以棉质透气、吸湿、吸汗功能好者较佳。穿着不应影响血液循环流通,使肌肉、神经等组织得到充分营养,不限制肌肉收缩伸展运动和发育健康条件,不影响女性乳房发育,特别是青春发育期、未婚、未孕前,保证乳房丰满发育正常,有利于产后有充足的乳汁供应婴儿营养生长需要;穿着也不应影响呼吸功能、心脏搏动,有利于充分吸进氧气、输送氧气及营养,供应参与心、脑、肌肉各脏器组织的生物化学反应及生长新陈代谢的正常进行,并排出二氧化碳等废物,以利外界空气中的氧气与体内新陈代谢后的废气二氧化碳交换的正常进行,是保证身体健康的必要条件,并自我感觉舒服就行。还要提到女性不宜穿过紧的紧裤、紧连裤袜,以免压迫下肢及股动脉,增加下肢静脉压力,阻碍血液回流,导致下肢静脉曲张,或使已有的下肢静脉曲张加重。老年人穿戴衣服更要宽松、轻软,以穿着容易、方便、有纽扣的开衫为好,有利于穿脱。对手脚不灵活、躯体僵硬者,更要注意方便穿脱。夏天以风凉、减少过多出汗,预防失水中暑为要务,因老年人不耐高温易中暑,引发中暑而死亡。冬天气温较低,数九寒天则更寒冷,有时在零下 3~5℃,寒气逼人。老年体质虚弱,阳气不足,不耐寒冷,更易冻伤,或诱发心脑血管等疾病,而导致死亡,故应更加注意避寒,多穿保暖轻松的衣服,既保暖,也利于活动。冬季寒冷易感冒,外出戴口罩是必要的,但也要注意方法,回到室内或较温暖的空间后,就要除去口罩,否则戴久了,鼻腔黏膜长期处于温暖环境中,一旦去掉口罩,反倒失去平时的御寒功能,而容易鼻塞、流涕、打喷嚏,如同感冒。天气寒冷时出门应围围巾御寒,保护颈部不受冷风刺激,避免颈项发生僵硬转侧不利或寒痹疼痛,也可减轻或避免颈前咽喉部受寒诱发咳嗽、慢性咽炎发作,或加重咳嗽、哮喘、咽炎的症状,但要注意围巾不能拖得太长,以免造成意外事故。冬季最好穿高领内衣,不穿、少穿敞开式外衣,避免寒邪直接侵袭颈胸部,影响咽喉及上部气管,容易引发咳嗽、咽炎,一旦成为慢性,将后患无穷。已患有慢性气管炎及喘息性慢性气管炎和哮喘,特别对寒冷较敏感的患者更应注意,可避免或减少发作和加重。另外,冬季骑机动车出行,应戴头盔,可挡住寒风对眼睛、面部的直接侵袭。前者易流泪,也可防止沙子侵入眼中,造成异物损伤成结膜炎或角膜异物及溃疡,影响视力,极少数也可形成全眼球炎,而致盲;后者易生冻疮。

2)衣服色泽:夏季应穿浅淡衣服,可反射阳光的热量,减少热的吸收,避免太热、出汗过多。如果体内热量积聚过多,还容易引起中暑。冬季应穿较深暗色衣服,可多吸收阳光热量、热能,补充因空气寒冷丧失的热量,维持体内热平衡而温暖。

3)头部应注意防寒保暖:在秋末冬初天气已有凉意,头部就不能面对凉风久吹。特别寒冬腊月,不能面对西北强冷空气,更不能久被寒风劲吹,否则就容易引发头部浅表血管痉挛收缩、神经受刺激而发头风、头痛病,而应该戴帽保暖。对有慢性前额头痛怕寒风吹的患者,要将帽的前沿戴到平眉毛处,遮住额窦,以露出视线为好。特别是老年人、头发稀少、动脉硬化、血黏度较高、循环不良者,以及阳虚、血瘀者,应及时提早戴帽。否则容易发生脑血管痉挛收缩、血运不畅,寒凝气血瘀滞,脑血管梗死而中风。视梗死的程度及部位不同可分为中经络、中脏腑中风偏瘫。前者轻而后者重。中经络者大多是脑血管血栓形成,也有周围性、中枢性颜面神经麻痹,口眼㖞斜。如伴握力不足、单腿、单臂等局部瘫痪,多是脑血管轻度局灶性栓塞,可留下生活不能自理或自理困难的后遗症。中脏腑者就会有言语謇涩、一侧偏瘫、大小便失禁,甚至昏迷,心力衰竭,汗出亡阳而死亡。因此,冬天头部戴帽子,避免寒风久吹,就可明显减少脑梗死中风或颜面神经麻痹。后脑勺更不宜吹风,因该处脑内即是延脑,是生命中枢,一旦发生血管梗死,则症状更重,更易造成死亡。但也要防止过热或夏天烈日直接照射而造成中暑、中暑力竭、热射病,应戴透气的帽子或撑遮阳伞,避免阳光直射头部。

4)穿鞋:鞋以宽松为好,小儿更重要,保证足部血液循环、生长发育不受影响,紧则血液循环不好,冬季易患冻疮,平时则趾间受压,趾甲发展空间受限,甲前端常弯曲向下,向侧面嵌入甲沟,造成对甲沟的损伤,造成炎症、疼痛,妨碍走路。对老年人的鞋子,除要宽松外,鞋底更应特别注意,既要柔软,还要有弹性,就可避免因老年脚骨常多突出的特殊性,防止因挤压产生老茧、胼胝、鸡眼,导致走路时疼痛,降低老年生活质量。鞋子紧了,也亦压迫摩擦趾掌关节,容易促使痛风急性发作和加重。

5）胸脘腹部均不宜受寒:外出时胸脘腹不宜受寒风侵袭,可加穿保暖背心,可减轻咳嗽或预防咳嗽。如上腹特别怕冷者,可用护脘兜或加干姜粉、生姜汁等制成胃兜放于腹部,可预防和减轻胃寒痛;中下腹也要穿厚实些。夏天胸部脐腹部也要加盖薄被,可避免因受凉而诱发功能性腹痛、腹泻。肩背、膝部怕冷而痛者可用披肩、护膝;手足特别怕冷者可戴手套、穿保暖鞋。

人们要注意夏天防暑降温,冬季要御寒保暖。但不能稍热、稍冷就启动空调等调节室温的设备,整天生活在四季如春的室内,耐受不了风寒,易患感冒、咳嗽、哮喘、过敏性鼻炎,或因风寒诱发头痛、腹痛、腹泻、关节肌肉等疼痛。因此,应将室内外温差控制在一定范围内,夏天不太热、冬季不太冷就行。平时也要注意室外活动和锻炼,提高体质,增强耐热、耐寒能力,减少或避免因冬寒、暑热引起的疾病。

（2）食:饮食不能过饥,也不能太饱。更要注意营养,荤素应合理搭配,饮食品种多样化,不能偏食。脂肪、蛋白质、碳水化合物虽是主要的,但维生素、微量元素也不能少。饮食中营养最全的要数鸡蛋和牛奶。鸡蛋孵出小鸡,全靠蛋内蛋白质及蛋黄中比较齐全的多种营养物。哺乳动物牛、羊、人等,从出生到断乳成长的1年左右的时间内,全靠吸吮雌性动物的母乳长大。人们从婴幼儿逐步长大时,胃肠好,才能吸收营养,供应全身新代谢成长,所以说胃为后天之本。后天之本好不好,营养吸收多与少,与牙齿细嚼慢咽有关。细嚼慢咽既保护胃不受伤害,减少胃炎、胃溃疡等发生,又易于消化,可更多、更全面吸收营养,保证身体能量、维生素、微量元素的需要,身体才能健康。因此,保护牙齿功能也很重要。

1）食物的多样化,食谱要广:食物因品种的不同,所含的营养成分各有所偏,各不相同。而人所需要的营养成分是多方面的,越齐全越好。如蛋白质、脂肪、碳水化合物,是人体最基本最主要的营养,缺少蛋白质就会造成营养不良性浮肿,甚至出现胸水、腹水等低蛋白血症。还有某种单一或多种维生素缺乏,某种或多种微量元素缺乏等可引发疾病,如单一多吃蔬菜或以青菜代主食而发生青紫病。因此,食谱要广、品种要多、花式要全,营养就齐全,但不能过。所谓食物的谱广、品多,是指要经常变换平时或经常的饮食品种,可按家庭人口多少、经济情况及爱好来决定每天品种的多少,一般有3~5种可矣。目前经济条件好了,也不能常吃煎、炒、炙煿,太好、太多、过于油腻的菜肴或食物,这些食物易引发高血脂、高血糖、高血压等。并且尽量减少高脂肪、动物内脏等摄入,对防止、减少肥胖,预防高血压、高血脂、高血糖有帮助,也可降低高尿酸血症。因此,食疗、营养、诊疗要合理。正如金元四大家根据当时社会变化、生活条件等情况,在学术思想和方药方面适应做出变革,如李东垣的脾胃学说;张元素、刘河间的攻下、泻火清热;与朱丹溪的养阴等,就是建立在战乱频繁,民不聊生等不安定的社会条件下,胃肠病多,阴常不足而制订的诊法、治则、方药,较古方有改进。如张元素提出"运气不齐,古今异轨,古方今用,不相能也",就有九味羌活汤代麻桂汤,这种改革精神是可贵的。在以后历代的医家,也因社会变化、生活条件不同而改变治则治法等有所改进。我近年在门诊中,发现高血压、糖尿病患者越来越多,因此,在治疗慢性单纯或喘息性支气管炎用到麻黄时,就必须询问有无高血压、心血管等疾病,并测血压、听心脏,以免犯虚虚实实之戒,导致血压更高而致中风,心率更快而致心力衰竭、汗出亡阳之弊。因此中医药在这种思想推动下有改进与提高,但可能仍跟不上时代发展及人民的要求,而要继续提高前进,不断改革、创新。现在医学发达,缺乏维生素、微量元素等引起的疾病,也有了明确的诊断检测方法,便于补充维生素,以铁、碘、锌、硒等微量元素。只要饮食品种多、食谱广,不偏食、不挑食,是不会缺乏维生素或微量元素的,不要刻意去买相关的维生素、微量元素等来补充。如河南中医学大学第一附属医院儿科主任医师赵坤在《微量元素没必要刻意补》中,不仅说明微量元素不一定会缺少,没必要刻意补,同时也告诉了大家,只要食谱广、品种多,营养就全,就没必要刻意补充。

2）食物、菜肴、汤水等不能太咸:饮食太咸就会口渴,大量饮水,而且对胃也是一种刺激。有报道称饮水多了,可促进胃酸分泌,加上液体在胃内不易被胃吸收,可引起胀满不适。另外,钠离子在体内蓄积过多,不易从肾脏排泄,可引起尿少、水肿,血容量增加,静脉充盈,压力加大,血压升高,心脏负荷增加,对心脏不利,对有高血压、心脏病者更是有害。同时体内代谢的废物,如尿素、尿酸、非蛋白氮等清除率减少,对慢性肾炎、肾功能不全患者极为不利,更易引起浮肿、尿毒症。

3）有些食物含对人体有害的物质:有些食物多吃,或制作、烹饪不当,对人也会有一定的害处。如扁豆、四季豆等含有皂苷,有溶血作用,虽煮熟能破坏皂苷,可减轻或消除其毒害,但如果烧煮不透,遗留少量皂苷等有害物质,或多或少还是有些害处的,不能多吃,最好多加烹煮。豆浆,不能买来就吃(包括自制的),一定要煮沸、煮透,必须看到豆浆液面上的泡沫消失,有滚动汹涌状态,才算煮沸了,才能消除对人体有害物质。绿色蔬菜植物等不能多吃,多吃易发青紫病。另外,绿色植物加盐炒煮后,隔日就会由硝酸盐变为亚硝酸盐、亚硝酸胺,具有高度致癌作用。同样,经过腌制的青菜、雪里蕻同样因亚硝酸盐也有致癌作用。如果经常吃,致癌风险就高。暴腌三五天的咸菜,亚硝酸盐更多更有害,也有急性中毒的病例。菠菜含有较多草酸钙,多吃就易发生尿路结石。有报道说多吃鸡、鸭蛋黄及动物内脏就易患高胆固醇血症引起的多种疾病,如胆结石多数是胆固醇结石,因此,不宜多吃含胆固醇多的鸡(鸭)蛋黄。但现经研究,蛋黄含有卵磷脂,有降低胆固醇的作用,所以可适当食用,不必禁食,另外需说的是,油煎鸡蛋外皮较硬对胃黏膜也有伤害。豆或豆制品等高嘌呤的食物多吃则易患高尿酸血症,导致痛风关节炎、肾病、肾功能减退、尿毒症等病症。也有人吃蚕豆发生蚕豆病,呈现黄疸、酱油色尿,这是对蚕豆过敏。其他如酒、姜、辣椒等多吃,对胃也有刺激,会引起胃炎、胃十二指肠球部溃疡等,而且酒对肝还有损害。有学者提出,醉酒 1 次相当于患 1 次肝炎。还有人对酒也会过敏,口服或消毒涂擦时会引发荨麻疹、皮肤发红瘙痒,此时应避免饮酒,改用其他消毒液、退热药。

4）主副食品的安全:现在米、面、馒头、油条等主副食品,以及其他一些饮食,含有添加剂,如漂白剂、染色剂,还有防腐、防变质、改变口味的添加剂等,甚至地沟油。其中有些对人就有毒害作用,甚至有致癌风险。甚至有人在火锅底料里加入罂粟壳,都应慎食或不吃。有些食物中的微量元素对人体既有有益的一面,也有有害的一面,如含有碘、铜、铅、铝、氟、铬、镉等食物,多吃有蓄积毒害作用,对健康都不利。如果对某种食物偏嗜、偏食过多,同时这种食物含有致癌及有毒害作用添加剂,时间长了、蓄积过多,就会形成慢性中毒。又如油条等铝超标,常吃、量多,可致脑认知障碍。

5)少吃或不吃棒冰、冷藏纯净水、矿泉水等:冷的物理作用可伤害胃黏膜,诱发胃病,也可减少胃液分泌,影响食欲。冬季,即使常温下的食物、饮料也是有损肠胃健康的。因为室温与体温有相差。夏天室温30℃上下,冬天10℃左右,因此,冬天比夏天温差大得多,更要注意不能多吃,特别是胃寒患者,只有夏天室温在30℃或以上时才可适当吃些。

6)少吃或不吃含糖量高、甜味浓的饮料:一是甜能壅中,导致纳少、脘痞,二是蔗糖的代谢是由多糖到双糖再到单糖,最终是葡萄糖,体内葡萄糖较多,食欲就会降低。儿童最喜欢吃甜食,这也是儿童厌食者多的原因之一,虽有胰岛素等一系列的机制调节,但也缓不济急,还是应该限量少吃。也有报道称因平时常年累月经常喝含糖饮料,而诱发糖尿病。

7)饮食有节:也就是饮食要有节制的问题,不能饱一顿饿一顿,要有规律按时进餐。不要在饭前多吃零食,影响正餐;也不要在餐后吃太多零食,影响消化、伤害胃肠;不要因为饭香菜好而多吃,或因饭菜不合胃口而少吃、不吃。另外,夏天多吃冷饮,冬天多吃辛辣,既不容易消化又容易伤胃肠,引起消化不良或腹泻、胃痛等胃肠病,都要注意。油条等多吃可致脑认知障碍,也要注意少吃。

8)进食时注意要细嚼慢咽:食物细碎后进入胃内,使食物与消化液接触面增大,搅拌充分,有助于消化更完全,可多吸收营养。否则尚未嚼碎的粗糙、大块食物从口腔经食管进入胃中会损伤食管、胃黏膜,容易形成食管炎、胃炎、糜烂、溃疡、出血等胃病。细嚼就要咀嚼次数多些、时间长些,还可以代替叩齿保健动作,也可及时发现防止鱼刺、碎骨等异物卡入咽喉、食管,进入胃中,否则需要手术将异物取出。特别须注意进食时不讲话、少讲话,进食不宜过快,否则一不注意,更易将鱼刺、碎骨等异物吞入造成伤害。不能多食用煎炒炙煿、膏粱厚味,前者伤肠胃,后者多脂肪,易增肥,易患"三高症",还会患高尿酸血症及其伴发、继发症。肥胖之人易患高血压、高血糖等"三高"症状,加上高尿酸血症,对心脏、肾脏不利,是健康长寿的克星。也不能营养太差,体重减轻而消瘦,体质虚弱,正气不足,免疫抗病能力就差,也易患病。

总之,饮食不节,引发多种胃肠疾病,削弱了消化吸收后天之本(胃肠)的功能,就会百病丛生。

附　进食时必须细嚼慢咽重要性的补充和警示

例1.20世纪80年代医学杂志曾报道1位因经常腹痛,诊断不明而住院的患者,后经剖腹探查为鱼骨刺入肠壁,经取出鱼骨刺后而愈,未再腹痛。

例2.1987年一位门诊患者因吃鸡肉时没有细嚼,不小心将鸡骨吞下,卡在食管内,来我门诊,当即转胃镜室,拟用胃镜取出。后因难以取出而转外科手术,才逃过一劫。

例3. 近年1例门诊病例,9月上旬曾因饮食不慎,将稍大而长的鱼刺吞进咽、食管,刺穿食管,进入纵隔,形成纵隔食管瘘,而发食管、纵隔炎化脓,吐出大量腥秽之脓液,先门诊,后经住院手术治疗,取出鱼骨刺,才痊愈。

以上内容警示进食时一定要细嚼慢咽,不能快,不能边吃边讲话,避免鱼刺、禽骨等异物因不注意而吞入食管、胃肠道,给其造成伤害。

胃肠疾病的饮食宜忌、注意事项,另有专门撰述在本书相关章节中。另加补述:细嚼慢咽可减少硬、大、粗的食物向下蠕动时对食管造成的机械性物理伤害,也可避免与食管蠕动的不协调,产生咽下不利,有阻塞的感觉,甚至食道痉挛或逆蠕动,食物停留噎塞在食道内不上不下而疼痛难忍。只要进食时细嚼慢咽不过快,以上情况就可避免。

(3)住:好的居住环境应当空气新鲜,没有异味、秽气、化工排放等有毒气体,以及污水、污物,避免蚊蝇滋生而引发疟疾、流行性乙型脑炎及传染胃肠疾病。附近的饮食业要有良好的处理残食方法,有排废气、油污的设施,否则对健康都不利。小摊排出的气体也对健康不利,尤其是烧烤摊排出的严重的烧烤气味,刺眼呛鼻,刺激咽喉、气管、呼吸道发炎,导致流泪、打喷嚏、咽痛、咳嗽,时间长了,易引起气管炎,还有致癌的可能性,由于摊主直接接触时间较多、较长者,危害更大。城市烟火、爆竹的烟雾污染空气严重,对人体危害很大,环境卫生部门要加强力度监管。新购住房,从健康方面着想,就要考虑周边没有以上这些不利和有害的因素存在。在住房条件方面,理想的房屋要坐北朝南,每幢房屋间距要宽,在冬季要有阳光,日照时间长,夏季要有东南风吹入,空气流通,既有新鲜空气,入晚也就比较凉爽。住房的东边、西边、上层都要有房屋,避免受到烈日阳光的热辐射、热传导的影响,使住房室内小环境的温度偏高,对冬天的寒冷西北风也有缓冲作用,人的感觉就会比较适宜。定时开窗通风,保持室内空气新鲜,温度适当。定时开窗是要在春、夏、秋、冬四季不同的温度、风向,以及昼夜不同的温度、风雨等情况下,进行开启、关闭,既可调节室内温度,又可节省能源,减少碳排放。深秋、冬天、早春季节北窗可常关,每当风和日丽不太寒冷的日子,南窗可打开,有利于空气流通,阳光照进室内,既增加温暖,改善空气质量,又有利于阳光中的紫外线灭菌消毒。必要时北窗也可在日中时开启,更有利于空气流通,夜晚南窗要部分关闭,必要时并用窗帘遮蔽,以免夜凉冷空气进入,致使夜间受凉感冒。冬季最寒冷,但风力在3~4级时,有阳光的好天气,南窗可在中午前后时间开启5~6个小时,北窗在中午有阳光时短暂开启,以利空气流通,保持空气新鲜,有利健康。夏天最热季节,白天室外空气温度高于室内,中午时间,南北窗均应关闭,以免热空气进入室内,入晚室外温度低于室内时均可开启,以利于凉爽空气进入室内,有利于调节室内空气、温度,能适当降低夏令室温,人体就会感觉舒适些。窗帘既可用来遮蔽强烈阳光,又可保护家具等不被晒坏。室内要有一定的空间和高度,房间大了不易保温;小了空气少,人待久了氧气减少,二氧化碳等废气增多,就觉得憋闷,影响健康。室内房顶、地面、墙壁及家具等的色调既要明亮也不能刺眼,也不能太深,因深会使亮度不够。台桌床柜用品等不宜太多、太满和杂乱，多了吸收白天的高温，到夜里释放出来，导致室温不易下降，影响舒适度及睡眠。人在这样一个良好舒适的环境中，心情就比较舒畅，气血调和，精神得到放松，对人的健康是非常有益的。床上用品设置对健康也很重要，夏天要有凉席、凉枕，以竹席为好，既凉快又爽身且无毒。冬季被褥以柔软、轻松、贴身、温暖无凉感者较好，床上要多垫些被褥，上面盖被可少些、轻薄些，就可贴身轻松些，容易保暖。到寒冬腊月天气较冷时，可再加些薄被及被褥，就可温暖过冬，即俗话所说的"千盖不如一垫"。阳虚怕冷的人进入冷被窝时就感到冷而难耐，这对阳虚怕冷胃寒者不利，也易感冒，对入睡困难、失眠者也有影响，可将被套换成一般棉布或者绒布，或用电热毯或热水袋等临时预热，待入睡后即应将电热毯关闭。如因阳虚者及老年特别怕冷时也可将电热毯的低挡温度间断开关，或整夜开启。如整夜热量偏高，容易蒸发体液，血液浓度、黏度增加，到晨起就要喝一杯温开水，但根据体质状况及忌盐低盐者，必要时可适量饮用一些温淡盐水，否则就可能既对水液代谢、排除废物不利，又会发生水电解紊乱，以及一些因血液黏度增加而引发相关的疾病。每天早上起床后将被褥反过来摊平，好让人体一晚上排出的弥散在被褥中的废气散去；每当晴朗太阳好的天气，要将被褥枕头拿到外面晒晒，具有杀菌灭螨效能，也能增暖，预防过敏等多种疾病。睡眠不能将头捂在被窝里，否则呼出的二氧化碳又被自己吸入，时间长了，体内积聚的二氧化碳越来越多，心、脑等脏器就会缺氧，受到慢性伤害，对健康是不利的。有人因寒冬腊月室温低，鼻腔黏膜难耐寒气而把头捂到被窝里，就要把室温提高到鼻腔黏膜适应的温度，就可避免将头捂到被窝里了。

（4）行

1）行动主要是走路，但也可包括行为嗜好习惯：出行，以前主要是以步行为主，辅以少量的车、马、舟楫等简单的交通工具，当时国内、国际工商贸易，人文交流，外交事务，旅游等少，出行不多，交通事故等也很少。现代由于科学、经济发达，事务增多，外交、国内、国际工商贸易，科技交流来往频繁，旅游事业迅猛发展，走亲访友明显增加，交通工具机械化、现代化，天上、地上、地下、水上、水下都有，数量比以往要翻上千百倍，所以交通事故也成百上万增加，人们受到的伤害如软组织受伤、骨折等很多，有时内脏损伤甚至死亡，有的变成植物人等。有的事故甚至可致数十人伤残或死亡，屡见媒体报道。其中飞机坠落、舟楫轮船沉没，个人是难以预防的；汽车有一些预防措施，如安全带等，可起到一些作用，但常被人们所忽略，我们还是要把它用起来。另外，交通工具的无形废气，对人具有慢性伤害，如血液病、肝功能损害等隐性病患；还与癌症高发也有一些关系。目前自行车、摩托车、电动车很多，常因违规驶入人行道、快车道、逆向行驶，或在人间穿行，常自遭其祸，或撞伤他人。即使步行，也有被人撞、自跌者，因此，既要看前后左右来往车辆，也要看清脚下有无坑洼。如有听力、视力减退，可因没有听到或见到车辆过来，而造成一些外来伤害，或自身跌撞受伤。人走人行道，车走车行道，靠右走，不逆行、逆驶。人过马路要走斑马线，先左顾，注意正常靠右行前来车辆，也要注意右边违规逆行驶来的车辆而右盼；越中线先右盼，看清正常靠右行前来的车辆，也要注意左边违规逆行从左方驶来的车辆而左顾，同时也要注意那些违规乱驶的车辆。

熟悉路牌、标志,遵守红绿指示灯,不闯红灯、不跨护栏,服从交警指挥。再提醒老人,尤其视力、听力差者,在出行时更要格外注意,在人行道上慢些走,以便观察来往车辆的多少及其密度和速度,估计自己步行的速度有无充裕的时间在左右方车辆来到之前安全穿越过马路;同时还要注意路面有无高低不平,避免只注意车辆,而忽略坑洼的路况而跌倒。当然,如有家人陪护则更好。

2)注意走路的方式及步态。下肢及足部应向两侧稍岔开些,也就是间距大一些,足前部再向两边斜开些,呈外八字,使下面着力点、支撑点开阔些。从物理角度上讲,这步态有助于人们站立、步行的稳定性,特别对病后、手术后较长期卧床,恢复期开始下床步行时,以及各种病态步行欠稳健者,还有老年因功能退化走路欠稳健者,应采取上述走路方式,可增加稳定性,对防止跌倒有较大帮助。

9. 日常生活起居与健康

古代日出而作,日入而息,起居有时促成古时人们劳动作息时间和方式,以及劳逸结合规律,对健康是有益的。现代不能因为工作繁忙、压力大,或过度娱乐,过夜生活,深更半夜不休息、不睡眠,甚至通宵达旦,思维、精神过于紧张,疲劳,违背劳逸结合原则,是会降低免疫力,有损健康的。很多亚健康者也就是这样发生的,久而久之,正气亏损,也有可能大病临身。

起居有时,属生活方面的养生,即晚上休息、睡眠要按时,一般以晚上 10 时左右为宜,不能熬夜到深夜 12 时或以后,特别是不能通宵达旦。还有因上网、用电脑、打扑克、打麻将、抓纸牌而玩通宵的,都很伤身体有害健康的,白天就会头昏脑涨、食少、乏力,无精打采。俗话说:"一夜不睡,十夜补不上",真是千真万确。早上要早起,6 点起床较合适,已睡 8 小时,恢复了隔天的疲劳,已是神清气爽,身轻精神佳,又可再投入工作劳动。睡多了,反而会越睡越没有力气。

10. 生活嗜好与保健

(1)吸烟的危害:烟草中主要含有尼古丁。吸烟时吸入大量尼古丁等有害物质及其刺激性气体,是咳嗽、慢性支气管炎的重要原因之一,导致咳嗽,开始尚轻,多为单纯性慢性支气管炎,时间长了发展为咳喘、痰鸣,成为慢性喘息性支气管炎,更甚者可为肺气肿、肺纤维化、肺源性心脏病、慢性充血性心力衰弱,就会心悸、气短,动则更甚,同时可有静脉充血、压力增高、心脏前负荷增加,轻则晨起眼睑浮肿,入晚后下肢浮肿,重则全身水肿,部分人也可有胸水、腹水,甚至肺郁血、肺水肿产生,心肺功能减退,就成为心气亏、肺气虚、心肺两虚等。多因氧气、二氧化碳交换障碍,严重时发为肺性脑病,出现某些精神症状,或嗜睡,或昏迷,伴随重度心力衰弱等综合因素,治疗也难奏效,最后多脏器衰竭而死亡。经我积累的数十年的临床防治各种原因引发的慢性支气管炎及其并发症的经验而得知,只要不是十分严重,或不伴有较多、较重并发症的长期吸烟的慢性气管炎患者,只要戒烟,大致有 50%左右的患者就不再咳嗽、咳喘、痰鸣,或基本不咳喘,明显好转。25%的患者,咳嗽、咳喘就会有所减轻。最后,25%的患者也可有不同程度的缓解,其中部分病情较重、并发症多而重的,咳喘则难有明显改善迹象,用药时好些,停药后仍又咳喘如前。如患者咳喘已经很剧烈还继续吸烟,则咳喘会更重而频繁,连续咳喘不停,则影响胸腔压力及心功能而晕厥,此乃咳喘引发胸腔张力增加,影响心脏舒张功能及肺二氧化碳交换功能而缺氧。这种患者,中西医药物治疗皆不会有多大效果,必须戒烟积极治疗,或可望有所缓解,或减慢病情加重。

(2)饮酒的危害:酒能伤肝,多饮、常酗酒过量,有可能引发酒精性肝炎、智力障碍、急慢性胃炎、出血糜烂性胃炎、胃十二指肠球部溃疡等。肝炎患者饮酒,可加重肝炎,经常饮酒者,则更易向慢性肝炎、肝硬化、肝癌发展。有乙型肝炎史者常易发生肝癌。饮酒会使大脑发生不同程度的意识障碍,驾车、高空作业、机械操作时,常易导致车祸、工伤、跌伤、轧伤等人身伤残或死亡;办公室文职人员,酒后影响判断也易出现差错,不能从事精细工作等。

(3)意外撞伤、跌伤。每当雨天穿雨衣出行,头向左右转动观察行人车辆时,雨帽不易随头部转动,常遮挡视线而与他人互撞、被撞伤,或撞伤他人,特别是左、右向转弯时。

(4)日常生活烦事也能引发一些疾病。如缺少用电知识就容易触电。钓鱼时要注意,当感觉到有鱼上钩,将渔竿突然用力上甩时,如碰到头顶上的电线则易触电,发生伤亡。曾也有报道,钓鱼时跌滑水中的。故要引起警惕,事先要观察周围环境,有无高压电缆,所处位置是否安全等,就可避免。

11. 视听与健康

轻松欢乐的视听音乐、电视、书画等,能怡神养性,使人处于欢乐愉快之中,全身轻松、气血调和,使人得到心身充分休息,正气旺盛,免疫力提高,既能预防疾病,也能治病。有报道就有医生用音乐来治某些疾病,如自己能歌善舞则更好。我认为自己能书能画很好,很多书画家也常健康长寿。

(1)视:视线以柔和不刺眼的光和色为宜,避免久视眩光,以及上下、左右、前后频繁急速游移、浮动的物体。当用眼睛看图文或写作,包括看电脑、电视、手机等,不能时间太长,以1小时左右为好,到时可闭眼双手捂目,或用目远眺10分钟左右,面对绿色空旷地段更好,可避免损伤视力,预防老化,否则眼肌容易疲劳,视力模糊,眼部胀痛。眼睛也不宜看强光,不能直视,更不能久视高功率灯光、阳光,因为阳光紫外线透过瞳孔可灼伤视网膜。老年因眼球整体老化,更应注意。每天洗脸时,可用略高于体温的温水反复多次捂住眼睛,可促进眼部血液循环,改善眼球营养,既可保护视力,预防老化,也可协助治疗视力减退。对眼球充血、结膜炎等感染者则不适宜应用。晨晚或闲来无事时,也可用食指轻轻按压眼内角睛明穴,约1分钟即可;也可用双手掌大小鱼际肌轻轻按压眉棱骨上下左右的穴位,稍移动,或按摩下眼眶承泣、四白穴,对缓解眼视力疲劳,恢复或保持视力有一定帮助。也不可在白雪皑皑的旷野久视,因雪光对眼睛视网膜有伤害,重则可失明致盲,故称雪盲。现在冬季家庭浴室常用浴霸加温,如仰面久视,其强光也会对视网膜造成伤害。如有报道称婴幼儿沐浴时,因双目直对强光浴霸而致盲,不可不注意。

如因风沙、灰尘吹落入眼内,不宜用手指揉擦,而应立即请他人翻转眼睑检查有无异物,如用棉签蘸灭菌生理盐水或温开水,轻轻将异物除去即可。如未发现异物,就要用手电筒斜照法检查角膜,如有应即到眼科相应医院就诊,除去异物。

（2）听:以往医学界在实践的基础上,就有人提出用音乐来协同治病,有一定帮助。但要注意是赏心悦目的内容,或是听者所喜欢的节目。避免紧张、恐怖、悲伤等内容、音调。自己放开喉咙歌唱也可以,边歌边舞则更好,可以增加肺活量、心功能,有益于全身神经、血管、免疫系统等。年龄大耳动脉硬化是听力减退的原因,应不吃或少吃含胆固醇的食物,如动物内脏等预防动脉硬化。高分贝、高噪声的声音要少听或避开,工作、劳动场所的噪声要控制在劳动保护合理分贝范围之内。

12. 年龄与健康

（1）老年保健:老年人有很多工作、技术、学术、知识的经验,生活、社会经验,以及养生保健等体验,可继续做些力所能及的工作和适当锻炼,对家庭、国家、社会都是有益的。尤其是医生,可积累较多的养生保健诊疗经验。我90岁高龄,也有很多这方面的体会和经验,从年轻时的少知、不知,到壮年时的渐知到多知而面广,进入老年时的成熟经验,更能对社会做出更多贡献。因此,有人提出应延迟退休,提高退休年龄,继续发挥余热。

但人生进入老年期,身体机能已渐衰退,活动能力、耐受能力、适应能力等均有不同程度的降低,不能与年轻力壮者一样对待,因此,特提出做好以下四点,可保健康助长寿。

1）经常锻炼活动。根据年龄、体质,有无慢性疾病及其轻重,经常适当活动,如做些家务、散步、快步行、慢步跑等均适合老年人锻炼,可延缓肌肉萎缩,张力减弱,肌腱、筋络僵化,心肺功能衰退。多活动,有利于肢体、筋脉活络,增强心肺功能,减少或缓和心悸、气短。不能一天到晚坐着看电视,躺着听音乐,或成天睡眠,无所事事。老年也要注意因年龄大步态不稳、骨质疏松、高血压、心脑血管等疾病,容易跌倒、绊倒而骨折、颅脑出血、中风等,甚则导致伤亡。有报道其伤亡率已占第4位,不可不慎。故老年人的活动、行走要特别注意防跌。

2）融入社会,多人际交往。广交友、常讲话、时交流,谈古论今,回忆以往成功之事、愉快高兴之举,以及交流锻炼、养生保健经验等,有利思维、言语记忆及反应功能,延缓认知障碍。

3）平心态,淡名利,多谦让,常宽容,不急躁。避免或减少过于喜、怒、忧、思、悲、恐、惊七情所伤。

4）注意适合老年特点的饮食营养。老年人饮食要软而清淡易消化,荤素搭配合理,既不过盛,也不缺少。

只要没有较重的心脑血管疾病、高血压、糖尿病等老年病,做好以上四点,就能愉快健康长寿。

（2）老年锻炼:进入老年,肌腱筋络日见硬化,肌肉渐渐萎缩,弹性张力降低,伸展活动受限制,牵引拉力不足,负重能力下降,有时因拉力、握力、拎物、扛抬、搬运、呵欠、伸展、肢体扭曲等负重旋转太过,易造成肌肉、肌腱、微血管受伤、撕裂,病损处呈现疼痛、肿胀,偶有皮下出血青紫,活动负重受限或困难;也易有小腿腓肠肌、腰肌、颈、胁肋等一处或多处肌群痉挛;还有闪腰、落枕等。因此,老年体质特别虚弱,及平时少活动、不活动者,不能过于负重、拉伸、扭曲、旋转,以及体位改变太快,就可以避免发生以上情况。对经常发病的人,在开始有闪腰或腓肠肌及其他肌肉抽筋痉挛苗头时,就应立即停止伸展,恢复原位,也可稍做向相反方向活动。如腓肠肌痉挛时,可将双下肢伸直,前足向上向头部用力翘,常可中止、减轻;有的因筋脉僵硬,导致身体不灵活,硬僵,弯腰,驼背,容易疲劳,工作、活动及劳动能力都明显减退,感到力不从心,且不耐持久,显得老态龙钟。这既是进入老年老化的规律,也是少活动、少锻炼,不经常劳动的结果。因此,人要工作、劳动、经常活动,并注意适度锻炼。

锻炼活动时间先短暂后逐渐延长,强度先低后逐渐增强,慢慢适应。早上醒来,眼睛张开后,宜在床上于半卧位再躺一会,眼睛多张,醒透后再起床下地。因为平卧时心脏与大脑处于同一水平面上,虽心率慢些、血压低些,其压力还是有一定的能力将血液输出供应给大脑的,基本满足氧气的需要,但当突然起床时,头部就高于心脏约50 cm,如血压瞬间下降,不能马上升高,达不到与睡眠平卧时一样的血流量,可导致心脑组织灌注不足,不能满足供氧需要,而出现头昏、头晕。另外,筋络僵硬,就有可能在突然站立后不稳或跌倒,面色苍白,出冷汗,脉搏细数或细迟而弱,血压下降,严重时血压测不到,呈休克状态,即体位性休克。同样,午睡或休息平卧时间长了,如突然起立,有时也会发生头昏头晕,或体位性休克和晕厥。如果蹲时间较长突然起立,老年体弱者适应力差,也较易发生上述症状。因此,老年人如果从睡眠平卧位起床,亦应先半卧位躺一会,再坐一会,到床边脚落地后,再在床沿坐一会,然后站立,立一会儿再迈开脚步慢慢走,逐渐适应后再正常行走,就可避免以上情况发生。如果坐的时间长了,也要先慢慢站起来,站立片刻,然后慢慢迈步走,待步伐稳健后,才能逐渐按正常速度走。如果发生直立性体位晕厥休克迹象时,要立即平卧,采取急救措施就能缓解好转。如有心脏病史患者,头昏、目眩、晕厥不易恢复时,应即送医院诊疗救治。当然,有时跌倒与骨病、关节、肌腱、筋络等因久卧、久坐突然起立不适应也有关;有时闪腰、小腿抽筋,以及其他肌肉、肌腱痉挛疼痛等都与平时少活动、不锻炼也有关。肢体骨骼肌不要过度伸展牵拉或屈曲收缩用力过度,就能减少或避免上述病患。因此,锻炼要注意力所能及,不能过度。进入老年离退休后,可以找些轻松的工作做,或做些适当的力所能及的家务劳动和锻炼,就可以减轻或延缓手脚不灵活、步履缓慢、稍劳即心悸气短、腰酸背痛、腰曲背驼、老态龙钟等老化状态。

(3)老年认知障碍:进入老年后容易健忘、言语缓慢、反应迟钝、答非所问、表达错误或欠确切,这就是认知障碍,使本来尚能劳动、工作或正常生活的人丧失劳动、工作和正常生活、言语的能力。这就需要离退休后的老年人及其他进入老年人群,大脑有不同程度的萎缩、脑血管已有不同程度的硬化、功能衰退,导致认知障碍而诱发一些心理问题时,要加以心理疏导。如果老年人独自在家休养,缺少个人兴趣和爱好,失去或减少参加社会活动和对话的机会,久而久之,平常熟悉的话语、词组就会逐渐生疏或遗忘,由此而产生言语缓慢、反应迟钝、表达错误、不确切和答非所问等错误,并会由轻变重。最终会提前、加快、加重老年痴呆(认知障碍)的形成。

为了减轻、减少或延迟老年痴呆病情的发生,就必须适当参加力所能及的社会活动、工作、劳动,接触人群,有较多的对话机会,使平时常用的词组不致遗忘,大脑得到锻炼,灵敏度增强,记忆力改善,就能减轻或减少老年痴呆的发生。另外,早晚抓头皮、摸耳朵、眼鼻保健,推迟发病年龄及降低发病率。

（4）青壮年保健:趁青壮年身强力壮、无病或少病之时,多用脑、常动体,可提高免疫力,保持身体健康。尤其是白领,坐在办公室的时间多,活动少,更要忙里偷闲进行活动、锻炼。

1）常用脑:青壮年脑功能健全灵活,记忆力强,要适当多用脑,充分利用脑功能,常思考,多分析,善辩论。这些均是一种脑功能锻炼,对日后进入老龄的记忆、言语、思考、分析能力均有所帮助。另外,对年轻时所学、所做、所想之事,到老年尚能记忆,可推迟进入老年期思维功能的衰退,保持活力。

2）多动体:青壮年要注意适度体育锻炼,尤其是白领,体力活动少,更要用一定的时间活动锻炼,增强心肺功能,可避免稍事劳动就容易疲乏,甚至心慌、气短的现象;也可保持青春活力,推迟进入老龄期。

（5）妇幼保健与健康

1）妇女保健方面:内衣裤包括文胸,布质要软,不宜太紧,避免影响乳房等处的发育,以及血液的循环,也可保持腋窝、腹股沟、外阴等处透气和避免擦伤,防止霉菌病、湿疹的发生和感染。

外阴、肛门的个人卫生也非常重要,每天晚上要用温水清洗,即可避免局部感染,或湿疹等腌碎继发感染疼痛。如有腌碎可先清洗干净再用少许油脂涂抹后即可好转或痊愈。洗澡以淋浴为好,避免盆浴,可避免浴水进入阴道发生感染;同时也可减少不雅体气。

2）婴幼儿保健方面

蒙被综合征:由于婴幼儿气魄小,头捂在被窝里睡觉,空间狭小,空气不足,流通不畅,呼吸受到限制,氧气吸入逐渐减少,二氧化碳呼出又被自己吸入,出现缺氧现象,轻则呼吸困难,重则面、唇、舌质、指甲青紫,更甚者则窒息而亡。以上情况,我称之为蒙被综合征。预防之法,就是不要把婴儿捂在被窝里睡觉,避免蒙被综合征,而导致窒息死亡悲剧的发生。

睡眠姿势:婴幼儿囟门及颅缝尚未闭合固定前,应经常变换卧床姿势体位,特别是头部,也可适当多抱抱、少睡睡,避免头部长成扁平歪斜不正、面颊不对称,俗称"歪北瓜"。睡眠姿势也会影响大脑及有关组织器官正常发育及功能。

衣:婴幼儿皮肤较嫩,衣服、尿布以不缝纫的、毛边松软、不易擦伤皮肤为佳,鞋子亦以宽大松软合脚者为好,否则影响足的发育,或成扁平足,亦容易擦破皮肤导致糜烂,而继发感染。

食:哺乳根据产妇乳量多少,定时定量喂哺,不宜太勤、太饱。少了营养不够,多了则消化不良。如有呕吐、溢乳,一是损伤胃肠,二是溢乳呛入气管易引发气管炎、吸入性肺炎,流入耳道易引起中耳炎。常溢乳者,哺乳后可将婴儿抱起伏于母亲左肩,用右手掌轻拍婴儿背部,以利于排出胃内气体,减轻胃内容积及压力,可望减少或避免溢乳。我赞同大多数业界观点,应以母乳喂养为好,对母婴健康、心理均有益。婴幼儿睡眠常要 10 余小时或更长,故应待其自然醒来后再喂奶,不要强行将其唤醒。越来越多的研究表明,母乳是给孩子量身定制的,其中的营养成分最全,适合婴幼儿,更会随婴儿月龄的变化而发生变化,因此,母乳是安全、天然的"完美"食物。

住:小儿是稚阳之体,不要过热,但要温暖、少风,要注意常开窗通风,还要注意避免凉风直接吹到婴儿身上,防止感冒及其并发症。

3)儿童保健

防滑、防爬高、防摔跌,以免造成骨折、软组织损伤。

防误服有毒食物、药物而中毒,或将花生米、黄豆等食物塞进鼻孔,或从口腔误吸入气管,堵塞气道,引起呼吸困难或窒息死亡。更不能误把异物当食物吃进胃肠而伤害胃肠道,引发出血,甚至穿孔、肠梗阻,需外科手术取出。如情况严重甚至会死亡。

防烫伤;防触电、溺水死亡;防单独外出被拐骗或走失。

防独自外出发生车祸等意外伤害。

注意衣着、起居寒暖,防感冒、气管炎、咳嗽咽痛等上呼吸道感染及肺炎。

注意饮食有节,不贪食、不过饱,否则伤肠胃,引发消化不良、胃肠炎;少吃零食、糖果及饮料,避免影响正常饮食而厌食,更不宜吃冷食或冷饮,易引起腹痛,腹泻等饮料综合征。

饮食所伤的胃肠病与寒热不调所致上呼吸道感染疾病,是婴幼儿两大系统常见病,更应多加注意。

4)孕产妇保健:由于孕妇需供应胎儿生长,产妇生育时的疲劳和出血,伤精耗血,气血两亏,正气虚弱,免疫抗病力减退,在衣、食、住、行等方面要特别注意营养,饮食应多品种、多样化,以免再耗伤元气、正气,诱发疾病。特别提醒产妇以自然生产为好。

A. 孕妇的衣食住行

衣:孕妇的衣服,也是按四季及时正常更换,但孕妇衣着应宽大松软,特别是胸部不宜太紧小,有利于乳房发育,有助于产后有正常充足的乳汁分泌供应婴儿营养;腹部衣着,也要注意适应胎儿逐月增大的需要而加大,不宜紧窄。

食:孕妇需要营养丰富,特别是补充钙,以供胎儿生长需要,否则胎儿营养不良、钙质缺少,出生后体重不足,抵抗力薄弱,前、后囟门及颅骨缝不易闭合,成为解颅、畸形、"O"形腿、"X"形腿、凹形胸等缺钙软骨病。孕妇如因外来钙不足,就只得用自身的钙供给胎儿,则会造成自身钙离子的缺少,诱发骨质疏松及牙病。但也不宜营养过剩,否则,胎儿超重,易发生胎儿娩出困难或外阴撕裂出血;或因难产、滞产,引发产程中大出血;或因胎儿压迫造成阴道膀胱瘘,尿液从阴道排出,也可造成阴道直肠瘘,使粪便从阴道排出;或只得剖宫产,增加由剖宫产引起的损害、风险及后续疾病。一般正常生产以自然分娩为好,避免因剖宫产引起的多种后遗症,以及需生二胎时所带来的麻烦、困难和后续问题。

住:清洁卫生,寒温适宜,环境安静。

行:安步当车,不宜快跑,更不宜跳跃式奔跑,也不宜过于负重。同时要注意适当活动,有利于生育,缩短产程。

个人卫生:淋浴,勤刷牙,避免以往孕妇因不能刷牙而形成牙病,损害胃为后天之本的很重要的第一关,有碍咀嚼,引发胃病,影响营养导致气血不足和影响健康。曾有孕产妇因不刷牙,造成牙齿较早脱落,失去了口福、伤害胃肠,削弱正气,导致产后虚汗、心慌气短。

B. 产妇的衣食住行

衣:衣服宽松,冬季要防寒保暖,避免哺乳时胸部受凉,引发外寒入侵,导致由感冒而滋生的疾病等。但也要注意,产妇因生育出血、劳神、耗力,气血两伤,正气不足,乃成邪之所凑成病之因,因此,不宜贪凉或过于疲劳,导致外邪入侵而病。

食:既要营养又要清淡,更要全面,荤素合理搭配,肉、豆、蔬菜都有营养,不能偏废。适当多吃些清淡鱼汤、肉汤及鸡蛋,补充有营养的汤水及蛋白质,对增加乳汁有帮助,有利于婴儿的营养。母乳喂养,对母婴均是有益的。对产妇来说,婴儿吮乳,可加强产后子宫收缩和恢复,又可刺激脑下垂体,促进泌乳素增加乳汁分泌。母乳喂养,又可防止人工喂养乳粉的浓淡不一及污染,从而诱发消化不良或感染性腹泻等。

住:舒适的室温,流通新鲜的空气,安静的环境。

行:在可能的情况下,既要早些下床适当活动,有利于产后恢复,又要注意不宜过早勉强下床活动,否则有损健康,同时要保持大便通畅,也不宜搬重物增加腹压,可避免发生痔疮。特别是因生育导致盆底肌肉松弛,阴道松弛,易造成子宫下垂,或阴道撕裂,或加重原有子宫下垂产妇的子宫下垂。

个人卫生:勤刷牙,每日 2 次,清洁牙缝食物残渣。勤洗澡,要淋浴,不宜盆浴。冬季也应每日勤清洗外阴、肛门,可防止外阴感染、上行性尿路,以及生殖系感染。

附　爱+无知＝最痛心的意外

产妇盖棉被"捂月子"中暑身亡,是每年经常发生的事例,应引起注意和重视而纠正,特提出如下几点措施:① 产妇不能吹空调吗?可以吹,应避免对着空调风口吹,温度不要调得太低,以 26℃为好。② 坐月子不能洗澡吗?如不洗澡、不清洗外阴,皮肤、外阴易发炎。但要注意宜淋浴,不要下身坐在盆浴中,防浴水进入阴道,引发感染。③ 坐月子忌动吗?如不适时下床适当活动,容易形成血栓。④ 坐月子不能刷牙吗?如不注意口腔牙齿卫生,会患牙龈炎、牙齿松动脱落及龋齿,影响咀嚼功能和营养,失去胃为后天之本的重要的第一关。如食物不被嚼碎进入胃,易伤害胃。

中国产妇坐月子的旧习俗情况,多来自传统观念和影响,"不好好坐月子,会制成病",但那些错误坐月子的旧观念,才是落下疾病的原因。所以要学习科学坐月子的医学知识。

(《扬子晚报》钱莹、于丹丹的报道)

(二) 非药物防治疾病

我从事临床诊疗工作 70 年,早年即已认识到多种疾病单纯依赖药物难以治愈,有些药物仅是替代疗法,并体会到非药物防治疾病的重要性。先后于 20 世纪 80 年代初,在主持消化疾病专科工作时,就撰写了《慢性支气管炎预防注意事项》;负责消化科时又撰写了《胃肠病患者生活饮食宜忌须知》《急慢性肝炎及某些肝病防治知识》等材料发给就诊患者,发挥良好的非药物防治效果,起到预防和加快疾病好转及减少复发作用,深受患者欢迎。近年"治未病"也逐渐被医药科专家所重视。我国医药界、民间早有对三分治疗,七分调养的认识、体会和经验。因此,我在诊疗中特别关注,积累了一些非药物防治经验,既有预防治未病作用,也有一定的治疗及协同药物治疗效果,加快促进疾病痊愈,并有预防复发的功效,体现出未病可防,已病可治,病后可防复发的优势。由此更体验到非药物防治的重要性,也节省了不少药物资源及患者的诊疗费用,减少用药的毒副作用。由于从事胃肠病、肝胆病、慢性支气管炎临床诊疗时间较长,病例也多,更涉猎过其他各科一些急慢性病症,接触、诊疗患者病种较广,体验也比较多一些。现按科系、病种、症状先后分述之,为非药物防治疾病抛砖引玉,以供同道参阅指正,给科研专家人员研究,给后学临证借鉴。各系统常见疾病非药物防治如下。

(1) 消化系统

1) 唇炎:① 唇炎与气候干燥有关,秋冬发病较多。在深秋初冬燥邪当令时(空气干燥,相对湿度较低,40%上下),经常涂些油脂唇膏等,与干燥空气隔开,避免唇部水分挥发,即可缓和已发症状,并可避免发病。② 高温环境中,因空气高温、干燥,口唇水分蒸发加快而致唇炎。饮水较少,体内水分不足,也是原因之一。通过降温,提高环境湿度,增加饮水,即可克服。③ 一些小儿有经常用舌头舐口唇的坏习惯,因涎液含有多种酶及高渗的唾液浸润口唇,甚至延及周边皮肤及口角发为唇炎、唇周围炎、口角炎。患处可出现干燥、翘皮、皲裂、出血、疼痛,口角可见浸润性炎症及口角糜烂。需教育孩子改掉舐唇坏习惯,或涂些苦水于唇部,阻止舐唇,就可起到防治效果。④ 唇炎与多吃辛辣也有关。

2) 口腔溃疡、糜烂、血疱:前两者部分与大便燥结、阴虚火盛有关,与多食太甜、太咸、太酸、辛辣有火气热性食物也有关,需注意使大便通畅,少进热性、有火气、五味太浓食物,多吃些清淡之品,多数就能好转或痊愈。另外,经常吃些香蕉等水果,以及温开水,更注意少吃些过于煎炒、炙煿、浓油、赤酱、辛辣等味太浓、高渗饮料和粗糙之食物,既能预防,又能促进治疗。缺乏维生素 C、B 族维生素者,乃与少吃含此类维生素等食物有关。太甜、太咸等高渗饮料、味太浓食物,易造成口腔黏膜细胞变性混浊、肿胀、坏死,特别是吃硬糖含在固定口腔颊黏膜旁,时间长了,即觉得该黏膜处"木木"的,感觉减退或丧失,这是高渗引起的病理改变。太烫的饮料及食物,口腔黏膜则易烫伤、灼痛、坏死,继而局部黏膜脱落,才有望逐渐痊愈。更要注意不吃煎、炒、炙煿、粗糙、坚硬的食物,否则迁延时日,难以恢复。明白机制就会注意预防。尤其是复发性口腔溃疡与整体免疫力下降有关,多在过度疲劳之后,以及经常、频繁、顽固失眠之人,只要注意不要过于操劳烦心,不熬夜或少熬夜,避免过度忧伤,提高正气免疫力,也就能减少发生次数,减轻发作症状,或也能避免发生口腔溃疡。口腔溃疡也经常发生在妇女每次月经期间,要注意经期休息好,睡眠充足、质量好,也能预防和缓解。

关于口腔血疱的形成,多数是因食物粗糙,特别是较硬,且有凸出棱角的食物,容易触伤口腔黏膜下血管,造成黏膜下出血,形成血疱。根据出血的多少,血疱可大可小,小的如菜籽、芝麻,大的可如绿豆、黄豆、莲子,出血速度可快可慢。当血疱形成时,必须尽快用消毒过的注射用针等,沿颊黏膜平行穿过血疱,放出血液,血疱即平复,既容易使血液凝结止血,不致血疱扩大,也可防止咀嚼、进食触动血疱导致其继续扩大。血疱越持久不萎瘪,就越容易形成溃疡疼痛,影响咀嚼进食、溃疡愈合、增加疼痛。除需注意要清淡软食,或半流,或流质饮食外,也不能吃辛辣有刺激性的饮料、食物,也可吃些干粥、烂饭、面条光滑的食物。如血疱发生于咽喉部,大的可能影响呼吸,甚至窒息影响生命。此时需及时穿破血疱放血,使血疱萎瘪,才能使呼吸通畅,不致窒息,挽救生命。

3）牙病:牙齿是消化系统的第一道重要关口,也是后天之本(胃)的得力助手,牙齿生病,削弱咀嚼功能,使食物难以咀嚼成食糜,如使粗大食块进入胃内对胃蠕动时造成黏膜伤害,因此,一定要保持牙齿牙龈的健康。影响牙齿健康的病因,除要注意营养外,就是口腔卫生,正确规范刷牙,细嚼慢咽。另外,注意孕妇正确的营养,合理补充钙元素,纠正产妇不能刷牙的不良旧习惯、旧风俗。

4）急性咽炎:除了要注意不能受凉感冒外,还应将生理盐水含在口内,不要咽下去,要仰起头让生理盐水汇聚于咽部,频繁做短暂呼气动作,让液体在咽部流动翻滚发出"咕噜咕噜"的声音,约30秒即可吐出,稀释黏在咽部的痰液,使之易于咯出,起到局部清洗消炎作用,能消除、缓解咽部疼痛与不适。民间也常有用筷子头蘸少量精盐,点在咽部两侧,借助其高渗,使局部渗出清稀液体,也可起到同样作用。这是因为咽部黏膜的半透膜作用,产生渗透压,液体渗出,稀释黏在咽部的痰液,使之易于咯出,同样起到消炎止痛。发热或高热炎症较重者,要就医治疗。

5）慢性咽炎:常发生在经常多讲话或高声讲话的教师、医生(职业病);或受凉外感,急性咽炎反复发作迁延不愈;或经常多吃辛辣、吸烟饮酒(特别是高浓度酒精白酒),咽部不适,如有异物,吐之不出,咽之不下,常需做咯痰的动作,咯出少量黏痰,似有短暂好转,但旋即不适如前。除用上述办法外,必须注意做到以下三点:① 话要少讲,讲话声音不要太高。② 辛辣食物、烟酒少食或不食。③ 冷热当心,尽量注意不要再感冒,就能缓解。另外,还要注意烧菜时应启动排油烟机排除油烟,避免或减少油烟吸入,就会少发或不发。

附　易与慢性咽炎相混的癔球(咽神经官能症),常感咽部如有气球堵塞,影响呼吸,而少有咯痰动作,即梅核气属气郁型,其发作、缓解、轻重与忧郁等七情有关,常呈发作性。慢性咽炎乃痰气交阻型,用半夏厚朴汤有效;而梅核气则应从理气解郁、心理疏导为法,两病有别。

6）食管炎:有嗳气,或嗳气频繁的,有咽下欠利,有泛酸,嘈灼感的。后两者可频频咽下碱性唾液,有一定缓解因胃酸反流到食管,刺激食管引起的嘈灼作用。平时或发病时都应尽量少吃或不吃太烫、太冷、太辣、太酸、太甜、太咸等味太浓的食物、菜、汤、饮料,太硬、太干、太粗糙食物,煎饼、煎馄饨等煎炒炙煿食物更不相宜,也不能饮用高浓度酒,因其均可刺激伤害食管黏膜,造成非感染性物理伤害或继发感染,同样,可引起食管疼痛、嘈杂灼热,或进食时疼痛加重、嗳气频发,重者甚至咽唾沫、液体也会疼痛。也不要大口将还没有嚼碎的食物,特别是大块粗硬的食物往下咽;或前一口食物还未到达胃内,第二口食物又咽下去;或者接二连三地快速地往下咽,食管下段及贲门还未松弛、开放,甚至促成逆蠕动或痉挛,这样食物卡在食道内,不上不下,其痛苦难以名状,是很难受的,更易损伤食管黏膜继发炎症。同时不能误食有腐蚀性化学物质。只要注意上述饮食宜忌饮食应清淡、软、熟,吃时细嚼慢咽,就可避免食管炎、食管损伤。对已病者也有治疗作用,同时根据病情的轻重,可以小口进食与体温相当的软食、半流质或流质,少食多餐则更好。治疗服药也宜少量多次慢慢往下咽,平卧片刻,让药物停留在食道内时间长些,接触食道黏膜发挥药效时间长些,效果就会更好。

7)胃食管反流病:经常导致胸骨后食管部嘈杂、灼热、疼痛。

一般胃食管反流病,应注意少蹲位,避免经常向前过度弯腰等增加腹压,使胃体受压迫的体位,可望减少或避免酸性胃内容物强行通过贲门,反流到食管,刺激食管黏膜形成炎症。

贲门术后胃食管反流病,多发生于贲门癌或失弛缓贲门疾病等切除贲门后,以及贲门括约肌松弛,失去了贲门括约肌关闭功能,胃内酸性胃液、食物,甚至连同有胆汁反流的患者,在无贲门括约肌阻止逆蠕动的情况下,更易反流入食管,刺激食管黏膜成为食管炎。

两者均应避免进食太烫、太冷、太甜、太咸、太酸、太辣、太苦涩等味太浓的饮料、食物。总之,食物要清淡些;也不宜吃干硬而粗糙的食物,大口快速往下咽,以致擦伤食管黏膜,则将加重炎症。特别是贲门切除的患者,必要时将卧床头部床脚抬高 25 cm,对减少胃内容反流,缓解食管炎,从而减轻、消除症状。

8)贲门炎:避免将未经咀嚼过的大的食块、粗糙、鱼刺、禽骨、有棱角的食物误食,或强行往下吞咽,而损伤贲门。余防治同上。

9)贲门撕裂出血:不能暴饮暴食、酗酒、吃辣椒等刺激性食物,避免将太大、太硬未经嚼碎的粗糙及有棱角特别是较锋利的食物(鸡骨、鱼刺、蟹壳、肉骨等)强行咽下去,如麻糕、油条、煎饼、煎馄饨等食物,以免擦伤贲门。也有因呕吐或剧烈呕吐,高压使大量食物或伴有棱角锋利骨、壳等,从胃中喷出,导致贲门撕裂、划伤、出血,甚至大量出血。因此,不暴饮暴食,要细嚼慢咽,避免进食时讲话,防止误吞锋利骨、壳、鱼刺等,也要避免误食化学腐蚀性物品。

10)急、慢性胃炎及胃十二指肠球部溃疡胃脘痛:多由饮食不节、寒暖无常、劳倦所伤、情志不调而发。症见上腹胃脘部疼痛。临时发病,喜温、喜按者,可因内因胃寒而发;也常因外寒,临时或经常吃冷饮(冰水、棒冰、冰激凌)或冷饭、冷菜,或受凉等引起,特别冬天易发,可以吃些热姜糖水,或用热水袋捂在上腹胃脘部,多可缓解或止痛,这是外寒犯胃。如无明显外寒之因,而喜热饮、喜温、喜按者,多由内寒而发,仍可按上述物理法吃些热姜糖水等防治,但不宜太甜,生姜不可太多,以免太辛辣。如无明显发病原因,或疼痛剧烈的,以及止痛无明显疗效,上腹拒按者,应进一步查治,避免有胆囊炎、胆石症、胰腺炎等其他急腹症而漏诊。但也要注意,不宜吃太烫的饮料食物。总之,饮食要有节,寒暖得当,情志调和,不过劳。我认为,古有"胃不安则寐不和",但也常有因环境、情志不畅失眠而发,故我也认为"寐不安则胃不和",故睡眠好,就较少发生胃病及复发的。20 世纪 50 年代苏联曾有用睡眠疗法治上消化道溃疡。

11）便秘:成因较多,与饮食精细少纤维、生活少活动等有关;亦多发于病后体弱少活动、久病常卧床褥之人;还有因老年、腹肌张力较差、肠蠕动力减弱者,以及产后卧床少动者。便秘者均可早晚于床上自行在腹部按摩,用右手掌按在上腹部,先向左向下再向右顺时针按摩一二十次,再向右向下逆时针按摩一二十次,最后从上腹向中下腹按摩一二十次。临时便秘者可临时按摩,促进肠蠕动通便作用;慢性长期习惯性便秘者,则每天晨晚进行按摩,也可每天或每晚做仰卧起坐活动一二十次,可增加肠蠕动频率及腹肌强度和张力,有利于排便。对仍然便秘者可两法交替同时进行;也可用肥皂削成如小拇指粗细 3 cm 长,浸温水后塞入肛门,用卫生纸按住肛门片刻,有时可起到开塞露般立即通便作用,更适合老年体弱多病之体,以及孕妇、婴幼、儿童。婴幼、儿童应用,就要把肥皂削细些,也要稍短些,以适应婴幼儿较小的肛门。还可用胖大海 3~5 粒,泡发,去核皮,加少量糖,连肉带水一起吃下,因其不被消化吸收,容积不变,可起到容积性通便作用,没有刺激,也适合老年体弱多病之人,孕妇、儿童应用也较安全。无胃病者也可经常吃些多纤维山芋,增加容积,起到容积性通便作用;也可多吃脂肪油类食物,对血枯津亏、液少燥结便秘者起到油脂皂化润滑通便作用。另外,中药麻仁、桃仁、瓜蒌仁、郁李仁润肠作用。

12）肠易激综合征(腹泻型):本病腹泻型较多见,症见肠鸣、腹痛、便溏,每日 1~3 次不等,便后腹痛即止,便中常夹有不同程度的不消化食物,或带少量黏液。胃纳正常,也有易饥饿者,故中医称之为肝脾不调、胃强脾弱,常因受凉、进冷或多食油腻而发,大便常规及隐血(OB)检查无异常。此时要注意少吃或不吃生冷食物、饮料等。特别是腹部不能受凉,秋凉冬寒水果食前要加温。肠道对寒冷特别敏感,食冷后易激,肠蠕动增加,肠内食物尚未来得及被完全消化,即伴同已经消化的营养液体、水分等被排出,而名之为肠易激综合征,故其病因、病机与肠寒有关,与脾无关。同时要少吃肥肉油腻食物,不要过饱,因过饱易引起胃结肠反应,引发便意而排便。同时要稳定情绪、减少压力、提高睡眠质量,即可缓解肠鸣、腹痛、腹泻、便溏次多症状;也可防止、减少本病的发生。平时多注意食疗,吃些煮熟的芋头、山药、胡萝卜、苹果,因其含有鞣酸、果胶,收敛实便效果较好。通过以上综合措施,很多病例也就会缓解或痊愈,但还是要避免受凉进冷。

13）神经腹痛:凡因受凉进冷临时腹痛、喜按、腹软无包块,排除急腹症后的单纯性腹痛,可用热水袋置于腹部,或吃红糖姜水,吃软食,不吃生冷,多数患者可缓解而痛止有效。如腹痛加重或拒按者,应进一步查治,避免发展成为急腹症而漏诊。

14）消化不良、急性胃肠炎:进食要细嚼慢咽,不能暴饮暴食,不能多饮含高度酒精的白酒。如酗酒、醉酒,易引起呕吐食物、血液,剧烈时甚至可造成贲门撕裂大出血。不能多吃过硬过粗糙、太烫太冷、太咸太甜、太酸太辣等味太浓的食物、饮料,因容易诱发消化不良,也均易刺激胃黏膜引起急性胃炎、出血糜烂性胃炎。不及时治疗和注意饮食预防,就会成为慢性胃炎,甚至糜烂性胃炎、胃十二指肠溃疡等更重的胃病。食物要新鲜,不吃腐败变质食物,冰箱的食物存放天数不宜太长,生熟要分开放。熟食要用保鲜膜封闭,长时间保存的应放在冷冻室内,取出吃时,一定要煮开煮熟、煮透。所谓煮熟、煮透,不能一看到沸滚就关火,这时煮熟可能还只是食物表面或局部,而不是全部,特别是大块食物,内部尚未达到沸点,病菌尚未完全被杀灭。因而沸滚时间要长些,最少也要3~5分钟。特别是较大的物块,周围液体已沸滚,而物块内部还未热或未熟透,有害病原体还未杀灭,仍然可以致病。如食物已变质就不能再吃。少吃熟食,特别是鱼肉类卤菜,这些熟食都是细菌最好的培养基,容易滋生细菌。如果卫生防护设施不好,苍蝇停留,灰尘、空气中细菌更容易侵入生长,时间长了,细菌大量繁殖,吃了就容易在肠道进一步繁殖发为急性胃肠炎、呕吐,或腹泻,或上吐下泻同时发作。如具有以上多项者,则更易发病或发病较重,严重的甚至发生中毒性菌痢,有的患者还未有腹泻、痢疾症状及大便时,就已中毒休克而晕厥,如不及时抢救就可能死亡。这时需直肠指检,有脓血便即可诊断。

15) 秋季腹泻:常发于秋天,婴幼儿居多,与秋季天气凉燥有关。民间常有"夏暑受凉,饮食不洁、节,当心秋痢"之说;也常有秋季吃扁豆等易泄泻。实际上是秋季气候适合轮状病毒繁殖,儿童免疫力低,易感染轮状病毒引起,抗生素多无效,用饮食调养,不吃生冷,少吃油腻不易消化等食物,多可痊愈,与扁豆无关。若属一般病例,饮食以流质、半流质、少油腻、清淡饮食为宜,婴幼儿可吃些苹果泥,便次稍多者可增服补液盐,按说明温开水冲服,以补充损失的体液及钠、钾、水电解质,亦可多吃些咸汤、咸水菜汤,重者需就医治疗。

16) 慢性胃肠病:参照"饮食宜忌须知"。

17) 急慢性胆囊炎、胆结石:两者常共同存在互有影响。饮食上注意不吃不卫生有细菌污染的食物,少吃蚌肉、油脂较多的食物和动物心、肝、肠、肾等内脏,否则均容易引起以上两种疾病急性发作。胆结石多数由胆固醇组成,也有因胆道蛔虫残骸形成结石者,在农村较多。除要整体环境改善,还要注意个人及饮食卫生就可预防,对治疗也有很大帮助。如果胆结石小于胆总管管径(0.5 cm左右),就有可能被排出,如果注意经常向左侧卧位,似较容易促使胆结石的排出。

18) 急慢性病毒性肝炎:虽是传染病,因肝也属消化系统,与血吸虫病、酒精等肝病引起的肝硬化及其失代偿期一并论述。

甲型急性肝炎病毒主要是从患者排泄物进入水源,或将肝炎病毒污染到饮料、饭菜、水果等食物,以及物具、手掌等广泛接触领域,直接或间接从食物进入口腔、胃肠道后,到达肝脏发为肝炎。即双手被污染后,直接取物进食就可传染上肝炎。肝炎病毒经过握手、物品传递、电梯、公共汽车扶手、门窗把手等接触,染上肝炎病毒,即接触传染。这主要是没有遵守饭前便后洗手的卫生习惯。病毒通过被污染的食品进入胃肠道,再经过门静脉到达肝脏繁殖后破坏肝细胞,开始出现纳少、脘痞、胀痛、乏力,症状像胃病,或有发热似感冒,因此,常被误诊为胃炎、感冒。等到右胁隐痛、巩膜小便发黄时,才考虑到肝炎、胆囊炎等肝胆疾病。经彩超、肝功能、血清相关病毒医学检测等,就能明确诊断为急性肝炎。得知甲型肝炎的发病原因及机制后,要注意饭前便后洗手,不吃未经煮透、烧熟及不卫生的食物、饮料,水果也要洗干净去皮后食用,切断传染途径,即可预防甲型肝炎。而乙型肝炎、丙型肝炎绝大部分与输血、注射、手术等有关。其中部分病例不易彻底治愈,每因工作疲劳、熬夜、饮酒而急性发作。其中还有一部分发展为肝癌,故必须注意不能经常过于疲劳、熬夜,更不能饮酒。以往保肝饮食主张以低脂、高糖、高蛋白饮食,但目前经研究发现高糖因甜而壅中,影响食欲,低脂会导致营养不足,高蛋白又容易引起消化不良,因此,高糖、低脂、高蛋白适当为好。

19)肝硬化、肝硬化腹水:多因急慢性肝炎,血吸虫病,长期饮酒,特别是大量经常饮酒、醉酒之人,诱发酒精性肝炎。常服、多服对肝脏有损害的药物,诱发药物性肝炎。还有长期进食某种含有损肝脏成分的食物、饮料等引起。除积极治疗外,要避免上述对肝脏有害的因素,注意休息。病情尚可,症状不重,无腹水,肝功能无明显损害者,尚能做些轻微工作或适当活动,但以不过于劳累为度,不能熬夜,不能饮酒,注意营养。腹水者,应以少盐、低盐饮食为主。大量腹水者,需在医生指导下适当减盐、忌盐,就能减轻一般症状,减轻或延缓腹水加重,对改善生活质量,延长其生存期有较多帮助。

肝硬化患者,因门静脉压力增高,常伴有食管下段、胃底静脉曲张,尤其有腹水者,其静脉曲张更明显,容易被硬、粗糙、带有锋利棱角的食物而损伤而出血,可以是少量或一般的吐血,大便色黑如柏油样;多数是大量从口腔吐出,来不及吐时就从鼻腔喷出。大便黑色、紫黑、紫红色,面色苍白,严重贫血貌,或无表情的死象,四肢厥冷,冒虚汗冷汗的亡阳之证,血压下降,直到测不到,进入昏迷,亡阳、亡阴而死亡。也有重症肝炎发生肝昏迷而死亡。这些都是肝炎、肝硬化死亡的重要原因,要特别重视和注意。预防重在软食,小口,细嚼慢咽,不饮酒、不过劳、不熬夜。

20)急慢性胰腺炎:好发于暴饮暴食,大量饮酒,多吃油腻菜肴食物后,上腹疼痛或常偏左,常延伸到左胁背如带状,可有恶心呕吐,或误作为胃病或左胁背其他脏器疾病治疗。其疼痛具有上半身向前曲背弯腰或蹲位姿势稍可缓解的特征,可与胃病等其他相应部位脏器疾病的疼痛区别。但明确诊断,尚须依赖胰淀粉酶的测定。未经正规治疗,没有彻底治愈,就有可能变成慢性,每因暴饮暴食、饮酒、高脂餐而引起急性发作。本病亦常与胆囊炎、胆结石同时存在,亦互相影响互为因果。预防的话,应避免暴饮暴食、饮酒、高脂餐等成病之因。

21)胃食管反流病、咽炎及气管炎:如经常有胃酸反流到食管,有的患者或因胃酸经食管反流到咽喉部,刺激食管或咽喉部黏膜,也易引起食管炎或咽炎,以及慢性咽喉炎。平卧位或夜间较易发生,如注意饮食预防胃病,就可减少或避免因胃病胃酸反流到咽喉部引起的咽炎。有时胃酸也可进入气管,也会引起咳嗽,特别是贲门癌等手术后,因胃逆蠕动,胃酸进入食道、咽喉及气管。此种情况应将床头部的床脚抬高 25 cm,或可防止或减轻因胃酸逆流进入气管诱发的上呼吸道酸性物理刺激引起的咽痛、咳嗽、支气管炎。

22)胆汁反流性胃炎:胆汁反流到胃中,可引起胃炎,可因腹压增高,十二指肠逆蠕动;或幽门手术后等原因引起。此种疾病要注意少做弯腰、下蹲、屈曲等易使腹压增加的活动和工作。

23）消化不良及功能性腹泻：可经常或每天轮换吃些煮熟的芋头、苹果、黑枣、胡萝卜、山药。这些食物对婴幼儿单纯性腹泻也有效，婴幼儿可用苹果泥，或煮熟捣成糊状喂食更好。如水泻量次偏多，可吃些补液盐或含盐液体及少油的菜汤（蔬菜、苹果均含钾）、少油鱼汤等，补充钠与钾，预防水电解质紊乱，也至关重要。饮食不节致消化不良而呕吐、腹泻者，轻则少食、软食或半流饮食，稍重者禁食，或予以输液盐口服，重者输液或住院治疗。肛门因腹泻、便次增多后腌碎而灼痛者，于每次便后清洗肛门后涂抹些凡士林或外用抗生素油膏，或油性高的面霜润肤膏即可减轻或痊愈。但最重要的还是要治愈腹泻。

24）喝水：在一般情况下，喝水以温水偏热为好，过烫太冷均不合适。太烫，会烫伤口腔、咽喉、食管、胃黏膜，更易受到胃酸刺激，引起上消化道嘈杂、灼热疼痛；太冷，会刺激上述处黏膜，引起该处冷痛、胀痛、嗳气泛酸等物理伤害症状。如口渴要饮水，只能少量分次频喝，大概每次 100 毫升左右较好，不宜大杯喝水，或在短时间内连续喝上几大杯，会引起饱胀、嘈杂、泛酸等不适，加重原有胃病之症状。但高热、出汗多，以及劳动出汗多的人，除要多饮些温开水外，还可在水中适当加些盐，或吃些少油的新鲜味咸的菜汤、鱼汤等，即可补充出汗损失的盐、钾等；也可用些补液盐温开水冲服。如水电解质缺失较重者，应就医输液。有人诉说有吃干饭舒服，反倒是吃稀米粥不舒服的症状，此时若茶水喝多了更易产生以上胃部不适症状，但只要按照方法饮水，就可避免。吃米粥不舒服者，不应一次性吃得太多、太饱。但汗多、腹泻、发热患者，水液丧失多，就应多饮水。对胃脘痞满腹胀者，可用手掌顺时针、逆时针、上下按摩，可促进胃肠蠕动排气后缓解或消除。进行前后、左右侧弯腰，仰卧起坐运动，也有利于排气除胀。

一般情况下人们饮水是有讲究和学问的，以前的饮用水，都取自江河、湖泊、水塘，少数山区饮用山间泉水，缺水地方才掘井饮用井水。这些水均含有较多矿物质、各种盐类、微量元素等，多了有害，少量对人体有益。但还含有各种细菌及有害原虫等致病物，须经过煮沸消菌后，细菌、原虫及虫卵已灭杀，各种盐类矿物质亦大部被凝结成水垢，已成为半软水，就可以饮用。根据水的来源、污染程度、清洁度、矿物质、微量元素多少不同分别对待和处理。如井水含矿物质钙盐等较多，属硬水，易形成结石，以少饮用为好，但经煮沸后，钙、盐等大部均凝结，也可适当饮用。现今绝大部分城郊已多饮用处理过的自来水。自来水来自江湖，既含有对人体有益的矿物质及微量元素，再经沉淀等处理，经检验无超标有害金属元素、细菌，再加氯消灭微生物，经煮沸，钙盐等凝结，硬水已变成软水再饮用是最理想的生活、饮用水，有的已达到了可直饮标准。现在市场上的桶装、瓶装纯净水、矿泉水、磁化水等，却少了对人体有益的矿物质、微量元素。各类桶装、瓶装成品饮用水，就有二次污染及过期仍在饮用的弊端，而且有的直接饮用具有不卫生易致病的情况。再说饮用未加温的冷饮料，对人特别是肠胃是有害的，对寒性胃肠病更有害处。饮水少了，不利于体内代谢废物排泄，对人体健康产生有害作用，如尿酸、尿素、非蛋白氮等排出减少。饮水太多，尿液排出增加，促进钠、钾离子排出增加，会引起乏力等低钠、低钾综合征，心脏因低钾也引起应激功能改变、低钾心电图像。更有一种因饮水过多,体内液体过多,钠离子相对缺少,从而产生疲劳、水肿、静脉容量压力增加,诱发心力衰竭等一系列的水中毒低钠综合征等。因此,饮水的质与量必须符合卫生标准和生理需要。

因此,消化系统疾病是由不正常的饮食、生活习惯、烟酒嗜好等不良习惯及情志异常等多种因素引起的,必须多方注意、综合防治才能有较好的效果。绝不是一方一药可以治好不复发的,即三分治疗,七分调养吧。

(2)呼吸系统

1)感冒、急慢性鼻炎、过敏性鼻炎:感冒多由受风寒引起,故统称伤风。须注意避风寒,防止经常感冒伴发鼻炎。经久不愈、反复受寒、感冒鼻炎,就容易变成慢性鼻炎。过敏性鼻炎对寒冷空气比较敏感,即使不是感冒也易发生喷嚏、鼻塞、流清涕,有时流眼泪,粗看似感冒,以往也经常把它当作感冒诊治,实为对寒冷过敏的过敏性鼻炎,因为对寒冷空气比较敏感,经常在早晚或比较寒冷的时候发作,也是伤风感冒的一种表现。有的过敏性鼻炎患者接触油漆、化工等刺激性气体,过敏性粉尘等也易发作,只要注意避免寒冷空气刺激,不接触油漆、化工等过敏性气体、粉尘,就能预防。对已发病者,应离开易过敏现场,用拇、食二指在两侧鼻翼、迎香穴相对按压,连续多次也可缓解,可反复进行,避免压力太大,压伤鼻黏膜。还要避免以上发病诱因,症状即可缓解或消失。如尚未能缓解或停止,也可吸入茶杯上的热气。但还是要注意避开或消除病原,调离有过敏原的工作场所,否则不易缓解或痊愈,容易成为慢性。两种鼻炎患者均可经常早晚用冷水洗面,经常用两食指指腹按在眉心,稍加压力向下沿鼻侧擦向两侧鼻翼至迎香穴,适当按摩后重复一二十次,早晚各一遍,谓之擦鼻。同时在冬季,室内外温差较大,可在出门前用两手掌按在脸面上部,稍加压力擦向下部一二十次,称之面浴,有热感后再出门,均有一定防治效果。现在已有一种装有药物雾化吸入的医疗器具供鼻孔吸入应用,当时效果也很好。

2)急、慢性咽喉炎:急性咽炎常与受凉伤风、病毒性感冒或细菌感染有关,用药物治疗是可以治愈的。如不注意及时治疗,时间长了,反复发作易变成慢性,或由免疫抗体降低,经常反复感冒继发细菌感染;或因常喝酒,食辛辣、味太浓的饮食;或因多讲话、高声讲话而成,此病为教师、医师等多讲话人群的职业病。当急性发作咽喉疼痛、充血明显时,适当用药物治疗,可有一定的疗效或缓解症状,如慢性咽炎单纯依赖药物治疗是较难奏效或彻底痊愈的。只有睡眠充足,休息好,提高抵抗力,注意冷热、防止感冒,少讲话、低声,少吃或不吃辛辣味浓之物,戒除烟酒,就有助于急性发作咽喉炎的治愈,不易转化成慢性咽喉炎。对已成慢性咽喉炎者,用上述多种措施、方法,也易缓解或提供痊愈条件或机会。

3)喉炎:其咳声如犬吠,如白喉患者之咳声,应进一步检查鉴别处理。即可防止或减少本病的发生,缓解已病的症状,很多病例也会痊愈。

4)耳咽管不通畅、闭塞:常因伤风,急慢性咽炎波及耳咽管(亦名咽鼓管),发炎,水肿,使狭长的管道变细,再加上炎症产生的分泌物,堵塞耳咽管,则听觉如有棉球塞在外耳道内,有发闷感,致听觉减退。除积极防治急、慢性咽炎外,可将两手掌捂住耳朵,加压、放松,反复进行,使外耳道内产生正、负压力冲击耳膜,传入耳咽管,将耳咽管内分泌物排入咽部,耳咽管通畅,使内外耳道压力相等,声音传导正常,听力常可立即得到恢复,每日多次,每日重复操作,对打通耳咽管,恢复听力有一定帮助。对临时轻症,头向两侧转动一下,也可立即恢复听力。重者无效,有的引起中耳炎,化脓者有之,需请五官科医师查治,不宜当作气虚而补气。

5)急、慢性支气管炎:急、慢性单纯支气管炎,喘息性慢性支气管炎,除因遗传因素、过敏体质、对寒冷气候较敏感等多种原因外,多因贪凉受寒而发或加重,对寒冷特别敏感,有时亦是变应性支气管炎的原因之一。每到秋冬即发作或加重,属肺寒、寒咳、寒喘、痰饮。此季节要注意保暖、少受寒、不贪凉。未病即可预防或减少发病,已病时也可减轻症状或避免发作。如胃酸经常反流到咽喉部,进入气管刺激气管黏膜,引起气管炎而咳嗽,经常发于夜间平卧时。

6)哮喘:可因遗传从小就发生,且哮又喘,常常夜间发病或夜间病情较重,这多因夜间气温较低、副交感神经又处于兴奋状态之时。或可伴有不同程度的咳嗽,哮喘较重,咳多偏轻。此病常有严重的婴幼儿湿疹、过敏性鼻炎、遗传病史;也可因花粉、油漆、粉尘、螨虫等多种过敏原引发病史可循,亦可因经常感冒、急性气管炎、慢性单纯性气管炎,反复经常多次多年发作后,即易发展到慢性喘息性支气管炎,也是咳、哮喘并发,与哮喘多有相似之处。咳、哮喘并发,咳重于哮喘,易发于秋凉冬寒,因寒而发,春天随着气候温暖,春暖花开,即逐渐缓解,轻者自动痊愈,重者多有不同程度的好转。此病多发于成人、老年、吸烟、易感冒及多年咳嗽患者,然后逐渐发生喘息伴哮,属慢性喘息性支气管炎。哮喘多以哮、喘为主,咳嗽较轻,春夏秋多发。有因吃高浓度的糖或盐呛了引起的,常把它名为"糖哮""盐哮"。预防之道即避免其成因,远离油漆等过敏原,其发病多由内因过敏体质,外因多由吸入过敏气雾粉尘等物质引起,也有不少病例对寒冷敏感而诱发。除要查明过敏原因避开之,就要注意防寒、保暖,可避免或减少发病,或减轻复发,或缓解症状。吸烟也是其重要原因,未吸者不吸可预防,已吸者戒除易治愈。

开窗通风,晒衣被,勤打扫,除螨虫,多运动,进行耐寒锻炼,注意营养,增强免疫,就可预防感冒、支气管炎。对减少、缓解过敏性鼻炎、变应性支气管炎、哮喘的发作及症状,均有一定帮助。

7)胸闷、气短:是慢性支气管炎、继发肺气肿、老年性肺气肿、肺纤维化、慢性阻塞性肺病、肺源性心脏病(常伴心慌)的常见症状。在风速小、气压低、湿度高、下雨前更容易发生,胸闷气短。贫血、体弱、消瘦、胸肌欠发达者也更容易发病。少运动、少活动、常伏案工作者也是发病之因。最好的防治办法就是常运动,多活动,少伏案,时扩胸,呼吸锻炼。注意营养,改善、纠正贫血。另外,还要开窗通风;或启用空调,流通空气;或开动除湿机除湿;或用电风扇加速空气流通,从而缓解胸闷气短症状。但应注意室温不宜调得太低。

8)水、中药蒸汽雾化吸入:对急、慢性气管炎,哮喘,咽炎,鼻炎等呼吸道疾病,均可经常吸入热蒸汽;或在服中药时趁热吸入中药热气;或用中药加热雾化吸入,均有缓解症状效果。

现在已有气雾喷吸专用药具及吸入器械、药物,以利吸入。

（3）妇科

有些妇科常见病的病因病机,也可预防及使用非药物治疗。

1）经:月经期气血亏虚,免疫抗病能力下降,容易发生一些疾病,如容易诱发感冒,一旦发生,也比平时感冒好得慢;血小板也会减少,使凝血功能下降,月经量增加,还易诱发鼻出血及其他部位出血等;也有因子宫内膜移位到气管、鼻腔黏膜等相关部位,在月经期引发与上述相关部位的黏膜出血,多称为倒经;也有子宫内膜移位到腹腔、卵巢,经期而腹痛,经血积于腹腔。

经前紧张多因内分泌苯甲雌二醇紊乱及减少引发,可常吃些含植物苯甲雌二醇的豆浆补充,有一定帮助。

2）带:带下是阴道分泌物,月经前后、排卵期间有少量白色带下属正常情况。平时白带增多是妇科常见病。如色黄有特殊气味或臭味,或泡沫,或伴腹痛,或外阴瘙痒,实验室检查白细胞增加,或有霉菌,皆是病理性白带,平时要注意外阴清洁、经期、性生活卫生等。

3）胎:孕后不宜重体力劳动,适当注意营养,定期检查小便、量血压、测体重,产前检查有无妊娠高血压、肾病、胎位异常等,好及时预防难产、治疗子痫等胎产疾病

4）产:定期产前检查,可及时发现一些产前疾病及异常情况,可及时纠正,新法接生,避免难产,确保健康,特别是农村在偏僻山区,缺医少药,更要注意。

更年期综合征症见阵发潮热烦躁,汗出而减退,多发于妇女"七七"49 岁天癸绝前后数月、数年之期,多因苯甲雌二醇减少引发,补充含植物苯甲雌二醇的豆浆,具有一定帮助。也有发于 40 岁月经尚正常,月经 60 岁左右已绝者,或常与自主神经紊乱有关。月经提前、衍期,量多量少,与雌激素、黄体酮等内分泌紊乱、子宫黏膜下肌瘤等多种病因有关,可按相关病因及症状防治。

（4）儿科

儿童常因饮食不节,寒暖无常而发腹痛、泄泻或发热、咳嗽等胃肠疾病,感冒、咳嗽等呼吸道疾病,故要注意饮食有节,不暴饮暴食,注意寒暖。

（5）骨伤科

骨伤科是外伤非药物治疗的重要科室,也是有效手法措施突出的专科。近代借助影像诊断和外科手术、诊疗技术已有了很大提高,但仍要继续整理、创新、发扬。如脊柱是人体的顶天立地的顶梁柱,同时是大脑神经通往全身肌肉、肌腱、关节及心、肺发挥生理功能的重要通道,一旦因病受阻,按颈、胸、腰等脊椎的不同部位和疾病轻重,就会伤及各相关椎间神经通道的神经组织,影响到所支配全身骨骼肌肉运动系统及各脏腑器官的功能,发生各相关部位不同程度的病变、症状及损害和瘫痪等疾病,甚至心跳呼吸停止而死亡。为此,重庆宗胜颈肩腰腿痛专科门诊的杨宗胜撰文《维护脊柱健康十分必要》*提示维护脊柱的重要性。

---

* 刊载在《中国中医药报》。

腰肌疲劳多发于少活动或瘦弱者,也易发于劳累,洗衣和弯腰工作等体位姿势不当和时间较长时,平卧后可缓解,腰部检查正常,与肾虚无关。

腰椎间盘突出患者不能负重,注意体位,睡硬板床。

(6)针灸

通过用针灸在与神经、肌肉、筋膜、肌腱所在和经过的特定、非特定、或随意点等部位,即阿是穴,用补泻手法及艾灸等,可治疗全身诸痹痛麻木等症,以及各脏腑功能性疾病。也可按巴甫洛夫负诱导法上病下取、下病上取、左病右取、右病左取、背病取腹、腹病取背等部位或阿是穴针灸之,皆可有一定疗效。

(7)推拿按摩科

对神经、肌肉、肌腱、关节及软组织等,因工作、劳动、受凉或外伤等原因引起的局部肌腱、筋膜、关节的痉挛、感觉减退、麻木疼痛,局部活动障碍、寒痹等疼痛及血瘀,都有较好的疗效。可以缓解痉挛,促进血液循环,改善局部供氧、营养,促进新陈代谢,并有活血化瘀,祛寒止痛。可请专业人员推拿按摩师按摩,必要时,也可向推拿按摩师学习相对简易的手法,自行推拿按摩。

(8)其他系统疾病的非药物防治

1)急慢性结膜炎、角膜异物:平时出门,一般戴平光眼镜防风沙;如遇风沙大的天气,应戴防护眼镜;骑摩托车、电动车时应戴护眼镜及有护眼镜的头盔,防止沙子入眼,带入细菌,如用手揉擦,容易损伤角膜、结膜引发炎症。因此,注意当沙子嵌入角膜,切忌用手揉擦,应及时就医,以免加重损伤和炎症,对视觉保护有帮助。在较强阳光下要戴有色防护镜,避免强阳光刺激。不可共用洗面毛巾,特别注意急性化脓性结膜炎患者的洗面毛巾,以防传染。

2)眼肌疲劳:表现为眼球发胀、疼痛,视物模糊欠清。常因看书阅报,看电视,用电脑、手机,或在强光下工作时间较长而诱发。因此,长时间用眼时,应转移视线向远处看,或向绿色开阔地带看,即可放松紧张的眼肌。也可用双手掌捂住双眼,缓解眼肌疲劳,因眼睛处于更暗环境中,瞳孔放大,眼肌放松,可减轻眼球酸、胀、痛及视物模糊等不适。对即将或已进入老年期的人,可在每天早晚洗脸时,用浸过较人体温度稍热的温水(40~50℃)的毛巾捂在眼部片刻,以不感到过热或烫为好,反复多次,能起到活血的作用,改善眼球血液循环,达到放松缓解眼肌疲劳,改善视力的效果。对眼球结膜充血、巩膜出血及感染者则不宜应用。

3)精神神经功能紊乱性疾病及亚健康:指没有明显器质性疾病,而有自觉症状或有明显的含糊不清的不适及全身违和,或有全身难以名状的不适,甚至比有些疾病的不适更难受等。经初步一般检查无异常,这就要考虑到有情志精神因素的功能性疾病,要进行必要的CT、彩超等相关检查,排除一些器质性疾病,既对患者负责,也可避免亚健康功能性不适的表象下隐藏着尚未显露的一些初期的无明显症状、体征的器质性疾病的漏诊、误诊。经检查后如为阴性,将病情告诉患者,不适、违和等也是一种病,但不是重要疾病,并介绍一些非药物防治方法,是可以治好的,并辅以心理安慰,让患者放松心情,减轻压力。有的患者当即紧张情绪如释重负,诸多不适就明显好转。若在问诊对话中得知患者有情志精神相关情况及因素,就更要关心、同情、体贴、安慰、鼓励,并加以心理疏导,适当中药调理就好。并在医疗嘱咐中,告诉患者一些非药物、精神、心理疗法等方法和措施,与药物治疗相辅相成,就能得到患者的信任,可起到单纯药物治疗所起不到的效果。如患者仍疑三惑四,可再行一些相关检查,如检查仍未发现特殊异常,可进一步释其疑,消除或缓解症状及不适。另外,这些检查对医生的医疗嘱咐也有一定好处。

4) 失眠:由于经常或长期失眠的患者,伤及气血,正气不足,免疫力、抗病能力低下,容易发生一些全身难以名状的功能性亚健康疾病,也可诱发一些器质性的疾病及病理改变。可见失眠对人健康的影响很大,因此,保证睡眠,正气充足,就能抗内因七情、祛外因六淫之邪等引发的疾病。

如失眠,多因情志不畅、思虑过度、环境不好(光、声、气污染),寒热不调等诱发,可消耗气血,正气不足,降低免疫力,诱发很多疾病,以及全身违和等亚健康;也经常会引起胃病或慢性胃病加重不易痊愈,此时应注意去除失眠病因,加用些安神药,比单纯用药物治疗胃病疗效要明显好得多。古有"胃不和则卧不安"之说,笔者则再创"寐不安则胃不和"之理,一般不寐,胃寐同治,胃病重偏重治胃,不寐重偏重治寐。

5) 疲劳:特别是过于疲劳熬夜,正气受伤,邪之所凑,其气必虚,免疫抗病能力下降,容易感冒,经常引起咽喉疼痛或诱发扁桃腺炎、牙龈炎等"虚火"疼痛,或在慢性牙根、牙龈缘细菌感染发炎或脓肿、瘘管等牙病的基础上发生急性发作疼痛、发热,或使症状加重,发热难退,病期延长。

6) 头风头痛:头部怕冷,吹冷风后头痛者,俗称头风病,晚秋入冬早戴帽以保暖,就可预防因头部受冷,刺激神经,或血管痉挛而发正、偏头痛,民间常把它叫作头风病。因吹冷风与头痛有关,故称头风。早晨风多寒冷,古时常用头巾包头或布带扎头,太阳穴常贴头风膏。主要还是可防头部避寒少吹风,戴帽保暖就有很好效果。如寒冬腊月,温度在 0℃ 左右或以下时,外出可戴仅露眼、鼻的罗宋帽则更好,既可预防,也有治疗效果。

7) 上额窦、眶上裂孔炎、上颚窦炎:本病常发生在经常感冒后,头部特别是前额受寒或被冷风吹后导致原有眶上裂孔炎、上额窦炎,上颚窦炎,眉心、眉棱骨就会疼痛。经常流黄脓鼻涕,或伴有腥臭鼻涕患者,如经常感冒,上额窦等炎症反复发作,就容易发生慢性上额窦炎、眶上裂孔炎、上颚窦炎等,每因受凉,额部被冷风吹后,就容易发生或加重前额、眉棱骨疼痛。这类患者入冬一定要戴帽,还要将帽的前沿戴到齐眉处,以不遮挡视线为度,不被寒风直接吹到,减轻或防止前额及眉棱骨的疼痛。对已病偏重者,加用药物治疗,可起到协同治疗效果。这多是因受寒,鼻内致病细菌易进入额窦、颚窦引起炎症,特别是用拇、食指掐住鼻翼,再用力擤鼻涕时,鼻腔内压力增加,使部分鼻涕带着细菌进入额窦、颚窦而诱发额窦炎、颚窦炎流淌黄脓鼻涕,或带有秽味,成为鼻渊。增强体质,提高免疫力,避免感冒等诱因,就可减少或避免发生。缠绵难愈者,用药物难以治愈,就需用手术治疗。如这些疾病发生在儿童,还对智力产生一定影响,需重视防治。

8) 头痛项强:常发于外感后,避免冷风吹到后脑、颈项部位,以免后脑疼痛,以及颈项僵硬不灵活而疼痛。对颈项怕冷而不适者,在秋冬就要早些戴帽、围围巾,并且按摩,活动颈项,具有较好的预防和缓解头项强痛效果。脑后也是大脑重要部位延脑所在部位,不宜冷风吹。如头痛项强伴发热呕吐,就要检查有无凯尔尼格征、巴宾斯基征、戈登征等流行性脑脊髓膜炎神经系统阳性体征,必要时进行腰椎穿刺,抽取脑脊液检查,避免漏诊、误诊。

9)头昏、头晕或脑功能减退:经常用双手搔抓头皮,或用梳齿较钝的梳子轻压头皮梳理,由前向后直达后脑部,再由两侧向后直达后脑两侧的风池、风府,每回 20 次左右,每天早晚各 1 遍,对大脑也有一定的活血作用,可防治头目眩晕;也能促进头皮及毛囊血液循环,提高对头发的营养、生长、光泽作用,对老年头发稀少、细弱、枯萎也有裨益。还能间接扩张大脑血管,促进血液循环,改善营养,对记忆力有一定好处。尤其对老年维持记忆力,延缓大脑萎缩及推迟进入脑功能衰退也有一定帮助。另外,对脑血管痉挛、脑梗死患者,通过对风池、风府穴搔抓、梳理,对头脑疾病也有好处。

10)头面部及手脚部冻疮:头部以面颊颧骨处、耳朵耳轮处较易发生,轻则仅有痒感,稍重则有红肿疼痛,甚至糜烂。因该两处比较凸出暴露,都相对高出邻近组织,受寒风刺激较多而重,血管又不丰富,血液循环相对较差,故是冻疮的好发部位,应特别加以保暖防护,可用双手在耳朵及面颊颧骨处经常按摩,促进局部血液循环,使之有热感,加强御寒能力,有一定的防治作用。戴帽遮住耳朵、面颊,生姜擦拭具有防治作用。对易发冻疮且较重者,可戴罗宋帽,将头面全遮盖起来,仅露眼、鼻、口。手部也因暴露在外,接触冷水、冷物较多,更因手背外侧大鱼肌面向外侧,容易受寒风侵袭,故而在手背及小指掌侧是冻疮的好发部位,可戴弹性宽松的手套,也可用生姜切成平面摩擦。脚上因局部血管欠丰富,热量低,御寒能力弱,也是冻疮的好发部位,应穿有弹性、软绵、宽松、保暖性能好的保暖鞋,避免紧硬压迫血管,阻碍血液循环。因血液供应不足,热量更少,御寒能力更加薄弱,更易患冻疮,且不易痊愈。冻疮的发生常与各人皮肤血液循环的旺盛与否、气血强弱、阳气盛衰有关,还与其人活动多少、强度不一有关,因而是否发生冻疮及病情的轻重与人的体质和生活习惯密切相关。总之,注意营养,增强体质,加强锻炼,提高御寒能力,加上防寒、御寒,双手少下冷水,避免冷热水交替浸洗,具有防治冻疮的效果。晚上温热水足浴,也有一定预防效果。

11)烫伤:多因滚水及火等所伤,被烫伤的面积越大、越深,时间越长,情况就越严重。非药物防治首推冷疗法,即在烫伤部位用冷气吹、冷水、冰水冲、浸、湿敷(湿敷要勤换)、冰块置于患部,或用氯乙烷冷冻剂喷洒等,均可迅速止痛,减轻烫伤程度,以上方法可持续应用到疼痛缓解,直到冷水、冰块等移除后,疼痛缓解减轻,或明显缓解而停止。本办法适用于 I、II 度烫伤。

12)癃证:癃者隆也,其症乃有尿液蓄积在膀胱,局部膨隆,欲排尿而不能,量多时膨隆更明显,可突出于耻骨上少腹部。癃证质软有弹性,有急迫排尿感,而不能排出;怀孕 3 个月也有局部膨隆,但质硬无弹性,有相应停经时间、早孕反应史。排尿、导尿后消失者,癃症也。卵巢囊肿也可有少腹隆起,类似癃症、早孕等,早孕质硬,有停经孕史、大小胎块;卵巢囊肿有弹性如囊状,可资鉴别。癃症有急、慢性之分,急性时间短而发病快,排尿急迫感明显,甚则转侧坐卧不安;慢性发病慢而时间长,排尿急迫感可不十分明显。这种情况多数起因于前列腺增生肥大、前列腺肿瘤、糖尿病引起的膀胱麻痹,以及昏迷后使用氯丙嗪、阿托品、麻黄碱等拟肾上腺素、交感神经兴奋药物。急性感染性疾病如乙型脑炎等昏迷期,或用氯丙嗪等药物后发生更多。其他疾病昏迷期也会发生。中风,腰以下脊椎、脊髓外伤,肿瘤等疾病导致的截瘫,也是癃症的好发之因。这些均可用右手拇指压在膨隆明显处,或相当于关元穴最有敏感,逐渐加大压力,必要时可用左手掌在右手拇指旁适当加压按摩,注意不能压力过大或粗暴,防止膀胱破裂,直到开始排尿,先停止左手加压按摩,待尿液基本排尽后,即可放松并移开右手拇指。此法简单易行有效,可随时应用,解除患者之痛苦,也可防止或减少频繁导尿的感染率。我曾用于乙型脑炎等癃症排尿治癃近千次,特别是乙型脑炎昏迷患者的尿潴留,有效率达83%,未发生膀胱破裂等意外。对无效患者,还应按病情采取其他措施,如临时导尿、留置导尿。但对肿瘤等其他器质性病变引起的癃症,应按不同疾病原因采取不同方法或手术治疗,按压关元加压排尿,仅是临时措施。

13)膀胱知觉过敏致尿频:膀胱内尿液不多,而有尿意常要小便,又无尿路感染及膀胱外部脏器、肿块、子宫、胎块压迫者,皆属功能性膀胱知觉过敏。此疾病可通过忍耐锻炼等方法有所改善。如果因子宫前倾、子宫肌瘤、胎儿等正常生理情况或病理症状,则应通过相关病因处理和治疗。

14)脚臭:脚臭易发生在脚汗多的人,更易同时发生在穿不透气鞋类的人,鞋内湿度增加,脚内臭气散发持续较长。在大气湿度、温度增高,特别是梅雨季节,温度、湿度均偏高,脚汗更不易挥发时,其中有机物质较易腐败,产生特殊的脚臭味。因此,在湿度、温度均较高的季节,最好穿透气的棉布质地鞋袜,或有网眼等透气的布质、皮质凉鞋,减少脚汗,加上勤洗脚,保持脚部处于较干燥清洁状态,就可减少因脚汗腐败产生的脚臭。

15)足跟皲裂 * :多表现疼痛,或伴少量渗血,走路时更痛,影响步履,易发生在脚汗少,甚至秋冬没有脚汗感觉的人群,足跟失去水湿滋润或角质增厚而皲裂。通常更易发在秋冬,因为此季节空气寒冷,脚汗更少,同时空气干燥,足跟缺少水分湿润。还有因常穿暴露脚后跟的鞋,使干燥的寒冷空气,夹带灰沙吹入,促使足跟皲裂的发生或加重。

因此,穿着可减少脚部汗液流失、阻止干燥空气、寒风夹带灰尘进入鞋内的皮鞋、棉鞋。

每晚用热水洗脚、泡脚,既滋润足跟,又软化足跟增厚的角质,随手刮除,疼痛出血等症状即可缓解。

经常涂抹凡士林及其制剂等油膏,每日洗足后及时涂抹上述油膏。秋冬空气比较寒冷、干燥,皲裂比较重时,防皲裂软膏可以每天早晚各涂1次。我曾对3例足跟皮肤皲裂,伴足部皮肤角质增生及脱皮改变的患者,经用吡硫翁钠乳膏均治愈。这是因为个别足跟皮肤皲裂、脱皮或与霉菌感染有关,以供同道借鉴运用。

16)冬季皮肤瘙痒,多发生在小腿胫骨前皮肤血液循环欠丰富处,可涂抹轻薄少量凡士

---

* 可参考《脚跟干裂也可能是脚气》(《京华时报》2016年)。

林、油脂较高的润肤膏霜有效。于浴后或隔日涂抹 1 次,沐浴时尽量少用肥皂、不用肥皂,必要时以中性肥皂为好。

17)胖病(肥胖综合征):是一种单纯性肥胖,可见遗传、营养过剩、内分泌紊乱、养尊处优、少活动、发育年龄段、产后、更年期、月经终止时期及以后,易发生肥胖,体重增加,体重超标。由于肥胖,体重增加,心、肺原有的供氧能力已不足以供应体重的增加和肥胖的氧耗需要,就要增加呼吸次数、幅度、增加氧气的吸入,同时要加快心率,加快血液、氧气的输送,适应新陈代谢需要,加快新陈代谢后的废物二氧化碳的排除,从而就会出现不同程度的胸闷、心悸、气短。每当增加活动量、上下楼梯、快走、小跑或快跑,需要更多氧气的时候,就会感觉更加胸闷、心悸、气短。这就是肥胖、体重增加引起的缺氧综合征,我称之为胖病综合征。这需要采取多种减重、减肥、减脂措施,并进行适当活动、呼吸锻炼,才能减轻缓解胸闷、心悸等不适。

18)下肢静脉曲张:容易诱发下肢股静脉等血栓形成、下肢胫前血液循环不良或瘀阻不通,以及肤色变紫黑而坏死成溃疡、慢性顽固性溃疡不易愈合,俗称老烂脚。此病需手术治疗,还需与非药物防治相结合,少站立、经常走动、躺卧,减少下肢静脉压力,并避免跷二郎腿,压迫下肢静脉,使回流受阻,增加下肢静脉压力,要多平卧,经常抬高下肢超过心脏的水平位等,可减轻下肢静脉因压力高而曲张,缓解症状。

(9)体质的非药物防治

1)阳虚:多见全身、手脚怕冷,既不口渴,也不想饮水,尤以冬季较甚。此病证多发生于阳虚体质之人;或营养状况欠佳、贫血之人,肾上腺皮质功能不足;或老人体弱多病等人。坐办公室少活动或不活动者,也易体现怕冷阳虚病证。活动可产生热量御寒,但不活动或少运动之人产热能量不足,即易怕冷。老人由于体质下降,活动锻炼减少,血液循环缓慢、产热不足,阳气更加亏损,一到冬天,特别是寒冬,患病率、死亡率也增加。这是因天气寒冷,为保体内热量不过多地从体表散失,体表微血管收缩,血压升高,导致心脏循环系统障碍,使原有心脑血管旧病发作,症状加重或死亡。曾有文章报道,冬季天冷,门诊心血管病、高血压病患者增多。可见,六淫寒邪对心血管病患者,特别对老人、体弱者影响和伤害很大。总的防治措施就是注意营养,增强体质,保暖。但少活动或不运动之人应增加活动使体内产生热能以御寒,老年人是以保暖为主,避免体内温度散失,必要时要根据天气寒冷程度及患者体质、怕冷轻重不同情况,用不同效果的取暖器,保持室内温度在 20℃ 上下,比较适宜。预防或减轻因寒冷而发生的一些病症、变故,对治疗也有很好的帮助。但要注意,室内温度冬季不宜太高,夏季不要太低,总之,室内外温差不宜太大,以不太冷太热为好。如温差较大,频繁进出室内外,不耐寒热,冬季容易感冒,夏天或容易中暑。可按不同病因,采用不同的预防方法,如阳虚证用"益火之源以消阴翳"法则。

2)阳盛:以面红、怕热、口渴、脉洪症状为主,常见于甲状腺功能亢进、高血压、红细胞增多症、交感神经兴奋、体质疾病等。防治重点在于避免发怒生火,怒则气上,气与血并走于上,发为大厥,易升高血压、加快心率,更易使原有高血压或多种心脏病心率快的患者血压更高、心率更快而易发脑出血中风、心力衰竭,甚至死亡。辛辣等有火气的食物应少吃,不宜在暑热高温烈日下行走、劳动,不宜或避免在高温环境中长时间工作劳动,否则易诱发中暑、热射病或脑出血中风、心脏病加重等病而死亡。亡阴出汗过多,体液缺乏,影响水电解质,应多饮含盐水,或服补液盐,补充水电解质而补阴。在治疗上常从阳长有余,阴常不足,而用"壮水之主以制阳光"。

3)阴虚:本着阳常有余,阴常不足的病机,阴虚多见口干或欲饮、涎沫较少、口中灼热、咽喉灼痛、面颊潮红、舌红少苔、少津而干,或舌常光剥;或为眼泪、鼻涕、涎液减少或缺乏之干燥综合征;也有手足心热或身热而体温正常等五心烦热症状;也常见有尿少、尿黄、尿道热感等不适。可一二症并见,也可有多个症状同时出现,或每次发作,常示相同一组症状,可由多种原因引起。常见于体质虚弱、血少、津液不足之人,老人则多因血枯津亏。阴虚也常见于失眠,过于疲劳,或体力劳动汗出较多,饮水较少之人;或因大气湿度相对较低,环境空气温度较高而干燥时;或因感冒、慢性鼻炎的鼻塞,包括睡眠时皆用口呼吸者;还有肺结核、甲状腺机功能亢进等。其他如糖尿病、干燥综合征等,皆可有上述阴虚证状。

阴虚火旺常出现手心、足底热感,面颊潮红之症,如肺及肺外结核病等。此病患者应注意休息,多食水、梨、五汁饮等补充水分,可滋阴生津清火,及时治疗相关疾病。

有人研究认为阳虚、阴虚与自主神经紊乱、内分泌失调等有关。可针对不同病症,用养阴生津清火饮食、水果,保证睡眠,适当休息,增加水分,避免愤怒等养生之法,皆可获疗效。

4)阴盛:阴盛则阳虚,可用温阳法,常吃温阳食物,注意避风寒、多晒太阳,多活动和锻炼。

5)湿证:常表现身重、乏力、不渴、苔腻等症状,少吃易生湿伤胃的膏滋、油腻、煎炒、炙煿、膏粱厚味等食物,以及容易助湿、壅中的甜食,因甜食易助湿化热生火。又如天气、环境潮湿也会影响人体湿证。如黄梅天,下雨天数多,雨量也多,空气湿度都增加,使老房屋表面温度较低冷处易凝结成珠,重者成水淌下,对有盐碱土地及咸味食品等处更易吸收水湿而潮湿水解。按五行归属湿为土,特称之为长夏湿土当令,湿主中州,按脏腑学说配属脾,特把以上的湿证归属于脾,并不是十分确切。现代所认识的湿,是指空气湿度不同程度的增加达到一定量时,遇到冷空气就会下雨,遇到表面温度低而冷的物品就潮湿生水,在湿度高而潮湿的环境中的物品、药物等也容易潮解,再加长夏气温稍高的天气,有利细菌繁殖生长。现在湿度的高低以相对湿度(%)计量,可用湿度表测量:相对湿度在50%以上湿度就偏高,相对湿度升到80%～90%时,即将达到饱和度,遇冷就会凝结潮湿,遇冷空气就成水下雨。此时气候常伴低气压,风速小,人们常会因潮湿等影响呼吸及 $O_2 - CO_2$ 交流,因供氧不足而感到胸闷乏力,特别是老弱、体虚贫血之人。此季节还好发夏季的夏令皮炎,因出汗多,水湿之邪而发,下肢胫前多发,与汗水湿邪多有关,只要避免少出汗,或用毛巾擦去汗水,就可减少或避免发生。因此,湿证的病证病机与病理生理在中西医临床上多有共同点,是有科学内涵的。但用五行、脏腑匹配归属于脾似属不当,应予以修正,更有利于中西医结合。

6)燥证:常见舌燥,口干少津,就要滋阴生津,如五汁饮等,常吃些梨、蔗等水果,有胃寒中焦虚寒等证候,应加热温服,其他如血虚成燥生风而肤痒者就要养血润燥、祛风止痒,但很多并不一定有贫血。秋冬大气较干燥，相对湿度30%～40%，或老年皮肤老化，缺少水分、脂肪滋润而干燥，易发生瘙痒。前者发生在秋冬，故又名之为冬季瘙痒症，发生在老年人多，我国传统医学称之为血枯津伤，实际也含有老年人皮肤老化衰退，失之滋润，有异曲同工之意。防治方法较简易的是将含油脂的护肤膏、霜等涂布于瘙痒处。对好发于下肢胫前的皮肤瘙痒，因胫前皮肤血管欠丰富，少滋养，也同样可涂些护肤油脂品，多加注意营养，多吃些含有动物皮脂胶的蹄髈、猪脚，增加皮肤胶原蛋白营养，或按摩活血，改善局部血液循环，增加滋润，防止皮肤水分丧失，即可达到止痒的目的，如冬季的皮炎、瘙痒症，用之效果很好。秋冬可在室内用加湿器。

7）风寒痹证：因风寒外淫之邪侵袭，局部皮肤关节等处麻木、酸冷、疼痛，活动困难，受限等不适，喜温暖，局部经用各种加热温暖方法后即可缓解，泛称风寒痹证。现在有了电风扇、空调，身体直接对着凉风寒气劲吹，诱发气血寒凝气滞而成风寒痹证者也不少，病处总比他处冷或冷而麻木、酸痛不适，常病久难愈。防治之法为保温暖、避风寒、勤按摩，不要近距离直接面对电风扇劲吹，更不能直接面对空调冷气流。经常保暖，如泡澡、足浴，对风寒痹证也有效，现在的暖宝宝、热水瓶、电热器、电热水袋等局部应用也有效。

（10）老年常见病非药物防治

现在老年人高血压、糖尿病、高血脂等疾病发病率逐年增高，已成为影响老年健康的主要问题，高尿酸血症在老年人当中也逐年增多。青壮年因多食含嘌呤类食物而发病率也有增加，应注意。

1）高血压：老年人多发。一般正常血压90～139/60～89 mmHg。老年人血压可随年龄增加而适当提高标准，早年曾有专家提出，年龄+90＝收缩压，我认为有偏高之嫌，舒张压以不超过90 mmHg为好。本病有原发性高血压、继发性高血压之分，继发性高血压又有肾源性、甲状腺性、妊娠性等之别，病因不同，由于病情症状轻重程度不一，并发症的多少及轻重也不一样，也与各人的敏感度不同有关。如有的人血压较高，但无明显感觉，有的血压稍高，就感到头昏脑涨而痛。一般尚能工作，行动、生活尚能自理；重者则影响生活、工作。并发症者，如高血压性心脏病、高血压肾病、高血压眼病等，甚至发生脑出血而中风，导致偏瘫等病变，因此，防治方法也就各异，在临证实践中再分述。总之，性格不急不慢，工作不宜过劳，活动、锻炼不宜太强，睡眠充足；少吃辛辣酒等刺激性食物、饮料，不要吃得太咸，以低钠、少盐食物为佳；注意喜、怒、忧、思、悲、恐、惊情感不能太过，风、寒、暑、湿、燥、火外邪要防范，对稳定血压，减少中风、高血压性心脏病、高血压肾病及高血压眼病等并发症，都很重要的。

2）糖尿病：正常血糖值，空腹血糖3.6～6.1 mmol/L；餐后2 h血糖7.8～9.6 mmol/L。糖尿病有胰岛素依赖型（1型）、胰岛素非依赖型（2型）之分；也有胰原性、肝原性等继发性、良性、恶性、年轻、老年之别。由于病因、病情、症状轻重程度不一，其并发症的多少，病情轻重就不一样，防治方法也就各异。如胰岛素依赖型与非依赖型、老年与青壮年、耐药性、抗胰岛素性，防治均有所不同。总之，预防、非药物治疗要早，未病时注意营养适当，但不能太过，如脂肪、糖等不宜食入太多，荤素搭配合理，以偏素为好，保持正常体重。据报道，长期多吃含糖饮料易患糖尿病,我在门诊也有这样 2 例患者,长期多吃含糖饮料引起糖尿病,有 1 例最后引起糖尿病足而截肢。因此,应注意少吃含糖饮料。

3)高脂血症:高脂血症与冠心病、动脉硬化、高血压均有连带因果关系,可同时或先后发病。高血脂是指胆固醇、三酰甘油增高,可因进食含胆固醇高的动物内脏引起,也可由自身代谢紊乱造成。增高后可引起心、脑等动脉硬化性冠心病、高血压脑病,以及中风、胆结石等疾病。预防方法就是要少吃脂肪、动物内脏等含胆固醇高的食物,减少体外摄入。同时适当锻炼,保持标准体重,对降低内生胆固醇也有一定帮助。特别要注意防止低密度胆固醇的增高。前文已述,近经研究显示,蛋黄除含胆固醇较高外,还含有卵磷脂,其既有降低胆固醇作用,也是人体营养的重要来源。因此,不宜弃而不食,但也不要多吃。

4)高尿酸血症:即血液中尿酸增高超过正常值。还可引发多种疾病,如痛风、尿酸性(痛风)关节炎、肾炎等,最后并发非蛋白氮增高,导致尿毒症,丧失健康,重者失去生命。高尿酸血症是代谢性疾病,可以是内因新陈代谢的异常,也可以是外因多食嘌呤的食物,最后形成代谢产物尿酸的增高。防治之法主要是不吃或少吃含嘌呤高的食物,如黄豆,以及豆制品(青豆、豆腐、豆腐干、豆芽等)。

另外须注意适当多饮水(包括菜汤及其他饮料),每次少量频服,每天总量在 2 000 mL左右,以利尿酸排出;也可经常吃些碱性食物或少量重碳酸氢钠片,使血尿偏碱性,有利尿酸排出。

5)老年因整体功能减退引起一些疾病:老年人因肌肉、肌腱、骨关节、筋脉退化,骨质疏松及脑萎缩等原因,人体稳定性较差,既容易跌倒,也容易骨折。特别是后脑及第 1 颈椎受伤,前角通向心、肺内脏的神经受到压迫、损伤,一旦发生,重者立即心搏、呼吸停止而死亡。还有各部分脊椎受伤、压缩性骨折,即可伤及相关节段输出的后角运动神经而发生截瘫,大小便失禁等病变。股骨颈等处受伤骨折,终生不能站立者亦不少,也可引起长期卧床、不活动或少活动,发生肌萎缩,甚至失用性瘫痪等多种继发性疾病而早衰早亡。有学者统计,老年人因跌跤死亡的占第 4 位,故对老年人跌跤,要引起重视,并采取重要防跌措施。

如我院(常州中医院)职工姜某因年龄大、视听功能差,没有注意,被自行车撞跌于马路边人行道旁高出部,后脑着地,随即到医院经急救无效而死亡。又如我自己近年曾因站立欠稳,跌倒两次:一次腕关节半脱位腕部尺骨骨折;一次头颅着地,发出响声,瞬息失神,所幸未造成颅骨骨折及颅内出血而无大碍。又如一名伤骨科老年患者,因站立欠稳而跌倒,发生股骨颈骨折,虽经治疗,终因久卧床褥发生褥疮,并发失用性瘫痪,最后死亡。

(11)常见部分症状的非药物防治

1)胸闷、气短、心悸:以上三种症状,常可同时发生在健康人的因某些环境、气候等特定条件下,如不工作、少工作、不运动、少运动、不锻炼、少锻炼之人,心肺功能就差,也就是我们以前所讲的肺气虚、心气不足,每当稍事锻炼、劳动、活动、上楼梯、快步走、小跑步等,就更容易发生。只要注意适当勤活动、多锻炼就能改善或消除。贫血、心脏病、肺气肿、慢性支气管炎、阻塞性肺病影响心脏,甚至慢性心肺功能不全等患者也均易发生,轻则肺气虚,重者动则更甚,就成为肺肾两虚的病因病机(实际就是心肺功能不足,与肾无关)。还有年龄大、体弱、产后或病后体虚身弱之人,以及超重肥胖的人,就易发生胸闷、气短、心悸。每因气候条件不利,如因风速小、湿度高、气压低时活动,就更易出现以上一组症状;或增加体力活动时,更易胸闷、气短、心悸,且同时可有微汗到多汗、大汗。这均是根据各人的不同生活、工作、劳动情况、体质条件和病况轻重等不同程度,产生不同程度的胸闷、气短、心悸、自汗、大汗等症状。防治之法主要是针对以上各种不同病因采取不同方法应对。对少活动、少劳动、不锻炼者,要多活动、常劳动、时锻炼(有氧运动),可增加呼吸幅度、肺活量及心脏有效收缩和频率,改善心肺功能,增加氧气的吸入及血液携氧量、供氧量,满足心、脑、肺等脏器,肌肉等组织的氧气需要,胸闷、气短、心悸、出汗等就会少发生或不发生。这样既可强身,又减少副作用,比用黄芪补气、当归补血、七味都气丸等补肾要好得多。对患心肺疾病,以及病后、产后等身弱体虚之人,要注意营养,根据体质,适当锻炼活动,循序渐进,量力而行,避免操之过急。对比较重的心、肺疾病患者,还是注意休息,只能量情适当慢步而行,以不发生或少发生胸闷、气短、心悸不适为度。对只能卧床休息者,就不宜做上述活动。

2) 早泄:很多早泄与性器官敏感性较大,欲望较高有关,性行为开始时操之过急、过快、力度大,就容易早泄。我认为常责之为肾亏等传统说法,有失不当之嫌。避免早泄,就应该在性行为开始时降低一些兴奋程度,开始时要慢些,适应后,即可由慢逐步加快,如一开始就有射精先兆感觉,应立即减慢或停止,等待片刻再开始,掌握好快慢程度及力度,避免过度兴奋、过早射精,共同完成性高潮,对身心健康是有益的,也是夫妻和谐、家庭稳定,合家欢乐要素。现在男科对性敏感者用阴茎背神经手术减敏疗法,常见效。

3) 便秘:可有以下多种原因。

A. 肠燥型:一方面水、液体及油脂类食物进量不足。在以往经济条件较差的社会时代,油脂类食物缺乏,特别是农村,导致肠燥型便秘者偏多。另一方面肠黏膜吸收水分较多,饮水不足,致使大便燥结干粗硬或如栗、羊屎蛋样难解。防治方法为多饮水、汤液、油脂食物,增加肠道水分及油脂皂化物,可软化、滋润大便,不至于形成干粗硬燥结如栗之粪块,又可因油脂皂化增加润滑度,大便即易于排出。少吃或不吃辛辣及致上火的饮料、食物,对缓解便秘也有一定帮助。用开塞露可临时解决通便,无开塞露时可用肥皂削成子弹头状蘸水塞进肛门,常可立即排便,且无副作用。

B. 功能性:有痉挛性、麻痹性。前者因肠管痉挛,后者因平滑肌张力不够,皆使蠕动缓慢,粪渣、粪便向直肠推动缓慢所形成。功能性还可分为原发性、继发性。原发性与精神紧张、少活动等有关;继发性或与糖尿病轻度肠麻痹等有关,也有因年龄大体弱,孕产妇,少活动、缺锻炼之人,腹壁肌肉薄弱、张力不足等引起。只要减轻精神工作压力,增加锻炼活动,用仰卧起坐活动锻炼腹肌,用手掌在腹部顺时针、反时针、上下按摩,加强腹肌张力、促进肠蠕动,达到排便有一定帮助。

C. 容积性:饮食少而精细,粗纤维不够,以致到达乙状结肠的粪渣容积少,对肠壁压力不够,不易有物理性张力去刺激肠壁引起便意。此时,应改善饮食习惯,多吃些粗粮(纤维多）的食物,增加粪便在乙状结肠的容积,对消除便秘有较大的帮助。因此,史料上载清乾隆靠吃纤维多的红薯排便是有一定道理的。但对常泛酸、胃脘嘈杂、胀痛的胃病患者,特别是吃了红薯易泛酸嘈杂者不宜多食,可改用胖大海五六个加开水适量泡大后,连水及胖大海一同服下,用其特有的不被胃肠消化的琼脂,可不减量的到达直肠,增加容积而达通便作用。

D. 体质性:这与身体瘦弱,年老体衰,久病卧床,产后体虚,以及少劳动、欠活动之人,肠道蠕动缓慢乏力,加上腹壁肌肉薄弱,张力不足,协同排便力不够等诸多因素相关。前者可在床上做些相应的活动或锻炼;后者增加营养、多活动、勤锻炼,对便秘也有一定帮助。总之,只要分清便秘类型,对症加以防治。

E. 梗阻性:有完全性及不完全性肠梗阻之分,有功能性及机械性肠梗阻之别。① 不完全性:有些轻症患者仅有腹气攻窜作痛,肠鸣音亢进,或伴有气块（瘕、聚）,在气块消散,或矢气、便后缓解或痊愈。② 功能性:如肠痉挛等。③ 麻痹性:常见的有脊椎损伤神经性、感染性、中毒性等,与机械不同的是肠蠕动、肠鸣音减少或消失。

肠内外脏器肿瘤压迫阻塞肠管,如结肠息肉、肿瘤,特别是位于降结肠、乙状结肠、直肠处,更易引起便秘。子宫后倾及子宫后壁肌瘤也可压迫乙状结直肠,引起便秘,可根据病情采用相应的药物、非药物、手术等治疗措施。

对不全肠梗阻的轻症患者,特别是尚没有症状的患者,要注意饮食有节,少食多餐,以软食为主,不暴饮暴食,要细嚼慢咽,特别是不要吃难嚼碎的金花菜、红花菜、豌豆等纤维多的食物,这些都是易结成团块阻塞肠管,特是腹腔、肠道手术后的轻症粘连性不全肠梗阻患者;或尚无梗阻症状的患者;或只偶有腹气攻窜的患者。

4）便溏与泄泻:经常肠鸣,左下腹、脐周不适而微隐痛,或夹不消化物,大便 1 次或每日 2~3 次,有时发于清晨,因此曾有以"五更泻""肝脾不调"为病名、病机。常因进食生冷、受凉、多吃油腻肥肉而发,便次增加,大便检验正常,病程多在数月至 1 年左右,或数年,食欲正常或偏好,且体重、健康多数不太受影响,或无明显变化者,多属胃强脾（肠）弱、肝脾（肠）不调,传导运化失职,兼夹胃肠寒湿之证,相当于西医学的肠功能紊乱,属肠易激综合征腹泻型。只要注意饮食,不吃或少吃生、冷、油腻,就能缓解,也有协同治疗、防复发的作用。如伴有里急后重、大便不爽之便后未尽意,或大便表面附有黏液者,应考虑合并有慢性乙状结肠炎、肛窦炎。检查肛门、大便检验可以帮助诊断,采取相应治疗措施。也有胆囊疾病或胆囊切除后而发者,因无胆囊浓缩胆汁,不能按进食需要集中排入肠道,汇合胰液、胃液供消化之用,即成胆源性腹泻;也有胰脏分泌液少,而发胰源性泄泻,粪便表面或可见到油性物质。这与胰消化液分泌少,多吃油腻食物有关,应少吃油腻食物,查清胰消化酶缺少的原因,并进行治疗。

（三）治已病

1. **诊断** 要从辨病辨证开始。辨病辨证,是指西医辨病,中医辨证。治病必先辨病,就是通过中医四诊及视、触、叩、听,首先必须辨清明确诊断是何种疾病,是内科还是外科疾病,用药还是手术,是否急诊,要否抢救,是需要一般处理、特殊处理,还是药物治疗。然而再行中医辨证施治,以便及时决断处理,就可减少漏诊、误诊,延误治疗而提高疗效。

也就是说,先听取患者主诉症状,用西医视、触、叩、听等诊断手段得到体征信息而初步分析是什么疾病,再按需要进行必要的实验室检查、影像检测,诊断是什么病,属何系统,是感染性还是非感染性,是急性病还是慢性病。内科疾病可用药物治疗;或外科疾病,须用药物或手术治疗。有时尚须更进一步实验室检查、影像学检查,才能获得诊断,分辨出现代西医诊断为何病、何因及其机制,决定选用药物或手术等综合治疗。然后再从用中医望、闻、问、切四诊收集到的症状、气色、形态,过去史及现在情况等综合资料,按有诸内必形诸外,司外揣内等法则,经审证求因等辨别出外因、内因、不内外因。再用八纲、脏腑学辨出中医病证——阴阳、寒热、气血、虚实。然后决定施治治则,进行选方遣药,寒者温之,热者寒之,虚者补之,实者泻之等相应的治法则进行遣方使药。按具体的症状,再用些相应的对症药物治疗。现再进一步具体分别从辨病辨证撰述于下。

辨病,首先就是通过患者主诉及问诊,从症状分析,就是要按症状诊断学,再根据需要运用视、触、叩、听,才能得到初步印象诊断,再进一步鉴别诊断,加上实验室及影像学检查等,结合病理生理分析,就能得到初步诊断。这是西医辨病的基础。如发热有急性,多见于急性发热的感染性疾病或非感染性疾病。慢性发热有肺结核、肺外结核。短期发热如感冒;中期发热有伤寒、斑疹伤寒等;长期发热如结缔组织病等;夏暑小儿高热惊厥多为流行性乙型脑炎,乃严重流行性季节病毒感染性疾病。一般高热有细菌感染的败血症等。长期高热有伤寒杆菌感染的伤寒病。长期低热,伴纳少、乏力、盗汗等结核中毒症状的肺结核。寒战高热、弛张热多为严重细菌感染性疾病。持续低热、回归热等热型之别,各有相关疾病相对应,可参阅症状诊断、鉴别诊断学。又有如吞咽困难或不畅,有临时、间断、进行性加重等,其中间断的有食管、贲门痉挛;长期的有食道平滑肌瘤、心脏右室扩大,压迫食管;进行性加重多见于食管癌、纵隔肿瘤压迫食管等不同。还有腹痛、水肿、臌胀、消瘦、咳嗽等诸多症状,均详见症状诊断学。但还有几种常易疏忽的病症必须多加注意和进一步做相关检查。其中有关吞咽困难的症状诊断及鉴别诊断。有慢性咽炎患者似有吞咽困难、欠利,主诉不清。因食管痉挛、逆蠕动,心脏肥大压迫食管、贲门失弛缓等,均有不同程度的吞咽欠利或困难,但各有其不同特点和病程,即吞咽不利多缓慢而多年,间断性非进行性加重。

附　症状诊断注意点

(1)肠梗阻:肠梗阻患者,有无大便、矢气,影响诊断肠梗阻的问题,如有一次来自梗阻以下的大便及气体排出,就排除肠梗阻等。

(2)对肾炎浮肿消退是否代表痊愈的认识:有的中医认为,浮肿消退,尿液检查蛋白消失示阴性者即为痊愈。殊不知每当疲劳或感染扁桃体炎发热后,肾炎又可发作,蛋白尿再显,尿液检查再示阳性。特别是溶血性链球菌感染发热后,更易复发,这也提示中医现代化对肾炎痊愈进行真正认识的必要性。更要知道,儿童急性肾炎痊愈者多;成人慢性肾炎者多,但难以彻底治愈,浮肿时减时消,蛋白尿时呈阳性或阴性,常与劳动、感染有关。

（3）伤风外感有发热头痛项强,须注意与流行性脑脊髓膜炎鉴别,进行相关神经系统病理体征检查,必要时腰椎穿刺,抽取脑脊液检查。

（4）头痛、呕吐患者,必要时脑 CT、脑脊液检查,避免漏诊脑肿瘤、脑出血等疾病。

（5）对慢性纳少、乏力、浮肿患者,必须进行尿常规、肾功能检查,测量血压,明确有无慢性肾炎之尿毒症。

（2）辨证:四诊、八纲、三因、脏腑学说等,是中医辨证诊断,借以施治的基础。

2. 望、闻、问、切四诊心得

望、闻、问、切四诊,是中医临证搜集患者病情证候的必要手段及方法,经过四诊合参诊病的基础,与视、触、叩、听四诊大体相当,均是传统中医收集患者病症的最基本的方法和手段,简便易行,但熟练精通不易。四诊也要现代化,才会有新认识、新内容。目前多偏向和重视依据现代医学检验及影像学检查,而忽略四诊。但四诊,作为诊查疾病的重要内容,更是要巩固、提高,充分利用。既要四诊合参,还要注意四诊、证、脉不能统一有矛盾的时候,就应舍脉从证、舍证从脉、脉证从舍的灵活脉证辨证法。现将笔者在部分四诊方面的结合及个人的点滴体会、实践经验及新认识、见解叙述如下。

通过望、闻、问、切所得到患者的疾病信息,经四诊合参,供辨证施治,非常重要。但现在有很多误区。如切诊又常被人们误解为切脉,或就是切寸关尺的 28 种脉象;其中的大、小、洪、细、浮、沉、迟、数、弦、滑、结、代、促等少数脉象,以及雀啄、虾游等几种怪脉可较易识别供辨认外,余下的常有脉学者认为是"指下了了,心中无数";还把很重要的人迎、跌阳、虚里逐渐淡化而不切或很少切诊。切诊还应包括按胸腹、四肢及肌肤,这是重要及必要的相关项目,但还不适应和满足现代辨病辨证需要。而现在现代医学的视、触、叩、听,弥补了中医四诊之不足。还有现代实验室检查,以及显微镜、X 线、彩超、CT、MRI 等检查,可以看到我们望、闻、问和按摸不到的体征,扩大了四诊的广度和深度,提供了更多的疾病信息,更有利于我们对疾病的分析诊断和治疗。我们必须学习掌握好、应用好,更有利于诊断。

（1）望诊:上工望而知之,中工问而知之,下工切脉而知之,可见望诊的重要性。更需在较长临证积累经验后才能获得,从中可知道一些就诊者体质虚实、病轻病重,以及较多疾病的初步诊断,供辨证施治。望而知之谓之神,并提供进一步检查的依据,得到更正确的辨病诊断。

望诊时,面色、身形、步态等全身均须望。望面部气色、荣枯及身形,即可知其人气血之虚实,体形强壮与瘦弱,可知气血盛衰、正气充足虚弱与否,有无慢性重大疾病等。必要时全身皮肤、肌肉、筋骨、青筋脉（血管）皆须望,结合按诊有无疼痛、麻木、痛疽、红肿、相关部位的淋巴结等,从中得到初步诊断。此即上工望而知之。但必须在临证中经过相当长的时间实践,积累经验,才较易做到。如 1 例不明发热原因患者,经望诊发现右肩背部痈疽而热明,即可得到相应诊断,并及时治疗而痊愈。1 例夏秋急诊,高热寒战昏迷患者,在诊断困难时,经血液常规检查加疟原虫检查,找到疟原虫,及时诊断为恶性疟疾,经抢救及时用抗疟药而愈。另1例高热休克的急诊患者,腰椎穿刺检查为阴性,再经直肠指检,发现脓血便,即诊断为急性休克型痢疾(中毒性菌痢),经抢救及时,应用治痢疾药而愈。

以上案例说明望诊虽重要,还要注意四诊合参,同时还必须应用现代医学检查手段及实验室检查方法,既可及时得到正确诊断提高疗效,又可避免或减少误诊、不误诊、不漏诊。

1)望身形、体态、皮色

A. 体型皮色润枯与健康:体型笔直,无明显偏离中轴线,走路敏捷、稳健,胖瘦适度,肌肉匀称,皮肤润泽,光滑少皱纹,富有弹性,用拇、食两指捏起皮肤后再放松,皮肤随即恢复到原样平整,此属健康的体征。如迟迟不易恢复,多是老年消瘦体弱,皮肤萎缩,缺乏弹性,肌肉松弛,或营养不良,大病之后,气血亏虚之人。如以上情况改善,则提示营养状况已有改善,大病或慢性病也在好转,向恢复、痊愈发展。如癌症药物化疗、放疗、手术治疗后,体重多数下降呈消瘦体弱貌,皮肤松弛,上述情况如改善,是一种预示好转的迹象,复发的可能性小,痊愈及延长生存期的可能性大。还可据此大体判断可能癌症扩散、转移、恶化、预后差。

B. 头面皮肤荣枯、色泽润灰:天庭饱满、面色红润、皱纹少,皮肤有弹性,显示健康状况良好;如面黄、灰暗、苍白无华,则为病色、不健康貌。前者也可提示大病后、癌症等慢性消耗性疾病在好转、恢复、痊愈。后者则提示病情有加重、恶化可能。发热或高热时面色灰白无华,提示心血管循环不良;如伴手足发凉、抽惊,易发于高热儿童。必须及时降温退烧,否则易发惊厥。面色蜡黄虚浮者,可能是钩虫病继发重度贫血、营养不良等。

面色深红多见于高血压。红而略有紫气者,常提示红细胞增多症。深暗、黝黑无华者,常提示慢性肝炎、肝硬化,医学常将此称之为肝病面容,须做进一步检查。肝病手掌示两手大小鱼际及指端腹面特别色红。面色白而无华伴高血压或浮肿者,多是慢性肾炎肾性高血压。面色黝黑、暗而无华者,常影响从面色诊断贫血,但从舌、唇、眼睑淡白可知,如望手背黝黑,手掌白而无华,指掌侧黑白分明的界线对比,可知贫血之轻重。

头面浮肿涉及颈肩臂部者,多由纵隔肿瘤压迫上腔静脉血管引起;眼睑浮肿有时全身浮肿者,常与肾炎有关;晨起眼睑浮肿,下午睑肿渐消而下肢浮肿者,常由心脏病、老年气血不足等心功能减退引起;面部蜡黄无华及全身浮肿者,常是由营养不良、慢性肝病伴低蛋白血症、严重贫血者诱发,或因多食胡萝卜(含胡萝卜素)引起。

C. 哮喘型体态:慢性喘息性支气管炎,特别病程较长者,常呈肩耸背曲,头颈偏离侧轴线向前倾,呼吸浅频、急促困难,表现出喘息,患者特殊体态,活动量增加,体态会更明显。青、少、壮年多见于哮喘病期较长者;老年多见于慢性喘息性支气管炎及老年性肺气肿,可见胸肋骨平举,前后径增大如桶状,称之为桶状胸。由于病情轻重不同,而喘息体态也轻重不一。

D. 头皮头发:婴幼儿如头发稀少而枯黄纤细,伴面黄肌瘦虚弱者,常是由于缺乏营养,以及喂养不当,饮食不节或不洁,长期消化不良,或经常因消化不良、细菌感染性肠炎之腹泻,成为慢性腹泻,导致小肠营养吸收不良综合征,即疳积引起的,或其他慢性消耗性疾病,导致的营养耗损,气血不足。发为血之余,所以头发又名血余,根在毛囊,头发缺乏毛囊血液营养,会变得纤细、稀少、枯黄,可能会影响发育及智力。应注意避免或预防上述致病原因,可改善或恢复正常。青壮年成长期处于生长旺盛期,气血充足,头发从毛囊得到充足血液营养,头发则显得乌黑而光亮粗壮厚实,可避风寒,保护头皮及血管少受风寒侵袭。进入老年期,气血渐衰,加上毛囊萎缩,头发缺少血液营养,再生减弱而稀少,也就逐渐显得少而纤细、枯黄、银白少华、变轻、随风飘乱,可露出头皮,使头部失去挡风避寒的保护功能,轻则易发头面部怕冷、易感冒(面部受风寒,还可诱发轻重不同程度的口眼㖞斜、周围性面瘫);重则大脑血管痉挛变细,导致大脑因缺血、凝滞而诱发脑梗死、中风。预防之道为加强营养、增加活动、适当锻炼,早晚用十指或木梳梳头 3~5 分钟,可促进毛囊及大脑血液循环。秋冬天气寒冷时,应及时戴帽。梳头不便时,可用双手手指抓梳或叩击头皮,对防治脑供血不足、脑血管梗死引发的头昏、头晕、眩晕,中经络的小中风有帮助。

E. 眼神:眉清目秀,眼球转动灵活自如,炯炯有神者,乃是精气神充足,气血旺盛的表现,是为健康之身;反之,角膜混浊欠清,眼球转动不灵活,乏神、呆滞者,多是老弱,或为虚弱之体,长期缺乏营养,或是重大疾病、慢性消耗性疾病,耗伤气血的缘故。

F. 黄疸:内科医生常要检查巩膜有无黄染。巩膜俗名眼白,黄染就是眼白变黄的黄疸,多是涉及肝胆疾病。很多黄疸我们一看便知,但对少数很轻微的黄疸较难明辨。除了在阳光下诊查外,也须注意和因脂肪及自然眼白微黄等情况相鉴别。一般黄疸多均匀呈现在眼白上,脂肪则多深浅不匀,多见于内外眼角巩膜处,或呈堆积状。必要时可观察尿色,有黄疸的患者小便色深黄如陈酒,重者可如酱油色,泡沫也可呈黄色,滴在白纸或白布上,即成黄色;或用指压皮肤后不减压不松手,往后平拖二三厘米,在因指压后短暂缺血,白色的皮肤上显出微黄色,可资共同辨别。当在阳光下查看黄疸时,需在没有绿色植物旁,避免阳光受树叶绿色反射出的草绿黄色影响,而导致轻度黄疸呈假阳性而误诊。另有一种黄疸——直接胆红素阴性者,尿液可不呈黄疸色,常发于幼年,而反复者,又称为幼年复发性黄疸,与遗传有关。黄疸色鲜艳者为阳黄,多见于急性黄疸型肝炎;黄疸色暗而略显暗绿色者则属阴黄,多为胆结石、胆道胰腺头部肿瘤压迫胆道及其出口的阻塞性黄疸,病程长,黄疸深重,旷日持久而成。

G. 舌苔:厚腻苔多见于舌面中后部,我国传统医学把它归属于土,配五脏属脾,乃"脾湿重,脾失健运",而用健脾燥湿药。如果不是因胃张力差、排空慢,或饮食不节等引起的纳少、脘痞、乏力、口腻等胃肠消化不良不适症状,则认为是胃肠功能和消化问题,与脾湿健运无关,可不做处理。由于舌苔厚腻多因饮食油腻、太甜、过饱等消化不良情况诱发,晚餐太迟、太好、太饱,导致胃排空延缓。以上均易因食物熏蒸之气等因素造成,只要注意饮食,不过饱、少油腻、晚餐不要太晚,就可减少。但当舌诊时,会发现常因进食时舌头的搅拌与食物产生摩擦,舌苔会有些摩擦掉,舌头中后部摩擦幅度小,摩擦掉的舌苔就少,因此就会经常见到舌头、边、尖少厚苔,甚至少苔或无苔,舌头中后部常见厚腻苔。这与脾土湿重无关,因此,也无须用健脾燥湿药。如果有黏腻感,可用芳香类药物如藿香、薄荷等可降低表面张力,减少厚腻苔及黏腻感。如同时有上述的消化系统症状,就应避免上述饮食习惯,再用些芳香理气药如藿香、佩兰、陈皮、薄荷、砂仁等,可增进食欲、理气消痞、除秽清口气、提神消乏、去除口腻,厚腻舌苔就会减少,这与芳香理气药中含挥发性成分有关,如薄荷中之薄荷油,能降低表面张力,减厚苔、除黏腻、增食欲、消闷、除胀、消口中异味。如果经常进食粗硬毛糙食物,或进食虾、蟹等与舌尖摩擦较多的食物,则舌尖舌苔就可能少些,甚至舌尖会红而麻辣痛,重的破碎或糜烂;也有因牙齿内面齿石、破碎、义齿等毛糙、异物不适等感觉,常用舌尖去舔或摩擦造成的舌尖红,这些均是外因物理因素造成的,如当作心火、肝火来治,用清心泻肝火之热、清脾胃之热是难以有明显效果的,应避免上述致病之因,既可预防,疗效也好,甚至可少用、不用药。

2)望神阙查腹部:诊查腹部,可知其正常还是病态,特别是有助于判断是否有腹腔积液等,从而可决定进一步检查;血、渗出液、漏出液等积液,可通过进一步医学验检查结论明确诊断。神阙就是通常所说的肚脐眼,一般可看到肚脐眼较深时,多见于肥胖腹壁皮下脂肪较多、较厚、腹大之人,即俗称的大腹便便、啤酒肚,用右手拇食、中指将腹壁捏起,腹壁的厚度可达四五厘米或更多;肚脐眼深浅匀等者,多见于正常不瘦不胖之人,掐起腹壁的厚度大致在二三厘米;脐浅平者可见于瘦人,掐起腹壁的厚度大致在 2 厘米上下。而腹大如蛙、脐平,腹壁青筋隐现者,说明门静脉压力高,有腹水可能;如肚脐眼突出,捏起腹壁的厚度只有一二厘米,同时有腹壁青筋显露,腹大如蛙者,多见于门脉高压有腹腔积液患者,如伴有移动性浊音者,就可确诊;但只知是液体,需明确渗出液、漏出液,还是癌性、结核性、脓性等特殊疾病引起,就需要腹腔穿刺,抽出腹腔积液,先肉眼观察,进一步采用医学验检查确诊,如门静脉高压漏出液多,少数是渗出液或血性液体。这些检测是赖以诊断的依据资料,是很重要的。

详细观望腹部时,腹壁静脉显露,查其静脉曲张之部位血液流向也很重要。如门静脉高压或门静脉阻塞时,腹壁曲张静脉常以脐为中心向四周伸展,故脐以上血流方向由下至上,而脐以下血流由上至下;上腔静脉阻塞时,上腹壁或胸壁的曲张静脉血流均流向下方;下腔静脉阻塞时,脐以下的腹壁曲张静脉血流方向流向上方。检查时可用右手拇、食二指合并,用可以阻断静脉血流的压力,压在以脐为中心脐上的一条腹壁曲张静脉上,然后将拇、食二指向曲张两端慢慢分开,达 3~5 厘米距离时,其间静脉萎瘪,先松开近脐端一指,其曲张静脉立即自近脐端向远脐端迅速充盈;反之,先松开远脐端手指,其间曲张静脉不会立即充盈,即知脐以上血流方向是由下至上。或同样方法用于脐下曲张静脉,血流由上至下,迅速充盈者,为门静脉高压、门静脉阻塞;用于上腹壁或胸壁曲张静脉,其血流均向下方者,为上腔静脉阻塞;用于脐下的腹壁曲张静脉,其血流方向是由下向上者,是下腔静脉阻塞。以上望诊加简易操作,即可鉴别门静脉高压或上、下腔静脉高压、阻塞,可另做进一步检查以明确诊断。

当人站立时脐周、中腹明显大于上腹,平卧时这个差别就不明显,腹壁多松软,乃腹壁肌肉张力差,多见于瘦长无力型、胃下垂患者,我国传统医学称之为中气不足。少腹明显大于中腹,叩诊浊音,或触及囊性包块者,提示卵巢囊肿,也可能是"癃症"(尿潴留,排尿后即消失)可资鉴别;也可以是妇女 3 个多月的胎块,但质地较硬,有停经史。是否是胎块,排尿后消失与否,妇科双合诊多能分清,再经妊娠化验更可明确诊断。

3)望下肢:下肢一腿浮肿,常见于病肢深静脉血栓形成或梗死。双腿浮肿多见于双侧下肢深静脉血栓形成或梗死。下肢浮肿下午晚上加重,晨起减轻或消退;或早晨眼皮浮肿,晚上减轻消退,常见或仅见踝部浮肿轻重不一,多见于慢性心力衰竭,心功能差的患者,更常见于老年人因年龄大而心功能减退者。

望下肢时我们还可以观察患者的步态。步态小而不稳且缓慢,行动不灵敏等,可能是老年气血不足,脑与肌腱、筋脉衰退僵化,行为退化的表现。步态多急促慌张,或伴双手颤抖,可能与帕金森病有关。双手运动性震颤多见于脑硬化;双手静止性震颤常见于脑血管动脉硬化。这些多与年龄大、脑血管硬化、脑萎缩等有关。老年人,多器官功能老化减退,站立等稳定性差,容易跌倒。因此,老年平时行动就要缓慢防跌倒,起立步行可用外八字步,增加稳定性,缓慢稳健行走,防止跌倒,避免骨折、脑出血等外伤。

(2)闻诊

1)气息味:听患者叙述主要不适、病痛症状所在,包含病史及一般症状,要分清主要、次要,以及不适程度轻重、时间长短,平素有无,常发还是偶发,病情经过、可能发病因素等。如主诉不全,就必须在问诊时一一问清,为病情的前因后果、相互关系,提供多些诊断依据,并行体格检查(包括四诊)、医学检验、影像学检查等,提高诊断的正确性。但也要注意主诉的准确性、可靠性,防止患者说不清病情,或夸大或隐瞒病情。确切的病史或一个主诉症状,能提供重要诊断参考或依据,如胃脘痛于饥饿空腹时,进食后缓解者,多为高酸性胃炎、胃十二指肠球部溃疡等。但有 1/4 胃癌患者有空腹饥饿样痛,进食缓解或停止。因此必须注意,不能凭老经验误诊断、误治疗,漏掉胃癌。嗳气酸腐多为食滞伤食导致消化不良;呼气异味多为肺热肺脓疡、口腔不卫生及咽鼻炎牙周炎等。

2)声音:如说话高亢洪大有力,持续时间长,中气充足,则气血旺盛,肺活量好,心肺功能良好是身强力壮健康之体。反之,语音低微,气不上续,持续时间短,有气短不够用的感觉,则气血亏虚,肺活量差、肺气不足、身体瘦弱,心肺功能差,是不健康之躯。声音嘶哑,发病持续时间短者,常见于外感、高声大喊大叫,急性咽炎、慢性咽炎急性发作等引起的声带炎;发病时间长者,多见于慢性声带炎、声带息肉、结节,也可能是喉结核、喉癌等病引起。如年龄大经久不愈,亦提示可能是胸腔肿瘤压迫喉返神经引发的声带麻痹,应及早检查声带,如一侧声带麻痹,立即可得到胸腔内有肿瘤可能的诊断,再做进一步的检查,明确肿瘤的位置性质。如闻及有犬吠样声者多为急性喉炎,也可能是白喉等喉病。闻及哮鸣音、急性伴咳嗽,多见于急性喘息性支气管炎,儿童常见;慢性间歇或经常发作,或伴有遗传过敏体质者,常见于哮喘。

3)咳喘哮:咳喘哮乃上述咳、喘、哮诸病症之总称。有声谓之哮,无声谓之喘,只咳无哮喘谓之咳。这些均可从患者主诉及闻诊中得到。从闻及咳喘哮症状的先后、孰轻孰重,发病年龄等,常可初步知道是否是急慢性单纯性支气管炎,急慢性变应性、喘息性支气管炎。结合望诊、问诊、听诊、X线等检查,可明确诊断。有些患者可见到背曲、肩耸、头颈前倾,呼吸短促费力,乃为慢性喘息性支气管炎、哮喘;结合切诊,脉搏多示细数,乃为病久心气不足、肺气亏损,即今之肺气肿、肺纤维化、肺源性心脏病、心肺功能不全;再结合问诊,得知患有慢性喘息性支气管炎病史,先有慢性单纯性支气管炎,每入秋冬发作,到第二年春天气候温暖而缓解,反复发作,多数历经3~5年,逐渐加重而成慢性喘息性支气管炎。慢性喘息性支气管炎受凉、入冬风寒侵袭皆易发,怕冷容易感冒,常发于成年,也有从幼年发展而来,年龄越大病情越重,始则肺气肿,继则肺纤维化,而影响心脏,导致肺源性心脏病,最终发展为慢性充血性心力衰竭,其咳在先、喘哮在后,咳喘皆重。哮喘多始发于幼年,先哮喘,后咳嗽,哮喘重而咳嗽轻,闻油烟、油漆、化工气味易发病或加重,随年龄增加或到成年后而逐渐缓解或基本痊愈,偶因受凉感冒或吸入油漆、灰尘、化工气味等过敏物而发。如下肢浮肿,入晚加重,晨起减轻或消退;眼睑浮肿,到晚上缓解或消退,显示慢性充血性心力衰竭之特征;重者可出现胸水、腹水,经过四诊合参,加上现代医学心肺听诊法、胸腹部触诊,确诊率提高,治疗有效率亦提高。以上是常规病例,也有较多特殊病型和变化病例,可参阅症状诊断及鉴别诊断学。

4)气味

A. 病气:从患者身体发出的特殊疾病的气味。如糖尿病可闻到的烂苹果气;肝硬化功能失代偿和肝昏迷时有鼠臭味(肝臭味),即氨水味;禁食、纳少、腹泻等失水情,引起水电解质紊乱,导致酸中毒时有苹果气;进食过多、消化不良、胃排空迟缓等嗳气时有酸腐味,呕吐物也可闻到酸腐味。胃癌伴幽门梗阻食物滞留胃内超过6小时,或尚有隔宿食物滞留胃内,也可嗳出酸腐气味,呕出物或伴有隔宿食物,也呈酸腐味。因此,如当作饮食不节、伤食、食积来治,易引起漏诊、误诊,而导致误治或没有得到及时正确、有效的治疗。慢性鼻炎、副鼻窦炎、慢性咽炎、化脓性扁桃腺炎、慢性呼吸道炎症、支气管扩张、肺脓疡、干酪性肺结核等都可从呼吸道呼出各种不同的秽味;还有口腔炎症、牙龈缘炎、龋齿、齿缝食物残渣等均可引起炎性腐败性气息,如不明确病因,笼统归因于中焦脾胃湿热论治,未必会得到好的效果,应分清病因、分清不同病症,分别做相应治疗,这就是中医现代化,中西医结合辨病辨证的优点。

化脓性皮肤病、化脓性破溃之痈疽也有化脓性炎性气息,特别是未及时清疮换药时,更有一种腐败气息,在夏暑温度较高时更明显,因此,需及时清创换药,或针对不同病况予以治疗。

B. 体气:尿、粪、汗、涎液等气味是由人体在新陈代谢中产生排出的,是正常的。但因食某些食物,如蒜、葱等,就会有蒜葱味,喝酒会有酒气,也是正常的。个人卫生不良也会产生的异味,多是缺少个人卫生习惯,少换衣,少洗澡,不清洗肛门及周边部位,不刷牙、少刷牙引起的,尤其老人行动不便,懒于处理个人卫生。如口有异味秽臭,根据不同的气味可提示对某种疾病的诊断。一般口气多由龋齿、牙周炎、牙缝残留物腐败、刷牙不规范、口腔不卫生等引起,先予注意纠正或排除;嗳气酸腐,多由饮食不节、消化不良而发,也可有少数重大疾病引起的幽门梗阻;血腥味者多因口腔牙龈、咽喉、支气管慢性出血。皮肤也是某些内科疾病特殊气味的散发"窗口",如糖尿病酮症酸中毒时排出的烂苹果味。因糖尿病从尿中排出的葡萄糖含量高且味甜,如尿在地上可吸引蚂蚁,过去也有据此诊断为三消病(即糖尿病)的。又如肝病失代偿期肝性昏迷的患者,由于代谢障碍导致血氨增多,口气、体气、尿液就均可有氨的气味,有人更形容为鼠臭味。还有矢气多,大便、矢气均奇臭,或嗳气酸腐者多是食积消化不良。

C. 体质性气味:如狐臭等,病在腋下大汗腺。青壮年气血旺盛时,汗腺分泌也旺盛,洗澡少,可有狐臭味。进入老年,气血衰退,汗腺分泌逐渐减少,狐臭味也渐少、消除。严重者有一定的遗传性,气味有轻有重,轻者可随年龄增加到老年逐渐消失;重者可行手术治疗。

D. 老人气:多因年龄大、体弱,行动不便,肢体欠灵活,懒于个人卫生,少洗澡,睡前不洗脚,不刷牙,大便后肛门未擦净,前列腺增生使小便时尿线无力,常滴漏污染在衣裤上,加上鼻涕、涎液常不自主流出溢于胸襟,时间一长,使发出难闻的体气,特称之为老人气,但并不是老人身上有一种特定的老人气味,而是个人卫生问题,以老年人居多,故特称之为老人气。现在经济条件、卫生设施和个人卫生知识均好了,所以老人气也少了。

5)视力:除远视、近视、白内障、角膜炎、角膜混浊等影响视力外,也有眼球外观正常,却视而不见者,民间老百姓俗称之为青眼白瞎,此类视力障碍,多为眼底视网膜黄斑变性、出血,高血压、糖尿病眼底血管病变,或眼球压力增加之青光眼等,应使用检眼镜等检查,不能单纯以肝开窍于目而益肝养血明目治疗,延误治疗。

(3)问诊:历代对问诊就很重视。张景岳及陈修园对前人在问诊经验的基础上总结、改写成"十问歌":一问寒热二问汗,三问头身四问便,五问饮食六胸腹,七聋八渴俱当辨,九问旧病十问因,再兼服药参机变。后人又将"十问歌"修改得更详尽,认为发病与贫富有关,也必须问;还要视其表达神情,从中可得知患者有无恐病等心理因素存在。这些问诊都能否单从脉象即可断病的假象,是中医的精华。结合现代医学,患者诉说不完全的要问,不清楚的要问,不确切的要问,有疑问的要问,因为有的患者对自己的不适、病痛理解不清,病痛程度不同,耐受性有别,语言表达不确切等,影响诊断,造成误判。还要确认患者所诉症状的真实性、轻重程度,既要问当前症,更要问已往史。也有患者将病情夸大或虚构症状的,都要鉴别清,包括病情经过,以及患者自己能知道或认为有可能与疾病发生有关的病因,还有已往有否做过检查及用药情况,包括有无过敏,还有住院、手术和疗效情况等,均须一一问清,曾住院或手术的,要提供出院或手术小结,才能提供翔实、可靠、准确、全面与疾病有关的信息,才能确保诊断的可靠性、准确性,治疗的有效性,医疗嘱咐的完备性,心理疏导的合情合理可信性,更能取得良好效果。如肠梗阻、不完全肠梗阻很多与腹部手术有关;胃肠癌症手术切除治疗的手术记录、癌周边相关组织及淋巴结有无侵及,多少个癌细胞呈阳性,上下切端的病理报告,以及出院小结,癌细胞有无,或癌细胞有无扩散到其他脏器,都关系到癌症术后继续治疗的方案和措施,以及预后的判断。因此,问诊对疾病诊断、治疗效果、预后判断是至关重要的。

(4)切诊(包括按诊、触诊):多指按脉,也是获取患者病情信息的重要手段之一。目前一般大多只切寸口,从其数为热、迟为寒、洪大是实、细弱是虚等的判断是不够全面的,况且28种脉搏也不易全分得清。只有浮、沉、迟、数、大、小、弦、滑、濡、细、结、代、促脉及病危临死前少见之特殊雀啄、虾游等怪脉,无脉证等尚可辨。有些是解剖变异脉(斜飞、反关脉),没有病理意义。还有晋王叔和在《脉经》曾说:"平脉视人大小、长短、男女逆顺法",这已说明脉象与人之胖瘦高矮、男女不同有关。因而切脉时也要全面分析考虑,然后四诊合参而定辨证论治,单凭切脉断病是很不全面的。因而就有平脉的出现时研究、探讨,就是凭证而后合脉以断病。如古有"无病而脉平者孕也",应是指有早孕之嗜异、厌食、纳少、乏力、恶心、呕吐。即无暴饮暴食、饮食不节、饮食不洁等胃肠疾病,见于停经少妇无病之平脉为有孕。我对不谈滑脉而凭证可诊早孕,早年即已有质疑,经对《脉经》及中西医学多方考证,对有早孕症状而按示无病之脉平者可判为有孕。单按寸口脉,易遗漏糖尿病足、下肢闭塞性脉管炎等早期引起的足背动脉(跌阳脉)细弱或难以按及,供血不足,导致下肢冷感发凉,如得不到进一步检查并及时明确诊断和治疗,最后可导致下肢动脉完全闭塞缺血而无脉,引起足趾、足部先后坏死、脱落(脱骨疽)。故必要时,人迎(颈动脉)、跌阳脉也都要切按。张仲景在《伤寒论》序言中就指出,有些医者诊病不仔细且草率,"按手不及足""动不过百",影响疾病的诊断。因此必要时切脉应包括跌阳、人迎、虚里等,如人迎脉洪大、细弱,可大体知道颈动脉狭窄与否及其程度,脑供血、供氧是否正常,对有无脑血管梗死、头昏、头晕、耳鸣等病因判断有一定帮助。虚里可知心脏博动力大小,有无抬举、猫喘等心脏病理体征,加上寸口脉有无结、代、促脉,听诊器探知各瓣膜区有无 SM、DM,即可知心脏是否正常,可提示进一步检查项目,利于辨病辨证施治。因此切脉与望、闻、问四诊合参,在辨证施治中也是很重要的一诊。但近年山西中医学院中西医结合医院张英栋在《独尊脉诊不可行》*中引用仲景所论:病在脉前,在六病的范围内"证以合脉"才可以反过来判断阳明病,如果离开病、证,单纯谈脉,则不免陷入机械,偏离临床辨证的境地,既不全面,也不可靠。

切诊还应包括按诊,如按腹部而知癥瘕积聚,喜按拒按,知虚实,功能性病变,还是感染性病变。按胸部虚里(心尖搏动处),可知道一些心脏疾病。按脘腹,可提示有无腹部肿瘤、炎性包块、急腹症,以及一些心脏疾病。按尺肤,可晓知发热与否及其高低。

按胸腹、尺肤、虚里、肌肤、穴位,既是检查诊断手段,也有治疗作用。加上现代医学的视、触、叩、听,以及医学血、尿、便三大常规,肝肾功能等医学检验和 X 线、彩超、CT、MRI 等现代医学检查,大大扩大及延伸中医望、闻、问、切的广度及深度,对推进提高辨病辨证中医现代化及中西医结合大有裨益,提高诊断率及治疗效果。兹举我经治一些四诊合参辨病辨证施治的病案如下。

案1. 王某,男,62岁,1980年3月就诊。

主诉:近3月来胃脘空腹隐痛,逐渐消瘦体重减轻,经视、触、叩、听及中医四诊合参分析,未查到消瘦原因,胃镜示胃溃疡范围为 2 cm×2.5 cm,病理组织学检查未查到癌细胞,经

---

* 发表于《中国中医药报》。

按胃溃疡治疗后脘痛平,但体重续减,再经大便常规检查(-)、隐血(++),腹部 CT 检查为胃癌,已扩散并广泛转移,但胃镜及病理均未能查出,治疗 5 个月后无效而死亡。如能早些就诊检查和复查也就不至于扩散转移,就能及时采取治疗措施而治愈。门诊很多胃溃疡经胃镜检查确诊后均可被治愈。这是充分说明西医视、触、叩、听是中医望、闻、问、切四诊的扩大延伸。

案 2. 孙某,男,66 岁,1982 年 8 月就诊。

主诉:纳少乏力体重减轻消瘦 2 月余,近又发现左侧面部瘫痪就诊,曾在某医院神经内科诊断为周围性颜面神经瘫痪。经查左侧额纹小于右侧,举眉额纹不随之活动,后请神经科会诊,经脑 CT、B 超、彩色多普勒等检查,诊断为原发性肝癌脑转移、中枢性颜面神经麻痹。病情急转直下,时有抽搐发生,眼白上翻,1 月后死亡。

案 3. 张某,男,58 岁,常州戚墅堰,1985 年 6 月就诊。

主诉:纳少脘痞 1 周,腹部稍满,无压痛、包块,脉弦苔薄,治拟健胃理气。二诊补诉腰痛、稍咳,呼吸音粗,左上腹稍压痛,左侧肋脊角压痛,同侧肾区叩击痛。经彩超检查发现腹腔肿块,拟诊胰腺癌;胸部 X 线诊断为肺癌,半年后死亡。

以上 3 例病已晚期,虽治疗无效死亡,但对患者家属有了明确诊断及病亡原因交代。

案 4. 张某,男,52 岁,1988 年 1 月就诊。

主诉:纳少腹胀,低热盗汗,消瘦乏力 2 月余,脉细带数,蛙腹,移动性浊音(+),肝功能正常,B 超及 CT 示腹膜增厚,中等量腹水,结核菌素试验(OT)检查(+),腹部穿刺抽出液检查为渗出液,腹水培养示结核菌(+),诊断为结核性腹膜炎,经中西医结合,先辨出了明确病因疾病,即辨病,因用西药抗结核治疗有效,即应用对结核病菌有特效的西药(异烟肼)治疗,再用中药治阴虚潮热之臌胀,按痨证辨证治疗而渐愈。

以前有风、痨、臌、膈,实病难医,现在可经抗结核特效药、外科手术治疗;中期尚未扩散、转移的食管癌、胃癌及门静脉高压症,经中西医结合治疗可大部治愈,对难治的风、臌、膈也提高了疗效。

案 5. 赵某,女,37 岁,已婚,1985 年 7 月就诊。

主诉:纳少、脘痛、恶心,时吐涎沫半月余,月经正常,本次偏少,有性生活史,脉濡细,苔薄。凭我的经验,时吐涎沫,拟诊为早孕,经尿妊娠试验(HCG)检查(+),支持早孕诊断。这对未婚少女也有较高诊断价值;对已婚有性生活停经史者诊断更可靠。但要排除口腔疾病、习惯性时吐涎沫情况。

案 6. 虞某,男,56 岁,已婚,市领导,1986 年 5 月就诊。

主诉:经常肠鸣、便溏,夹有不消化物,便前腹隐痛,便后缓解,每日三四次,饮食正常,病程已多年,每因受凉、进冷、多食油腻而发,体重未见影响,经多方诊疗未见效。脉弦、苔薄。腹部检查无明显固定压痛点,无包块,大便检查(-),辨病拟诊断为肠易激综合征(IBS)。经按中医辨证为胃强肠弱(脾改肠)运化不足,胃肠寒湿,饮食不化,方选痛泻要方、附桂理中汤加味(加草果、辣蓼、生地榆),我称其为肠舒汤,5 剂,并嘱忌生冷油腻。服 2 剂后见效,继续服药巩固1个月,未见复发,嘱继续忌生冷油腻,不受凉,巩固疗效。

案7. 王某,男,35岁,已婚,1988年8月3日就诊。

主诉:上腹疼痛1天,偶有恶心,体温37.5℃,上腹轻压痛,右下腹麦克伯尼点压痛明显,拟诊断为急性阑尾炎,血常规检查示白细胞9800、中性粒细胞79%,即转外科,确诊为急性阑尾炎,经手术切除,住院1周后出院。对当天或只有上腹痛一二天的患者,都要对其麦克伯尼点进行检查,以及进行血常规检查、测体温,如均正常,也没有或不明确转移性腹痛,或无明显麦克伯尼点压痛的患者,医疗嘱咐清楚,或随访随诊观察,以防漏诊。如不按诊腹部,未能及时发现有麦克伯尼点的阑尾炎患者,也没有进行血常规检查,就难明确诊断和及时手术。阑尾炎在过去无有效的抗菌敏感药物进行治疗,就有可能导致化脓穿孔,引起腹膜炎,或病死风险,应引起注意和重视。

切诊主要是按脉,也称按脉搏,就是按显露在浅表动脉血管的搏动情况,一般分为浮、沉、迟、数、大、小、结、代等28个不同的脉象,习惯多是按腕部的桡动脉脉搏(寸口,即寸关尺),从中可提示多种不同的疾病。脉搏的大小,可以知体质之强弱,气血之盈亏。如心脏搏动的力量大小而知心气、血脉之盛衰,过大过强有力,可能是心脏收缩搏动太强,心血足、心气盛,抑或是劳动强度大,或跑步运动之后,或血压高等的原因;过弱过小,多为气血亏损,心气不足,血少,体质虚弱,心脏搏动无力,心输出量少,血容量不足,可能是低血压、失血、失水等所致。弦滑多见于年龄大、血压高易卒中之风痰之体,或中风后中脏腑有轻重不同程度的昏迷患者,咽部常有痰鸣音;其他如动脉硬化,血管迂曲,管壁增厚,可示弦滑如盘走珠之脉;如有高血压,则弦滑更明显。这种脉象患者常易中风,昏迷时咽喉常有痰声,体多肥胖、患有高血压等,可视为痰湿之体,多有弦滑脉象,而认定是风痰。由此联想,在当代医学条件下,结合病理生理学对脉象的观察、分析、研讨,总结其病因病机,是有一些道理的。在《脉经》中晋王叔和就谈到"平脉视人大小、长短、男女逆顺法",是有科学内涵的。即男性因劳动较强,肌肉发达,包括心肌也较发达,因而心肌搏动力较强,比女性要洪大有力,也多显露于表,故一按即得而多示浮洪大。关于脉搏的沉、迟、浮、数,古之医理多指数者为热,发热患者,心脏搏动加快而显脉数,迟者为寒,浮在表而沉在里。但沉、迟、浮、数是有体质性的,且与晨晚时间、活动与平静、七情等有关,皆须考虑。正常健康人一般不超过90次/分,不低于60次/分。如窦性心动过速者心率常在90次/分以上,窦性心动过缓者心率常在60次/分以下等;过数者则心悸,过缓者则易胸闷、头昏、头晕、乏力,严重者脉率可降到30~40次/分,即可晕厥休克,如阿斯综合征。另外,过胖过瘦、太高太矮也可能是病。但脉搏过快、过慢可能是心脏本身因劳逸不同、男女性别之差,情志急躁缓慢、神经类型不一引发,或是心脏自身节率传导问题,但不一定是寒热虚实。女性因劳动力较男性少而小,肌肉不如男性发达,且多丰满,心肌亦不如男性发达,故脉常欠显露,而易现沉细、濡小脉;另外,反关、斜飞、一侧无脉征等是生长、解剖之变异,属正常之解剖变异。如心脏可生长在右侧成右位心,按胸腹时,心尖搏动在右胸才能触及;阑尾可长到左侧,甚至整个内脏反转等皆是生长解剖变异,或属正常。

按脉部位:左右腕部的寸关尺、颈部两侧的人迎、两足背的趺阳,即是三部九候,也有将寸关尺分作三部九候的。另有心尖搏动处(虚里)。这些各有特点及所主病,有些是很有价值的。但寸关尺已有28种脉,已难分清,再将脉搏分寸关尺,又分左右寸关尺,配五脏六腑,分得如此之多、之细,能否分得清? 是要商榷的,因此,周学霆在《三指禅》中做了"分而不分、不分而分"比较原则客观地回答上述问题。苏东坡的"求医诊脉",对按脉诊病提出质疑,是有一定道理和参考价值的。我也有专题论及颈部两侧人迎细小,常会出现头昏眩晕、恶心、呕吐,易发直立性晕厥、脑梗死等,常由颈动脉脑动脉粥样硬化、狭窄脑供血不足诱发,我是认同的。患者颈部两侧人迎处静脉充盈,可能是因为充血性心力衰竭,前负荷增加,或纵隔肿瘤压迫上腔静脉,以致颈静脉压力增高充盈。两足背部的跌阳脉,可由此查出的疾病,如脱骨疽(见于血管闭塞性脉管炎足部坏死,也见于糖尿病引起的足部坏死),跌阳脉可示细、小、沉、弱,甚至按触不到。对足部特别怕冷而皮肤寒凉者,我会单击足背的跌阳脉以求证。这两处的脉象,具有参考价值。除按三部外,也应包括按胸腹,按虚里心脏搏动力的大小、快慢、颤动(猫喘),心尖搏动的有无及其强弱、范围、部位等,即可提供心脏有无异常疾病及病情轻重,可进一步做心电图、心脏彩超检查项目。按腹部即可知腹部有无喜按、拒按之疼痛,前者为虚,后者为实,结合腹壁软硬度及有无包块或囊性包块、搏动和按痛等,可为很多腹部急、慢性疾病等提供诊断依据,从中可发现一些需要手术的急腹症,以便使患者得到及时治疗,挽救生命。古代由于封建思想,不能触摸胸、腹、肢体,尤其对女性患者,因此,古籍中仅见到喜按为虚、拒按为实、青筋暴露、脐突、气臌、水臌及癥瘕积聚等少数腹部征象记载,这虽是宝贵经验,也是我国医学较西方医学滞后的原因之一。按尺肤能大体知道发热与否及发热高低,为医生提供就诊患者有无发热性疾病需要进一步做何检查的依据,既简便,又有一定实用价值。我曾对暑温患者用按肌肤及腹部的方法得知患者热否和热之轻重高低,并即时作出对高热、昏迷、惊厥患者用退热药,达到热退、惊厥停、昏迷缓解,从而保护大脑,减少死亡及后遗症。上述方法较摸头额准确,主要是由于肌肤多有衣服遮盖,特别在秋冬,受外界气温影响小;头额无遮盖,受外界气温影响大。按肌肤粗糙、滋润与否而知荣枯,可知气血是否旺盛、衰败,可判断患者体质强弱,有无重大、长期慢性消耗性疾病,以及抗病能力高低,这可预见慢性病的恶化、好转等。四诊是医学最基本的诊病手段,简便易行,很多疾病从四诊合参即可得到诊断,也有很多疾病从四诊即可得到提示,指导检查范围,有利于及时明确诊断和治疗。因此,必须充分利用四诊。

切诊还包括腹部按诊,是切诊的重要内容。切诊虽有一定重要意义,但不能知百病,需要与望、闻、问合参,也需要现代医学的视、触、叩、听各种实验室检查。在对腹部进行按诊时,应注意以下几点。

(1)取患者平卧、下肢屈曲的常规姿势。诊查床应高于一般床。医生应立于患者右侧,进行按诊的一般常规检查,如果还不能满足临床要求,特别是腹水患者,也可采用浮沉触诊法,即右手四指并拢,半垂直向腹部需要检查部位上下浮沉冲击检查,就能发现常规检查不到的包块、肝脾肿大等;有时需要上身抬高取半卧位或坐位,胸部前倾,让腹肌更加松弛,或俯卧位,使包块下垂到近腹壁,手掌向上触摸,就较容易查到包块,以及包块的大小、质地、表面、周边状况及其移动度等重要体征,为临床提供更多可靠、较翔实的资料。

(2)检查腹部前,如重点检查的是上腹,则要求未进食或空腹;如重点检查的是少腹,则要求膀胱空虚,必要时排尿后检查。否则或可因膀胱充盈高于耻骨,处于停经期的妇女,则可误诊为怀孕或卵巢囊肿,但后两者皆呈少腹部固定浊音,无移动浊音征象。有时也可误诊为其他少腹包块,或造成对少腹包块及子宫肌瘤的漏诊。因此,妇科腹部检查前排尿是常规。需注意,内科腹部检查不可被忽略应引起警惕。

有时患者诉说胁腹痛,腹部有肿块,包块时有时无,或包块在腹内移动,或消失或窜痛。这时需认真检查腹部,并注意以下阳性体征。

1)两胁肋骨神经痛:局部不红肿,脊椎无压痛、叩击痛。

2)腰椎前凸:可见于腰椎前凸明显患者,形瘦、腹壁脂肪少而薄、腹肌张力低而弱者,常易被患者无意中摸到而误认为是腹部包块。

3)肠痉挛:多阵发,矢气后即好转。

4)气块:可因功能性肠痉挛及器质性不完全肠梗阻引起为瘕。

(3)血液、大便、尿液三大常规检查,肝功能、CT、X 线、心电图、彩超、听诊等检查,这些是四诊的重要补充,诊断的重要手段,应认真学习、汲取、应用。

案 8. 季某,女,65 岁,1988 年 3 月就诊。

主诉:近月余听力减退,像棉球塞于外耳道,曾在他处诊断为年龄大气虚,用补肾益气药未效。近日于我处就诊,问诊得知其患有慢性咽炎,咽部不适如炙脔,咽之不下,吐之不出,时常要做咯痰样动作,但无痰咯出,或偶有极少量痰,咯后稍好转,瞬即又发,此症状已持续多年,经常于感冒后发作或加重。近来耳道常有闷塞感,听力减退,在头部转动,或用手拉耳朵有时会减轻耳道闷塞感,或使听力渐渐恢复。半月前患者感冒,慢性咽炎急性发作,查咽部充血潮红,脉濡,苔薄。此乃炎症涉及耳咽管,渗出液堵塞耳咽管,内外压力差不等及传导不良诱发。辨病为慢性咽炎诱发咽鼓管炎,辨证为痰气交阻。仅用抗感染药物治疗效果欠佳,经用半夏厚朴汤化裁理气化痰后获效。同时要少讲话,讲话声音不宜太高;不吃辛辣烟酒;避免感冒。另外,可牵拉耳朵,或用两手掌捂住耳朵一松一紧,对内外耳道造成正负压,有一定的冲击力,贯通内耳道,便于声音传道,闷塞感可望消失,听力亦易于恢复,可减少急性发作、缓解减少症状和复发。

我认为气虚与痰气交阻的分辨在于气虚者好发于体弱、贫血、瘦赢及老年患者或耳膜硬化传导敏感减退,补益气血或可也。因血为气之母,气为血之帅,有互助之功。这与感冒、慢性咽炎急性发作,导致咽鼓管炎管道不通者(痰气交阻)有别,氮气交阻则应予祛邪,理气化痰。临证医生对此类听力减退属虚属实要辨证论治。

(四)症状诊断、鉴别诊断

症状诊断、鉴别诊断是诊断疾病辨病的基础。如发热、腹痛、呕吐、腹泻、浮肿、咳嗽、心悸、胸痛等,必须详问其轻重程度、时间、发病经过,有无相关原因等。

除用望、闻、问、切四诊外,还要掌握西医的视、触、叩、听。症状诊断和鉴别诊断,可参阅

《症状鉴别诊断学》。现将我对一些疾病及症状诊断的体会和经验介绍如下。

肠梗阻的主要症状是燥实，痞满，腹痛，无大便、矢气，或伴呕吐，可听到肠鸣音亢进，腹气攻窜作痛，有时可见到肠型。肠麻痹梗阻则肠鸣音弱或无而静息。在上消化道梗阻者，以呕吐为主，开始常是呕吐酸腐宿食，后多是胃液、黄苦胆汁，上腹部或可见胃逆蠕动。降结肠、乙状结肠梗阻严重者，可先见便秘、无矢气，腹气攻窜作痛，有时腹部也可见肠型蠕动状波。用手掌按摩腹部时，或可引发肠蠕动加剧出现肠型。严重者，呕吐物中可见粪便，或闻及粪臭味。

有时肠梗阻患者在症状出现以后，或可有一次大便或矢气，这是因为梗阻前大便已积存在降结肠及乙状结肠内，不能认为有大便或矢气而忽略肠梗阻的诊断，必须提高警惕，以防误判。X线影像检查可见腹部阶梯状多个液平，就可确诊。

有肠梗阻症状，必问有无腹部外科手术史，查看腹部有无外科手术瘢痕等，对诊断手术后粘连性梗阻有很大帮助。

中医通过四诊，充分详细合理应用"十问"，再经过四诊合参辨证，得出阴阳、表里、寒热、虚实，在何脏何腑，属气属血，做出温、清、和、汗、吐、下、攻、补兼施等治则，以便达到最佳疗效。

（五）中西医结合

经辨病辨证后，按疗效高低，决定是以西医药治疗，或中医药治疗，或中西医结合治疗，抑或手术治疗。兹举一些辨病后用西医药治疗较好的疾病。

1. 发热　《黄帝内经》中提及凡发热皆伤寒之类也（广义的伤寒），未免有笼统欠详之嫌。发热有外感内伤，病种及原因很多，不能满足临床需要。在现代医学症状诊断学中，发热病种超过百余种，尚有没有认识清楚的。后汉代张仲景把急性发热病用六经辨证，则条分缕析，对发热的认识有了很大的提高。明清吴鞠通、王孟英、叶天士等温病学家，又把急性发热病归属温病学，著书立说各抒己见，如《温病条辨》《温热经纬》等，对发热病又有了更多、更深入的认识，更多的辨证施治法则和有效治疗，还把发热疾病从伤寒分了出来。但尚简略笼统，有分而不清之嫌。如患者经辨病诊断为现今的"伤寒"，在没有进行肥达反应，或培养出伤寒杆菌前，就无法知道是否是伤寒杆菌引起的伤寒病，只能统称为伤寒或温病分而不清的状态，从而衍生出广义伤寒（如伤寒论中的所有的发热性病——伤寒病和温病）和狭义伤寒（即现在由伤寒杆菌感染而发热的伤寒病）。又因其病灶在肠部，故又有肠伤寒之称。在当时没有氯霉素，无论中医药、西医药治疗，发热都要经历发热、高热、昏迷、汤水不进4周，病程中还出现缺水、缺营养、电解质紊乱，以及热入少阴厥阴等凶险并发症，后期还有肠出血等，甚至死亡。有幸痊愈者，身体羸瘦虚弱，经过较长时间的调养，才能慢慢恢复，如果饮食调理不当，过早活动后劳累，还可能发生食复、劳复后可再度发热或引发其他疾病等。现在通过现代医学检查方法，明确诊断是伤寒杆菌引起的伤寒病的话，用氯霉素等特效药可治愈。因此，凡有不明原因的发热患者，4~5天后应首先验血（肥达反应），明确伤寒后，只需用氯霉素等对伤寒杆菌有特效的西药，绝大部分患者3~4天后就能热退病愈。现在已有更多的抗生素亦对伤寒杆菌有效，可选择治疗。由此可知，不仅中医现代化，西医同样也要汲取其他科学(医学检验、细菌学等)有用之处。现在还有很多急、慢性发热性疾病,其中很多是内、外、妇、儿各科特有的急慢性感染性疾病和传染病,以及其他尚未明确病原的疾病,也可在现代症状诊断后,再做进一步检查。有部分疾病可查到病原细菌或病毒,用抗感染、灭病毒等疗效敏感的药物等治疗即能治愈,如肺炎用头孢类,肠炎菌痢用左氧氟沙星类等,疗效较中药好。又如高热昏迷惊厥患者,中医药抢救设备、剂型、给药途径等缓不济急,心、胸、腹腔等外科疾病需手术者,就要进行外科手术治疗。因此,辨病是很重要的,应首先辨清是什么病,该怎么治,才有好的疗效。

2. 急性阑尾炎、胆结石、肠梗阻、胃穿孔、急性胰腺炎等急腹症,以及心、脑、胸腔外科疾病或急症　　需分别由西医内、外科手术急诊抢救治疗,不能延误,如不及时抢救、手术,甚至死亡。如急性阑尾炎,有的几小时或一二天就会化脓穿孔,引起腹膜炎,甚至死亡。胃穿孔后同样可引起腹膜炎,甚至死亡。其他心、脑、胸腔内、外科急症,以及胆结石、肠梗阻、急性胰腺炎等急腹症均需抢救、手术诊疗。抢救、手术指征均详于急症学。

3. 维生素缺乏　　需服用所缺维生素的药物有良效,还可多吃含有该维生素的饮食蔬菜,起到非药物饮食疗法的效果,或将合成维生素直接口服、肌内注射、静脉滴注途径给药。

4. 眼科晶体混浊、白内障,视力减退或失明　　此时仅补肝肾明目是无效的,还应行手术置换晶体较有效,疗效立竿见影。

5. 各种急慢性失血较多及严重贫血　　需要输全血,也有白细胞、红细胞、血小板等单项缺少的患者,也可选择性单项输给,疗效快也安全。但也须找出真真病因,从根本上治疗,才会彻底治愈。中医虽也有输血的记载,方法简陋,也不能分辨血型,有很大风险,不安全、不实用而废弃。

6. 疟疾　　不典型的寒战高热患者用任何中西药均无效时,如经血常规检查发现疟原虫,就能明确诊断。用抗疟西药后,寒战高热很快即能消退而治愈。中药虽有常山、蜀漆等治疟药,但均无明显确切疗效。晋时虽有葛洪在《肘后备急方》中用青蒿汁治疟,但因多种原因,未能推广、应用、传承,知之者甚少。直到前几年屠呦呦从青蒿中提取高效、使用方便的青蒿素,并获诺贝尔生理学或医学奖,而广为全球患者应用。这说明中医药的经验是有科学内涵的,是宝库、是瑰宝,但要挖掘。挖掘时既要有中医药知识,更要具有现代医学、科研技术和知识的人员及供研究的平台,还要有刻苦坚持的科学研究实验精神,才能成功。因此,西医要学习中医、研究中医,中医更要学习西医知识和技术,中西医结合,才能实现中医现代化。

7. 中焦虚寒　　黄芪建中汤加煅瓦楞子更有效。

8. 流行性病毒性感冒　　桑菊饮、银翘散有效。

9. 流行性乙型脑炎　　中西医结合治疗此病已有较好的经验。

10. 痹征、面瘫　　需排除器质性、中枢性疾病。中药、针灸、推拿、按摩有效。

(六)借助现代科学及现代基础医学进行创新和新认识

(1)舌炎、口腔溃疡、糜烂等口腔疾病,部分与体质(火气说、免疫力、维生素营养缺乏等)有关外,很大一部分与理化有关。如与煎、炒、炙煿、膏粱之硬腻菜肴食物,辛辣、酸、甜、苦、咸五味之浓郁,干、脆、粗糙的干粮、西瓜子、葵花子等副食品有关。

(2)咀嚼食物,舌头搅拌翻动,舌面边尖、口颊黏膜因摩擦首当其冲。如受到损伤,轻则舌苔被刮除而少苔、无苔,重的舌质光剥红痛,尤以舌边、舌尖、舌前活动度较大,摩擦亦最多,伤害也较重,特别吃虾时用舌尖最多,则舌尖伤害最多、最重。其辛辣、酸、甜、苦、咸浓度越高,刺激舌面及舌尖颊黏膜更重,乃物理性伤害,或因高渗、辛辣刺激,细胞膜渗透造成细胞坏死而出现口腔黏膜糜烂,应引起注意预防,杜绝其因就可避免,不宜当作火气治疗。

(3)春、夏、秋在室外洗澡,易有水凉感,乃是水受体温蒸发,带走体表温度而感凉意。

(4)弯腰工作时间较长而腰背酸痛,乃腰背肌疲劳,不是肾虚。

(5)多食冰冷饮料或食物,易使胃肠黏膜血管收缩循环不良而冷痛。应注重脘腹保暖,食用热食、热饮可缓解疼痛。

(七)治疗

1. 辨病辨证施治原则　辨证施治是中医治病的原则。按脏腑等症状辨证后得出的阴阳、寒热、虚实、在气在血,按证用汗、吐、下、温、清、和、补、消八法,补不足损有余,理气消胀除痞满,活血化瘀破积等治法,是治疗大法,其中尚有很多细节,必须在辨病辨证基础上,结合现代化实践撰述如下。

如寒者热之,热者寒之,阳虚者温之,阴虚者补阴。按脏腑不同阴阳、表里、寒热、虚实八纲,以及气血盛衰之偏,分别辨证论治。热者清之,按热在何脏何腑,并按内热外感辨证施治,病在脏腑,先辨清疾病,排除急腹症,如热在心,舌尖红或糜烂可清心火;热在肺,发热咳嗽就清宣肺热而止咳;热在胃肠,大便燥结,就通大便泻胃肠之热。

外感则按温病六经、上中下三焦、卫气营血辨证施治。伤寒、温病发热,则先辨病,然后辨证论治,参照《伤寒论》的六经及各家温病学说;卫气营血、上中下三焦辨证施治,伤寒论及各家温病学说均有详述。据男女病种属性,再细分内、外、妇、儿各科分别按需治疗,再考虑是否抢救及行外科手术治疗;或传染性疫疠、非传染性杂病治疗是否应隔离及做针对性专病专药治疗;或单独西药,或中药治疗即可,必要时中西医结合治之。这就需要中医现代化,辨病辨证后择优治疗。

2. 中医治则

(1)汗:在表汗之,如一般外感风寒或风温,初发在表,无汗,发热时,均可按辨证属风寒、风热用辛温、辛凉解表,正确应用汗法,多可热退身凉,如麻黄汤、桑菊饮、银翘散之属。但也要辨清疾病、明确诊断,针对原因治疗,不能因发热就用退热清热药,无汗就用解表发汗药,这些也只是对症治疗的一种方法,未必能根治疾病。用麻黄汤等相关方剂时,因其内有麻黄,须注意慎禁之戒及麻黄剂量,以免汗出亡阳,伤寒论早有明确规定慎禁之证。因麻黄有拟肾上腺素能作用,可升高血压,加速心率,易促使原有高血压患者血压更高而发脑出血重症之中风(中脏腑)。加快心率,加重原有心脏病症状,导致心力衰竭而均易虚脱、汗出亡阳。现在还要注意有高血压、心脏病心力衰竭、心功能差者少用或不用,并注意老弱体虚患者,出汗宜适度,不要人为迫使汗出过多。另外,注意麻黄用量不要超过每日10 g,多可避免因心脏病心力衰竭、高血压脑出血后汗出亡阳。关于麻黄汗出亡阳已有专论。

(2)吐:在上吐之,如饮食所伤,胃有积滞者,一吐为快,民间常有用手指伸到咽部探吐者,常有效。食用有刺激食物引起上腹不适者,或服用毒性物品或服药过量而有中毒者,均可用吐法治之。现代医学还可插胃管引流、减压、洗胃等方法,将胃内容物(食滞、有害物、毒物)等排出体外。诊疗方法多,则更快更有效。如因食道、贲门、幽门、球部各种疾病引起的梗阻在上之病,除进行吐法及插胃管治疗临时减轻症状外,还需查明病因,按各种不同疾病病因治疗。

(3)下:实者下之。① 大承气汤证治燥实痞满,失气频转,既要有燥、实、痞、满四大主症,也不可忽略矢气频转而贻误,将机械性、麻痹性等肠梗阻漏诊、误治。② 增液承气汤,多用于津血不足者之便秘,如发于老年体弱气虚者,可加参芪、当归、肉苁蓉、火麻仁益气养血润肠通便,乃攻补兼施。

(4)补:虚则补之,按阴虚、阳虚、气虚、血虚,五脏六腑之虚辨证论治。四君子汤、四物汤、八珍汤、十全大补汤、补中益气汤、六味地黄汤、金匮肾气丸、七味都气丸、虚黄资力丸等可随证选用。但必须要辨病,明确疾病,找出诸虚之病因,如缺铁性贫血、大(小)细胞性贫血、再生障碍性贫血等,或肺结核、肿瘤等慢性消耗性疾病,慢性肝炎、肝硬化等脾功能亢进之白细胞、红细胞、血小板均减少,以及慢性肾炎、小肠吸收不良综合征、急慢性病后营养不良等,均可引起各种不同的虚证,需按不同病证,予以辨病辨证论治。有些虚证需西医治疗,如肺结核,要用异烟肼、利血平等抗结核特效药治疗;伤寒杆菌所致的伤寒病,需要用对伤寒杆菌有特效的氯霉素等治疗。有些需要中西医结合治疗,就能提高疗效,如流行性乙型脑炎、SARS病毒等病毒感染性疾病。

(5)驱虫:农村及饮食不卫生者易患蛔虫、蛲虫、钩虫等病,治疗以西药驱虫疗效好。

(6)除疫疠:多是传染性疾病,要经过辨病明确是何种传染病,决定中医、西医或中西医结合治疗,特别是病毒性传染病,常选用中西医结合治疗效果较好。

以上是中医治则可参阅有关中医书籍,但尚不能符合现代临床医学需要,还要结合现代病理生理学及诊断辨病辨证进行治疗。

3. 临床医学思想现代化与辨病辨证施治实践   临床医学首先要明确和重视治未病的重要性,结合现代化辨病辨证治已病的临证实践,才能达到和取得更好的防病疗疾的临床疗效。

有专家说过,医生只能治好1/3的病,其余1/3是靠自身免疫力,即正气而自愈,还有1/3是经过非药物治疗而痊愈的。我将70余年中医现代化研究与实践的临床体会,撰述在本书中,有很多疾病是不易用药物治愈的,而是要用非药物治疗,也就是我国传统医学——"治未病",就既能预防,也有治疗效果,更可以预防复发,这是在中医以人为本的心理、情志,结合衣食住行,气候、环境、天人合一的大环境下的整体观而完成的,是中医的强项。这对西医是有启发的,现在也已逐渐得到了西医学者的重视、研究、应用。

本书所论均是个人学到的有限知识和在实践中所有的经验,可对中医现代化有所帮助,可供中医现代化有兴趣的同道共同研讨,有利中医现代化。由于"治未病"在临床医学中很重要,所以在本章先从"治未病"开始。所谓"治未病",即通过预防养生保健,强身提高免疫抗病力,增强体质,正气足,少患病或不患病,达到身体健康,才能真真延年益寿。

《素问·刺热》:"病在未发而刺之,名曰治未病也。"

《黄帝内经》:"是故圣人不治已病治未病,此之谓也。夫病已成而后药之,乱已生而后治之,譬尤临渴而穿井,斗而铸锥,不亦晚乎!"指导两千多年来的临证诊疗思想和养身保健。现在不仅对中医起着重要作用,也对现代医学有很大影响和启迪作用。

《金匮要略》也提到了"上工治未病"的理论。

近来国家卫计委发布了相关"治未病"的政策、方案;多地市中医院门诊也设立了治未病科室,并宣传治未病的重要性。确实现在有很多疾病用药物治疗并不满意,甚至无效。几十年前我就提出了非药物防病、治病的主张和学术思想,并付诸行动,印制慢性支气管炎,急慢性胃炎,胃、十二指肠球部溃疡病等胃肠病防治资料,发给门诊相关初诊患者,起到疗效快、复发少的良好效果。近年,我还印制防治肝炎及老年、退休人们有关衣、食、住、行预防及养生保健的资料,分发给相关人群,同样有好的效果,反应良好,影响较大。

预防疫苗接种,继牛痘疫苗后,近代又先后逐渐发明了可预防疾病的多种疫苗,如霍乱、白喉、百日咳、破伤风、乙型脑炎、脊髓灰质炎、乙型肝炎等预防传染疫苗的接种,有些传染病已基本绝迹,这也是增强人民健康素质和提高平均年龄的重要原因,不可忽视。我国用牛痘预防天花始于16世纪,早于欧美琴纳1个世纪,是一项重大预防传染病发明措施,虽简单尚有风险,但为预防传染病首开了先河。

中医曾将疾病大体分为内、外、妇、儿等十三科,各科各种疾病用药物内服、外敷、外科手术、针灸、推拿、按摩、熏蒸、吸入、内治、外治等多种治疗方法治疗。在治疗疾病之前,要讨论现代中医对就诊患者的诊疗步骤。

1. 收集患者病情信息　　应用中医的望、闻、问、切四诊,必要时再用西医视、触、叩、听检查方法作为四诊的扩大和延伸,收集患者更多的病情信息,供辨病辨证,做出诊断和治疗。如一般伤风感冒,咳嗽不重,也无发热、咳喘、哮鸣、胸闷、气短、心悸者,通过四诊,即可得到可供辨病辨证的信息,做出初步诊断,部分或可明确诊断,进行辨证治疗。如有上述发热、咳喘、胸闷等一项或多项症状者,就要检查心肺功能,有无心、肺疾病病理性杂音,必要时还需进行心电图或影像学对心、肺进行检查,有无并发心肌炎或肺部感染,如原有慢性支气管炎、哮喘、心脏病等心、肺疾病,应兼顾心、肺疾病,再考虑是否应该抗感染治疗兼治心脏病。对有高热者,特别是婴幼儿,容易因高热惊厥,还需及时降温退热。又如胃脘部上腹痛,必须详问痛的轻重程度,痛的时间,与饮食、冷暖、情志的关系,喜按还是拒按,以辨别有无外科急腹症按诊。如果是几小时内的胃脘痛,要问有无转移性的右下腹痛,同时最好触击麦克伯尼点有无压痛及反跳痛,必要时测体温、检查血常规,就可明确有无阑尾炎,可避免漏诊、误诊、误治。

上腹痛患者,除考虑是胃病外,还要考虑有无胆囊炎、胆结石及胰腺炎等疾病。胃病患者厌油腻食物,胆囊炎、胆结石及胰腺炎等疾病患者常发生于酒宴或暴饮暴食后,还需做必要的腹部相关按诊检查。痛在上腹,有无墨菲征阳性等其他上腹痛相关阳性体征,就可初步得出是否患有胃病或是其他上腹痛疾病的初步诊断和治疗,特别要注意有无外科急腹症。如纳少、乏力、便黄,就行肝功能、肝胆脾胰彩超、胃镜检查,以利于明确诊断有无肝胆等疾病,避免漏诊、误诊、误治。

2. 辨病辨证　　首先要辨病,辨病目前先用西医的病名,其次决定并明确患者疾病是否应用药物治疗,还是外科手术或急诊抢救治疗,或其他方法治疗较好,避免失去手术抢救机会。对严重感染高热患者,就需用足量抗感染药及退热药,及时应用,不可耽误。用中医辨证施治好者就用中药;或中西医结合疗效更好者,就中西医药同用。如某些高热疾病易昏迷惊厥者(婴幼更易惊厥昏迷),必须及时抢救降温退热,对此应用静脉给药,见效快且好。

3. 疾病辨证　　历代伤寒、温病、温疫病等著作,实际论述包括所有发热性疾病。伤寒的六经,温病的卫气营血,上中下三焦,是对所有发热疾病病程的早、中、晚期及并发症,以及症状的轻重演变及死亡、痊愈全过程的分类概述。其中症状相似而广泛传播流行、有地域性者为瘟疫。有季节性者,常发于春天者为春温,发于夏暑者,先夏至为病温,后夏至为病暑。在《黄帝内经》、秦汉魏晋时代发热之温热病,皆伤寒之类也,均按伤寒六经分类辨证论治,到明清两朝才对各种发热的伤寒,温病瘟疫传染病分类证治更加提高了认识,而按卫气营血、上中下三焦等分类辨证论治,前进了一大步。还有张仲景的《金匮要略》论述杂病。这都属于内科的范畴。

古时尚有石砭、药物熏蒸、药浴、针灸、推拿、按摩、整骨等多种治疗方法,目前仍在临床应用而有效,从而形成了中医较完整的十三科,到民国西学东渐,知道了很多伤寒、温病、瘟疫发热疾病,很多是由各种不同细菌、病毒、立克次体引发的各种发热疾病,如由伤寒杆菌、斑疹伤寒立克次体传染而发病。流行性脑炎发于冬春多,乙型脑炎发于夏暑多等。前者由脑膜炎双球菌引起,后者是因乙型脑炎病毒传染。伤寒有广义伤寒、狭义伤寒之分。将由伤寒杆菌引起的伤寒,名曰狭义伤寒,将张仲景对发热分六经证治的伤寒,名曰广义伤寒。明清又把发热的疾病进一步详分为上中下三焦,辨卫气营血证治,名之为温病,属温病学的范畴,是当年医学的提高和进步。历代名医根据各自对各种不同发热疾病的发病时间,发病症状相同的人数多少,病程长短,发热高低,以及热型等辨证论治,总结出各自不同的发热疾病,分类辨证施治方案及方药。《伤寒论》《温病条辨》所论述的发热疾病,都是多种不同发热疾病的不同名称。早年对因伤寒杆菌引起的伤寒,不论中医辨证论治或西医药治疗,都要经历4周。在既不能进食,也无补充营养水分及电解质的情况下,即使艰难地撑过少阴、厥阴危重难关,很多人也会在第3周经高热、缺水,出现电解质紊乱,缺乏营养而发生酸中毒、尿毒症等多脏器衰竭并发症而死亡;或因长期发热消耗体能,艰难地生存下来,但羸瘦虚弱,正气亏虚,抗病免疫力缺乏,易劳复、食复再发病而亡。20世纪40年代后,氯霉素及青霉素等抗生素出现,对由感染伤寒杆菌、发热 5 天以上,经肥达试验阳性的患者,一经诊断明确,即用抗伤寒杆菌的特效药氯霉素,3~5 天皆能热退而愈,另加补充水电解质和营养,避开少阴、厥阴重症危险期,后遗症少。

二、相关医论

现大体简要论述我对中医临证[将内、外、妇、儿、骨伤、针灸等科各种常见疾病(内科以消化科、呼吸科为主)]现代化研究与实践的体会,或可与现代医学接轨,更有利于中西医学交流与结合及中医现代化研究与实践。择重点将笔者早年撰述有关中西医结合及现代化临床实践经验的论文,以及临证实践的个人经验介绍如下。

(一)有规律的上腹部饥饿痛提示十二指肠球部溃疡诊断的重新认识

以往临床医师对凡有规律的上腹部饥饿痛(常伴泛吐酸水,进食缓解)的患者,都能很快做出十二指肠球部溃疡(以下简写 DU)的初步诊断。自从纤维内窥镜应用于消化道检查以来,笔者发现有规律的上腹部饥饿痛不仅是 DU 的主要诊断依据之一,而且是慢性浅表性、慢性浅表萎缩性胃炎(以下简写 CSG、CSAG)的临床表现,胃溃疡(以下简写 GU)也有之,胃癌(以下简写 G 癌)亦不少见,慢性萎缩性胃炎(以下简写 CAG)也并不是没有。因此对临床上单凭有规律的上腹部饥饿痛即诊断 DU 的问题,具有重新认识和探讨的必要,对中西医结合也有指导意义。笔者自 1988 年 6 月至 1991 年 6 月这三年间,搜集消化科门诊、病房有规律的上腹部饥饿痛数百例病例,同时经过纤维电子内窥镜检查者 732 例进行分析见表 1、表 2。

表 1　732 例有规律上腹部饥饿痛分析表

年龄		CSG	CSAG	CAG	DU	DU+GU	GU	G 癌
20 岁以下	11 例	4	1	—	6	—	—	—
		0.55%	0.14%	—	0.8%	—	—	—
21~30 岁	234 例	126	48	2	50	6	2	—
		17.1%	6.5%	0.27%	6.7%	0.8%	0.27%	—
31~40 岁	192 例	100	46	4	32	2	4	4
		13.7%	6.3%	0.55%	4.38%	0.27%	0.55%	0.55%
41~50 岁	132 例	76	26	4	10	8	2	6
		10.4%	3.6%	0.55%	1.37%	1.1%	0.27%	0.8%
51~60 岁	104 例	59	13	5	8	7	4	9
		8.2%	1.8%	0.68%	1.1%	0.95%	0.41%	1.2%
60 岁以上	59 例	28	12	4	4	5	3	3
		3.89%	1.66%	0.55%	0.55%	0.68%	0.41%	0.41%

表 2　732 例有规律的上腹部饥饿痛病发对比

CSG	CSAG	CAG	DU	DU+GU	GU	G 癌
394	146	19	110	28	14	22
53.84%	20%	2.6%	14.9%	3.8%	1.91%	2.86%

近年来我从 86 例 G 癌患者病历中,找出有空腹胃脘痛的记录发现,进食及用抑酸中和胃酸药缓解者 20 例占 25%,因此,对空腹痛患者,特别是年龄 50 岁左右的患者,要提高对 G 癌的警惕。

统计有规律的上腹部饥饿痛在 CSG、CSAG 及 DU 和 G 癌中各自症状发生数及其比率,将更能说明问题。前者 732 例有规律的上腹部饥饿痛是从症状分析的;后者 86 例(CSG、CSAG、DU 和 G 癌四组病例)是从病种分析的,都有重要意义。具体结果讨论如下。

1) 从表 1 可看到 732 例有规律的上腹部饥饿痛的患者在各年龄组都是 CSG、CSAG 最多,共 539 例,占全组病例的 73.84%,DU 次之,共 110 例,占 14.9%,提示诊断当以 CSG、CSAG 为首诊。慢性胃溃疡 19 例,占 2.6%,故不全是少酸或无酸,虽百分比少,但不能忽视。在另外 176 例 DU 组病例中,有规律的上腹部饥饿痛 115 例占 63%,是 DU 的主要症状,与表 1 结果相似。可以看到 30 岁以下无 G 癌病例,DU 56 例,占全组病例 75%,CSG、CSAG 179 例,分别占 24%、29%,故临床可以不诊断或少诊断 G 癌,而仍以提示 CSG、CSAG 为首诊,DU 次之;30 岁以上,特别是 40~60 岁,癌症发病率上升,而 DU 则有所下降,故临床虽然仍以提示 CSG、CSAG 为首诊,DU 次之,然不能忘记有 G 癌的可能性。如仍拘泥于过去认为 G 癌是低酸或无酸,很少有有规律的上腹部饥饿痛,就会造成错误。另外,在 107 例 G 癌组病例中,有规律的上腹部饥饿痛 22 例,占 21%。这就更提示如 50 岁左右有上述症状者要提高警惕。

2) 关于 DU 病例出现有规律的上腹部饥饿痛的机制早有说明,而对 CSG、CSAG、G 癌则注意不够,我分析 CSG、CSAG 病因之一是痛阈下降,产生有规律的上腹部饥饿痛,故亦可伴有泛吐酸水、进食缓解,用抗酸药可有较好的疗效。即使胃酸不高或偏低,刺激各种病因造成的已有痛阈较明显下降的慢性胃炎活动期病例,也可产生同样症状,用抗酸药提高胃中的 pH,可不同程度地减轻对炎变胃黏膜的刺激。有些病例有药到痛止的效果,如抗酸药用于 DU 病例,虽然文献提到慢性胃炎有低酸和高酸,可选用抗酸药,但对何种胃炎可用,什么时候用,并没有说明。本观察病例对凡是有规律的上腹部饥饿痛或单纯泛吐酸水的病例为首选,空腹时嗳气不适,胃酸反流性食管炎用之,则针对性较强,疗效也较好;对胆汁反流性之上腹部灼痛,可降低胃酸,保护胃黏膜,也有缓解作用。

慢性胃溃疡病例有规律的上腹部饥饿痛,伴有泛吐酸水,产生机制同 CSG、CSAG,结合慢性胃溃疡的诊断,有的依据胃镜所见,有的根据病理报告。前者缺乏病理根据,后者仅凭局部病理组织,实际还未形成真正的慢性胃溃疡诊断。患慢性胃溃疡时,胃酸不一定很少或缺乏,这或者也是慢性胃溃疡尚有一小部分有规律的上腹部饥饿痛或伴泛吐酸水的原因,用抗酸药也同样有效。

在 107 例 G 癌组病例中有 22 例有规律的上腹部饥饿痛,占 21%,比例较高。文献提示 G 癌患者有高酸病例。G 癌目前多由内窥镜检出。部分尚在早中期,病变局限,广泛浸润尚少,胃黏膜破坏不多,泌酸功能正常或稍有降低。或尚有少数高酸病例,胃酸刺激 G 癌细胞浸润或形成癌性溃疡,同样由于空腹时胃酸偏高,而产生有规律的上腹部饥饿痛。同样,用抗酸药能缓解和消除上述症状,甚至可使癌性溃疡缩小或假性愈合。以往诊断 G 癌,多由临床医师根据 G 癌晚期症状或钡餐透视诊断,往往胃壁已广泛浸润,黏膜大量破坏,泌酸功能明显下降或缺乏,故胃液分析显示胃酸亦多明显减少或缺乏,有规律的上腹部饥饿痛的病例就很少或没有。因此,有规律的上腹部饥饿痛,可能就是部分 G 癌的早中期症状,故不能忽视,应对 G 癌好发年龄及时进行内窥镜检查,以免漏诊。

3) 有规律的上腹部饥饿痛,可以是患者的主诉,也可以是问诊时发现,可提高上述症状的发现率,更有利于对该胃病的泌酸功能、胃酸高低和胃炎的炎变活动程度做出初步诊断,有利于中西医结合治疗。以往将有规律的饥饿痛诊断为十二指肠球部溃疡,自从有了纤维胃镜检查,可知很多胃病,以及 G 癌也常有上腹部饥饿痛,应避免误诊、漏诊。

(二) 中西医结合抢救 3 个月大婴儿钩虫病并发严重消化道出血贫血 1 例

3 个月大婴儿患钩虫病引起黑便,严重贫血,濒于死亡的还是少见,兹将我第 1 次在涟水农村巡回医疗中即发现的 1 例,详细报道如下。

患者,刘龙英,3 个月,农民子女,生于 1965 年 11 月 11 日,于 1966 年 2 月 13 日因黑便半月余,面色极度苍白,消瘦显著,精神萎靡,并有恶心呕吐,吮奶困难而住院。

体格检查:体温 36°,脉搏 112 次/分神经,神志清醒,精神萎靡,发育营养差,面色极度苍白,显得消瘦,皮下脂肪菲薄,皮肤弹性欠佳,有轻度失水现象,巩膜 (-),瞳孔反射正常,颈软,两侧扁桃体无红肿,心音较低,心尖部闻及 Ⅱ 级 SM,肺 (-),腹部柔软无肿块,肝于肋下 2 cm,剑突下 3 cm,质 Ⅰ°,无压痛,脾未触及,血常规检查示红细胞 640 000,血红蛋白 15%,白细胞 21 000,中性粒细胞 65%,淋巴细胞 35%,大便隐血试验强阳性,并见到红细胞,钩虫卵 (+++),臀部有痒疹史,诊断为严重钩虫病引起肠道出血,导致严重贫血。

治疗:入院后即查血型,并做交叉配血试验,少量多次输血,待贫血纠正后即行驱虫;人工补血液 3 mL,每日 3 次;维生素 K 2 mg,每日 2 次;维生素 C 50 mg,每日 3 次;葡萄糖溶于开水频服每日 30 g,由于血型交配实验等,天黑时才有报告,当天未能输血,等第 2 天早晨 9 点多钟即发现病婴面色灰白,两眼上翻,神志不清,手脚发凉,脉搏不易触及,心音低弱缓慢,呼吸浅表困难,瞳孔反射较迟钝,当即肌内注射尼可刹米 1/2 支,继又注射洛贝林 1 支,病情稍有好转,于 10 点多钟从骨髓腔输进血液 50 mL,精神转佳,心音渐渐好转,脉搏也易触及,于当天下午 3 点又从静脉切开输血 100 mL,在输血过程中,眼看患儿面色由苍白渐显红色,精神好转,呼吸、脉搏均趋正常,恶心呕吐停止,吮乳亦见有力,为防止骨髓腔输血感染及疟疾发作,在输血后即注射青霉素及口服无味奎宁,次日血常规显示白细胞 15 400,中性粒细胞 56%,淋巴细胞 43%,单核细胞 1%,红细胞 2 010 000,血红蛋白 40%,于住院第 4 天晨即予氯丙嗪 8 mg,半小时给服灭虫灵 0.45 g,并停服人工补血液,以便观察大便颜色,服药后病婴深睡半天,当天下午大便仍为黑色,并隐约可见较多虫体,当即将虫体取出,经过洗涤处理后在显微镜下观察发现是钩虫成虫,次日大便较前转黄色,即可看到大量钩虫成虫随大便排出,前后3天总计排出钩虫一千条以上,但因当时大便每日三四次,黏附在尿布上,故难以做成虫计数,以后每日大便全呈黄色,精神、胃纳均趋正常,面色亦渐转红润,血常规示红细胞3 830 000,血红蛋白47%,白细胞15 500,中性粒细胞72%,淋巴细胞26%,酸性细胞2%,大便检查钩虫卵(-),于11月19日痊愈出院,共住院9天。

讨论:钩虫病是成人的一种职业病,农民、矿工较多,因大便管理不当,在劳动活动中脚(最多)或手等皮肤接触含有钩虫幼虫的泥土而传染的,也有经口腔感染。故如有以上情况,不论年龄大小均能感染。因儿童接触的机会较少,故患钩虫病的亦较少。怀抱婴幼儿按文献记载其感染是不可能的。但从我们发现的这1例3个月大婴幼儿钩虫病例的病史来看,非但是可以感染上钩虫病,而且感染严重,病情也很严重,当天如不及时抢救,进行输血治疗,可能会死亡。当时婴幼儿患钩虫病严重到需抢救的报道还很少,这说明过去认为钩虫病没有死亡的统计是不够全面和正确的,同样也说明婴幼儿也能因间接接触到含有钩虫幼虫的泥土而感染和患上钩虫病,这就是感染的途径、方式不同而已。曾见过1965年10月9日《健康报》报道的婴幼儿钩虫病在某地因以沙土袋代替尿布而感染上钩虫病(泥土是取自河岸边、田间、路旁含有钩虫幼)。本病例曾详询病婴家属,得知患病婴儿家属是农民,门前、门后、左右都是菜地,又因当地风俗,大小便较少用马桶,随地大小便,因此,粪便管理很不符合要求,且当地钩虫患病率在70%以上,泥土上的污染钩虫卵的程度和面积是非常之大,婴幼儿尿布常晒在菜地上或屋前左右的篱笆上,经常被风吹落在菜地上,如拾回,且不重新清洗就给婴幼儿换上,这就有机会感染上钩虫病。从其臀部及股部的痒疹史,也说明本例病婴的钩虫病,很可能是从尿布上带来的钩虫幼,从臀部、股部的皮肤进入体内,病婴生育时间正值夏季,正是钩虫幼虫繁殖传染的有利时间,但由于没有看到当时的皮疹情况,无法排除其他原因引起的痒疹,又悉这里的环境和婴儿使用尿布的情况,都有和病婴相同之处,故当地婴儿钩虫病的当不就此1例。另外,我们在门诊中发现,二三岁的婴幼儿下地很少(有时仅是练习走路或游戏)也患上了钩虫病。为此我们为彻底弄清楚当地婴幼儿的钩虫感染率及感染方式,对1周岁以下的婴儿做大便检查,对阳性患者调查其钩虫感染途径等情况,并向读者报道。关于服用灭虫灵及氯丙嗪后有半天深睡情况,我们认为这与剂量有关,今后应注意减少剂量。关于驱虫时间问题,我们是在输血后,一旦情况好转即行驱虫,否则,输进去的血液仍可因肠道继续出血而丧失,失去驱虫机会;但也不能过早,以免机体虚弱,抵抗力不足,容易造成药物反应,发生事故。关于钩虫病患者的血常规,一般说来嗜酸性细胞总有不同程度的增高。但本例患者在入院时血常规就没有嗜酸性细胞,这是病情严重之表现,在出院前(离输血已有1周)行血常规发现,嗜酸性细胞已有出现,这正是说明病情好转。最后提示我们对农村婴幼儿有不明原因的贫血及黑便都要注意是否钩虫病,应及时给予大便检查找钩虫卵以明确诊断,及时治疗。

（三）复方蟾蜍酊治疗神经性皮炎

通过表面麻醉可止痒的机制,我选用具有表面麻醉作用的自制复方蟾酥酊,外用治疗局限性苔藓样化神经性皮炎,每日涂抹局部2~3次。多年来共治愈局限性神经性皮炎8例,而对播散性神经性皮炎(又名异位性神经性皮炎)无效。曾有谭某后颈偏右方局部有一个3 cm大小的神经性皮炎,有明显苔藓样化的病例,效果较好。瘙痒甚剧,已8年,多方治疗无效,经用本方治疗后,瘙痒即逐渐减轻,苔藓样化亦逐渐消失,20天后逐渐痊愈,随访多年未复发。

复方蟾酥酊方药组成:79%酒精100 mL中加入生川乌5 g、生半夏5 g,蟾酥1个,效果较好。但北方不适用于泛发异位性神经性皮炎,特别急性期或伴感染患者。

疗效分析:上述3种中药均有不同程度的表面麻醉作用,经制成复方蟾酥酊涂布在神经性皮炎表面后,即可止痒,减少搔抓,从而消除苔藓样化皮损。皮炎无痒感后,也消除了对大脑皮层的刺激而获得痊愈。

（四）时吐涎沫诊断早期妊娠之评价及机制探讨

妊娠早期常有口中"时吐涎沫"之症,可占早期妊娠50%以上,对早期妊娠诊断很有价值,文献较少记述,且常被临床医生所忽视。

所谓口中"时吐涎沫",乃口中涎液唾沫增多,不时地从口中吐出涎沫之称,并因其难以名状的特殊不适,故妊娠早期的"时吐涎沫",有其特殊性,细辨之,与流涎,喜唾,神经、精神习惯性之"时吐涎沫"均不相同,也与有胃脘不适、疼痛之胃炎,或中焦虚寒等胃病之泛吐清水者有别,更与口腔感染、唾液腺疾患之继发涎液增多有异,故凭此即可提示有早孕之可能。"时吐涎沫"之症,早在妊娠第5周即可出现,多数在妊娠第6、7周比较明显,延续时间长短不一,似与其他早孕症同。因此,在妊娠第10周之前,特别是在第6~8周,子宫尚未明显增大,少腹也难能触及胎块之时,常能据"时吐涎沫"之症提示早孕,屡试不爽,在症状诊断学上有重要意义。但当做出早期妊娠诊断时,尚须有促成妊娠的一般条件,即已婚史,或有性生活史及停经史,在排除其他涎液增多疾患后,就可获得比较可靠之诊断,几近100%。笔者对100例早孕妇的多种不同症状、表现和情况者,皆因口中"时吐涎沫"而提示早孕之诊断,后经妇产科检查,尿妊娠试验[查人绒毛膜激素(HCG)],胎块和停经相应增大等而证实。

妊娠诊断,祖国医学早有以"脉平"为妊娠之论,意即具备妊娠条件而有早孕症状病态,却示无病之"平脉",这是以朴素唯物论思想应用在临床辨证之中,确有其一定的科学性和指导意义,但对具体诊断和帮助仍感不足。又鉴于以"滑脉"为妊娠之象,也难下诊断,更受心力之强弱,血压之高低,动静脉及局部解剖之变异等影响。因人而异,则脉搏形态也就有浮、沉、洪、细、滑、涩之差异,故必须四诊合参,如单据"滑脉"做早孕诊断,实不足为凭,即使有构成妊娠条件及早孕,也远不如据"时吐涎沫"诊断早孕之可靠。实验室、影像学等检查比较烦琐,如在农村,有多种条件所限制,不能做检查,故凭"时吐涎沫"诊断早孕,确实是简、便、省,有一定临床意义和价值。

"时吐涎沫"的发生机制记载在《医学入门》一书中。明代李梴论恶阻时说："或大吐,或吐清水,恶闻食气,由子宫经络络于胃口,故闻食气引动精气冲上,必食吐尽而后精气乃安",吐清水与每吐涎沫类同,盖清水者,实即涎液也;唾沫者,涎液之有泡沫者也,妊娠恶心时更加增多,均属胎气所致。

在现代一般妇产科学中,只谈到早孕妇女唾液增多而流涎,但并未谈到必有"时吐"之说,况且一是吐,一是流,是两个不同的概念。另有文献记载"在妊娠期间,唾液分泌也可增加"都未提到"时吐"和"必吐"之状。从现代医学分析其机制,一般认为可能是妊娠早期,某些内分泌的改变和机体不相适应的关系,加上副交感神经的兴奋性增加所致。我认为,这很可能是因新陈代谢的改变所致,加上味觉、嗅觉的改变和敏感性增加,不只是涎液之气味等综合性因素使然,尚须进一步研究。

这是在我支持苏北农村卫生工作建设期间在门诊发现的频频口吐涎沫的早孕妇女共有23例,经尿妊娠试验皆阳性并总结的经验。只要就诊妇女有时吐涎沫症状,即可提示其为早孕,准确率几近100%。

（五）略论"胃不和则卧不安"与"卧不安则胃不和"

胃不和则卧不安,众所周知,常用其论述有胃不和而引起的"不寐"的病因病机,在辨证施治时,既有一定道理,也有较好效果。我多年临床经验发现,有与上述机制相反之"卧不安则胃不和"则更多见,似未见文献记载和杂志报道,特将个人体会撰文论述之。

不寐之因,自《素问·逆调论》:"胃不和则卧不安"出,《灵枢·邪客》:"目不瞑,饮以半夏汤,一剂阴阳已通,其卧立至"。历代医家即将部分不寐之因,归之于胃不和,如《张氏医通》:"脉数滑有力不寐者,中有宿滞痰火,此胃不和,则卧不安也。"这为近世医家开创了因饮食不慎,宿滞痰火停留胃中等致胃气不和引起的不寐。因于宿滞者,保和丸;痰火者,温胆汤;痰浊者,半夏秫米汤等。以清宿滞,清痰火,化痰浊,益气和中为治疗不寐证的法则,辨证得当,确也治之有效。相反,由于夜寐不酣,或夜不成寐,或整夜不寐,从而导致胃气不和的病机和症状产生。有当夜即有胃脘痞胀,疼痛,嗳气不畅等症状,亦有三五日才有上述症候发生者,其因果似成正相关。久而久之,胃脘痞胀,疼痛病证,或诱发胃脘病证宿痰之发作。故"胃不和则卧不安"者少,而"卧不安则胃不和"者多,此或因今古生活习惯和方式有别,这就应引起我们对后者的重视,故必须对其引起的症候和机制加以研究,对其治法进一步深入探讨,并有必要增加胃脘病和痞证的新病因、新治法等新内容。

不寐之证,除"胃不和则卧不安"者外,有因阴阳不调,气血失和,心脾两虚,肝虚惊悸,心胆虚怯;也有因"伤寒""温病"之发热,风寒湿邪之痹痛;还有因环境不宁,冷热欠调等造成。不寐之因甚多,亦常是胃不和之由。因不寐,则辗转不安,身心无法按时休息,阴平阳秘失衡,气血运行不畅,以致心烦懊躁,多见于胃气失于和降,导致头昏脑涨,心悸胸闷,纳少乏力,尤以操劳烦心,情志抑郁,七情所伤而不寐者,更易出现以上症候。有以胃不和症候为主,兼有他证;或以他证为主,兼有胃不和症候;或两者并存,良因七情忧思郁结,情绪不佳之精神因素,导致胃气不和,故而更易多见胃气不和症状。为此,治寐也有治胃之功,寐安而胃乃和也。治寐诸法均可随证选用,气功、拳术都有较大帮助,心理精神疗法也不可忽视,所谓"心病当用心药医也"。

据近年对消化性溃疡的病因研究,以工作疲劳,精神紧张,情绪不畅为其主要原因,大脑皮层经常处于兴奋状态,可导致失眠,其肠胃功能也处于兴奋,蠕动加强,胃液分泌增加,成为消化性溃疡的关键因素。治疗之法按巴甫洛夫皮层内脏相关学说,用睡眠疗法能奏效,消化性溃疡虽不全因失眠形成,却可说明不寐与胃不和的密切关系,也支持"寐不安则胃不和"的机制。

总的来说,胃不和可引起寐不安,而寐不安亦可导致胃不和,因此,临诊时,对不寐者,不能忽视问其胃脘情况,有胃证者宜从治胃着手;反之,对胃不和者,不能忽视问其夜寐安否?有不寐常宜从治寐考虑。一般情况来说,胃不和在先,而后寐不安者,乃"胃不和则卧不安"也,治胃为主,兼治其寐;寐不安在前,而后胃不和者,乃"寐不安则胃不和"也,治寐为主,兼顾其胃。还须视胃不和、寐不安两者症候孰轻孰重,加以权衡,本轻重、缓急、先后而遣方使药,方为得当。

我在诊疗中常发现有当夜睡眠不好而发胃病的患者,或经常失眠而发胃脘胀痛者就诊;同时也经常有慢性胃病稳定期因夜寐不酣而复发等有感而作。

(六)浅谈四诊与脉证从舍在慢性支气管炎辨证施治体会

四诊,即望、闻、问、切,可以从患者身上搜集到疾病的征象和变化的客观信息,是辨证基础。脉证从舍,即舍脉从证、舍证从脉,因脉证不符,辨证有困难时,根据脉证全面综合分析,决断病之主要矛盾所在,而应从证或从脉的另一种特殊辨证方法。前者是常,后者是变。不知其常,也就无从识其变,是中医学传统"知常达变"的具体应用。

四诊是每个医生诊察疾病和赖以辨证施治必不可少的手段,是我们经常应用和熟悉的方法。而脉证从舍,有时却被部分医生所忽视,或被四诊合参指导思想所禁锢。当遇到脉证不符的病例时往往不是以证推脉,就是以脉推证,务求四诊相符,明显不妥。有些初学者对脉证从舍认识不足,还误认为中医理论与实践不一致,而产生对中国医药学有"不足之议"或"欠妥之概"的想法。如果四诊相符才能辨证论治者,无疑自缚手足,未必妥当;而单凭切脉,能知百病,乃言过其实,故弄玄虚。《伤寒杂病论》中就有有证无脉、有脉无证者,前者是据证而辨证,后者是从脉以定病。因此,既不可全凭一诊而下决断,合参也不等于四诊必须全部相符,而是要综合分析,不可或缺的,脉证从舍也很重要,两者结合,相辅相成,才能相得益彰。

脉证从舍之所以重要,是有一定的道理和规律可循的,符合辨证观点,有其科学性、逻辑性。如"慢性支气管炎"在中医辨证论治时,一般说来,其脉证是相符的,但慢性支气管炎以老年患者较多,人多消瘦,脉常显露而表浅,轻按即得而示"浮",又由于老年人有动脉硬化及高血压等病理生理之变化,或肝阳上扰,痰湿燥火素体之不同,脉多蜷曲而较硬,按之"如张弓弦,如盘走珠",多呈弦劲滑动。前者"浮脉"乃表证,后者"弦滑"若见痰实,辨证自易。但前者常多见太阴虚寒,与浮脉不符;而后者常呈现肺肾两亏,与弦滑之脉证就大相径庭。如要求四诊相符,辨证较难,这里肺肾亏虚是病之实质,脉实多是动脉硬化、高血压之故,或由素体肝阳上亢等,不能真实反映病位。如不知素体之因之脉,就应按脉证从舍法则辨证论治,不因浮脉解表,而应按有痰饮温肺化饮;不因弦滑泻实,而应气短,动则更甚,以益肺肾,就能得到比较正确的病机、诊断和治法。而已知其素体之因之脉,当可结合标本先后法则先温肺化饮或益肺补肾(实际上也是按标本缓急治疗需要,舍脉从证的另一种说理)。但对有咳喘症状,用止咳平喘药时,如用辛温升散药,助肝阳上亢、血压升高之麻黄等药须注意慎用减量或禁用。再如慢性支气管炎动则更甚(相当于重度阻塞性肺气肿),进一步肺心相佐失调,心气亦亏虚而致心悸,则脉至数增加,且常数(相当慢性支气管炎通气换气功能障碍,而有不同程度的慢性支气管炎缺氧,二氧化碳潴留,形成失代偿性肺源性心脏病时,导致喘的加重及心率增速)。脉除呈弦劲滑动外,又兼数脉,均是实热之脉。但证见肺肾两虚,心气不足,脉证极不相符。如慢性支气管炎伴重度肺气肿,失代偿性肺源性心脏病而急性发作,证见心悸喘息,动则更甚,或痰吐清稀,脉弦滑数,四诊合参辨为肾气下虚,痰饮上实时,弦滑可解。数脉难通,脉证亦不符合而难辨,如按舍脉(数脉)从证,就比较合于理法。

舌象也和脉象一样,常受到多种因素影响,如慢性支气管炎患者有吸烟嗜好者,苔常黄腻;又如肺气肿患者通气换气功能障碍,慢性缺氧,为代偿而红细胞、血红蛋白较正常值偏高,故舌质多偏红,但慢性支气管炎多见太阴虚寒,肺肾两虚,心气不足之证,舌质与证候向背,故也应按脉证从舍法则,而舍舌从证,不因苔黄而应按痰饮,温肺化饮;不因舌红而应按心悸、气短,动则更甚,而补肾、益肺、养心,比较合理。

我在临床中观察到,尤其是慢性支气管炎,舍证从脉者少,而舍脉从证者多,且比较有据。如慢性支气管炎发热、咳嗽、痰黄为热痰,形寒肢冷、不渴、咳痰清稀或如泡沫为寒痰;而痰的黄白,黏稠清稀之分,又有其一定的客观指标,对辨证、确立证型,尤有帮助。一般讲来,黄痰为热,痰镜示脓细胞(+++～++++),多表示感染较重;白痰为寒,痰镜检示脓细胞(+-)左右,多提示感染较轻,或是过敏原性,痰中可检出较多嗜酸性粒细胞。痰可黄白相间,也可先白后黄,更可晨黄夕白,错综复杂,遵辨证施治法则,热者寒之,寒者热之,实则泻之,虚则补之,多有疗效。盖热证用寒凉药,多有抗感染作用,寒证、虚证用温补药,多有改善循环,提高免疫等功能,通过外因、内因,促进急、慢性炎变的改善和吸收,故能收到较好的治疗作用。由此可见,这里症状不包括脉象、舌象,是反应病之主要矛盾所在,是辨证的主要依据。脉(舌)象则常因年龄、性别、肥瘦等生理解剖和生活习惯等因素而有差异,以及素体不同而有差别,常与证情不合,故而居四诊之末,是参考指标,所以古人云:上工望而知之,中工问而知之,下工切脉而知之,是有一定道理的,我也认为辨证施治变法——脉证从舍,尤其是舍脉(舌)从证在临床中具有重要意义。故四诊是基础,合参乃常法,脉证从舍是变法,都是重要而不可偏废的。

(七)112 例上消化道癌症中西医结合治疗小结

食管癌、贲门癌发展到中晚期几乎均有吞咽困难,胃癌晚期至有幽门梗阻者皆有反胃、呕吐、宿食症状,属"关格"的范畴,与风痨、臌胀同为顽疾不治之症。近年来,除对早期病变手术有一定疗效外,对中晚期患者或有转移者,用手术治疗,病灶未能根除,却徒伤正气,致体质虚弱,免疫力降低,促使患者加快死亡者常见,用西药抗癌治疗,病或减,或重,而正气易伤,白细胞常有减少,免疫力亦同样会下降,延长生命之望不大。但逐渐加用中药,缓解症状,扶正气,增加免疫力,减轻手术损伤的正气,缓和化疗毒副作用之中西医结合疗法,已取得一定效果。不失为较好的治疗方案,但均在探索之中。

我对门诊112例中晚期食管癌、贲门癌、胃癌之不适合手术或家属、患者均拒绝手术的患者,则采用新的中西医结合治疗方案,对大部分病例取得了较好的缓解症状,延长生命的效果,现小结分析如下。

诊断依据:112例患者均根据病史、症状、体征及电子胃镜检查,结合病理检查找到癌细胞而确诊。

1. 一般资料　　本组共112例,男78例,女34例,男女比例2.2∶1。患病年龄如表3,症状分析如表4~表6。

表3　患病年龄

年龄	40 岁以下	40~50 岁	51~60 岁	66~70 岁	70 岁以上
例数	1	5	52	46	8
占比	0.90%	4.50%	46.45%	41%	7.15%

表4　64例食管癌症状分析

症状	吞咽困难	呕吐黏液	呕吐宿食	发热	转移	黑便	呕血	体重下降
例数	64	41	2	1	4	8	5	64
占比	100%	65%	3.1%	1.6%	6.2%	13%	8%	100%

表5　32例贲门癌症状分析

症状	吞咽困难	呕吐黏液	呕吐宿食	发热	转移	黑便	呕血	体重下降
例数	28	3	1	2	3	1	2	31
占比	84%	9%	3%	6%	9%	3%	6%	96%

表6　16例胃癌症状分析

症状	吞咽困难	呕吐黏液	呕吐宿食	发热	空腹伴泛酸	黑便	呕血	转移	肿块	体重下降
例数	1	3	5	1	2	3	1	2	3	16
占比	6%	18%	30%	6%	12%	18%	6%	12%	18%	100%

2. 治疗方案

(1)食管癌、贲门癌:因都有不同程度的吞咽困难,故列入同一方案治疗。

1)中药:采用理气化痰,养血散结,益气健胃及抗癌提高免疫力药。紫苏梗10 g,象贝母10 g,陈皮10 g,法半夏10 g,枳壳10 g,莪术30 g,蜀羊泉30 g,龙葵30 g,白花蛇舌草30 g,

黄芪 20 g,党参 10 g,当归 10 g,煅牡蛎 30 g,生姜 2 片,甘草 3 g,丹参 20 g。

2）西药:① 5－FU 乳剂或优福定,视药源而定,按常规疗程。因患者家庭大都在农村、城郊,又是门诊病例,故采用口服化疗法。同时服用鲨肝醇,以防白细胞之减少。② 西咪替丁或雷尼替丁(现可改用雷贝拉唑及铝碳酸镁咀嚼片)等新一代抑酸、中和胃酸药,用于溃疡型贲门癌、食道癌,对局部糜烂、溃疡型胃癌,有一定缓解局部症状作用。常规剂量(铝碳酸镁需嚼碎或研碎服),先服 2~3 个月,以后服维持量。③ 支持治疗,按常规进行。

（2）胃癌:症状与食道癌、贲门癌不尽相同,故疗法亦稍有出入。

1）中药:采用理气活血散结、益气健脾方药。黄芪 20 g,党参 10 g,白术 10 g,当归 10 g,茯苓 10 g,枳壳 10 g,陈皮 10 g,法半夏 10 g,莪术 30 g,蜀羊泉 30 g,龙葵 30 g,煅牡蛎 30 g,甘草 3 g,丹参 20 g。

2）西药:① 5－FU 乳剂或优福定,视药源而定,按常规疗程。因患者家庭大都在农村,城郊,又是门诊病例,故采用口服化疗法。同时服用鲨肝醇,以防白细胞之减少。② 西咪替丁或雷尼替丁,用于溃疡型胃癌。常规服。现可改用雷贝拉唑等新一代抑酸药,对溃疡型胃癌有一定缓解症状疗效。③ 支持治疗,按常规进行。

自行拟定如下疗效标准,具体疗效情况见表 7。

显效:吞咽困难、反胃等症状及精神、体重明显好转和改善。

好转:吞咽困难、反胃等症状及精神、体重有所改善、好转和增加。

无效:上述症状无改善或有恶化者。

表 7　不同肿瘤的具体疗效情况

不同肿瘤	病例数	显效	好转	无效	备　　注
食管癌	64 (57.30%)	20 (32%)	38 (59%)	6 (9%)	用药后吞咽困难多有不同程度的改善,尚生存 1 年以上者 12 例。显效率较高,尚生存 3 年以上者 8 例。用药后胃脘胀痛、嗳气、空腹嘈杂,多有不同程度的缓解。
贲门癌	32 (28.50%)	18 (56%)	12 (37%)	2 (7%)	
胃癌	16 (14.20%)	4 (25%)	9 (56%)	3 (19%)	

3. 讨论

（1）本病老年人发病率高,从中医发病机制进行分析,属年龄大,气血衰败,胃气不健,肾气已亏,故应从治本之法,采用益气养血,健脾补肾为基础,以固其根本,提高机体免疫力。又按其症状,大都是气滞、痰阻、血瘀之故,用理气化痰、活血散结,抗癌,提高免疫力之药,以治其标,统筹兼顾,标本同治,有祛邪而不伤正,扶正有助祛邪之功。

（2）采用治疗良性消化性溃疡的西咪替丁或雷尼替丁,治疗癌性溃疡,也有减轻症状或临时缩小溃疡之功的经验。另外,该药对癌灶的渗血也有一定效果,用后对减轻症状,制止出血有较好的效果。西药与中药同用,有相得益彰之功。故中西医结合疗法治疗溃疡性食管癌、贲门癌、胃癌,优于隆起型癌症。

（3）贲门癌生存期较长,有的已达到 3 年以上,究其原因,除治疗作用外,贲门癌的梗阻程度较食管癌为轻,梗阻时间远较食管癌为迟,或因癌块常向远端胃小弯、胃底生长之故,贲门癌对饮食影响较食管癌少些,机体所需之营养尚能维持,故生存期就能延长。手术病例 5年生存率虽不乏其人,但促进死亡者为数也不少,故对中晚期贲门癌,我认为以中西医结合保守治疗为好,由于观察时间尚短,仅做初步小结如上。

112 例上消化道癌症均不宜手术的患者,经过中西医结合治疗,症状改善,延长存活期,具有较好的疗效,特别是 1/4 患者有空腹饥饿痛,进食缓解,或泛酸,与十二指肠球部溃疡有相似的症状,应避免误诊、漏诊。

（八）自拟复方乌梅汤为主治疗胆道蛔虫病 50 例分析 *

胆道蛔虫病在农村发病率较高,尤以小儿为最,影响健康较大。我以《伤寒论》的乌梅丸为基础,加以改进,拟成新的方剂,名之曰复方乌梅汤,用以治疗时,配以针灸,并结合现代医学治疗法,共治疗胆道蛔虫病 50 例,49 例治愈,1 例转外科手术治愈,取得了较好的疗效,现小结如下。

发病时间和年龄:本组 50 例发于秋冬者 41 例,占 82%;发于春夏者 9 例,占 18%。发病年龄 10 岁以下 21 例,占 42%,随年龄增加而发病则递减。男性 21 例,女性 29 例,男女比例 1：1.4。

病例分析:本组 50 例胆道蛔虫病就诊前发病不足 1 天者 18 例,占 36%;3 天 15 例,占30%;5 天者,14 例,占 28%;10 天以上者 3 例,占 6%。就诊后发病 3 天的患者大部分曾在基层医疗单位治疗过,故病情较重。其中单纯性胆道蛔虫病 35 例,有并发症者 15 例,其症状特点和并发症情况分析如表 8。

表 8　50 例胆道蛔虫病的症状及并发症

症状	上腹阵发钻顶样剧痛	呕吐	吐蛔	便蛔	腹痛	剑突下偏右压痛	腹中索条状团块	并发症											小计
								胆道感染	其中		胰腺炎	其中			蛔虫梗阻	其中			
									发热	黄疸		左上腹胁背痛	发热	黄疸		腹中索条状团块	呕吐	腹痛	
例数	50	11	9	6	14	45	10	10	8	1	1	1	1	1	4	4	4	4	15
（%）	100	22	18	12	28	90	20	20	80	10	20	100	100	100	8	100	100	100	30

注:前 7 项症状为单纯性胆道蛔虫及有并发症者可共有基本症状,并发症有条索状蛔虫团块和强度呕吐而有蛔虫梗阻者 4 例,有胆道感染、胰腺炎等失水、酸中毒者 11 例,共 15 例,占 30%。

* 本文是我于 1966 年在支持苏北农村卫生工作建设时,对农村多发病胆道蛔虫病的治疗,汲取古方治蛔厥的经验,重新探讨蛔虫的特性及胆道蛔虫的机制,重新组合了治胆道蛔虫的方药,并取得较好疗效后的总结。

治疗方法：本组病例均用复方乌梅汤煎服,41 例上腹阵痛较剧烈者皆加用针灸。

复方乌梅汤由乌梅 10 g,元明粉 10 g,石榴皮 6 g,干姜 3 g,黄柏 10 g,延胡索 10 g,苦楝树根皮 2~3 g/kg(鲜品)体重,或 1~1.5 g(干品)组成。用法：每天 1 剂,煎 2 次,共 300~400 mL,匀做四等分,每隔 6 h 服用 1 次,一般 2~5 剂即可治愈。其中苦楝树根皮一般不超过 3 天的量。便稀次多,每日 2~3 次,应减少或停用元明粉。本方用于儿童时,元明粉、石榴皮、干姜之剂量应酌减。

针灸疗法：上腹部阵痛时应用,体针取内关、足三里,耳针用胆区、交感。每次取 1~2 穴,或两者交替应用。如阵痛反复发作,既剧且频时,即留针 1~2 小时,以利阵痛发作时捻转提插刺激之,上腹部阵痛多可减轻或停止。留针多用耳针或内关,取其方便,也多有效。

对 35 例单纯性胆道蛔虫病,全部用复方乌梅汤煎服,其中 26 例阵痛发作较剧者,加用针灸,其痛即减或止,有 4 例仍阵痛频繁,则加用阿托品常规量穴位注射或肌内注射;有 2 例疼痛未止,再用复方氯丙嗪常规量肌内注射,阵痛缓解。

对 15 例有并发症患者,也全部用复方乌梅汤煎服,阵痛发作时也均用针灸止痛,有 6 例阵痛尚未得到控制,又加用了阿托品常规量肌内注射,有 2 例痛仍未止,再加用复方氯丙嗪常规量肌内注射,上腹阵痛才得到缓解或控制。对不同的并发症,用复方乌梅汤的变化如下。

(1) 对 10 例并发胆道感染者,于复方乌梅汤中去干姜,加黄芩 10 g,黄连 5 g,生大黄 3 g,山栀子 10 g,体温超过 38.0℃,白细胞总数、中性粒细胞明显升高者(白细胞总数 $15.0×10^9$/L 以上,中性粒细胞 80% 以上)4 例,加用广谱抗生素注射或静脉滴注。

(2) 对 1 例并发胰腺炎,同时又有胆道感染伴黄疸患者,按并发胆道感染黄疸处理,加重生大黄 5~10 g。

(3) 对 4 例并发蛔虫肠梗阻者,用复方乌梅汤加用生大黄 3 g,于服药前 2 小时,先予液状石蜡 20 mL 一次顿服,儿童酌情减量。服用后 6 小时,再在蛔虫团块部按摩,团块消失,梗阻解除,即去除生大黄,停止服用液状石蜡。

(4) 对 11 例水电解质紊乱者,按常规纠正之。

对 1 例并发胆道感染较重者,阵痛频繁不止,体温不退,白细胞总数、中性粒细胞明显升高,右上腹压痛明显,并有肌卫,具有外科手术指征,转外科手术而治愈。

疗效分析：本组 50 例胆道蛔虫病,均住急诊观察室治疗,便于观察。经上述治疗方案治疗后,49 例治愈,平均止痛天数 1.52 天,1 例有外科手术指征,手术治愈,如表 9。

表 9

止痛天数	1	2	3	4	5	小计
例数	28 (56%)	16 (32%)	3 (6%)	1 (2%)	1 (2%)	49 (98%)

注：平均止痛天数 1.52 天,驱出蛔虫者 42 例,占 84%。

说明：① 服用复方乌梅汤后,驱出蛔虫条数,少则 10 条,多则 50 条左右,腹中条索状蛔虫团块半数消散,有 5 例因驱出蛔虫较少,仍有条索状蛔虫团块,即应用灭虫宁常规口服,第 2 天均排出蛔虫 100 余条,条索状团块消散。② 服复方乌梅汤后,共有 42 例驱出蛔虫,8 例又使用灭虫灵常规量口服,有 7 例排出蛔虫。③ 苦楝树根皮驱蛔效果：鲜品较干品好。④ 用中西医疗法者共计 22 例,占 44%。典型病例介绍如下。

吴某,男,6 岁,东风公社人,于 1972 年 10 月 7 日,突发上腹剧痛,吐蛔数条,在本公社医院诊疗,拟诊为胆道蛔虫病,给服阿司匹林,注射阿托品,经治 2 天无效,而于 10 月 9 日来院门诊就诊,又呕吐 1 次,即留观察室。经查：体温 36.8℃,剑突下偏右压痛,腹痛,可触及条索状蛔虫团块,肠鸣音稍亢进,激发试验偶见肠型,有大便及矢气,在检查时间阵痛发作,呼号哭叫,乱抓乱爬,拟诊胆道蛔虫病伴蛔虫性不完全肠梗阻。当即在两侧内关穴针灸,其痛立止,并予复方乌梅汤(乌梅 10 g,元明粉 10 g,石榴皮 3 g,干姜 2 g,黄柏 10 g,延胡索 10 g,苦楝树根皮 49 g,生大黄 2 g),煎服,服药前 2 小时,先予液状石蜡 15 mL 一次顿服,6 小时左右,在腹部条索状团块部轻柔按摩约 2 分钟,继续观察,其团块不见消散,则每停 1~2 小时按摩一次,团块有所缩小和松动,因阵痛较频,即予留针,每于阵痛发作时,即予捻转提插刺激之,其痛即止,共留针 1 天；第 2 天痛止,大便 3 次,驱出蛔虫 60 余条,腹部条索状团块基本消散；第 3 天,大便 3 次,驱出蛔虫 10 余条,即去苦楝树根皮、生大黄、元明粉。再服用 2 剂而愈。

讨论和体会如下。

（1）蛔虫侵入胆道之机制,尚未完全清楚,我认为从其发病季节分析,大量蛔虫寄生于肠道,为求生存空间,争夺养料,不安于肠道,上下窜动,而有吐蛔、便蛔、蛔虫梗阻外,并逆行窜入胆道发为本病,故与肠道寄生蛔虫过多有关。我除赞同奥狄括约肌功能异常之观点外,认为还与壶腹部开口解剖之变异有关。因本病例中有 5 例在一年内发作二三次之多者,年龄多在 10 岁左右,诊断比较可靠,当然也不能排除反复感染大量蛔虫卵的因素。

（2）复方乌梅汤方药组成设计及其疗效机制分析,按柯韵伯："蛔虫得酸则静,得辛则伏,得苦则下"之说,故从《伤寒论》仅有安蛔之乌梅丸去人参、当归之补,而重用酸苦辛辣之乌梅、黄柏、干姜,加用苦涩,具有杀虫功效之石榴皮,造成不适合蛔虫生活之条件,阻止其上窜,并迫使其向下退避,前端刚钻入胆道之蛔虫退出,加上延胡索止痛,苦楝树根皮驱虫,元明粉泻下,将蛔虫驱出体外。有报道仅用酸醋口服治疗胆道蛔虫病而奏效者,恐仅能使蛔虫得酸暂静,难防再发。由于多种因素使胃酸降低,可能也是胆道蛔虫发病原因。

（3）本病例服复方乌梅汤后,未见明显毒副反应,但由于有文献记载,苦楝树根皮有一定毒性,农村有因服用过量,时有中毒的传闻,故减量应用,并将复方乌梅汤煎 2 次,做四等分,分 4 次,每隔 4~6 小时服用 1 次,可减少每次服药剂量,延长服药间隔时间,以防毒副作用,同时必须按年龄标准制定苦楝树根皮剂量,以防过量中毒。

（4）设想当蛔虫尚未逆行到胆道开口或前端刚进入胆道时,服用复方乌梅汤后,因药酸可防止蛔虫进入十二指肠胆道开口处,或蛔虫不适应而蜷缩退出胆道,并向下移行而被治愈。如果蛔虫全部进入胆道、胆囊,则痛势虽渐缓,但疗效也就较差。

(九) 蛔虫性不完全肠梗阻的中西医结合治疗

蛔虫性肠梗阻,似与祖国医学之"蛔厥""蛔结"相当,一般从驱蛔散结之方治之,也有单用口服豆油及按摩手法,均有不同程度的效果。我用驱蛔散结之方,重用苦楝树根皮,加用攻坚通腑之药,同时应用液状石蜡,再加按摩手法,共治疗 34 例蛔虫性不完全肠梗阻,除 8 例加用胃肠减压,3 例无效改用外科手术外,均取得较好疗效,现介绍如下。

对蛔虫性不全肠梗阻患者,先服液状石蜡,按 1 mL·kg^{-1}·d^{-1},分早晚 2 次服下,服用液状石蜡 1~2 小时后服中药(头二煎共煎成 300 mL,匀分三等分,每间隔 4 小时服 1 份)每次服药后隔 2~3 小时,即在蛔虫团块处之腹壁上进行按摩,水平按摩和顺时针按摩相结合,每间隔 1~2 小时一次,如团块消失,即可停止;如多次按摩无效,便延长按摩间隔时间,以免过分刺激肠段。一般在 1~2 天,大便通畅,排出蛔虫,条索状团块消失,梗阻解除而告愈。如病情无变化,一般连用本法 2~3 天,如经上述治疗无效,根据情况可采用胃肠减压,如形成完全性肠梗阻者,即应考虑用外科手术治疗。

采用中药:牵牛子 10 g、槟榔 10 g、元明粉 5~10 g、枳实 10 g、川楝子 10 g、生大黄 3~5 g,(以上药量儿童酌情减量),苦楝树根皮按 0.5~0.7 g·kg^{-1}·d^{-1},最好用新鲜的苦楝树根皮 2~3 g·kg^{-1}·d^{-1},驱虫效果较好。病例介绍如下。

某男童,8 岁,农村人。

因腹痛阵发,大便不通 2 天,偶有矢气,有时恶心呕吐,腹部有条索状团块,阵痛时稍有肠型,肠鸣音亢进,诊断为蛔虫性不完全肠梗阻,收住入院,查立位腹部 X 线未见典型阶梯状液平,符合以上诊断,上午经用液状石蜡 10 mL,口服,2 小时后服用中药煎剂(鲜苦楝树根皮 50 g,川楝子 10 g,生大黄 5 g,牵牛子 10 g,槟榔 10 g,枳实 10 g,元明粉 10 g,头二煎共煎成 300 mL)100 mL。2 小时后,即在腹部条索状团块上如法进行按摩,每 2 小时一次,每次约 5 分钟,下午又予服液状石蜡 10 mL,2 小时后续服中药 100 mL,4 小时后又服中药 100 mL,再如法按摩 2 次后,团块逐渐消散,最后基本消失。当晚大便排出蛔虫 50 余条,腹痛好转,肠型消失,肠鸣音亦趋正常,第 2 天又排出蛔虫 20 多条,观察 3 天,精神、胃纳、排气、排便均正常,共住院 5 天,治愈出院。

讨论:蛔虫引起的不完全肠梗阻,用胃肠减压及外科手术率较高,但经用综合措施治疗后,大部分均被治愈,降低外科手术率。中药方中,按体重计量用苦楝树根皮驱虫,既有效又安全。液状石蜡在肠道保存理化性能,不吸收,优于植物油,更易使肠粪软化润滑。蛔虫团块易于松散,加上按摩手法,使蛔虫团块更易于消散,又因生大黄有荡腑涤垢、推墙倒壁之功,使因驱虫药而麻痹之虫体更易排出体外,综合治疗较之单一法为优,既简便又有效,更适合于高发病地区之农村及县以下医院应用。

(十) 465 例急性出血坏死性小肠炎的中西医结合治疗分析

当年急性出血坏死性小肠炎在涟水县发病率较高,儿童多发,病情急重,病因欠明,大部分收住在儿科病区,也有收住在传染科、外科的,因有急重病例急腹症等外科手术情况的,就收住或转到外科。但都因尚缺特效疗法,仅能做对症保守治疗,死亡率高。据 20 世纪 60 年代前的文献报道,病死率为 20%~40%。当年(1966 年)我们初到涟水县医院就有这种病例收入院,缺少诊疗经验。鉴于本病的急重凶险,特会召集有关科室中西医探讨中西医结合治疗方案,对本病应用中西医结合治疗。13 年中共有 465 例收住入院。经中西医结合治疗,死亡率明显降低。

由于 1977、1978 年发病收住病例共 229 例最多,有小流行趋势,大多是儿童收住在儿科病区,资料较全,西医部分由儿科总结分析。中医方面,由当年处于中医科的我具体负责中医辨证施治,并总结。在 1966~1976 年的 11 年间共收治在各科的散发病例共 236 例,经中西医结合治疗总结,在取得较好疗效经验的基础上,再拟定更全面更好的研讨病因、病机、治则、遣方使药等整套诊疗方案。每天查房,经常巡视、观察病情变化,协同西医及时抢救处理,现分前后两阶段总结分析如下。

1. 中西医结合治疗急性出血坏死性小肠炎 236 例总结。

急性出血坏死性小肠炎的主要症状:发热腹痛便泄,便血,血多污浊腥秽味,儿童发病较多。

中医药辨证施治的依据:根据上述症状辨证,乃湿热之毒蕴于肠道血分,日久病成,血由血分从肠道排出,古称"脏毒"。其轻症单纯便血者又名"肠风",部分脓血便如痢疾者,"血痢"也属之,而名脏毒。变化多端,有出血严重者;有小肠坏死后或蛔虫性肠梗阻,不完全肠梗阻,中毒症状明显、肠麻痹等腑气不通而气臌胀、大便不通、量少或无矢气者等,当随证变化而辨证施治。总的当从槐花散、脏连丸①、白头翁汤、黄连解毒汤、小承气汤等随证或合而加减化裁施治,取得了较好效果,病死率 10% 上下,较前明显降低,现总结如下。

(1)一般资料:详见表 10。

表 10　急性出血坏死性小肠的一般资料

住院病例	并发症		并存病			转外科		治愈	病死	病死率
	肠梗阻	感染	蛔虫	钩虫	出血多	肠梗阻	毒血症			
235	7	68	236	69	13	18	23	214	21	8.89%

注:① 本病例儿童占 196 例,83%;② 本病原因不明,但本病例寄生虫较多,蛔虫卵检出率 100% 阳性,钩虫卵检出率也较高,因此或与异型蛋白过敏有关。再从本病多发生于农村,城市很少见到,因此与肠道寄生虫的关系不能排除,应进一步加以研究。

(2)西医部分:从略。

2. 中西医结合治疗急性出血性坏死小肠炎分析 229 例②

(1)一般资料

1)发病率:1977、1978 年,涟水县医院儿科患儿一共 2 316 例,其中急性出血坏死性小肠炎患儿共 229 例,占同期儿科总入院患者数的 9.89%,详见表 11。

---

① 出自《儒门事亲》:黄连、槐花、枳壳、防风、粉草、槐角子、香附、猪牙皂角、木香。
② 本病例西医部分由小儿科主任朱翔风提供资料。

表 11 发病率

年份	入院数	患者数	病房率
1977	1 156	145	12.54
1978	1 160	84	7.24
总数	2 316	229	9.89

2）年龄：任何年龄皆可发病，1~3 岁者 11 例，占 4.8%；3~6 岁者 50 例，占 24%。主要集中在 5~14 岁的儿童，共 163 例，占 71.18%。本组中最小者 1 岁，最大者 14 岁。

3）性别：男，134 例，女，95 例。男女之比例为 41∶1。

4）发病季节：本病在涟水县农村终年都可见到。11、12 月较多，4~7 月也不少，共 219 例，占全年的 95.63%。尤其 4~7 月为主，共 153 例。按季节计算，春季发病，102 例，占 44.54%。夏季次之，61 例，占 25.64%。发病数与季节的关系见表 12。

表 12 发病数与季节关系

	全年人数	3 月	4 月	5 月	6 月	7 月	8 月	9 月	10 月	11 月	12 月	1 月	2 月
1977	145	1	13	30	28	18	6	6	6	23	10	3	1
1978	84	2	37	19	6	2	1	3	2	7	2	3	0
总数	229	3	50	49	34	20	7	9	8	30	12	6	1
季节		春（102 例）			夏（61 例）			秋（47 例）			冬（19 例）		
百分数	100%	44.54%			26.64%			20.52%			8.3%		

5）营养状况：患儿均来自农村，发病以前都很健康，本组中营养中等以上者 211 例，占 92.14%，营养不良者 18 例，占 7.86%。

（2）症状与体征：发病急剧，本病例未见明显诱因，个别有食生冷、不洁食史，家庭其他成员未有同样症状，也无明显前驱症状，一般发病后 1~3 天住院者 169 例，占 73.80%；病后 4~6 天住院者 49 例，占 21.40%；病后 7~10 天住院者 8 例，病后 10 天以上住院者 3 例。其常见症状以腹痛、腹泻、呕吐、便血、发热和严重中毒症状。

1）腹痛：是本病的首发症状及突发症状，本组中基本均有腹痛，以腹痛起病达 222 例，呈持续性钝痛，伴不同程度的阵发性加剧，都位于脐周或上腹部，也可影响全腹部。

2）腹泻：腹痛后不久出现腹泻者，共 127 例，占 55.46%，腹泻次数不一，一天 2~8 次不等，起初为黄色稀便。

3）便血：是本病病程中的一个突出症状，本组中全部均有便血，随腹痛相继出现，从发病起 1~3 天出现者较多，共 199 例，占 86.90%；4~6 天者 27 例；6 天以上者 3 例，均为暗红色糊状便。

便血持续时间 7 天以上者 160 例，占 69.87%；8~14 天者 64 例；14 天以上者 4 例，出血量多,持续时间长者病情多严重。

4)呕吐:常与腹痛同时或稍后出现,共 129 例,占 56.33%,呕吐次数不等,开始吐出胃内容物,最后吐出胆汁,中毒症状重者,可吐咖啡色血性物共 20 例,吐出蛔虫者 62 例。

5)发热:每于腹痛同时或稍后出现,多数为中等发热,入院时在 37.1~38℃者共 92 例,占 40.47%;在 38.1~40℃者共 122 例,占 53.28%;也可高达 40℃以上,仅 7 例;热度高者,且持续不退,病情多严重。个别体温正常,温度低于正常时,常有严重的中毒性休克。

6)中毒性休克:本组于起病 1~3 天后出现中毒性休克者共 33 例,占 14.41%,表现面色苍白,出冷汗,四肢凉,皮肤花斑样,烦躁不安,谵妄,脉搏细弱,血压下降甚至测不出。28 例于入院时已有中毒性休克;5 例于住院期间出现中毒性休克,故应日夜严密观察病情,灵活地制定治疗方案,如休克未经及时恰当的处理,或休克时间较长,则治疗较为困难,预后也差。

7)中毒性肠麻痹:为严重中毒症状,严重病例常腹胀明显,肠鸣音消失,出现中毒性肠麻痹者共 38 例。中毒性休克患儿其腹胀严重者,如经积极抢救病情仍无明显好转,预后多属不佳;也有患儿在中毒性休克纠正后腹部呈进行性膨胀,出现中毒性肠麻痹,预后也不佳。

8)腹部其他体征:重者除腹胀外且有压痛,共 30 例,占 31.1%,腹肌稍紧张者 13 例,但无明显反跳痛。腹肌紧张,肝浊音界消失,且有反跳痛者 3 例,发病后 6 天腹部扪及肿块者 2 例,此乃由于肠壁肥厚,肠坏死,肠粘连所引起的。

(3)实验室检查

1)红细胞计数:共检查 221 例,多数呈轻度或中等度贫血,红细胞数在 300 万~400 万者 118 例,200 万~300 万者 68 例,小于 200 万者 3 例,贫血与失血,原有钩、蛔虫感染有关。

2)白细胞计数:共检查 221 例,在 1 万以上者 86 例,占 38.91%;最低 3 300,最高 44 000。白细胞分类中嗜中性白细胞以 40%~70%者占多数,共 145 例,占 66.41%;最低 14%,最高 89%。虽然钩虫、蛔虫、鞭虫感染者较多,嗜酸性白细胞>5%者仅 22 例。

3)小便:一般无特殊,严重中毒症状患者,出现红细胞、白细胞、颗粒管型、蛋白仅 22 例。

4)大便:隐血试验均为强阳性。镜检多有大量红细胞,少量白细胞。

大便细菌培养:培养出副大肠杆菌 4 例,致病性大肠杆菌 2 例,嗜血性链球杆菌 1 例,余无细菌生长(送检者仅 22 例)。

5)血液实验室检查:仅检查 24 例,为低钠、低钾及 CO_2 结合力降低,血钠多在 130 毫当量/升左右,血钾在 2.5~3.5 毫当量/升之间。

(4)X 线检查:腹胀者一般进行腹部透视,共 62 例,肠麻痹时可见到肠腔有普遍积气,蠕动减弱,肠梗阻时可见到局限性小肠充气扩张,多处液平,且有不断增加倾向,并可见到肠壁间隙增宽。因此,反复做腹部 X 线检查很为重要,但忌做钡餐及钡灌肠检查,以免引起肠穿孔。

(5)并发症及并存症:本组 229 例中有 62 例有并发症,其中 20 例有两种或两种以上并发症,见表13。有中毒性休克,同时并发中毒性肠麻痹及支气管肺炎,共3例均死亡;并发中毒性肠麻痹及心力衰竭者4例,死亡2例;并发中毒性心肌炎2例,死亡1例;并发蛔虫性部分肠梗阻4例,死亡2例;在剥脱性皮炎、营养不良性贫血及营养不良性浮肿基础上,并发支气管肺炎、霉菌性口腔炎1例,死亡。

表13　并发症及合并症的发生率

并发症	例数	合并症	例数
支气管肺炎	18	先天性心脏病	1
麻疹	1	营养不良	18
胆道蛔虫病	1	蛔虫病	195
心力衰竭	7	钩虫病	139
中毒性肠麻痹	38	鞭虫病	68
肠梗阻	5	支气管淋巴结结核	2
肠穿孔	3	肾炎	1
蛔虫病部分肠梗阻	4	营养不良性浮肿	2
中毒性心肌炎	2	营养不良贫血	2
霉菌性口腔炎	1	剥脱性皮炎	1
溃疡性口腔炎	1	先天性鱼鳞癣	1
流行性腮腺炎	1		
水痘	1		

值得提出的是本病例肠道寄生虫感染率较高,合并症以蛔虫病、钩虫病及鞭毛虫病感染为多。尤其蛔虫感染,共195例占85.15%,应引起我们的注意。有两种寄生虫或两种寄生虫同时感染者例数也不少,可能是与农村生活环境卫生条件差,以及营养不良等有关,一般有并发症或合并症的病例,病情较重,病死率也较高。

(6)预后分析:本组229例中治愈208例,治愈率90.83%,好转4例,未愈1例,死亡16例,见表14。

表14　预后表

预后	治愈	好转	未愈	转外科	死亡	
					非手术	手术
1977年	129(88.97%)	3(2.07%)	1(0.69%)	12(8.28%)	7(4.83%)	5(3.45%)
1978年	79(94.05%)	1(1.19%)	0(0)	4(4.76%)	3(3.57%)	1(1.19%)
总计	208(90.83%)	4(1.75%)	1(0.44%)	16(6.99%)	10(4.37%)	6(2.62%)

在内科治疗期间,转外科手术者16例6.99%,手术治疗组死亡6例,病死率37.5%。死亡原因是多方面的,但有可能与转科较晚,失去适宜的手术时机有关,因此,在内科治疗的过

程中,必须严密观察病情,及时根据不同情况,采取相应的治疗措施。

非手术治疗组 213 例,死亡 10 例,病死率 4.37%。全组总病死率 6.99%。

本组平均住院天数 14.4 天,一般病例多于两周逐渐恢复健康,中毒症状出现越早,越严重者,预后也越差。

(7)治疗:中医药治疗,由中医科负责每天查房,辨证施治。

1)西医治疗:主要包括胃肠道休息,纠正失水、酸中毒,维持水电解质平衡,减轻毒血症,减轻肠道炎症,密切观察病情,积极抢救中毒性休克,及时发现腹腔内并发症,正确掌握手术指征及对症治疗,支持疗法。

A. 胃肠道休息:本组 229 例均予胃肠道减压,中药以鼻饲灌入,呕吐停止,肉眼血便消失,腹痛胀气减轻时,方可进流食。一般起病后 10 天左右进食,后改为半流质,恢复饮食应持慎重态度,不可操之过急,否则反而使病情恶化,或延长病程。

B. 纠正脱水和保持电解质平衡:患儿因吐泻、进食较少,易有脱水及电解质紊乱,重症患儿则更为明显,低血钠、低血钾应及时纠正。本病例根据失水程度计算液体,一般病例全日总量按 $80 \sim 100$ mL·kg^{-1}·d^{-1} 补给。

C. 抢救中毒性休克,是治疗本病的严重环节。

一是扩容,快速补液。迅速扩充血容量,是改善微循环灌流,纠正休克的重要措施。开始就选用两条静脉同时输入,对血压很低或测不出的患者,首先快速静脉推入或快滴低分子右旋糖酐,或生理盐水,按 $10 \sim 15$ mL/kg 1 次。同时立即静脉推注 5% NaHCO$_3$,5 mL/kg,以上一次总液量不宜超过 300 mL,后用 $2/3 \sim 1/2$ 张液体按 $30 \sim 50$ mL 在 $6 \sim 8$ 小时内静脉滴注,如有明显失水,呕吐及胃肠减压,则酌情增加液体量,有尿者补钾,若休克未明显纠正,6 h 后可再给低分子右旋糖酐按 $5 \sim 10$ mL/kg,在休克明显改善后,输入的液体以葡萄糖为主,其中电解质与非电解质之比为 1:3 或 1:4,第一个 24 小时补液总量平均 110 mL/kg。

二是纠正代谢性酸中毒及电解质紊乱。血压偏低者,立即静脉推注 5% 的 NaHCO$_3$,先按每次 5 mL/kg。如果不见好转,再查二氧化碳结合力,血钾、钠及氯化物进行计算,继续静脉滴注的碱性药及电解质溶液。

三是强心。使用毛花苷 C $0.02 \sim 0.03$ mg/kg。首次用饱和量的 1/2。余量分两次 6 小时一次肌内注射或静脉推注,必要时 $8 \sim 12$ 小时后重复一次,在使用强心剂的同时并应注意充分给氧。

四是扩张血管的药物。在充分扩容的基础上加用山莨菪碱(654-2),按每次 $0.5 \sim 1$ mg/kg,可起到解除血管痉挛,改善微循环,增加组织灌注的作用,$10 \sim 15$ 分钟静脉给药一次,至面色转红,周围循环改善,血压回升,病情好转,即可延长给药时间,逐渐停药;或用阿托品每次 $0.03 \sim 0.05$ mg/kg,由静脉注入,根据病情需要 $10 \sim 30$ 分钟应用 1 次,至血压回升。我们观察休克患者运用 654-2、阿托品治疗效果均不太明显时,加用多巴胺、间羟胺效果亦不理想。

五是肾上腺皮质激素。本组在治疗过程中采用氢化可的松,按 $10 \sim 20$ mg·kg^{-1}·d^{-1} 静脉滴注,一般短期使用,休克纠正后 3~5 天逐渐减量停药,激素有解毒、解痉,减低周围血管阻力,改善代谢紊乱,增加心肌收缩力,增加心排血量等作用。

六是预防肾功能衰竭。在血压开始基本稳定后,宜静脉推入或静脉滴注 20% 甘露醇按每次 1~2 g/kg,或呋塞米每次 1~2 mg/kg。根据病情需要,4~6 小时后重复应用,以促进尿的分泌,预防急性肾功能衰竭、肺水肿及脑水肿的发生。

七是抗生素应用。本组选用对肠道细菌有效的广谱抗生素,如氯霉素、庆大霉素静脉滴注,或卡那霉素、四环素、新霉素,个别用红霉素、新青Ⅱ,可 1 种或 2 种同时应用,一般疗程 7~10 天。

2)中医中药治疗:急性出血性坏死性小肠炎属中医为小肠湿热之毒,迫血妄行,而耗伤阴血,治疗原则是清热解毒,凉血养阴,1977 年采用槐花 10 g,生地榆 10 g,丹皮 10 g,秦皮 10 g,白头翁 10 g。其中秦皮、白头翁清肠腑湿热。槐花、地榆、丹皮凉血止血,疾病后期采用玄参、生地、黄麦冬养阴生津。当热毒炽盛,发热,烦躁,便血,苔黄厚腻,再加用黄连解毒汤加减,以清热解毒。腹胀出现肠梗阻或肠麻痹时,由于腑气失于通畅,又加用小承气汤加减,1978 年又在 1977 年基础上采用以槐花散、白头翁汤、黄连解毒汤为基础方,根据病情变化,随证加减。

基本方:槐花 10 g,荆芥炭 10 g,侧柏叶 10 g,枳壳 10 g,白芍 10 g,生地榆 20 g,甘草 3 g,黄连 6 g,白头翁 20 g 等。

有周围循环衰竭者加党参、丹参、五味子,有肠麻痹等不全梗阻症状者再加枳实 5 个、黄芩 20 g、黄柏 10 g、生大黄(后下)1 g。

通过临床观察,1978 年疗效比 1977 年佳,死亡率由 1977 年的 8.28% 降至 1978 年的 4.76%。中西医结合治疗,对于缩短病程,提高治愈率,降低死亡率具有一定疗效,也是今后努力的方向。由于病例较少,有待今后进一步治疗观察。

3)对症处理

A. 腹痛:甚剧而腹胀不明显时,肌内注射阿托品每次 0.01 mg/kg。或针灸足三里、合谷、天枢、内关、中脘等穴位。

B. 止血:少量多次输血,有止血、补充血容量及增加机体抵抗力的作用。感染性休克时在未输液前不宜输血,已发生弥漫性血管内凝血时,特别是高凝阶段不宜输血,维生素 C 每日 1~2 g,加于 10% 葡萄糖溶液内静脉滴注,但疗效不著。

4)手术治疗:本组 229 例中有 16 例转外科手术治疗。其中因肠广泛坏死,切除病变肠段者 12 例,死亡 4 例,占肠切除术的 33.33%。肠穿孔行修复术者 1 例,未有死亡。肠坏死不明显,腹胀明显者,行肠腔减压术者 3 例,死亡 2 例,占减压术的 66.66%,如果争取早期给以手术切除坏死肠段,将减轻毒血症,对解决中毒性休克、中毒性肠麻痹,可以起到积极的作用,或能挽回生命。

5)病情稳定后给予驱虫:常规应用四米唑或灭虫灵,我认为早期驱虫,对减少死亡虫体毒素吸收、肠穿孔的发生,均有一定好处。

结果讨论：本病又称急性节段性小肠炎、急性出血性小肠炎、急性坏死性小肠炎，我认为称急性出血性坏死性小肠炎为好。

本病原因至今未明，可能与肠道非特异性感染、免疫学问题有关，多数认为身体对致病因子敏感增强，可能是本病的内因。细菌产气夹膜杆菌。厌氧性梭状芽孢杆菌、致病性大肠杆菌、副大肠杆菌或病毒感染，暴饮暴食，食生冷、不洁食物（如生红薯、生花生）及蛔虫感染等，可能为致病的外因或诱因。

本病病变主要位于空肠下端或回肠上段，亦有累及全部小肠，病理变化为小肠黏膜下层，成节段性非特异性炎症、水肿、充血、出血和坏死。病变起于黏膜下层，以后发展至肠壁各层。如果以黏膜下层发展为主，则临床表现为腹泻和便血；以浆膜肌层发展为主，则临床上表现为肠梗阻或腹膜炎。后者更多为外科收治。

临床以腹痛，泄泻，呕吐，发热，全身中毒症状及循环衰竭为主要表现。诊断一般不难，但应与中毒性痢疾、肠套叠、过敏性紫癜、中毒性消化不良、重症败血症做即刻的鉴别诊断，以免耽误诊断。

严重而广泛的肠管病变，是造成临床上休克的主要因素。肠坏死，肠道毒素的大量吸收，以及肠壁严重水肿、失水、腹泻所导致的电解质紊乱等，均为导致休克。积极抗休克是降低死亡率，提高治愈率的关键，对休克患者应做到分秒必争，如皮肤出现广泛花斑纹、呕血、便血，血小板计数明显下降，凝血时间延长，凝血酶原时间延长及三部试验阳性，此时可用肝素静脉滴注，但须随访血压、血小板计数和凝血时间测定。

中毒性休克时由于血流瘀滞，血容量重新分配，血浆渗出，以致血液相对的浓缩，如此时给予输血，则会加重血液浓缩及血流缓慢，甚至诱发弥漫性血管内凝血，故尚未输液前不宜输血。但已发生弥漫性血管内凝血时，特别是在高凝阶段，不宜输血。如给予输血，可增加各种凝血因子使弥漫性血管内凝血加重，故关于输血的问题，应掌握恰当的时间，否则不仅无益，反可加重病情。

手术治疗可以去除坏死病灶，清除肠内毒素，减轻中毒症状，防止中毒症状发展，故应严密观察病情，不失时机地采用手术治疗。

手术指征：① 肠梗阻症状明显，经治疗症状仍逐步加重者。② 出现腹膜炎征象，疑有肠穿孔者。③ 大量肠出血，经各种措施处理仍未能止血，而危及患者生命者。④ 休克虽经积极治疗抢救，腹部症状仍迅速恶化，腹胀明显，腹肌紧张，有固定压痛点，疑有肠坏死加剧者。

对于顽固性休克病例，中西结合、内外科协作配合，及时采取恰当的治疗，可能会进一步提高疗效。

总结讨论如下。

1）涟水县人民医院儿科自 1977 年 1 月至 1978 年 12 月收治急性出血性坏死性小肠炎患者 229 例，占住院总人数 9.89%。

2）发病年龄在 5~14 岁为最多占 71.18%，男性多于女性，其比例为 41∶1，发病季节以春季为最高占 44.54%，夏季次之。

3）主要症状为腹痛、腹泻、呕吐、发热、便血和严重感染性中毒症状,包括中毒性休克、中毒性肠麻痹、肠梗阻和腹膜炎。

4）血液红细胞计数在 4 000 000 以下者 85.52%,白细胞总数在 10 000 以上者占 41.18%,分类上中性粒细胞在 40%~70%占 65.61%。

5）大便隐血试验阳性,镜检多有大量红细胞,少量白细胞。初次大便检查尚不足以诊断急性出血性坏死性小肠炎时,必须反复检查。

6）有并发症或合并症的病例,预后较差。有中毒性休克,尤其腹胀严重者,经积极抢救病情仍无明显好转,预后多属不良。

7）本组治愈率占 90.83%,平均疗程 14.4 天,好转占 1.75%,未治愈占 0.44%;手术治疗组病死率 37.5%,非手术治疗组病死率 4.69%;全组总病死率 6.99%。

8）治疗主要是禁食,纠正脱水和电解质失衡,应用抗生素、激素、抗休克及对症疗法等措施基础上加用中药治疗。正确掌握手术指征。有手术指征时,及时进行手术治疗。

（十一）流行性出血热中药治验 2 例报道*

20 世 70 年代,笔者用中药治疗 2 例流行性出血热,是根据温病热入营血的论据,主用犀角地黄汤加减治疗,现报道如下。

流行性出血热是近年来比较熟悉的一种传染病。根据文献记载,本病为一种滤过性病毒引起的血小板显著减少、广泛毛细血管损伤及出血,开始伴有短期发热,以后症状加重的疾病,其临床类型因其轻重不同而分为轻、中、重三型。其整个病程又可分为发热期、低血压期、少尿期、多尿期和恢复期共五个期,其主要症状为先畏寒发热约五六天,为发热期;继而即进入低血压期;可产生休克,为期约二三天,皮肤即可出现紫斑,口腔牙龈出血,大小便也可出血,以后是少尿期,为期 3~5 天,小便显著减少,出血继续加重,在此二期中可无或有轻重程度不同的昏迷,在发病第 12 天后即进入多尿期,小便显著增加,症状稍有减轻,但可因尿多电解质紊乱而产生休克,此期约 10 天,即渐渐恢复进入恢复期,整个病程在 20 天以上。

根据以上流行性出血热的一系列症状,虽有轻重不同,但总的符合中医学"温病"的范畴,本病发热、烦躁、出血和紫斑由表入里,以及昏迷的发生,更符合于温病由表入里,热入营血,热灼发斑,血热妄行的理论,故发斑发疹,内为神昏谵语,此皆由于热盛使然,用清营凉血一类的方药,我就是根据这个理论辨清当时的病情虚实,从辨证的法则确定应用犀角地黄汤化裁来治疗,均被治愈,现将病例介绍如下。

案 1.蒋某,男,21 岁,农民。

患者于 1965 年 1 月 23 日因畏寒发热 10 天,头痛,全身骨节酸痛,背部发生紫斑,鼻出血,继则胸闷、烦躁,有时谵语而入院治疗。据述发热第 8 天曾注射青霉素,故当时门诊初步诊断为过敏性紫斑而入院治疗。患者神志不甚清楚,烦躁不安,体格检查不合作,呈重病状

---

* 本文所介绍 2 例病案均用西药治疗,如输液、维生素、抗过敏药物及激素等。但根据文献报道激素等疗效不确实。本文介绍的 2 例病案,症状严重,据文献报道,均属预后不良情况者,但采用以中药为主的中西医结合治疗均获痊愈。

态,面色萎黄少华有点状紫斑,眼结膜充血,鼻腔有血迹,口腔出血,胸背也有少数紫斑如蚕豆大小,背部较多,大便呈棕黑色,夹有瘀血,小便发赤而少,脉细数,舌苔光红而干,体温正常,心、肺听诊无特殊,血压 125/78 mmHg,腹壁较紧张有压痛,肝脾触诊不满意。

实验室检查:血常规显示红细胞 2 340 000,血红蛋白 42%,血小板 45 000,白细胞 9 250,中性粒细胞 78%,淋巴细胞 21%,酸性粒细胞 1%,出血时间 2 分钟,凝血时间 11.5 分钟,凝血酶原 30 分钟,血块收缩,24 小时后部分收缩。尿蛋白+,比重 1.020,白细胞少数,红细胞少数。

大便检查:钩虫、蛔虫各+,红细胞+,隐血++,白细胞少数,肉眼观察有鲜血。经住院后观察,开始尿量很少,出血情况逐步加重,并有烦躁和昏迷现象,符合于少尿期,于住院第 6 天后亦即病程之第 15 天出血渐止,紫斑渐退,而小便又大量增加,病情逐渐恢复,血小板由 40 000 增加至 80 000,以后大便 2 次隐血皆阴性,血小板又增加到 140 000,精神良好,均趋正常,于住院第 20 天病愈出院,最后诊断为流行性出血热。

根据其症状有烦躁、昏迷、出血紫斑,舌苔光红而干,尿少而黄、便血、口鼻出血等情况。在中药治疗方面,我们在患者进院以后,从望、闻、问、切四诊来分析,是符合温病热入营血,热极发斑,血热妄行,津血同源,而有伤阴现象,故应用犀角地黄汤化裁(未用犀角),加玄参、阿胶、地榆、血余炭以凉血止血养阴。但因患者出血较多,脉虽弦滑而重按无力,故本病乃属初因热陷血分,继而有气随血脱之虑,故再从凉血止血养阴方中加入黄芪、党参以扶正,于住院第 6 天出血渐止,昏迷、烦躁渐平,尿量逐步增加,其他症状也逐渐恢复,于住院第 20 天痊愈出院。

案 2.陈某,男。

本病例是本市某医院患者,整个病程由我们会诊治疗,因发热四五天后出现紫斑,并有出血现象(量不多),而住院,当时因神志稍微模糊,小便特别少,(每昼夜尿量 100 mL 左右),并在入院时发生有低血压期,而怀疑可能是流行性出血热,请南京传染病学教授会诊,经确诊后,用中药治疗。因该患者出血较少,而小便又显著减少且黄赤,脉弦滑数,舌质红,无寒象,故仍应用犀角地黄汤(未用犀角),未用黄芪、党参扶正,并加用茯苓、泽泻以利尿。结果尿量逐渐增多,病情渐趋好转,起到同样的治疗效果,最后痊愈出院。

本文介绍了流行性出血热的临床表现,始则邪在肌表,继则由表入里,从中医学来分析是属于"温病"范围,热入营血,热极发斑,血热妄行的范畴,应用清营凉血止血之药,再根据当时虚实情况辨证用药而能达到治愈流行性出血热的目的,虚则扶正,阴伤养阴。

(十二) 石灰石碱混悬液治疣痣 16 例治验及机制

疣俗称瘊子,虽属小病,不治也可,但其发病率较高,又每因其部位不同,病因不一,有时经常触碰受伤,容易出现出血和疼痛,如生在面部时搓面易碰破,生在手足则工作走路时易碰伤,因受影响,甚至妨碍工作,要求治疗的很多。

兹从中医药方书中选了一个单方,即用石灰和石碱等量,再加水适量,配成一种悬浮液,用以治疗疣病,一年多共治疗 16 例,经观察疗效很好。它除早已记载在明代龚廷贤《寿世保元》等书外,也同时流行于民间,成为民间常用验方。

现在我们除观察其临床疗效外,并试用现代科学方法进行诊断,并阐明其药理作用,以符合中西医药要结合的要求,这仅是尝试。兹将本病症状及本单方的配合方法、适应证、用法、疗效分析、药理作用阐述如下。

1)疣之症状

A. 寻常疣,其中包括乳头状疣,状如乳头;指状疣,状如指头聚合在一起或分散如开放的荷花;丝状疣,为长度不到 1 cm 的小钉倒立在皮肤上,均可以散发或单独发生。

B. 扁平疣是一种表面平滑凸出皮肤的扁平小疣,色泽如正常肤色,也有稍深或稍浅于正常肤色的,数目发生较多,零星或聚合成簇,表皮多较嫩。

C. 跖疣是发生于足底的鸡眼,或与胼胝并发,角质较厚。

D. 尖锐湿疣通常发生于皮肤和黏膜交界处,特别是肛门或会阴处,是一种柔软的水肿性疣。

E. 传染性软疣,俗称水瘊子,是针头至豌豆大的圆形丘疹,中央有乳头状的小栓,并有脐形凹窝,色如蜡样,偶有痒感,能自身传染。

2)药物配制方法 * :用石灰和石碱等量分别研成粉末,立即装入瓶中,加水适量,即有反应发生,如"吱吱"的响声,或瓶底或瓶周有微热感觉,稍后反应即停止变成混悬液。如无以上反应,效果即差,甚至无效。在此值得说明的是:

A. 石灰:由石灰($CaCO_3$),经煅烧彻底未风化之块状石灰(CaO)。其鉴定法首先是色泽洁白均匀,另外可用块状石灰之一半用水使其成为消石灰而无硬颗粒者,即为已经氧化完全。

B. 石碱:即市场供应之洗涤用或馒头发酵用之结晶块碱,即 Na_2CO_3,古代是用自然矿碱或植物碱,有液态或块状者。

如石灰、石碱研磨成粉末,混匀,加水后无反应发生,或涂抹于疣体无灼痛感的,多半是石灰不符合要求,不是氧化没有完全,就是已经风化的关系。

3)适应证和禁忌证

适应证:寻常疣、扁平疣、跖疣、色素痣。

禁忌证:各种类型的色素痣有继发感染者。

4)应用方法:视疣的大小,用竹棒或玻璃棒蘸取已配制好的药液涂满疣之表面,每日2~3次,用前须将药液震荡混匀,并尽量避免涂到正常皮肤,涂后不痛者为无效。如因配制不妥则重新配制,如因疣之表面角质较厚、较坚硬,药液一时不容易浸透到疣组织,则可用灭菌小刀在疣之表面加以挑剔修削,达到感觉微痛为止,再涂抹药液,即可有轻微灼痛感。如仍无灼痛感,则再用灭菌小刀修刮。

关于涂抹天数,视疣之类型,以及其大小深浅和表面之角质层坚韧与否而定,如一般需

---

* 处方:生石灰 1 g,石碱 1 g,水 4~5 g。

要涂抹 4 天,如疣体即发黑干瘪,以后逐渐与正常组织分离,最后脱落而痊愈。如疣体较大,根较深,表皮角质较坚硬的如某些寻常疣,特别是跖疣,必须涂药 6~8 天,每天可涂三四次,涂药前仍需用灭菌小刀将疣表面增厚的角质层修削干净,或挑剔疏松,达到有血管神经的组织,而感觉到微痛为止,使药液容易停留和浸润,6~8 天后疣体也同样发黑干瘪,但疣体周围正常组织常有 1~2 mm 的狭窄带有腐蚀现象。这可能因涂药天数较长,药液延及正常皮肤,但疼痛并不严重,患者多能忍受,这样疣体即容易动摇,便于和正常组织分离,最后疣体干瘪脱落而痊愈。

5）疗效分析统计:我们对不同类型的疣共 16 例进行治疗观察和随访,除 1 例较大的跖疣因患者未能耐心坚持涂药而未能治愈外,其余全部治愈无复发,治愈率达 95%,兹将 16 例不同类型疣的治疗效果观察,并经过 2 年以上的随访的结果,见表 15。

表 15　16 例不同类型疣的治疗效果观察

总病例数	性别		寻常疣				扁平疣				跖疣				色素痣			
	男	女	病例数	涂抹天数	治愈数	治愈率	病例数	涂抹天数	治愈数	治愈率	病例数	涂抹天数	治愈数	治愈率	病例数	涂抹天数	治愈数	治愈率
16	9	7	6	5	6	100%	5	4	5	100%	3	7	2	70%	2	3	2	100%

注:① 涂药天数为常用涂药天数和平均数。② 有 2 例寻常疣、1 例跖疣因表皮较坚韧,涂药 1 个疗程,疣体尚未被彻底破坏,又重新涂药 6 天后才痊愈。

6）药理作用:石灰（$CaCO_3$）煅烧分解成石灰（CaO）,加水后即成为消石灰（熟石灰）,能产生热量,微溶于水为 $Ca(OH)_2$,呈碱性。

石碱在古代是用天然矿碱或用植物（如蒿蔘、桑枝等）烧灰存性,淋水后烧炼而成。今则都是人工合成的碳酸钠（Na_2CO_3）,经加工后成日常所用之块碱。仍为 Na_2CO_3,经溶解于水,即成 Na_2CO_3 溶液。

当我们将石灰与石碱分别研成粉末,按上述分量和配置方法,则石灰溶于水为 $Ca(OH)_2$,而石碱溶于水则仍为 Na_2CO_3。两者经化学反应后则转换为 $NaOH$ 和 $CaCO_3$,前者溶于水而后者则沉淀,故成为一种混悬液,呈强碱性,用石蕊试纸呈深蓝色,其化学反应方程式如下:

$$Na_2CO_3 + Ca(OH)_2 =\!=\!= 2NaOH + CaCO_3 \downarrow$$

从上列化学反应所得到的两种物质,可知 $CaCO_3$ 是一种碱性物质,不溶于水,仅能与酸性物质起反应,产生中和作用,并没有腐蚀作用,如碳酸钙中和盐酸的反应。

$$CaCO_3 + 2HCl =\!=\!= CaCl_2 + H_2O + CO_2 \uparrow$$

从上列化学反应,故知 $CaCO_3$ 常用于中和胃酸,可治疗胃酸过多及溃疡病。还有一些收敛止泻作用。因此,$CaCO_3$ 对疣是不会起作用的。

我们知道 $NaOH$ 是一种强碱,有腐蚀作用,如按照配方中指定剂量配制,其所产生之 $NaOH$ 溶液浓度经测定约为 5%,有腐蚀作用（液化性）,但用于疣,我们所观察到的多数是疣组织发黑干瘪萎缩(干性坏死),最后如痂皮样与周围组织渐渐分离。如涂药天数不多,未涂及周围,正常组织并不受影响,但对较大、较深、较坚韧的疣,涂药天数较多,或有因药液延及正常组织,因而在疣体周围常发生1～2 mm宽的湿性坏死样狭窄圈,这样也会有利于疣组织与正常组织分离。如涂抹天数恰当,疣组织已全部损毁,连同基底部即发黑、干瘪,形成干性坏死,最后与正常组织分离脱落而痊愈,并不遗留疣组织。即使疣体很深,经涂药后,其作用也能深达基底部,似比正常皮肤敏感,有选择作用,故一经治愈复发的很少。

另外,我们以相等浓度之NaOH溶液试用于疣病有相同的作用,单纯用石灰或石碱分别配成溶液,就不能起到相同效果。故更可说明本单方的作用在石灰和石碱混合加水后所产生之NaOH,而不是$CaCO_3$,也不是单纯的石灰溶液或单纯的石碱溶液的作用。

我们又发觉单纯用NaOH或本单方之上的清液,则疼痛较剧,且溶液易于散失,对疣组织的作用时间就短,因而疗效也不如石灰、石碱之混悬液。这可能是由于本单方之混浮液涂在疣面上有$CaCO_3$能吸附NaOH溶液,既不至于散失,又不至于刺激太大产生较剧的灼痛,且能保持较长时间的药物作用原理,故会有人用NaOH溶液与熟糯米混合后涂敷,也可能是这个道理,病例介绍如下。

案1.周某,男,30岁,纺织工。

患者1959年4月3日,因右掌背有黄豆大小之寻常疣一个,为乳头状,角质较少而柔软,病程数月,经用石灰、石碱之混悬液摇匀后用玻璃棒蘸药液涂满疣之表面(需带有一些沉淀物),半分钟左右,即感觉有轻微灼痛,再经三五分钟后疼痛即停止,如法涂药每天2次(上、下午各一次)共涂4天,疣体即发黑干瘪,呈干性坏死样变化,停药后约1周即如痂皮样脱落而痊愈,初稍留瘢痕,以后无痕迹,观察2年无复发。

案2.许某,女,45岁,纺织工。

患者于1959年10月3日,因右手拇指外侧指甲旁有黄豆大小之寻常疣1个,表面角质增厚而坚硬,发生半年多因妨碍工作而就医,经用石灰石碱之混悬液涂满疣之表面,经三五分钟后仍无灼痛感觉,用无菌小刀稍加修削,重新涂药,即有灼痛感觉,每日上下午各涂药1次,共涂药5天,因表皮角质较厚且很坚韧,仅修削1次,药液浸润不易达到深部组织,故疣体变黑萎缩不明显,而疣组织已呈轻度湿性坏死样现象,我们认为涂药天数已到,暂予停药,二三天后,周围坏死组织又逐渐恢复,疣组织仍未彻底破坏,故未能分离脱落,随后又重新用灭菌小刀修削,每次涂药必须感到轻微疼痛而后止,否则仍用小刀修削后再涂药,又连续涂药达5天之久,疣组织才变黑,萎缩明显,周围正常组织仍有明显坏死症状,1～2 mm狭窄圈,也较前明显而深入,用棒触及疣体即动摇,也感觉较前疼痛,但尚能忍受,当即停药,停药后4天左右,疣组织即全部萎缩,1周后脱落,不遗留损坏面。现已4年多未见复发。

案3.许某,男,14岁,学生。

于1959年患左足底跖疣,病程1年多就医,当时步履疼痛,表面角质很厚,经先用灭菌小刀将角质修削,达到疼痛或微量出血为止,然后在跖疣中心涂上石灰与石碱之混悬液,每日2次,共涂7天,疣体即发黑萎缩,周围有轻度湿性坏死,1～2 mm的狭窄圈,即停止涂药,

5 天后疣体即显干性坏死样变化,如较厚的痂皮样逐渐脱落,无溃疡面,基底为新生组织,现已 4 年多未有复发。

案 4.钱某,女,40 岁,纺织工。

于 1959 年面部患有色素痣 2 粒,如绿豆大,表面柔软,经用本药混悬液,涂于痣之表面,每日 2 次,共涂 4 天,痣的色素即加深而萎缩,周围正常组织未发生显性坏死样现象,当即停药,4 天后痣即干瘪,如痂皮样脱落而痊愈,曾观察 1 年,未见复发。

本疗法效简便廉,且疗效亲自试验,机制明白。

(十三)从苏轼"求医诊脉"谈谈切脉新认识

苏轼虽不是医,但古时很多儒者亦通医,儒医出身者,冠其名为儒医。苏轼是一代名儒,也通医,属"儒医"的范畴。在其《求医诊脉》一文中,发表了他对求医诊病切脉的看法认识和态度。我读了他的文章,结合我多年的临床经验和体会,发感如下。

请医生看病,望、闻、问、切四诊是治病的第一步,四诊合参是基础。虽古有上工望而知之、中工问而知之、下工切脉而知之的说法,似乎说明望诊的重要,但实际上四诊都很重要,所以要四诊合参的共识。但有的人认为切脉能知百病,目前仍时有这种情况发生。我有时也遇到过这种患者,我就明确告诉患者,诊断病情是要通过望、闻、问、切四诊进行分析,才能得出初步印象、诊断,有的还要通过实验室及影像学检查。有些医生也不很明白切诊的道理及其重要性,因循守旧者有之,质疑者有之,敷衍了事。但如能正确应用切诊,仍是四诊重要内容,其重要性仍不能小看。结合现代医学再学习,加以注意、正确应用,对某些疾病诊断的提示是有很大裨益的。下面提出我个人对切诊的一些新认知。

(1)切诊除按脉搏外,应包括按胸腹、头额、尺肤、痛点、病处、红肿、麻木、异常等情况,古已有之,但由于封建迷信等多种原因,身体不能随便按触,特别是对妇女,男女授受不亲,而局限于寸口之脉。

1)按胸部而知胸廓抬举活动度及语颤、猫喘等心、肺疾病。

2)按腹部可知喜按、拒按得虚实、知温凉,喜暖喜凉而知寒热,知脘腹疼痛部位,病在何脏何腑。如腹主动脉搏动强弱、有无动脉瘤等,有无癥积,有无胆囊炎、胆结石、胰腺炎、阑尾炎、肠套叠、肠梗阻等,并可提示有无急腹症需外科手术者,实际上起到与现代医学触诊相同的作用。

3)按额部可知发热与否,常是家属对婴幼儿童有无发热的一种常用方法,但也常因头额外露,受外部气候寒温影响,有时并不可靠。

4)按尺肤可知发热与否,因其常有衣服覆盖,受外部气候影响较少,准确度较高,如按胸腹则更好。我在乙型脑炎病房巡视时,对每个患儿胸腹按摸一遍,即知其热否,并知其热之高、中、低,做出是否采取降温退热决定。

(2)按脉部位应包括寸口、人迎、跌阳、虚里等脉象,各有其特征和诊病的特点,一般可先取寸口,再按病情需要,选用切诊部位,应用得当,对诊断是有很大帮助的,不宜只取寸口,不要再从寸关尺分左右(特殊情况需要除外)、上中下三焦、三部九候、五脏六腑。应结合现代解剖生理学分。

1）寸口脉一息六七至伴口渴、尿少而黄，结合按摸尺肤，即可协助诊查患者有无发热及其程度。无上述热象及心病，再排除其他影响脉象因素外，如一息七八至或更多者，可提示为心动过速，临时偶发，则提示为阵发性心动过速；如一息三四至，可提示心动过缓。如显示结、代、促脉者，可提示各种快慢期前收缩。散脉示大小、快慢节律不齐者，多见于房颤等，散脉也可发生于心肌炎。

2）人迎在颈部气管两侧搏动处，从其洪、细、软、弱可提示有无高血压、低血压、颈动脉硬化及狭窄。

3）趺阳脉在足背近屈曲处，如有患者足凉，特别怕冷，就应按两足背趺阳脉，如细小而弱，应考虑动脉硬化、狭窄，提示须进一步做相关检查，以确定是否存在闭塞性动脉脉管炎、动脉硬化性血管狭窄、糖尿病性动脉狭窄病（糖尿病足）等。严重者趺阳脉可按触不到，最后多从足趾开始，因缺血逐节、逐段坏死，成为脱骨疽，严重者股胫动脉狭窄闭塞，股胫坏死而截肢者有之。

4）虚里脉在胸骨左部乳头下方心尖搏动处。如搏动较强，常见于劳动强而壮实之男人，也常见于高血压患者。如搏动较弱，多见于工作轻松而虚弱之妇孺，也常见于低血压或血压偏低者。如虚里搏动特强应衣者，除高血压患者外，很多与多种心脏病有关。再有虚里搏动向左外移，也可见于肥胖强力型人，心脏常偏近横位，虚里搏动外移越多越明显者，则提示心脏越扩大。如按整个心脏有震颤如猫喘，则提示心脏有二尖瓣狭窄。因此，按虚里也是很重要的。

（3）寸口脉象有28种，再分左右寸关尺（现在有些难能分清），再依五脏六腑，又分上中下三焦，这多是王叔和为脉学而人为的分法，后世医生被弄糊涂了。古时讲脉学的周学霆在《三指弹》里讲"可分而不分，不分而分"的含糊态度和说法，应重新整理。因此，后世就有"熟读王叔和不如临证多"的议论了。

（4）寸口的28种脉象新认识：浮、沉、迟、数、洪、细、濡、弦、滑、结、代、散等脉尚可辨别，各主所病，但也常受其他因素影响，应详查辨别排除，免干扰辨证。

（5）正常人的脉象有多种因素的变异，大体举例如下。

1）男女有别：男性脉象洪大者多，尤以强体力劳动者。女性多濡软，尤多见于丰满肥胖不劳动、少劳动者。

2）生理解剖因素的变异：常有右偏大而左偏小者，与经常用右手有关，乃正常生理因素。斜飞、反关、无脉症等之不同，多是因解剖变异关系，无特殊临床意义。

3）寒暑不同：寒冬腊月气温较低，人们为了保暖，减少体内温度从体表散失，机体自动收缩外周小动脉、体表毛细血管，抑止体温散发，因而寸口脉也就可示沉细，但尚有力，手足皮肤也较凉。由于血管外周阻力增加，血压可较夏天高些，高血压患者血压也可较夏天偏高，也容易发生头昏脑涨等不适。盛夏暑热气温较高，血管应变生理反应与冬天相反，手足温暖，寸口脉可示浮大，血压可比冬天低些，高血压患者的血压也可低些，头昏脑涨不适的患者也就少些。平素低血压者在夏天则更低些,脑供血不足而易头昏、头晕。

4)劳动与否:一般体力劳动者寸口脉浮洪大些,强体力劳动者可更明显些。脑力劳动者,如办公室职员寸口脉常偏沉、细、濡。

5)血管病变:参照血管病变内容。

6)动静之别:工作劳力运动锻炼者,寸口脉可有因活动度大小而有不同程度的浮大兼数的脉象。相反,处于静坐不活动平躺休息睡眠之人,其脉多偏沉细而迟,也属正常生理变化。

(6)脉证从舍的应用:参照防治慢性支气管炎。

(7)切脉与多种证候和疾病有关,但更多的与心血管疾病有关,除上面已有相关内容外,再补充如下。

1)热病:发热者其脉之至数在原有至数上增加,多数脉,是发热指标之一,发热越高,脉更数而洪大。但败血症高热而致心力衰竭休克,热深、厥深、四肢厥冷者,可见细数沉濡而弱之脉。

2)糖尿病:糖尿病足时,即可见趺阳脉细弱而足凉,到最后无脉而坏死成脱骨疽,须截肢保命。

3)高血压、动脉硬化:其脉多弦滑而紧有力,重者重按不绝。因血管内压力高,管壁硬,故多弦;因动脉硬化脉管多延伸而卷曲,故多见如盘走珠之滑脉。年龄大的老人胸部 X 线片常示主动脉弓隆起影像,便是此因。

4)贫血轻、出血不多者:其脉无大变化,视其贫血程度,脉多示不同程度的沉、细、濡、软、弱的脉象。一般小的、持续性的微量出血后的继发性贫血,也可呈以上脉象。如急性大出血患者,除多沉细而数弱外,也有因动脉硬化,血管壁增厚、增硬,可示脉管如中空之革脉。严重者和其他严重心脏病及临危患者,偶可见指下如虾游时有时无似有似无临死之脉象。

(十四)切脉诊断妊娠讨论

切脉诊断妊娠问题,历来争议很多,如通常仍有以滑脉或滑数为孕脉之说,但痰饮、食滞、实热、肝阳上亢高血压、动脉硬化等证均可见之,健康劳动者也有此脉象,故必须四诊合参方可定夺,仅据滑脉诊断妊娠不足为凭。为免误诊、漏诊,特将切脉诊断妊娠之说,结合现代医学加以探讨和纠正。

妊娠之诊断,文献早有以"脉平"为妊娠之论,"三部脉浮沉正等,按之无绝者有妊也",当属"平脉"范畴,意即具备妊娠条件,而有早孕症似病态,却示无病"平脉"之谓也。这只能提示,尚不能确诊。以滑脉诊断妊娠,不是一点根据没有,"滑脉"可出现在妊娠中晚期。因该时早期妊娠纳少、恶心反应已除,饮食恢复,体质已健,气血旺盛。加上胎儿长大,气血亦盛,孕妇可示如"脉滑"之故。如文献记载"六七月脉来喜实长",表示气血旺盛。较常见的实长近乎弦滑,而真正的弦滑较少见,因此,比滑脉较有实际意义。所谓滑脉也可在早孕无食少、恶心呕吐,体质尚壮实、气血尚旺盛之早孕妇;也可因闭经 2～3 月、7～8 月与高血压、桡动脉(寸关尺三部)解剖变异等引起之实长脉、弦滑脉偶合,故并不特异。况且妊娠 6～7

月腹部已大而露胚,一看便知,一按即晓,妇科检查更能明确。滑脉其实在早孕妇并不多见。因早孕妇常因妊娠反应,营养不足,致体质虚弱,血容量不足,心脏搏出量减少,血压力降低,而脉多濡软、濡细,故文献有"妊妇初时脉平而虚,寸脉微小"之说。兹再援引有关古文献之说,《医学入门·妇人脉法》中说:"妊孕初时、脉平而散,寸脉微小,呼吸五至,浮沉正等,按之不绝,无他病而不月者孕也。"此说比较合理。但也应包括其他妊娠一般条件和早孕症状,才能做出临床诊断。《古今医统·妊娠脉》:"妊脉紧滑见于右关,恶吐损伤,他部相参。"这说明孕妇因恶吐,胃气、正气损伤而影响脉象,须从他部相参,但仅从三部九侯脉象相参,不包括四诊合参,是很不够且很不完全的。《平湖脉学·滑脉》:"上为吐逆,下为蓄血,女脉调时定有胎"此说法也有平脉之意。《景岳全书》:"妇人脉滑而经断者为有孕,若平人脉滑而和缓,此乃营卫充实之佳兆,若过于滑大,则为邪热之病。"《医部全录》论切脉诊早孕也可参阅。

借用东坡求医诊脉之话:"脉之难明,古今所病也,至虚有实候,而大实有羸状,差之毫厘疑似之一间,便有死生祸福之异,此古今所病也。"因此不必在所谓"滑脉"上多费口舌,还是要回归到中医经典、至理名论的诊法基础("望闻问切"四诊合参)上来,早孕诊断当可及时明确,再结合现代医学妇科检查及早孕检测,诊断更可无误。

(十六) 中西医结合治疗2 342例流行性乙型脑炎的分析

于1966年开始,连续13年,每年在淮安市防治乙型脑炎经验交流会交流,共2 342例汇总而成。

我于1966年支持苏北农村卫生工作10余年,在传染科病房参与中西医结合治疗传染病工作,负责中医药治疗各类传染病期间,治疗了各种发热传染性疾病,尤以流行性乙型脑炎为最多,共2 000余例。从中观察到各种不同发热传染病过程中的热型、症候变化、传变、转归之始终,并取得了低病死率、低后遗症的较好效果,平均死亡率6.8%。

(十七) 对中西医结合治疗82例流行性乙型脑炎观察

乙型脑炎好发于夏至后,高发于盛夏秋初,其为病也,高热,神昏,惊厥,病状重,发病急,属于中医学"温病"范畴之暑温,(即先夏至日为病温,后夏至日为病暑,少数轻型病例,无高热神昏惊厥),死亡率很高,据以往文献报道约为50%,后遗症也不少。自从1955年石家庄等地医院相继应用中西医结合治疗,应用中药治疗后,死亡率即大有降低。近年来西医药治疗乙型脑炎的措施也有很大进步,因而在中西医结合治疗后,使治愈率也提高到80%~90%,大大降低了乙型脑炎的死亡率。

我院近年来治疗乙型脑炎治疗方法也和全国各地一样,本着中西医结合的方针和吸取外地的经验,进行治疗,治愈率也逐年提高。我院病例多来自农村,在医疗条件差、重型患者多的情况下,1966年治愈率提高到96.7%。为了交流经验吸取兄弟单位的先进经验和方法,不断提高,有所进步,现将我院1966年治疗的82例乙型脑炎报道如下。

诊断依据按当年江苏省卫生厅医学科研办公室于1965年7月15日印发的乙型脑炎防治参考资料。

（1）在流行季节，有发病急、高热、头痛、嗜睡、抽搐、昏迷之症状者。

（2）检查患者有颈项强直或抵抗，布鲁斯基征、克尼格征、巴宾斯基征阳性体征者。

（3）脑脊液清晰，压力增高，实验室检查细胞数一般 $50 \sim 500/mm^3$，在 $500/mm^3$ 以上者极少数，早期多核白细胞占多数，蛋白稍增或正常，糖正常或增加。

（4）补体结合试验，因条件关系未做。

有以上（1）（2）（3）项目，即可诊断，（4）只能作为最后诊断用，故我们主要是依据（1）（2）（3）项做初步诊断。

发病年龄：本组病例发病年龄在 10 岁以下者 75 例，占 90% 以上，其中在 5 岁以下者 59 例占 70%。最大者 30 岁，7 例；最小者 6 个月，2 例。男 61 例，女 21 例，男女之比，为 3：1（表 16）。

表 16　发病年龄情况

病例数	男	女	年龄						备注
			0~5	6~10	11~15	15~20	21~25	26~30	1 岁以内者 13 例
82	61	21	59	16	4	2	0	1	

发病时间：本组病例全部发生在 7~9 月份，以 8 月为最多，共 73 例，占 90%，其中又以 8 月上旬为最多，共 43 例，占 50%，中旬次之共 25 例，占 30%，符合流行病学在江苏地区之流行季节（表 17）。

表 17　发病时间情况

病例数	发病时间									备注
	7 月			8 月			9 月			8 月上旬正值伏暑盛夏，气温最高
82	上	中	下	上	中	下	上	中	下	
			5	43	25	5	2	2		

病情分析：参照江苏省卫生厅 1965 年 7 月 15 日印发的乙型脑炎防治技术参考资料分类方法，分为轻型、普通型、重型和极重型 4 型。中医则按温病学分为卫、气、营、血。具体分法从略。两者结合可大致归纳如下。

（1）轻型：相当于邪客卫分或客于卫气之间。

（2）普通型：相当于邪客气分或营气之间。

（3）重型：相当于邪客营分，或气血两燔，邪充表里、上下三焦者，有时可出现正不胜邪，而发生津气欲脱之候。

（4）极重型：相当于邪客营血，常出现高热神昏惊厥，"肝风"内动，烦躁气促，脉搏细数无力，或沉迟无力汗多等津气欲脱之症，常因正不胜邪，治不返者即死亡。

以上分类，分型是综合整个病程而定。病程在中医学按温病学之卫、气、营、血的由表及里、由浅及深，由轻到重的传变规律而不同，不是一成不变的。如初入院为普通型，几个小时或一二日内，即可变为重型或极重型，甚至死亡。但一般说来，发病较缓，病情较轻，则预后较好。

在 82 例中有轻型是 11 例,普通型 24 例,重型 41 例,极重型 6 例。重型和极重型共 47 例,占 58%,多有高热、昏迷、抽搐,而普通型则较少有昏迷和抽搐。轻型有短暂高热者 2 例(39℃以上)均无昏迷和抽搐(表 18)。

表 18　82 例不同证型乙型脑炎的症状分布

型别	例数	%	高热	昏迷	抽搐	惊厥	嗜睡	头痛	呕吐	项强	备注
轻型	11	13	2			8	10	6	3	9	
普通型	24	29	23	6	15	20	22	18	12	23	后期有后遗症,
重型	41	50	41	40	40	28	41	32	26	40	常伴有失眠
极重型	6	8	6	6	6	5	6	5	4	6	
共计	82	100	72	52	61	61	79	61	45	78	

注:大部分病例有阳性病理反射。

极重型都有不同程度的呼吸或心脏、周围循环衰竭。头痛数字统计不准确,因幼儿主诉不清。

在 82 例中发热超过 40℃以上者 39 例,在 39℃以上者 33 例,在 39℃以下者 10 例。

入院前发热天数,2 天以内者 15 例,4 天以内者 46 例,6 天以内者 18 例,8 天以内者 2 例,10 天以内者 1 例。全热程(包含住院前后总发热天数)在 5 天以内者 18 例;10 天以内者 42 例,15 天以内者 16 例(表 19)。

表 19　82 例乙型脑炎患者发热情况

病例数	入院前热程					全热程			发热高度			备注
	1~2 天	3~4 天	5~6 天	7~8 天	9~10 天	5 天内	10 天内	15 天内	40℃ 以上	39℃ 以上	39℃ 以下	表内为腋下体温
	15	46	18	2	1	18	42	16	39	33	10	

注:全热程中,因 6 例死亡,未统计在内。

在防治方面,在乙型脑炎流行季节前,做好准备,召集中西医有关防治人员,召开防治会议,进行业务学习,以便熟练掌握防治技术,投入抢救治疗。现在把中西医结合治疗的情况介绍如下。

(1)入院乙型脑炎患者,先由西医检查确定诊断,继由中医按暑温分卫气营血辨证,给予中药治疗。

(2)体温在 38℃左右,不抽搐,无昏迷的轻型病例,均用中药治疗。但西医分管床位医师继续进行观察,如在病程中体温升高达 39℃左右或以上,见有惊厥、抽搐、昏迷现象时,即采用中西医结合治疗,以冀迅速降温止痉。

(3)由于西医应用了氯丙嗪等镇静剂,很多患者出现沉睡或半昏迷样冬眠状,不能立即诊断为邪入心包证,而给予清心开窍药物或针刺等刺激方法(如刺涌泉、人中、十宣)。

热退搐止 1 天,即可暂停安乃近,继停氯丙嗪,单纯用中药治疗。如热再升不超过 38℃ 或无抽搐昏迷者,仍然继续单纯用中药治疗。一般热退,神清 3 天,无抽搐、感染,能饮食,即可出院。

有后遗症者,用中药及针灸治疗;有并发感染者,西药抗感染治疗;有呼吸、心脏衰竭抢救时以西医药治疗为主。

总查房时,中西医全部参加,交流治疗和处理意见,其他时间可单独查房或会诊,查完后与相关床位医生商讨治疗和处理意见。

中西医护间如有不同意见,应求大同存小异,一切为患者服务,相互协作,这就是中西医护结合,使乙型脑炎防治工作能顺利开展,并取得较好疗效的主要因素。我的住处离病区仅 50 米,晚上也可到病房巡视 1 遍,掌握更多更全病情更有利于诊疗。

中医治疗方面,一般按暑温辨卫气营血(有时结合上、中、下三焦)治疗。同时也倍加注意了发掘和提高,继承和发扬,并采用了简、便、效、省的方法。卫气营血具体分为卫、卫气、气营、营、营血。卫气较轻,营血较重,辨证用药为《温病学》所载,但因暑热之邪伤人最速,故发病起初多经入阳明胃,故叶天士说:"夏暑发自阳明",即指此而言,但又因其传变最速,入院时常见高热、神昏、惊厥,其邪已入气营,其热弥漫表里上、中、下三焦。前者则以白虎汤加金银花、连翘、生甘草、桑叶等清气透邪,有惊厥小搐者加钩藤以息风。后者则以清瘟败毒饮(未用犀角)、川黄连、桔梗、山栀子,另加金银花,大清表里上、中、下三焦之热,再加钩藤以息风平搐止痉,故两法用之最多。如神复搐止热减,则以余邪未尽为治疗,以竹叶石膏汤化裁(加用金银花、连翘),如病不解,高热,神昏,惊厥如故,或见舌红绛,则用安宫牛黄或万氏牛黄清心丸(后者用之较多),清包络之热以开窍,用紫雪以凉肝而息风,但效果并不明显,似用西药退热、止痉加激素效果较好。如抽搐不止角弓反张者,另可加用止痉散(蜈蚣、全蝎等份)以镇痉止搐;有痰或痰涎壅盛者,为热邪灼津炼液而成,竹沥、半夏、胆星、黄芩之品可用;有因暑热之邪易伤元气,尤多耗伤津液,如见舌红少苔乏津,可加用石斛、麦冬、生地黄、芦根之品。如病见恶化而有气促脉数无力(一呼七八至或以上者)或沉迟无力(一呼三四至)多汗等津气欲脱之候者,即以参麦散进治之。

除极轻症者 4 例无高热、神昏、惊厥,体温在 38℃ 以下者,以邪客卫分治疗,除用银翘解毒丸外,余均加用大青叶、板蓝根各 20~30 g,视病情及年龄而定。上药在神犀丹、普济消毒饮等方中有之,有清热解毒之功,治疗温疫时行热病。上药有抗病毒或有抗生素作用,故用之作为治疗乙型脑炎的重点观察药物,82 例中大部分应用了金银花、连翘、竹叶三味,因皆能内彻于心,外通于表。邪客卫气营血,热淫表里上、中、下三焦均用之,辛凉清解,自可神安热退邪自不留。也可重点用西瓜汁、梨汁、西红柿汁等均可,作为饮料以清暑,保津,清痰热,有治暑温之功,故西瓜有天然白虎汤之称,即可供给营养,又有五汁饮之意,对治疗暑温确有很大裨益,而普遍应用。后期热平神渐复,见有牙关紧闭,痰涎增多,不能言语者,为痰热蒙闭神明,则应清痰热,通心开窍,如胆南星、竹沥、半夏、菖蒲、郁金、远志、茯神、朱灯心之属。如热虽退而未尽,须加用竹叶、石膏、大青叶、板蓝根;如见偏瘫或四肢拘挛等,则作热邪耗伤营血,筋失濡养所致,用养血舒筋和络之品,如地黄、当归、白芍、木瓜、鸡血藤等,并用针灸按摩予以治疗。

在82例中有16例单纯用中药治疗,其中有轻型11例,普通型5例,共占总病例的20%,其余66例均用中西医结合治疗。

中药水剂:5岁以内,每剂中药煎成200～300 mL,每次服1/4,6小时一次。5岁以上,400～600 mL,每次服1/4,每6小时一次。

乙脑合剂:煎成3种类型之中药合剂,置于冰箱中,以备夜间入院患者之用,每剂煎成500 mL,浓缩成250 mL。5岁以内40 mL,每6小时一次;5岁以上60 mL,每6小时一次;10岁以上80 mL,每6小时一次。

乙脑合剂Ⅰ(卫气型):桑叶2 g,金银花12 g,连翘5 g,薄荷(后下)3 g,石膏30 g,知母5 g,板蓝根、大青叶各30 g,生甘草2 g。

乙脑合剂Ⅱ(气分型):石膏30 g,知母5 g,金银花12 g,连翘10 g,薄荷(后下)3 g,大青叶、板蓝根各30 g,甘草2 g。

乙脑合剂Ⅲ(气营型):石膏30 g,知母5 g,生地黄10 g,麦冬10 g,金银花12 g,连翘10 g,竹叶10 g,黄芩10 g,大青叶、板蓝根各30 g,钩藤10 g。

中药丸散:便于急用和病情需要。① 安宫牛黄丸或散(五分):每次服1/2,每日2次,或每6小时一次。② 紫雪丹(支):每次服1/2,每日2次,或每6小时一次。③ 牛黄清心丸(万氏):每次服1/2,每日2次,或每6小时一次。④ 止痉散(蜈蚣全蝎等分):每次服3～5分,每日2次,或每6小时一次。

①、②或②、③,两者可同时或交替应用。

西药治疗方面无特殊疗法,主要是对症治疗,使患者度过危险期而痊愈,主要是把住高温、昏迷、抽搐关,防止和减少脑水肿,预防和治疗呼吸和心脏循环衰竭,保持水电解质平衡,预防感染和抗感染。

(1)亚氯丙嗪降温止痉:① 安乃近,5～10 mg/kg,肌内注射,每4～6小时一次。② 复方氯丙嗪,5～10 mg/kg,肌内注射,每4～6小时一次,凡39℃左右或以上,有惊厥或抽搐者,作为常规注射。

热退1天先停注安乃近,如热又升高到39℃或以上可再用。如热度不升高,或虽升高但维持在38℃左右,抽搐不发,即可停注复方氯丙嗪,单用中药治疗。在病程中如有睡眠较深或出现呼吸衰竭现象时,即减量或停止注射氯丙嗪。如体温急剧下降,出汗,对安乃近有过敏现象者,也可减量或停止注射安乃近。如体温不降,抽搐频繁不止,可再用如下药物或用人工冬眠疗法:① 阿米妥钠,5～10 mg/kg,肌内注射。② 水化氢醛,50～80 mg/kg,灌肠或从鼻胃管注入。

(2)人工冬眠:详见治疗学。

(3)物理降温:降低室温,开窗通风,遮蔽阳光,洒井水,用桶、盆盛放井水存放在室内,以利降低室温。如① 井水擦浴:39℃左右或以上,即做常规应用(寒战者暂不用)。② 冰袋:39℃以上,药物及其他降温措施效果不明显,或仍然昏迷,抽搐频繁时应用。如体温仍不降,可再用酒精擦浴。

（4）脑水肿脱水疗法：① 甘油,1 mL/kg,等量水从鼻胃管注入。② 甘露醇 1.0～1.5 mL/kg,静脉推注,每日 2 次或每 6 小时一次。③ 山梨醇亦可用,量法同上。

④ 50%葡萄糖溶液,40 mL,静脉推注,每日 1～2 次或每 6 小时一次,视年龄及病情需要而定。

（5）保持水电解质平衡：一般不输液,均用口服或鼻饲供应水分及含有钾电解质的饮料,如西瓜水、西红柿汁、豆浆等。根据年龄大小一般每日有 500～1 000 mL 以上。单用中药每日水分就有 200～500 mL,并含有钾、钠电解质。基本上可以保持水电解质平衡,大部分必不输液。但经检验水电解质失调较重者,仍应输入水分及含有电解质的液体。特别是用脱水治疗,排尿量增多,有钾缺失现象者,亦可从鼻胃管注入 10%氯化钾（KCl）溶液或林格氏溶液。

（6）预防感染和抗感染：对昏迷患者有吞咽困难,痰声辘辘者,为预防吸入性肺炎,则予以中小剂量的青霉素、链霉素;如有感染和其他感染灶者,则按何种感染及病种,予以抗生素治疗。

（7）呼吸衰竭：洛贝林 5～10 mg 加于 10%葡萄糖溶液中静脉滴注,或加于 50%葡萄糖溶液中,静脉推注,直到好转。无效时可用① 阿托品：0.03～0.05 mg/kg,一次推注,直到面红呼吸好转。② 吸氧：有缺氧现象,唇部指甲紫绀,呼吸衰竭晚期或呼吸停止,而心跳仍继续者,气管插管,加压给氧。③ 人工呼吸：呼吸停止或呼吸心跳均停止,除药物治疗外,耐心做人工呼吸。药物有毒毛花苷 k：0.007～0.01 mg/kg,肌内注射,或溶于 25%葡萄糖溶液,20 mL,静脉推注,缓推。毛花苷 C：0.02～0.04 mg/kg,肌内注射,或溶于 25%葡萄糖溶液,20 mL,静脉推注,缓推。以上两药选择其一,可交替应用,每 6 小时一次,但不能同时应用。④ 肾上腺素、新福林：均可在血压降低时用。

（8）护理方面：除按乙型脑炎常规护理外,特别注意加强巡回,注意变化,以便及时处理,如有痰液或蛔虫阻塞气道而导致窒息或抽搐,应及时吸痰或除蛔虫,以利气道通畅,预防吸入性肺炎。有高热者,应及时采用降温措施;痰涎较多者及昏迷患者,应侧卧或头部斜向一侧,并吸除咽部痰液。

1）物理降温：要根据气温变化,及时做好物理降温工作,热升则立即应用井水擦浴或冰袋,热减则停止。患者多时,部分可教给家属自行处理,但必须检查指导和监督。

2）口腔清洁：护理人员不足时,对不昏迷的患者多,要交代家属在喂食服药后用温开水过口,注意口腔清洁;对昏迷患者,更应做好口鼻腔清洁护理工作,清除口鼻腔痰涎,以利呼吸通畅,防止口腔感染,有感染时除用药物清洁口腔,并可用中药吹口散治疗。对病重昏迷患者和有瘫痪后遗症者,指导家属要协助患者多转换体位,防止褥疮。

3）无菌操作：因病情需要,注射给药较多,又属于非抗菌制剂,为防止感染。必须加强无菌概念和无菌操作,在每次注射前先检查两侧臀部,有无肿胀,如有则要热敷,并转换注射部位。

4）尿潴留：因昏迷及亚冬眠疗法常有尿潴留发生,用指压法,可有90%以上达到排尿效果。指压法即在耻骨上缘和脐孔中线 1/2 处用右手拇指逐渐加压,达到一定强度,即有尿液排出,仍需继续加压,直到尿液排完为止。上法如无效,可在膀胱膨隆处略微加按摩再用上法,达到一定强度后,并在膀胱膨隆上方,以左手四指并拢加压向下协助,则每次都能奏效,或效更著,直到尿液排完为止。此法简便有效,可免导尿之烦,也可防止引起泌尿道感染之患。但须注意压力不能太大。

(9) 营养方面:对一般患者,以流质为主,粥、粥汤、藕粉、西瓜水等口服,对昏迷患者都从鼻胃管用 50 mL 针管注入西瓜汁、藕粉、豆浆等,且西瓜汁为必供之物,中医学以西瓜汁为天然白虎汤治暑温之要品,西瓜汁不仅有营养价值,并且含有大量水分、糖分及电解质,可保持水电解质之平衡,特别是对有脑水肿患者,用脱水疗法,利尿排钾较多,对有钾缺失之患者更为有益。中医学有五汁饮治温热病之设,实有科学意义,有推广应用的价值。且中草药煎剂汤液量多,其中也含钾,对维持水电解质平衡也有利。

(10) 预防方面:医药卫生工作方针是预防为主,防治结合。所以必须特别注意预防这一环节,才能真正做好防治工作。因乙型脑炎的传染媒介是蚊虫,故每当有新患者入院,除向家属宣传有关乙型脑炎防治知识外,须立即填传染病报告卡送防疫站,以便防疫人员及时到疫点进行灭蚊等处理,消灭传染媒介,杜绝传染源。在医院内开展卫生大扫除,清除室外杂草、污水,消灭蚊虫滋生处所。在病房内装上纱窗、纱门,挂上蚊帐,傍晚时使用灭蚊药物,并注意加强管理,防止交叉感染。

疗效分析:82 例中 11 例轻型和 24 例普通型全部治愈,6 例极重型中 2 例治愈,4 例死亡。41 例重型 39 例治愈 2 例死亡,共死亡 6 人,全部在重型和极重型病例中。治愈 76 例,占总病例数的 92.7%,有 5 例后遗症,亦发生在极重型(1 例)和重型(4 例)病例中,有 1 例极重型因呼吸衰竭停止 2 次,均经过给氧、人工呼吸及使用洛贝林等呼吸兴奋剂和脱水剂(包括中药)治疗抢救而痊愈,且无后遗症,智力发育等均正常(表 20)。

经过治疗后体温下降到正常最快 1 天,最慢 10 天,在 1~2 天正常 20 例,3~4 天正常 21 例,5~6 天正常 15 例,6~10 天正常 20 例,其中 4 天内正常 41 例,占 50%。平均达到正常天数 4~6 天,如表 21。

表 20 82 例乙型脑炎患者的疗效分析

型别	病例数	治愈数	治愈率	后遗症	住院天数	备注
轻型	11	11	100%	/	3.74	平均住院天数为 6.11 天,1 年后随访:5 例后遗症患者,有 3 例恢复,1 例肢体拘挛恢复能行走,尚不能言语,1 例如旧。
普通型	24	24	100%	/	6.2	
重型	41	29	95%	4	6.6	
极重型	6	2	33%	1	6.75	
总计	82	76	92.70%	5	6.11	

注:有 1 例入院即出现呼吸衰竭而停止,心跳继续,用气管插管加压给氧达 10 小时之久,未见呼吸恢复,自动要求出院,预后不佳;另有 1 例出院时仅不能言语,半月后发生肢体拘挛、震颤,故有迟发后遗症者。

表 21　82 例乙型脑炎患者治疗后体温正常天数（除去 6 例死亡者）

病例	治疗后体温正常天数					备注
76	1~2 天	3~4 天	5~6 天	7~8 天	9~10 天	平均体温达正常天数 4.6 天
	20	21	15	14	6	

注：重型和极重型体温下降达到正常天数较长,故体温下降之快慢与病情轻重有关。

体温下降达正常后抽搐即减轻或停止,但脑水肿或后遗症患者例外。故体温高低与抽搐有很大关系。

乙型脑炎治愈标准如下。

1）热退神清 3 天后精神胃纳好转或正常,能言语,四肢自如。

2）出院时虽有 1 肢或双肢运动不自如或言语轻度障碍,吞咽轻度不利者,但多数在 6 个月内全部恢复正常。

3）出院时有明显后遗症,在 6 个月内未恢复正常者,视作后遗症。

根据以上内容,体会如下。

1）本组病例从发病时期和当时气候情况来看,因时值伏暑盛夏病例较多,符合中医暑温发病机制。

2）西瓜汁、梨汁、藕粉等有营养作用和治疗作用,对本病确有很大裨益,可使大部分患者少输液,既保证治疗,又降低医药费用,应广为应用。

3）指压法排尿既简便又有效,可避免尿路感染之患,既适合城市,更适合农村,符合简、便、效、省的医疗卫生方针,值得广为应用。

4）我们较少应用价格较高的安宫牛黄丸、紫雪丹等,因其对热入心包之神昏,肝风内动之抽搐似无明确疗效。而重点应用清热解毒,治疗时行热病等暑温、疫病之一般药物,疗效尚好。今后更应精简用药,找出更有效或对病毒有效的药物,以便更加提高疗效,降低医药费用。

5）中成品放在病区小药柜中夜间备用,中药水剂按卫、气、营、血定型煎成合剂放置冰箱备用,既节省劳动力（夜间不要配药煎药人员值班）,又便于晚上入院患者能及时服药。

6）住院患者有 1/3~1/2 出现稀便如药汁,每日二三次,作为热邪从下而泄,可以提高疗效,亦可与中药性属寒凉,服用西瓜汁、五汁饮有关,大便检查(-),未加处理。如有黏冻或次数较多者,则另行用药物处理。

7）本组病例与城市报道病例相比,重型和极重型病例数多。

8）在防治乙型脑炎方面,我们对防治的要求还有很大距离,今后在诊断、治疗、护理,以及防止交叉感染等方面,还需要再学习,再提高。

（十八）236 例老年慢性支气管炎防治综合分析

慢性支气管炎在我国发病率较高,老年气血已虚,正气不足,阳气衰微,免疫力下降,容易受寒邪侵犯,这就成了"邪之所凑,其气必虚"侵犯的对象。由于经常外感,支气管经常发炎咳嗽,日长数久,咳嗽缠绵难愈,连续咳嗽满3个月,或每年连续咳嗽2个月,连续2年,或全年经常咳嗽,即成了慢性单纯性支气管炎。及时防治,多数被治愈。越发展到后面,情况越严重,就难治愈,因此,要及早防治。随发病时间增加,2~5年后,有些可发展成为喘息性慢性支气管炎、肺气肿、肺纤维化、肺源性心脏病,治疗非常困难,难治愈。咽、化工、油烟等刺激性气体,以及粉尘等的吸入,皆是病因。因此,要治愈并降低其发病率,必须从预防做起,包括各阶段慢性支气管炎,防治结合才能奏效。因其面广量大,影响健康及劳动生产力。1971年我国发布全国防治老年慢性支气管炎,与防治感冒、肺气肿、肺源性心脏病等结合起来,寻找防治有效药物的精神和要求,涟水县政府、卫生局、县医院党政领导很重视,成立领导小组,大力宣传组织贯彻,在县城区成立诊疗业务防治小组,在医院增设门诊诊疗慢性支气管炎室,指定我具体负责诊疗,并组织全县有关防治人员学习讲座,由我在防治学习会上做慢性支气管炎防治业务传达和讲解,防治工作历经3年。兹将县城区(患者多来自城南果园农业工人)资料较全的58例老年慢性支气管炎防治综合分析如下。

1. 发病原因及病程

(1)老年气血已衰,正气不足,阳气衰微,免疫抗病御寒能力下降,常易受风寒侵犯而外感咳嗽,发为支气管炎。再因经常受风寒感冒咳嗽,支气管炎连续咳嗽满3个月,即成为慢性单纯性支气管炎。经常反复发作,连续咳嗽满2个月,1年内连发2次者,也就构成慢性单纯性支气管炎。部分患者反复受风寒感冒咳嗽,越发越重,缠绵不易痊愈,经年累月,在3~5年后发展为咳嗽伴喘息哮鸣,即难以彻底治愈。有的患者在春夏咳嗽尚平定,每年到秋冬,咳喘就发作。随着发病时间的增加,部分患者就有阻塞性肺气肿、肺纤维化、肺源性心脏病等一系列相关并发症产生,生命受到威胁。

(2)气温低。涟水县地处江淮,冷空气来临偏早,平均气温较低,支气管炎的发病与气管黏膜对寒冷空气较敏感引发支气管炎咳嗽有关,每到秋冬即复燃而发病,年复1年,病情日渐严重。这也是江淮涟水地区支气管炎、慢性支气管炎、喘息性慢性支气管炎发病率高,并发肺气肿、肺纤维化、肺源性心脏病多的原因,尤以老年慢性喘息性支气管炎发病多而病情重。

(3)生活条件、习惯。冬季婴幼儿不穿裤子容易受凉感冒咳嗽成支气管炎或喘息性支气管炎;产妇解衣当寒风哺乳,亦易受凉感冒咳嗽成支气管炎,都成为今后慢性支气管炎之基础。还有用烟管吸烟者多,因烟气刺激气管黏膜诱发气管黏膜发炎而咳嗽,日久即成慢性支气管炎。

2. 预防

邪之所凑,其气必虚。注意以下3点,加强正气,提高免疫力,可预防感冒支气管炎,并有阻止或减慢其发展成为慢性支气管炎。

(1)锻炼:经常注意锻炼量力而行,可增强体能提高免疫防病力,有预防感冒、支气管炎的作用。

(2)营养:注意营养要全面。

（3）具体预防措施：可见"慢性支气管炎预防注意"部分。

3.治疗：中西医结合治疗。

（1）中医药治疗：咳嗽按常规辨证施治外，对有热象者再加用鱼腥草30g；咽痒者用薄荷5g后下；无痰、少痰即用制半夏10g。一般寒咳痰饮患者多或伴有喘鸣者，以小青龙汤为主，温肺散寒化痰饮，五味子又有嗽神之称，故对寒咳痰饮有良效。其中麻黄、细辛皆有扩张支气管平滑肌作用，按常用量，前者8g，后者3g，是对咳喘有良效之药物。如夹热象就加用黄芩、金银花、连翘之属，再加鱼腥草30g。如是高血压、心脏病者，麻黄应慎用或减量应用。慢性支气管炎因多种因素，常有脉证不符，应按脉证从舍标本缓急先后遣方使药。关于麻黄的应用宜忌，已在方药研究、论麻黄汗出亡阳章节中详述。

（2）西医药治疗：感染较重者抗感染治疗，咳喘较明显者止咳平喘。

中草药、单验方给药途径、方法是棉花根皮煎剂口服[*]，当归红花注射液穴位注射，小青龙煎剂加温热喷、热蒸汽吸入。兹将资料全的58例简要小结如下。

58例患者用当归红花注射液在列缺穴位注射；小青龙汤加野菊花煎剂，用特制器具将其加温产生蒸汽，喷入口腔使其吸入气管。符合统计者46例，其中男19例，女27例（表22~表24）。

表22　各年龄段及病程

各年龄段病例数				病程（年）			
40~50岁	51~60岁	61~70岁	70岁以上	5年以下	6~10年	11~15年	15年以上
4	15	11	16	14	8	12	12

表23　病型及病重程度

病型		病重程度		
慢性单纯型	慢性喘息型	轻度	中度	重度
32	14	8	34	4

表24　疗效统计

符合统计者	显效	好转	无效	有效率
46	25	15	6	87%

4.疗效分析

治疗期大多是在晚秋初冬，气温明显下降时，咳喘的发病季节，开始投入治疗，治疗3~4个月后（到春天），大部分患者都有一定的止咳平喘祛痰作用，统计有效率达到87%。除麻黄、细辛等药物有止咳平喘作用外，湿热气雾进入气管也可改善气管黏膜血液循环，有助于消炎，并可使痰液稀释，降低黏度，使痰液易于咳出而达减少咳嗽的目的。气管内黏痰少了，

---

[*]　载于全国中草药新医疗法展览会的资料选编，1972年。

则能使气道通畅,从而减轻咳喘程度。但由于咳喘患者大多在秋冬复发,到春夏自然缓解,故治疗效果不全是药物的作用。平时应该注意防寒保暖,避免感冒。其中8例患者长期大量吸烟,每因吸烟后咳喘加重,因而吸烟既是慢性支气管炎的病因,也是诱发慢性支气管炎急性发作和加重的原因。这8例患者被劝导戒烟后,咳喘明显缓解,随访未再有明显发作而显效,这说明吸烟也是慢性支气管炎咳喘的诱因之一。因此,防寒保暖,避免感冒,不吸烟,远离刺激性烟雾、粉尘,是防治慢性支气管炎,尤其是老年慢性支气管炎的重要手段。

(十九) 以香砂六君为主治疗慢性肝炎、肝硬变之机制探讨及临床疗效分析

中华人民共和国成立后,我国社会制度及医学科学的不断提高,慢性肝炎、肝硬变的发病较以前有所减少,但仍然是影响劳动力较大的一个疾病,国内外还没有满意的治疗效果。我们近几年来,对该疾病进行了观察和治疗,发现慢性肝炎及肝硬变的症状有以胃纳不馨,食欲减退,脘腹饱胀为主的,也有以两胁隐痛及胁肋下有肿块为主的,还有以目黄溲赤为主的。我们在治疗上也就根据其不同的特点和临床表现,曾用过几种办法。如最初我们在胁肋下肿块的症状上着手,由于病属慢性,面色是较暗或倦怠乏力,所以采用活血和络的办法,用当归活血汤,以当归、丹参、桂枝、赤芍为主药,经过1年左右,数十个病例的治疗,观察肿块大小未见明显改变,症状改善亦不多,肝功能改善和痊愈者少;对一部分病例形体较实者曾用攻逐消症之药,如三棱、莪术、鳖甲煎丸等,亦不见效;后多着重于溲黄目赤(肝病溲黄的较多,不一定有黄疸),在参以舌苔黄腻或微黄腻,胃纳不馨等症状上,以湿热稽留等治疗,以苦寒药为主,如龙胆草、黄连、黄柏等,结果效果不满意,临床体征均很少改善,不时反见胃纳下降,因而精神减退,病变加重。

由于近几年来观察到慢性肝炎及肝硬变的消化系统症状占据很大的比例,特别是胃纳不馨,或是减退,餐后脘腹饱胀,对治疗的效果影响很大,胃纳的改善效果就好,胃纳的减退效果就差。另外,睡眠不好,症状就较多,如头昏、乏力、腰酸、肢倦、心悸、耳鸣等,甚至影响食欲,总之两者病因虽不同,但均导致脾胃运化不足,久则脾胃虚弱,进一步影响到正气不足,病情渐见恶化。于是,我们对失眠引起的患者采取治疗失眠的措施,但结果疗效也并不满意。因为失眠大多是因病情产生精神顾虑引起的(其中以胃纳减退,精神疲乏产生顾虑,影响睡眠最大,故两者可产生恶性循环),单靠药物治疗,效果不佳可想而知。胃纳不馨可因脾胃虚弱或运化不健而引起,亦可因思虑伤脾而引起,如单纯因脾胃虚弱或运化不健而引起,当不外以培补脾土,理气运化为主,方用香砂六君子汤;如为思想顾虑而引起则以说服劝导,说明多顾虑与疾病的利害关系,同时应用培土健运,两者并而用之,胃纳增加,顾虑渐消失,失眠好转。经1年的观察治疗,较以前应用的方法疗效大为提高,即胃纳可增加后,症状、体征、肝功能均得到改善和巩固,这也是用香砂六君子汤的理论根据。脾胃为后天之本,生化之源,正如《黄帝内经》上所讲:"食糜入胃,散精于肝,淫气于筋,食糜入胃,浊气归心,淫精于脉,脉气流经,经气归于肺,肺朝百脉,输精于皮毛,毛脉合精,行气于肺,府精神明,留于四脏,气归于权衡,权衡以平,气口成寸可以决死生,饮水于胃,游溢精气,上输于脾,脾气散精,上归于肺,通调水道下输膀胱,水精四布,五经并行,合于四时,五脏阴阳,揆度以为常

也"，在脉学上和症状上都有"胃气存则生，胃气败则亡"的论点。故李东垣把人的正气、元气、卫气、营气等皆认为脾胃所生化，故脾胃不健，人体一切正常之气就不会充足，疾病就容易产生，即谓的邪之所凑，其气必虚，故脾胃是元气之本，元气又是抗邪保障健康之本，补脾亦即补充元气，也可抗邪，其理已明，推而论之，人既有疾病，不问其病之轻重如何，当其胃气尚存，病情尚有痊愈之机，如胃胃气已败，疾病亦多难痊愈；如胃气旺盛，疾病多数可望痊愈。综上所述，固护脾胃与元气、疾病三者之间的关系，故李东垣就创立"脾胃论"，以补中益气汤等，既可补气，培土升阳，又可达到升阳举陷之气，甘温降热，扶阳降阴、扶正祛邪等一法多效，是有一定理论根据的，且为后世医家所推崇，临床效果也很好。我们知道国内外慢性肝炎及肝硬变尚缺乏特效疗法，效果都不满意。我们这几年的临床治疗观察，所有慢性肝炎及肝硬变之症状，纳少、脘腹饱胀确实为数不少，通过补脾运化改善这方面的症状后，病情也确较易好转和痊愈，缩短疗程，这个办法不仅符合脾胃为后天之本，生化之源，也符合脾胃是元气之本，是扶正祛邪之本。因此，我们从 1964 年 7 月以后，对绝大部分慢性肝炎及肝硬变都运用培土健运法进行治疗和观察。在治疗过程中，发现很多病例主要是脾胃虚弱，运化不足，但也有一部分症状较少，仅脾或肝肿大，或肝功能不正常者，总之，只要没有其他外邪寒热，阴阳过偏等明显症状时，都以香砂六君子汤为主，酌情按症状的具体情况，以辨证的法则增加一些辅助药物。如虚证较多的，增加十全大补之药；如阴虚火偏旺的，常用天花粉之属；黄疸加用茵陈；溲黄以通关滋肾；失眠以归脾汤、天王补心丹等随症加减。一年共有慢性肝炎及肝硬变 27 例收住入院，通过治疗后症状、体征、实验室检查全部痊愈的有 5 例，基本痊愈的有 5 例，略较前好转的有 4 例，好转的有 13 例，无效的没有。现将临床资料分析介绍如下。

（1）诊断和治疗标准：基本上按照中华医学会内科消化分会最近报道的有关肝病防治意见的诊断和治疗标准。当年我院系中医院，尚不能进行病理组织学检查。

（2）临床资料：慢性肝炎及血吸虫病肝脾肿大者 16 例治疗分析见表 25。肝硬变 11 例治疗分析见表 26。16 例慢性肝炎及血吸虫病肝脾肿大症状疗效治愈率见表 27。11 例肝硬变疗效统计见表 28。

表 25　慢性肝炎及血吸虫病肝脾肿大者 16 例治疗分析

		纳呆	餐后饱胀	右胁痛	神疲	肝功能异常	肝肿大	脾肿大
治疗总例数		15	15	13	16	13	16	6
治疗后例数	正常	6	7	5	7	6	2	1
	基本正常	4	3	5	4	4	2	0
	好转	4	4	3	5	2	6	2
	不明显	1	1	0	0		6	3

注：1 例未复检。

表 26　肝硬变 11 例治疗分析

		纳呆	餐后饱胀	右胁痛	神疲	肝功能异常	肝肿大	脾肿大
治疗总例数		8	10	7	9	9	11	10
治疗后例数	正常	5	7	5	6	0	0	0
	基本正常	3	2	1	3	1	1	2
	好转	0	1	1	0	8	2	2
	不明显	0	0	0	0	0	8	6

表 27　16 例慢性肝炎及血吸虫病肝脾肿大症状疗效治愈率

	痊愈	基本痊愈	明显好转	好转	无效
例数	5(31.25%)	3(18.75%)	2(12.5%)	6(37.5%)	—

表 28　11 例肝硬变疗效统计

分类	痊愈	基本痊愈	明显好转	好转	无效
例数		2(18.2%)	2(18.2%)	7(63.63%)	—

注：以上病例在整个疗程中都是以香砂六君子激发为主进行治疗的，仅有 5 例用西医复合维生素 B、维生素 B$_{12}$、肝精、胆碱、葡萄糖联合保肝治疗。注意用药不宜太多、太杂，反而伤肝。

病案资料举例如下。

案 1.贾某，男，40 岁，干部。

患者于 1964 年 12 月 25 日因早期肝硬化经青海省人民医院肝穿刺诊断及治疗后，又在省干部疗养院治疗无效而来我院住院治疗，当时胃纳餐后饱胀，精神疲乏，右胁隐痛，肝于胁下 3 cm，脾于肋下 1 cm，质Ⅱ，肝功能不正常，脉弦，苔微腻，溲黄，入院后即依脾胃虚弱，湿热稽留治疗，重用香砂六君子汤。数日后，胃纳逐渐增加，精神逐渐好转，体重亦增，肝功能逐月好转，2 个月后精神、胃纳正常，4 个月后肝功能亦已正常（贾某肝功能分析见表 29），肝脏缩小肋下 1 cm，脾脏仅可触及，质较前变软，胁痛亦平，算达到基本治愈目的，但未做肝穿病理组织检查。

表 29　贾某肝功能分析

日期	胆红质	白蛋白/球蛋白	麝浊度/锌浊度	谷丙转氨酶
1964 年 12 月 26 日	0.18	3.0/3.6	12.5/>20	3
1965 年 1 月 27 日	0.16	3.5/3.0	8.5/19	4
1965 年 2 月 26 日	0.15	3.5/2.4	8.0/13	5
1965 年 3 月 26 日	0.26	3.4/2.7	7/13.5	4
1965 年 4 月 30 日	0.31	3.8/2.8	6/11.5	7

案 2. 陈某,男,39 岁,工人。

于 1964 年 10 月因肝硬化伴有黄疸在本市某医院治疗无效,住入我院治疗,当时胸闷,纳少,头昏,乏力,小便黄赤,精神疲乏,目珠发黄,肝于剑突下 6 cm,质 Ⅱ,有隐压痛,肝功能不正常,脉弦常滑,苔微黄腻。入院后依湿热久蕴脾运不健治疗,以香砂六君子汤为主,加用茵陈、山栀子,清化湿热之药,共应用 2 个月,因病情较重,一时未易见效,后加重清化湿热之药及扶正之品(黄芪),黄疸渐趋正常,肝功能亦渐有改善,但肝脏肿大同前,共住院 150 天,示明显好转。陈某肝功能分析见表 30。

表 30　陈某肝功能分析

日期	胆红质	白蛋白/球蛋白	麝浊度/锌浊度	谷丙转氨酶
1964 年 10 月 6 日	0.9	2.5/3.6	>20/>20	51
1964 年 11 月 5 日	0.45	2.8/3.5	18.5/>20	8
1964 年 12 月 7 日	0.52	2.6/3.5	16/>20	8
1965 年 1 月 3 日	0.54	2.8/3.6	14.5/>20	8
1965 年 2 月 6 日	0.9	2.0/3.4	15/18.5	25
1965 年 3 月 3 日	0.5	2.3/3.4	14.5/19	36
1965 年 4 月 6 日	0.38	2.4/3.1	12/18	14
1965 年 6 月 8 日	0.4	3.0/3.2	9.5/15	15

案 3. 糜某,男,31 岁,工人。

患者于 1964 年 3 月 30 日,因早期肝硬化伴肝功能异常和重度黄疸住我院治疗,症见上腹隐痛,纳差,泛恶,脘腹饱胀,齿鼻出血,眼白重度黄染,小便黄赤,肝功能不正常,谷丙转氨酶 155,肝于肋下一指、剑突下二指有自觉疼痛及压痛,脉弦常滑,苔微腻。便依湿热久蕴,脾运不健,便用香砂六君子汤,加茵陈、猪苓清化湿热之药,半月后纳增黄退,病情逐渐好转,1 个月后化验谷丙转氨酶即降至正常,住院 3 个月,精神、胃纳均正常,体重增加近 5 kg,偶有少量齿鼻出血,谷丙转氨酶仍在正常范围之内,其他麝浊、锌浊度等亦有明显好转,肝在肋下仅触及,剑突下二指压痛减轻,均示明显好转。糜某肝功能分析见表 31。

表 31　糜某肝功能分析

日期	胆红质	白蛋白/球蛋白	麝浊度/锌浊度	谷丙转氨酶
1965 年 3 月 23 日	1	2.2/4.0	11/23	155
1965 年 4 月 17 日	0.38	1.8/4.0	9.5/20	30
1965 年 5 月 19 日	0.47	3.2/2.8	10.5/15.5	<40

(3)注意事项:几年来我们观察到治疗本病,药物固然可起到一定的作用,但是思想、活动、饮食、寒暖等方面对联合治疗也起到相当大的作用。

1）思想方面：很多患者常因患病后思想顾虑重重，即形成失眠，产生很多症状，影响食欲，因而病情不易好转，易有恶化可能，因此，一定要多做思想工作，多加关心最为有效。如藐视疾病，重视养病方法、饮食寒暖等方面，防止过分紧张和麻痹大意的偏向，来消除顾虑。改善睡眠及食欲，抵抗力亦就会增强。

2）活动方面：过度的活动会引起疲劳，妨碍疾病的恢复，但过度的休息也会引起纳差，脘腹饱胀，睡眠欠佳，因此，活动要适度，可根据病情及自觉症状由医师指导。

3）饮食方面：营养较差，固然会影响到肝脏的修补和恢复，但过多的蛋白质及糖类（甘能令人中满），也会影响到消化，有时非但无益且有害。可根据个人情况而定，但对脘腹饱胀及舌苔白腻，多进蛋白及糖类而感不适者，则需限制之。脂肪饮食因不宜太多，但亦不宜过分限制，此外，进餐不宜太多，过饱。还应注意避免生、冷、硬食物，注意卫生，防止饮食伤及脾胃，影响疾病恢复。即当时所常用的"三适当"：适当休息，适当营养，适当治疗。

4）注意寒暖：在日常生活中，应注意寒暖，避免外邪侵袭，减少致病机会。

根据以上内容说明以下几点。

（1）本文说明这几年来对慢性肝炎及肝硬变的治疗观察、症状上，有络道阻滞，亦可有湿热稽留，以及脾胃虚弱、运化不健等几个类型。脾胃虚弱、运化不健以香砂六君子汤为主的治疗方法，疗效最好。

（2）本文说明治疗慢性肝炎肝硬变以培补、健运理气为主的理论根据和观察意义。

（3）本文除说明药物的疗效外，还应注意思想活动、饮食等方面与疾病的重要关系，并在这方面提示以人为本的具体注意事项和掌握方法。

（4）通过几年来的治疗经验，不论是活血和络祛瘀，或清化湿热，还是培补脾土、健运理气，若肝或脾肿大了，再缩小的可能性较少，恢复到原来大小或原来质地的就更少或不可能的。

（5）本文说明对慢性肝炎肝硬变治疗虽较前有了进步，但疗程太长，治疗尚不够满意，还待大家共同努力，继续提高。

按王纶"大凡治百病以治脾胃为主"的学术思想，用于治疗本病，取得了较好的疗效。

三、临床医学经验论文摘要

（一）钩虫病并发严重消化道出血伴呕血 1 例报道

钩虫病并发严重消化道出血在前节已有详论，而伴呕血病例既特殊又少见，特另立专题分析：① 钩虫量多，导致出血量多而贫血。② 出血量多加上其他因素，血液容易反流入胃，刺激胃黏膜诱发血性呕吐。③ 伴有胃炎，反流之血刺激胃黏膜，更易引起呕吐伴血液。如确定呕血是钩虫引起的，应根据当时体质条件酌情用驱钩虫药后，出血在 2～3 天内停止，呕血即停止，黑粪转黄，贫血也渐好转。

（二）复方棉花根皮治疗老年慢性支气管炎 100 例小结

于 1971、1972 年，全国开展防治慢性气管炎的活动，要求效、简、便、廉，应用一根针一把草治疗该病做了观察总结。该方法对 100 例急慢性支气管炎有一定疗效 * 后经研调成复方疗效较好。

制剂方法：棉花根皮 500 g（洗净）、麻黄 100 g、鱼腥草 500 g、薄荷 75 g（后下）、甘草 30 g，加水 2 000 mL，煮沸 30 分钟，二煎加水 1 000 g，煎煮 30 分钟，头二煎煎液合并过滤，加白糖 500 g，浓缩至 1 000 mL，加防腐剂适量。

应用剂量：每次 20 mL，每日 3 次，饭后 1~2 小时，温开水冲服。

注意事项：严格按剂量服用，过量可引起面舌发麻，高血压患者慎用、少用。

（三）龙胆泻肝汤治疗"阳光综合征"经验

在 1970 年前后支持苏北农村卫生工作建设期间，接诊过多例因晴天阳光天气而发面红热，伴头痛的患者，阳光越强，症状愈重，不问寒暑，即使身处室内，也会发病，笔者按肝火上亢，用龙胆泻肝汤而获效。

（四）指压关元穴排尿治疗流行性乙型脑炎昏迷期尿潴留的体会

在 1914 年中西医结合治疗共 2432 例乙型脑炎中，有 300 余例因昏迷，或用氯丙嗪而尿潴留的患者，因导尿及留置导尿手续麻烦，且害怕引起尿路感染，我就用中医传统指压关元穴法治疗，压力适度，简便、有效、无感染，得到病区医护对中医技能的赞叹！具体方法为用右手拇指压在少腹关元穴，逐渐加大压力，注意压力适度，瞬间即可见尿液排出，压力不可太猛，待尿液基本排尽后，即可减压，松开拇指。如拇指加压到一定力度，仍不见尿液排出，可再用左手掌平压在拇指旁膀胱膨隆处，边加压边按摩后多可将尿液排出。

（五）慢性咽炎与早期上段食管癌鉴别和注意事项

我发现 5 例食管上段早期癌症，与慢性咽炎有相似症状，细辨之，也是可区别的。有痰在咽部，如有物堵塞，似吞咽不利，咯痰后暂时缓解，但进干稀食物均顺利，时间较长，无多大变化或加重，常因多讲话及经常高声讲话，多吃辛辣或感冒后发生而加重者，多为慢性咽炎。食管上段早期癌，无明显吞咽困难，但觉咽部如有物不适，似慢性咽炎，因病近咽部，常易与慢性咽炎分辨不清，但早期食管癌多少有些吞咽欠利或困难，咯痰不能缓解，与多食辛辣、感冒，说话多少、高低无关，且有进行加重趋势，应注意、警惕，密切观察。必要时进一步做胃镜或喉镜检查，避免误诊或漏诊。

（六）中药汤剂内服加灌肠治疗非特异性溃疡性结肠炎 53 例小结

中药治疗非特异性溃疡性结肠炎，灌肠较口服疗效好，或两者同用更好。方药：白头翁 30 g、生地榆 30 g、秦皮 30 g、制诃子 20 g、黄柏 10 g、辣蓼 30 g、黄芩 20 g、苦参 20 g、甘草 3 g。头二煎煎成 600 mL，分成 4 份，每次 150 mL，分早晚 2 次口服，2 次灌肠。本法用于回盲部或全结肠溃疡性结肠炎。如局限于乙状结肠、直肠者，药液剂量可酌减，每次 100~150 mL。分早晚 2 次灌肠，每次灌肠时药液温度 37~40℃，或将药液滴在手背上不冷不烫即可，注入速度应慢，使保留时间长些，效果就更好些。口服药与灌肠同时进行，效果更好。服药与灌肠

---

* 选载于全国中草药新医疗法展览会资料选编，1972 年，安徽。

疗程应 1~2 月,或大便正常,经大便常规检查正常,无红细胞、白细胞后可暂停。如再发则再服药、再灌肠。

(七)自拟肝舒汤治疗急慢性无黄疸型肝炎

方药以柴胡清肝饮为基础。柴胡 10 g、黄芩 20 g、枳壳 10 g、青皮 10 g、白芍 10 g、金银花 10 g、连翘 10 g、当归 10 g、生地黄 10 g、川芎 10 g、生甘草 3 g,另外,五味子 3 g,研粉,分3 次入药液服下,或装胶囊温开水过服。连服 1~2 月后复查,发现用于肝炎之肝胆郁热,右胁隐痛,口干苦,尿微黄症状有所改善,谷丙转氨酶降低。

(八)论中医继承

中医继承是继承中医药传统学术文化,使这一瑰宝得以传承下去。继承有二:首先是要有高级教育学历,并通过中西医结合学院学习中西医学知识,加上有一定的临床经验。其次是传承名老中医的学术精华及独到之处,同时要继续学习精通现代医药学及理化等相关现代科学知识,通过传承,更能识别精华,达到去粗存精,创新、提高、发扬中医药学。

(九)论医德

医德是医生的职业道德,历朝历代很多名医(如张仲景、孙思邈等)都论述了医德,对患者的诊疗言行都有明确的指导意见。医德不仅是医生个人的品德,也直接、间接影响患者的健康,医德好,就能有好的为医之道,服务患者,提高疗效,患者高兴,群众欢迎。如医德欠缺,为医之道就差,对患者诊疗马虎,不但影响疗效,也易造成医源性、药源性疾病,甚至造成误诊、漏诊,影响生命。现在的医德医风,也存在很多问题,如粗略检查、马虎治疗,开大处方等,增加患者负担,造成看病难、用药贵、看不起病的质疑,在社会上造成不良影响。有的医院有以药养医的不良风气,成为促使医德、医风不良的诱因,故必须大力宣传良好的医德医风,并以效、简、廉、便为原则。所谓效是要用有效的药物;所谓简是使用简易手段;所谓廉是降低药价、使老百姓买得起;所谓便是服用方便。

(十)从指导性和指令性方面谈医院领导管理

主要内容提出院领导既要有主导方案、意见,也要有广泛听取群众正确意见和不同意见的胸怀,少些主观性指令,多些民主性指导的领导方法,对医院管理,调动广大医护人员的积极性,提高效率,对人民是有益的。

(十一)承气汤的演变和临床应用

承气汤一般是指三承气汤而言,即大承气汤、小承气汤、调胃承气汤均是泻下热结的主要方剂,由于证有轻重缓急之不同,方即应有大小组合、演变之差别,故大承气汤乃芒硝、大黄并用,佐以枳实、厚朴,其攻下之功最强乃治燥、实、痞、满四者并重之证,当燥矢尚未结实,而以痞满为主者,则去芒硝润燥软坚之品而成小承气汤,故攻下之力较次。当阳明腑实,燥热内结指征较轻,则用芒硝、大黄,而不用枳实、厚朴,更用甘草调和二药以养胃气而成调胃承气汤,则攻下之力既不至于过猛,又不伤正。

后有增液承气汤乃后世《温病条辨》从调胃承气汤演变而来,温热易耗津伤液,从而导致大便干结艰难,即去甘草加玄参、麦冬、生地黄以滋阴增液,而成"增液行舟"之法,用以治疗阳明腑实,津液枯燥,大便难下之症。还有桃仁承气汤,亦为《伤寒论》方,乃从调胃承气汤加桃仁、桂枝而成,本属破血下瘀之剂,又能引热下行,可治疗下焦蓄血,少腹胀满,大便色黑,小便自利,谵语烦渴,子夜发热。后人用此方治疗跌打损伤,二便秘结,或大热而血郁于上,目赤头痛,牙龈肿痛,或血热妄行而鼻衄吐血,以及妇人血瘀,闭经,产后恶露不下,少腹坚痛等证,都有很好的疗效。

（十二）对多吃糖会化湿生痰,助长胃火的新认识

有文献记载糖能生湿、生痰、产火。我重新认识而明白其机制。因含高糖的食物、饮料、糖块等进入口腔,使黏膜产生高渗,促使黏膜水肿、混浊、变性、坏死。轻则成理化性炎症黏膜红而疼痛,重则浅表黏膜变性脱落,更重者深层黏膜坏死而糜烂、溃疡,这就形成了所谓的胃火说。

同理,由于糖的高渗作用,使咽部分泌物增多,成为所谓化湿生痰之说。两者皆缘由高渗作用引起。

（十三）《常见疾病中西医结合诊疗简明手册》

此手册为涟水县基层中医规范诊疗、教学及对南京中医学院办学按辨病辨证施治而编撰。

（十四）理疗加中药腰带、胃兜治疗寒性腰痛、胃脘痛各50例小结

主要是对物理无害化的非药物治疗胃寒、腰冷疼痛治疗效果好的总结。常有人因进冷或胃受寒冷即发生胃脘痛或腹痛。前者常饮用生姜红糖汤;后者即用棉厚的脘、腹兜、腰带护脘腰腹,皆能治好内外因寒冷诱发的脘、腹、腰冷痛。如加入辛温的药物,使辛温药性透入,达到散寒通络止痛的效果,既效、简、便、廉,又无毒副作用。

方药:干姜20 g、肉桂20 g、吴茱萸20 g、丁香10 g,共研成粉末,为1份,缝制在1个胃兜、腹兜或腰带内,携带在脘腹部或腰部,对脘腹寒痛、腰部冷痛更有较好的效果。

（十五）部分常见消化系统疾病症状机制分析和诊疗

消化系统症状诊疗经验谈:① 胃脘空腹时疼痛多因空腹胃酸增加,高酸刺激胃黏膜引发,用抑酸、中和胃酸药物,或进食冲淡胃酸,降低胃酸度,减轻对胃黏膜的刺激,疼痛即能缓解或停止;② 进食多脂肪、油腻食物也能缓冲胃酸胃脘痛,对餐后胃脘胀痛而泛酸嘈杂或灼热者,也有效,使本来定时发作的症状减轻、或推迟、或不发作。凡多种胃病脘部冷感、怕凉、喜温、喜按、进热饮食缓解或停止者,用温中散寒方药皆有效,特别对用上述西药效果差或无效病例也有较好的效果。如笔者用黄芪建中汤中之桂枝、生姜等对中焦虚寒空腹痛也有疗效,再加煅瓦楞子30 g中和胃酸,延胡索15 g止痛效更佳。

（十六）大黄牡丹皮汤及薏苡附子败酱汤治疗肠痈

大黄牡丹皮汤对单纯性阑尾炎、卡他性早期阑尾炎,麦克伯尼点压痛不明显,无反跳痛的病例,有一定作用,亦能抑止部分病例进展,起到一定治疗作用。特别伴有大便燥结者,大黄可起到通腑泄热作用而奏效。薏苡附子败酱汤,对不发热,白细胞总数、中性粒细胞不高,且已局限、包裹性的阑尾脓肿患者,结合自身抗感染的能力,对脓肿有促进其自行吸收,且消退痊愈的作用。但对急性坏疽性、化脓性、穿孔并发腹膜炎、化脓者,以及发热、白细胞总数、中性粒细胞增高者,效果就差,应用中西医结合治疗,必要时手术治疗。现今即便是单纯性、卡他性阑尾炎,也行中西医结合治疗,密切观察,必要时仍须考虑外科切除。

（十七）白虎汤、清瘟败毒饮治疗乙型脑炎高热时的退热作用有待商榷

对 2432 例乙型脑炎患者,具备白虎汤、清瘟败毒饮二方证候时均应用全方药,生石膏用到 120 g,因未见其有明显退热作用,后经用安乃近等退热药,才汗出热退。

经研究考查,以上二方中生石膏是君药。石膏成分是 $CaSO_4$。经现代药理实验研究,$CaSO_4$ 仅有轻微退热作用,故对暑温热证大热、大渴、大汗、脉洪大患者,未能取得预期疗效。个人临证所见,可继续临床观察,再研究、再实验。

（十八）安宫牛黄丸治疗乙型脑炎高热昏迷（热入心包）的疗效有待商榷

治疗乙型脑炎高热昏迷时,按热入心包、痰热蒙闭清窍用安宫牛黄丸清心开窍,观察 325 例未见明显效果,后经用安乃近退热,加用激素等药,视其昏迷深浅,大多先后热退、搐止、神复。安宫牛黄丸的治疗热入心包,神昏谵语之功,及其疗效大小、快慢,存有质疑,需进一步研究和观察。

（十九）紫雪丹在治疗乙型脑炎高热之肝风内动惊厥的疗效有待商榷

治疗乙型脑炎高热惊厥时,按高热肝风内动之抽搐,用紫雪丹共 142 例,经观察未见明显疗效,后经用安乃近退热,甘露醇、山梨醇脱水,降低因脑水肿颅内高压引起的惊厥,加上氯丙嗪的镇静冬眠疗法,热退搐止。其中羚羊角是君药,似未见其有镇惊止搐之效,需进一步深入研究。

（二十）少见、特殊病例介绍

现将临床诊疗中一些较少见及一些有兴趣的特殊病例罗列于下,或可拓宽临床医生的诊疗思路,减少、避免漏诊或误诊,对提高诊断准确率会有一些帮助,从而能及时对患者采取有效措施。

（1）卢维德氏咽峡炎：1973 年涟水县医院中医科门诊患者陈某,主诉吞咽不利有噎塞感,伴呼吸困难、发热 3 天,症状渐见加重,拟诊断为卢维德氏咽峡炎。上段食管、气管间有炎症或肿瘤压迫食管气管,请外科会诊收住入院,因急性发病伴发热、呼吸困难,排除食管癌、咽喉过敏水肿等急症,几小时即可能窒息而亡,认同第一诊断。因外科手术技术条件限制,经保守治疗,呼吸不畅,窒息不治而亡。本病例如有条件,及时到专科医院治疗,或可得救。

（2）肝癌：1969 年涟水县医院,我到双河公社巡回医疗。医疗队在该公社中学搭伙就餐。该学校的王老师,男,52 岁,体质尚可,健康貌,主诉右胁偶有不适,因自觉无大病,没有重视,但听说上级县医院来了好医生,即请我诊查。经腹部按诊,肝于肋下 3 cm,质硬如肋骨样,尚勉强能随呼吸移动,拟诊断为肝癌,即告知校领导应嘱其到上级地区医院检查诊疗,后悉确诊肝癌,经治 3 个月,无效而亡。

（3）肝脓肿：钱某,男,48 岁,发热右下胸胁肋部疼痛 1 周。住外科治疗数日,诊断不明,未见疗效,邀请中医科会诊。体格检查发现在乳线第 5、6 肋间隙稍饱满压痛明显,经穿刺抽脓,拟诊断为肝脓疡。使用大剂量清热解毒中药,蒲公英100 g、紫花地丁100 g、金银花100 g、野菊花100 g、连翘50 g、生甘草10 g。西药则使用抗生素、输液等。中西医结合治疗,1周后热退,2周后痊愈出院。

(4)胰腺癌:1978年涟水县医院中医科门诊,赵某,男,56岁,主诉上腹不适,有时隐痛。腹部按诊发现上腹轻压痛,腹软,未触及明显包块。听诊左上腹有心外血管SM,拟诊断为胰腺癌。心外血管杂音是因胰腺中部肿瘤压迫脾动脉所致。后经超声波、血液等相关检查,明确诊断为胰腺体尾部癌。经上级医院查治,明确诊断,治疗无效而亡。

(5)直肠癌:1968年一位老太太因便血、里急后重,门诊拟诊断为菌痢,收传染科病房治疗无效,因病程较长,又做阿米巴痢疾治疗,也无效,即请中医会诊。我因其大便成形且正常,血性分泌物黏附在大便表面,大便常规检查红细胞(+++),白细胞(+),加上病程长,里急后重,故排除痢疾,拟诊断为直肠肿瘤,请外科会诊,经直肠镜检查,证实为直肠癌。此病常被误诊为痔疮、痢疾。尤须注意,特将其列入应特别注意的特殊病例。

(6)中毒性菌痢:夏某,男,42岁,高热,浅昏迷,有四肢惊跳,乃惊厥先兆,我急诊接诊,经体格检查未发现明显特殊阳性体征,经腰椎穿刺检查脑脊液呈阴性,大便为脓血稀便,大便常规检查有大量红白细胞,拟诊断为中毒性菌痢,即收住院抢救治疗,治愈出院。

(7)肺癌(特殊体征病例):1972年,患者,女,经常咳嗽,发热,右胸疼痛月余,在涟水县医院内科门诊就诊,经检查诊断为右侧胸膜炎、少量积水,经抗结核治疗无效。后住院,经会诊、胸部摄片、穿刺,仍维持胸膜炎胸水诊断及治疗,几经反复多种诊断、治疗,仍无疗效。后邀我参加会诊,经检查,右侧叩诊浊音,语颤增强,气管向同侧移位,拟诊断为肺不张,与肿瘤有关。后请上级医院会诊,气管向同侧移位,不符合胸膜炎、胸腔积水,同意肺癌引起的肺不张、少量积水诊断。后因病程较久,病情恶化,治疗无效而死亡。其误诊原因,很可能与没有查气管移位情况,以及病侧语音、语颤有关。

(8)剥脱性皮炎:在工厂保健站工作期间,一家属儿童在农村服"山道年"驱蛔虫后,发生药物剥脱性皮炎就诊,因病情严重,经转院住院抢救治疗无效死亡。

(9)药源性女性乳房溢乳,男性乳房增生:有3例女性非哺乳期溢乳患者,2例男性乳房增生,乳头处有如白果或桂圆大小结节,均先在其他医疗机构诊疗,对前者原因未明,后者疑有肿瘤可能。后经我诊查后,得知患者有服多潘立酮2~3周后分别发生溢乳或乳头肿块的病史。即明确病因与服用促泌乳素分泌作用的多潘立酮有关,经停服多潘立酮,给予抑制泌乳素作用的维生素B_6,溢乳停止,乳房硬结逐渐消退。以后对凡须服用多潘立酮者,我均同时给予维生素B_6。十余年来,我未曾再见有上述副作用发生的患者。

(10)脑型疟疾:1975年夏季,我值急诊夜班,一位儿童高热、头痛、惊厥、项强,经脑脊液检查(-),血常规查到疟原虫而诊断为脑型疟疾,经奎宁注射抗疟,安乃近退热治疗而愈。

(11)癔病:我多年在门诊中,曾先后有6例患者就诊时,见其急风暴雨样的胸闷、气急、手部痉挛、烦躁不安,眼睛紧闭如昏迷状,但瞳孔反应正常,眼球转动灵活,血压、脉搏等生命指标均正常,同时常见有流泪痕迹,即诊断其为癔病。该病常发于心胸狭窄、气量小、性子急躁的妇女,与人相骂争吵后立即发作。

（12）气管内膜结核伴肺炎、肺不张：一位中年女性患者,主诉发热、咳嗽3天。胸透提示为肺炎,即做肺炎治疗,无效。后经胸部摄X线片,诊断为肺不张,再经晨间痰液检查,查到结核菌;纤维气管镜检查,诊断为气管内膜结核,经抗结核药治疗而愈。此乃胸透之误。

（13）急性阑尾炎以腹泻为首发症状：主诉便溏、腹泻3天,腹部按诊示腹部软、无包块,麦克伯尼点压痛不明显,无反跳痛,不发热,无恶心,暂做肠炎处理,嘱咐随时就诊。患者未按医嘱,7天后就诊,阑尾已穿孔形成腹膜炎,经住院手术痊愈。这里应引起注意的是,阑尾炎也有伴腹泻的,应留院观察、查血常规、强调及时复诊。患者如按医嘱及时就诊,或不至于化脓穿孔腹膜炎后才手术。

（14）急性阑尾炎伴黑粪继发腹膜炎：已有专论。

（15）巨大脂肪肝：1988年9月门诊,一位中年男子形胖,主诉右胁不适,检查肝位于肋下五指,质稍硬而饱满,经B超检查为脂肪肝,肝功能中谷丙转氨酶76 U/L,此乃脂肪肝引起,须积极治疗,进一步检查。嘱少吃肥肉、动物内脏及甜食,多锻炼减肥。5年后随诊仍存活,体胖已减,肝亦稍有减小,查肝位于肋下四指,肝功能中谷丙转氨酶58 U/L。

（16）干性心包炎：1975年外科病区,一位刘姓患者,男,36岁,因胸闷而痛,伴发热,请中医科会诊。我经中医四诊加西医听诊,听到心前区有蒸汽火车开动时"吭哧吭哧"的心包摩擦音而诊断为干性心包炎。身为西医外科医生,对病区胸闷、胸痛患者,竟没有发现,这或因其医学知识欠广博,是一个单纯的开刀匠,或没有意识到心脏有问题而没有听诊,或虽听而不知干性心包炎的特殊阳性体征而遗漏,应引以为戒。

（17）3个月大婴幼儿钩虫病伴发严重消化道出血：此病例可谓少见而特殊,我到农村巡回医疗第1次发现,经中西医结合而愈,在医论中已有论述。第二年我支援涟水县医院工作,就发现还有成人病例,经内、外科误诊断为胃十二指肠溃疡者有之,误诊断为肿瘤者有之,经手术治疗未发现溃疡。经我会诊,我在病历中的大便检查单上见到钩虫卵阳性,提出可能为钩虫引起出血,应先用驱钩虫药驱虫,但内、外科医师均未赞同我的意见。后转南京医院,经驱钩虫而愈。这也是我在农村县医院的医疗工作经验和收获。

（18）无痛性胆囊肿大：1973年在涟水县医院中医科门诊,接诊一位王姓患者,男,46岁,主诉3个月来右肋不适,眼巩膜、小便发黄,体重下降。经查右胁肋下胆囊区触及无痛性囊状包块,此乃胆囊肿大。考虑无痛性胆囊肿大伴黄疸者多为乏特氏壶腹部肿瘤压迫,阻塞胆汁排泄,故而引发非感染性、无痛性胆囊肿大。

（19）肾下垂：20世纪70年代,门诊一位王姓中年男子,主诉右胁下不适或胀痛多年。经右胁下前后腹腰双合诊检查,才发现肾脏质地光滑之包块随呼吸移动,拟诊断为右肾下垂,经B超检查证实。肾下垂虽不太少见,多属正常人体质或解剖变异,但引起医生关注而认真检查肾脏者少而漏诊,应引起重视,以免漏诊、误诊、误治。

（20）腹主动脉瘤：20世纪70年代,门诊一位年过半百的陈姓女子,主诉腹部近脐部跳动不适。经腹部按诊检查,于脐旁有一囊性膨胀性与心脏节律一致的搏动,即拟诊断为腹主动脉瘤,经西医进一步检查而确诊。

（21）霍奇金病:于1976年门诊有一位患者颈左侧有1颗鸽蛋大小的淋巴结,无痛肿块,稍有头昏、乏力,无其他明显全身不适,经四诊发现面色少华,仅感乏力,舌偏淡,脉濡、苔薄。体格检查:肝位于肋下2 cm,质中等,无压痛,脾位于肋下2.5 cm,质中等,无明显压痛,白细胞$9.8×10^9$/L,中性粒细胞82%,淋巴细胞17%,红细胞$3.12×10^{12}$/L,血红蛋白9.8 g/L,血小板$115×10^9$/L万,肝功能正常,胸透示肺门影增大,淋巴结肿大待查。后又查到腹股沟淋巴结肿大,并经会诊为淋巴结肿瘤,经转血液肿瘤科,诊断为霍奇金病。因此,对无痛淋巴结肿大的患者要提高警惕,进一步检查,避免漏诊、误诊。

（22）指端血管痉挛（又名雷诺病）:于20世纪80年代,门诊一位青年女子主诉双手常在下冷水后手指冷而发白、疼痛已多年。我当即诊断为指端血管痉挛（雷诺病）。

（23）固定药物过敏性紫斑:有2位患者,服用左氧氟沙星后的二三天均在腹壁出现2 cm左右的紫斑,周围伴有红晕而痒,停药后即退。后该2位患者再次服用左氧氟沙星后,又在原处发生同样皮疹,停用后即自愈。我也曾因服用左氧氟沙星后的第2天在左手背出现2 cm左右的紫斑,伴周围红晕而痒,停药后即退,后每服用,就会在原处发生同样带红晕而痒的紫斑,停药后即消。

（24）1例肺癌合并胸腔积液体征诊断的案例提示:一般胸腔积液应将肺、气管压向健侧,但如果向病侧移位,或因病肺不张,故而向病侧移位。

（25）1例自发性气胸、肺不张的体征得到肺癌诊断的案例提示:一侧气胸因压力应将肺压向健侧;而如果肺及气管均向病侧移位,乃因癌症肺不张而将肺及气管向病侧移位。

（26）幼年间断复发性黄疸:仅见1例自幼年即有间断的轻度黄疸发生,但肝功能检查基本正常,无胆囊炎、胆结石等,生活工作基本尚正常的案例,经查阅有关资料而拟诊断为幼年间断复发性黄疸,后到上级医院检查后确诊为此病。

（27）1例儿童心包积液:1965年在农村巡回医疗,有1位3岁儿童患者,发热4天,气促,脉细数,舌稍带紫气,苔薄。体温38℃。听诊示左肺呼吸音低,心音低而遥远,虚里未见搏动,叩诊示心浊音扩大,拟诊断为心包积液,经胸透发现心音扩大如兜,拟诊断为心包积液,经转市级医院心包穿刺抽出液为渗出液,经中西医结合治愈。

（28）少见的特殊异常怕冷病例:20世纪60年代,1位门诊阳虚怕冷女性患者,入夏也因冷而常穿棉衣已多年。经多处检查未发现病理异常,中西药物治疗也未有明显效果,我诊断为阳虚,自主神经功能紊乱,后经用温阳散寒益气血膏方调治,并嘱咐其先从事家务活动及八段锦等锻炼,继而再从事一般力所能及的工作,两年后已逐渐恢复正常。

（二十一）常见症状、鉴别诊断和治疗介绍

（1）手足怕冷而身凉:我国传统医学将其归属于阳虚血亏体质,即易身凉、怕冷、肢寒。此乃阳气不易随血脉敷布到达全身及体表、四肢。治疗常用十全大补之附子、桂枝、当归等,温阳补血,振奋阳气,改善阳虚体质,使阳气随血脉运行,敷布全身,通达四肢而见效。现代医学归因于动脉硬化、闭塞性脉管炎及糖尿病足等,血管腔狭窄细小、循环不畅,热能不易随血液到达四肢而仅感手足四末凉感。阳气即热能,由于血运不畅,所以阳气(热能)就不易敷布全身到达四末,而感身寒或手足冷凉。寸口或趺阳脉就可细小,或难以按及,用手触摸患者手足皮肤即示凉感。如足背趺阳脉难以按到,而在髁后尚能按及,足部皮肤虽凉感,尚不甚,说明下肢动脉尚通畅。除治疗外,要注意运动锻炼,跑步、按摩、擦掌、温水手浴、足浴(也可在温水中加入桂枝、生姜等辛温药),有一定效益。入秋冬尽量不用凉水洗手、洗衣服,可提前戴手套、穿宽松保暖鞋保暖,可助扩张血管,改善血液循环,将阳气(热能)送达手足四末,对一般血管闭塞性疾病可减轻手足寒凉感觉,但对糖尿病、闭塞性脉管炎等重症,效果可能欠佳。

(2)头晕眼前发黑或直立体位性晕厥:常由多因素脑缺血、供氧不足而发,颈动脉硬化狭窄,引发脑缺血、脑供氧不足,少活动锻炼也是常见原因。

(3)频繁嗳气、腹气攻窜胀痛:嗳气在矢气便后缓解。此常因情志不畅诱发胃肠功能紊乱有关;有因饮食不节,多吃生冷、豆类、蛋、鱼、肉等食物引起消化不良而发;有因食管炎、胃炎胆囊炎等消化道炎症引起;有因胃肠痉挛,或胃肠内肿瘤、胃肠外肿瘤、脏器压迫、手术后肠粘连等引起不全肠梗阻而发。

(4)胃脘疼痛:多由饮食不节,消化不良,多吃生冷、煎炒、炙煿等不易消化的食物,以及胃炎、胃溃疡等病而发;或与七情所伤引起夜寐不酣、失眠有关。胃病也可痛于中腹,如胃下垂合并慢性胃炎消化性溃疡者。

(5)腹痛:腹痛原因很多,因受冷、多吃生冷食物引起的不少,只要排除急腹症,乃单纯性腹痛,经保暖,吃些生姜红糖等热饮料、食物,即可缓解而痛止;不吃生冷饮食,即不易再发。其他可参阅症状诊断及鉴别诊断,以及急腹症相关书籍和资料。

(6)便秘:详见便秘部分内容。

(7)腹泻:有一种慢性腹泻,症状为肠鸣便溏、时有完谷不化,受凉进冷易发,或伴腹痛,便后其痛即止,每日二三次,亦常发于五更时,或因情志不畅而发,或遇惊恐急事而发,胃纳多正常,而病程数月或多年不愈,体重又较少影响而不减,大便常规、隐血及胃镜检查均无异常。中医常将其分别归因为胃强脾弱、肝脾不调、五更泄、脾肾两虚等证,并分别按不同症情辨证施治,遣方用药。痛泻要方、四神丸、参苓白术等在使用当时有一定疗效,每当受凉进冷即发。我在痛泻要方的基础上加味,自拟肠4方①则效果更好;如伴有中焦虚寒症胃脘痛,则用黄芪建中汤合痛泻要方加味(自拟胃2方②),胃肠同治,皆有显效。

医嘱:不吃或少吃生冷食物,不要受凉。经常吃些苹果、芋头、山药、胡萝卜等进行食疗,但均要煮熟吃。

(8)燥实痞满的大承气汤证:除燥实痞满外,必须注意有无矢气频转的重要性,已撰于相关篇章。

---

① 肠4方药:痛泻要方合建中汤、左金丸加草果10g、生地榆30g、辣蓼30g、煅瓦楞子30g、川黄连3g、吴茱萸2g。
② 胃2方药:黄芪建中汤合痛泻要方、左金丸加草果、生地榆、辣蓼、煅瓦楞子、川黄连、吴茱萸,量同肠4方。

（9）频繁喷嚏、清鼻涕多：大多常因对寒冷较敏感,受寒冷而易发;也有因油漆过敏,气体、粉尘等吸入诱发,因其多因寒风凉气引发,即感即发。风寒是其主因,只要注意避寒风凉气,就可不发或少发。故中医名为伤风,是有道理和科学内涵的。

（10）咳嗽：已撰于前。

（11）哮喘：已撰于前。

（12）浮肿：有全身、上肢(上半身)、下肢(腰以下)、眼睑等不同部位的浮肿,也有早晚时间轻重之差别,还有与工作性质强弱之殊异。各种浮肿的病因病机及防治已撰述于前。

（13）胃脘痛：偶发者多因饮食不节所伤,以及急慢性胃炎,胃十二指肠球部溃疡等病引发。饮食不节患者,常伴有酸性,或酸腐味,一般少见隔夜宿食。恶心呕吐较频者,可伴有黄色苦味胆汁。胆囊炎、胆结石患者,常发于多食油腻或暴饮暴食后,多有墨菲征阳性,或可伴发热或寒战高热。急性胰腺炎的恶心呕吐,亦常发于暴饮暴食后,其上腹压痛多在上腹偏左,其痛常涉及左胁背,喜屈腰蹲位,躬背前倾位可缓解。肠梗阻者,高位肠梗阻可呕吐胃内容物或伴胆汁,或仍可有一次大便或矢气排出;低位肠梗阻,多见肠型、蠕动波,或可见呕吐物中有粪便样物及粪臭。耳源性、脑源性、血管源性眩晕,恶心呕吐,眩晕多在前,恶心呕吐在后。脑瘤等脑内压增高多呈喷射性呕吐。呕吐隔日酸腐、不消化宿食,临时偶发者,多有饮食不节、暴饮暴食史;经常发生,形体瘦弱者,常因幽门、球部溃疡瘢痕狭窄等,致幽门、球部梗阻,有胃病史的中青年多。年龄大者应考虑胃肿瘤,特别是发生在胃窦部的肿瘤,更易导致幽门梗阻而常呕吐隔夜酸腐宿食,纳少,乏力,贫血。有慢性肾炎史,且常恶心呕吐者,应考虑尿毒症。

（二十二）临床中医现代化研究诊疗实践

临床中医现代化诊断治疗疾病实践,就是要用中西两种医学知识和技术,用辨病辨证方法诊断治疗疾病。将我在临证时如何利用初步掌握的一些现代临床医学知识和技术进行辨病辨证的经验,介绍给大家,同时也提醒中医同道,既要学好中医药学,也要学好现代医药学,掌握现代医药学,应用现代医学知识和技术,对临证诊疗,提高辨病辨证诊断正确率及提高疗效是大有裨益的,更可避免漏诊、误诊,减少医患纠纷。

1. 内科

（1）心血管血液系统疾病：凡有患者主诉胸闷、心悸者,首先注意切诊有无结、代、促、迟、数之脉,再用听诊器听心脏节律、瓣膜区有无与心脏病相关的杂音,再决定是否应用心电图做进一步检查,即可初步明确有无心脏病,或何种心脏病。但也要排除可引起胸闷之肺气肿、肺纤维化、气管炎、气管狭小等致通气功能障碍等肺部疾患。无心脏病者,按中医辨证论治;有心脏病者,按心脏病最佳方案治疗,也可转心内科治疗。心血管疾病有器质性、功能性的区别,必须尽可能先明确诊断,然后再考虑西医或中医辨证论治。前者器质性难愈,后者功能性可复。这要与患者及其家属交代清楚,否则易发生医患纠纷。

1）风湿性心脏病：临证时,首先要了解其病理生理,本病多与溶血性链球菌感染后抗原抗体反应有关,形成二尖瓣或三尖瓣关闭不全、狭窄等不可逆转或难以见效的器质性心脏瓣膜病。一般常有心悸、胸闷,或伴咳嗽。下午及晚上下肢易显凹陷性浮肿,晨起常见眼睑浮肿。明确这些与心脏病有关及易发症状后,就要对心脏进行听诊检查,在二尖瓣区或三尖瓣区可听到 SM 或 DM。重症患者可有充血性心力衰竭,浮肿加重,也可出现胸水、腹水。据病情先予西药利尿、强心药(洋地黄等)纠正心力衰竭等对症治疗,病情改善、稳定后,也易因受劳累而使扁桃腺炎再发或加重,应避免劳累、受凉感冒而诱发溶血性链球菌扁桃腺炎,引起风湿性心瓣膜病加重和发作。年轻女性发病较多。这大体上可诊断为风湿性心脏病。病已初步辨明,心力衰竭重者要住院治疗,或建议西医药治疗;一般病例可考虑中医辨证论治。一般都能改善症状,难以彻底治愈。

2) 冠心病:治以活血化瘀。

3) 房颤:患者主诉心悸怔忡,或有气短、胸闷、太息,或有心前区闷痛。患病时间可长可短,有轻有重,有临时发病短暂,有病已多年呈慢性者。脉搏示大小、快慢不匀之心律不齐的结、促脉,应立即做心电图检查,明确诊断。有的患者可因心脏内血栓脱落,随血流进入脑血管,随时发生脑梗死及梗死中风偏瘫,轻者中经络,重者昏迷,或心力衰竭汗出亡阳,可瞬间死亡。早年 1 位房颤住院患者,在查病房时患者尚平静,但查房后,患者即发生变化,经抢救无效而死亡。故重症患者须及时抢救,轻症房颤患者既可用西药,也可辨证论治,服用中药治疗;或服膏方、丸方慢慢调治,但必须将病情变化、预后、医疗嘱咐清楚。这就是先辨病后辨证论治的优点;不能不辨病,如将急需抢救的急重患者也用中医辨证施治,则缓不济急,延误治疗。对一般尚比较稳定的房颤患者可用中治疗,自拟方如下。

丹参 30 g,当归 10 g,川芎 10 g,赤芍 10 g,桂枝 10 g,薄荷(后下)5 g,延胡索 15 g,陈皮 10 g,甘草 2 g。

方解:其中延胡索有活血、镇静安神,治疗房颤之功效,我用之亦有一定疗效。当归、川芎、赤芍、桂枝有活血,改善心脏冠状动脉血液循环之养心功能。辛凉解表之薄荷,亦有芳香理气宽胸解闷效用,均因其有兴奋呼吸中枢功用。

4) 心肌梗死:常有胸闷、心痛症状,可用瓜蒌薤白桂枝白酒汤,桃红四物汤加丹参、延胡索治疗。

5) 心肌炎:病毒性感冒要警惕病毒性心肌炎的发生,不要认为感冒是小病,无关紧要,要注意休息。如感冒 2 周后仍感乏力而有心悸、胸闷者,应注意休息、免劳累。此时要注意有无心肌炎的可能,要听心脏之心率、心律,查心电图以排除或求证。早诊断、早治疗,可避免心肌炎变成慢性心肌炎。病毒性心肌炎亦有死亡者。

6) 心脏神经功能性紊乱:与喜、怒、忧、思、悲、恐、惊心理因素有关,其中六种均有心偏旁,说明古人早已表明心病与七情心理精神因素相关。现在已逐渐被专家学者们所重视,更示七情因素对心脏病影响的重要性。

(2) 呼吸系统疾病:呼吸系统疾病发病率很高,尤以婴幼儿童,多半是父母亲没能注意其寒暖,使之感受风寒之邪成外感、支气管炎而发咳嗽,故发病较多。除因病毒、细菌等感染。其他如吸烟、油烟、油漆等刺激性气体、粉尘等均易诱发咳嗽或使之加重,常是引起肺炎、慢性支气管炎等常见病因。还有变应性支气管炎咳嗽、哮喘等,也可因油漆等过敏气体、油烟、粉尘、螨虫等引发,也有因液体、固体呛入气管诱发,常见于婴幼儿溢乳呕吐、老年吞咽反应不灵敏,或夜间平卧,胃液呈高酸易反流,经食管,少量进入咽部、气管,刺激咽部、气管黏膜,形成理化性咽炎、支气管炎而咳嗽,多发于夜间,应各按其因进行防治。还有因矿业工作引发硅肺咳嗽之职业病,工作时间越长,吸入硅尘越多,不易吸收消融,形成硅肺而慢性咳嗽等,不易治愈,病情也随工作时间延长而加重。该病患者必须定期轮流休养,重者要调换工种。

1)伤风感冒:多因外感风寒诱发,或伴病毒感染,外感风寒成了第一病因。症多见喷嚏、流清涕、咳嗽等,故名伤风,西医曾定名为感冒。近年对无发热、高热、继发感染者,虽多是小恙,也已有了些抗病毒药,但尚无确切疗效。有些药物仅是对症治疗,减轻症状。伤风伤于风寒为风寒型;伤于风热为风热型(也有因热贪凉而伤风者,有热伤风之说)。中医经验,伤风确实总是受风寒或风热后发病,或风寒型转化为风热型,而有的发热、口渴、咽痛,分为风寒、风热二型;也有燥咳型,多因秋天空气干燥,相对湿度较低。另外,过敏性鼻炎等常发生在早晚风凉、寒气重的时候,因此,伤风这个病名是最恰当不过的。实则因受风寒或风热后正气下降,抗病力不足,病毒趁虚来犯而发病,即所谓"邪之所凑,其气必虚",风寒、风热成为咳嗽、过敏性哮喘的第一病因;感冒病毒等成了第二病因;由病毒感染后伴发的细菌感染,则更是第三病因了。防治伤风及其病毒、细菌感染,首先正气应充足,免疫抗病能力强,也就是正气存内,邪不可干,六淫风寒之邪就难以侵犯,病毒、细菌就更无从而生。因而就有锻炼、擦鼻、面浴、按迎香、用冷水洗脸等耐寒锻炼,以及使用玉屏风散补肺卫之气,感冒就不易发生。这也就是中医"治未病"学术思想优越性的体现。

中医治疗感冒(伤风),应从第一病因着手,审证求因,辨证施治。属风寒或风热者,应疏风散寒,或辛凉解表,并按不同证型常规选方遣药更为确当。属风寒型者疏风散寒发汗治疗,常取得较好效果;风热型者疏风清热、辛凉解表,也多获良效。如伴有咳嗽者,则按咳嗽轻重、咽痒与否、痰多痰少、色白色黄、咳痰易与不易或不爽、有无夹杂哮喘痰鸣等不同病况,常规可随症加用宣肺、化痰、镇咳、清肺、平喘、止哮等药。全身症状轻,咳嗽为主者,则按常规治咳为主。因伤风病原菌多是病毒,一般不用抗生素等抗感染药;只有因细菌感染引发发热、咽炎疼痛咳嗽较剧者使用抗生素。咳嗽时间较长,要问清晨起有无咳黄痰多,肺部听诊有无干、湿啰音,特别是两肺下部,以明确有无继发感染,轻的经清肺抗感染尚能治愈,重的特别是两肺底部皆可闻及湿啰音,常年经常咳嗽及咳黄脓痰,晨起咳尽黄脓痰后暂缓解,有时或伴痰血及咳血较多者,多有支气管扩张的可能,需进行胸部 X 线片确诊,并积极做清肺化痰、抗感染治疗,晨起时俯卧床沿,尽量将黄脓痰咳尽,结合非药物防治,预防经常反复感冒,避免吸入油烟刺激性气体及粉尘。晨起俯卧床沿,尽量咳尽黄脓痰,减轻感染,如疖肿化脓后切开排脓后可望缓解、减轻支气管感染和咳嗽症状。

非药物治疗有很多优点:既能减轻症状,又不伤正气,也没有用药的毒副作用,既方便,也省钱,符合效、简、便、廉。目前专家学者已提出一般伤风感冒有自愈能力,尽量少用药、不用药,以多喝温开水、注意休息为主,避免再受风寒感冒,以及油烟刺激性气体、粉尘,诱发支气管炎而加重咳嗽。

A. 避风寒保温暖,可避免再次伤风感冒,加重感冒和咳嗽,同时要注意,秋冬室内外温差大时,出门前先要进行面浴,即用双手摩擦面部使之有热感,再戴上口罩出门,进入室内后应取下口罩,不要在早晨一起床就到门外去,应在室内休息片刻再到门外。这对减轻感冒和咳嗽症状及预防感冒、咳嗽均有益。

B. 多休息,多喝温开水。特别是发热患者,应卧床休息。多喝温开水,尿量增加,致热病源毒素也易排出;或再加温覆,微出汗,病毒热源也易从汗液、尿液同时排出,热随出汗散发,热易退,头痛全身不适等症状也易平。

C. 有咽痒咳嗽,咳痰不爽者,则可吸入中药或热气,改善支气管血液循环,既可减轻炎症渗出,减少痰液,又有稀释痰液黏性的作用,使痰易于咳出。现市场有专门雾化药液吸入治疗器具,对咳喘效果良好,即吸即效。

D. 对伴发上额窦炎而有前额、眉棱骨痛,晨起时较重,下午及晚上额窦中脓涕常多已排出为特点。受寒风吹后更痛者,则要避风寒吹,尤其是前额,应戴上帽子,可遮风寒,有避免、减缓疼痛作用;也可用热手、热毛巾捂在额头部也有效。预防之法为注意锻炼,增强体质,使正气充足则邪不能犯是根本。感冒后避免拇、食二指掐紧鼻翼用力擤,而将含有细菌的鼻涕压进入额窦,形成炎症而使前额及眉棱骨痛,避免成为流黄脓臭涕之鼻渊。另外,注意如用拇、食二指掐紧两侧鼻翼擤鼻涕,也可引起急慢性咽喉炎、中耳炎等疾病。

E. 对伴有项强,受冷风吹后加重者,应避免风寒吹及颈项。有些流行性感冒初始就寒战、高热、头痛、项强,伴发咳嗽,如《伤寒论》曰:"太阳病脉浮头项强痛而恶寒,是很多外感、温病、传染病初期在表的证候。"但必须注意与流行性脑脊髓膜炎鉴别,特别于冬春流行发病季节,要进行神经系统检查,克尼格征、巴宾斯基征、布鲁斯基征阳性者,应行腰椎穿刺脑脊液检查,排除或明确有无流行性脑脊髓膜炎。

2) 慢性支气管炎:包括单纯性支气管炎及喘息性支气管炎,属于咳嗽、咳喘范畴。

3) 急性支气管炎:呼吸系统发病率很高,尤以婴幼儿多见,因其不注意寒暖,受风寒之邪外犯而发。

4) 咳嗽:多数因对风寒外邪敏感,传统常规病因有外感风寒,夹病毒、细菌等感染,以及受吸烟、刺激性气体、粉尘刺激所引起的支气管炎、肺炎等。咳嗽也可因过敏气体、螨虫等引发,因进食时讲话或进食过快,使液体、固体呛入气管诱发,亦常见于婴幼儿、老年吞咽反应不灵敏,或夜间平卧,胃液呈高酸易反流,少量进入气管,刺激气管黏膜而咳嗽。其咳嗽发于夜间较多,也有进食高浓度(太咸、太甜)的饮料呛入气管,成理化性炎症而咳嗽,咳嗽经久不愈,即可发展成慢性或喘息性支气管炎,可从其病史及影像检查而知,应各按其因预防辨证施治。治疗多用宣肺止咳化痰药,如痰多而黏或黄,加清化痰热药,我多加用黄芩 30 g,鱼腥草 30 g,有较好的效果。对咳嗽重者或伴发热偏高,也可酌情用些广谱抗生素,以增疗效。

只咳不喘息,无痰鸣,属于单纯性支气管炎,多发于因受风寒伤风后,初始咳嗽全身症状都较轻。常因伴发细菌感染后,全身症状咳嗽等病情就加重。有的恶寒发热,有的轻度咳嗽,都是感冒伴发上呼吸道感染、急性支气管炎的开始;或伴扁桃体炎,有轻有重,感冒症状多在三五日痊愈,有些咳嗽常需 15 日以上或更长时日,成为急性支气管炎。咳嗽持续到 2 周后,就必须进一步做胸透等影像学检查,必要时用纤维支气管镜检查与其他疾病如肺结核、支气管内膜结核、肺癌等咳嗽相鉴别。

5) 咳喘:一开始即咳喘,多因气管对寒冷过敏,受寒伤风受凉而发;也有因接触油漆等过敏源及刺激性气体刺激气管黏膜而发,属变应性支气管炎。还有因进食高浓度(过咸、过甜)的食物、饮料时,如未注意呛入气管,易刺激黏膜而成物理性炎症而咳喘成糖哮、盐哮,即急性喘息性支气管炎,既咳嗽,又喘鸣,喉中有小鸡鸣叫样声音,多发于婴幼儿,多由于支气管细小,加上支气管炎性水肿,气管更加狭小,又因痰液(炎性分泌物)阻塞气道,而喘息、痰鸣,易引起继发感染而发热。应用听诊器检查,或将耳贴于胸部,可闻及哮鸣音及湿啰音或干啰音。有些病例重而急,常需抢救。有些成为慢性咳喘,或每因受寒伤风,接触粉尘、油漆气味等过敏原即发,多属咳喘、哮喘。

6) 慢性支气管炎常因风寒导致咳嗽加重:常用止嗽散化裁,用麻黄止咳,疗效较好。但要根据病情轻重,有无高血压、心脏病、慢性心力衰竭等疾病,决定麻黄用否及药量。因麻黄含有麻黄碱,有拟肾上腺素升压、加速心率的功能,可使高血压患者之血压更高,心率更快,诱发脑出血中风、心力衰竭,汗出亡阳或死亡。《伤寒论》《金匮要略》早有论及麻黄汗出亡阳及慎用、禁用之证,故用麻黄不可不慎。必须注意中医四诊,西医听诊,测血压有无高血压及其高低,有无心脏病及其功能等级后决定是否要用麻黄及其量大小。我一般用麻黄剂量每日或每剂 8～10 g,煎二次分 3 次于饭后 1～2 小时服用,既降低头煎麻黄浓度,又减少每次服用剂量。对伴有一般高血压、心脏病患者麻黄用量为每日 8～10 g,煎服方法相同,继续服用降压药或治疗心脏病药,既有较好的效果,也未见毒副作用和不适。如有因服用麻黄心悸、脉数、血压增高明显者,可将麻黄剂量减少到每日 6 g,或改用其他止咳平喘药。

7) 慢性喘息性支气管炎:慢性单纯性支气管炎患者 3～5 年后,常有患者逐渐加重而形成慢性喘息性支气管炎。近年渐有学者提出变应性过敏性鼻炎,急慢性支气管炎,喘息性支气管炎,哮喘,多与风寒外邪的侵犯肺卫有关。如过敏性鼻炎,每遇风寒即打喷嚏、流清涕,有的发为咳喘,有的发为哮喘,均与受风寒有关,即鼻腔、气管、支气管呼吸道黏膜对风寒比较敏感,成为病因,常经中医药辨证论治而愈,与病毒、细菌感染无明显关系,故中医名之为伤风。本病常到秋冬即发病,惊蛰后天气渐温暖,咳喘则慢慢自愈。

(3) 消化系统疾病:消化系统疾病发病率常居首位,如胃肠、肝胆病等,其中咽、食道、胃肠道疾病居多,常因饮食不节、寒暖无常、劳倦所伤。如婴幼儿多不知饥饱,不注意饮食者较多,而发病率更高。节饮食、慎寒暖等非药物防治亦常有效。故当以预防治未病为主,已病者及时治疗:寒者温之,热者寒之,气滞者理气。治则的有效性、可重复的经验及其新认识,结合临床中西医药互补治疗,提高了疗效,更说明了中西医结合的可行性、中医现代化的必要性。如我用黄芪建中汤加味(煅瓦楞子、川黄连、吴茱萸)治疗中焦虚寒或夹嘈杂、灼热的高酸性胃炎、胃十二指肠球部溃疡,比单用黄芪建中汤,或单用西药抑酸、中和胃酸要好。其中就有寒者温之的桂枝、干姜,辛开苦泄的左金丸。对气滞者加用枳壳、砂仁理中焦之气,或再加用加枳实理下焦腹部之气就有更好效果的关系。

我对此类胃肠门诊患者,除医嘱外,还发给患者胃肠病防治注意事项,即为非药物处方,防治结合,疗效更好更快,也可预防复发。

1）食管炎:同胃肠病预防。

2）食管溃疡:同胃肠病预防。

3）食管癌:同胃肠病预防,特别饮食不能太烫。

4）贲门炎:同胃肠病预防。

5）贲门癌:同胃肠病预防。

6）贲门失弛缓症:少量慢慢进食,待食物进入胃内后再进下一口食物。

7）胃下垂:常有饭后胃脘痞满,或胀痛,或下垂感,多食则加重。有医者因其有下垂感,或胃下垂,而认为是中气不足,用补中益气汤。我认为是因为胃的平滑肌张力不足,或患者瘦长,以及多胎经产妇腹壁松弛而有下垂,只要和胃理气消胀,就可加强胃动力,促进胃蠕动,达到正常排空胃内容,即可消痞、除胀、止痛。再常用胃托,经常做仰卧起坐运动,锻炼腹肌,就可常效。

8）急性胃炎:注意饮食。

9）慢性胃炎:慢性浅表性胃炎、慢性胃溃疡、慢性浅表萎缩性胃炎、糜烂引起的出血性胃炎,注意饮食。

10）消化性溃疡:胃溃疡、十二指肠球部溃疡,注意饮食。

11）非特异性溃疡性结肠炎:注意休息提高自身免疫力。

12）结肠息肉:需及时摘除,否则长到 1~2 cm 时易发生癌变。

13）结肠癌:家属有结肠癌病史者应定期检查。如早发现应早期切除。

14）痔疮:痔疮有内痔、外痔、混合痔。外痔于肛门及肛门外可见;内痔多因大便偏干难解,或不爽,或疼痛,表面可黏附少量鲜血,也有少数鲜血较多者,常因便秘、努喷、久坐、常蹲、怀孕、生育等痔静脉压力增加,扩张而形成。只要注意避免易导致痔静脉压力增加,扩张郁积成痔之因,即可避免、减少痔疾。痔疮或伴直肠癌,必要时需直肠指检、肛窥器、直肠镜检查,排除乙状结肠炎及直肠癌,以免漏诊、误诊、误治。

15）肛裂:大便多偏干难解,便时疼痛,有时疼痛难忍。粪便表面一侧常黏附条状鲜血,肛周可看到纵形肛裂,触之疼痛。大便越干硬难解,肛裂越重,疼痛、出血越多,亦难治愈,要润大便。

16）肛瘘:多发于肛门脓肿后形成瘘管,不易愈合,应到肛肠科治疗。

17）便秘:观察大便形状及有无脓血。无脓血者,做大便常规检查,有红细胞、白细胞及隐血阳性,大便有凹槽者,应做直肠指检,直肠镜或全结肠镜检查,排除非特异性溃疡性结肠炎,或直肠炎、乙状结肠炎及结肠癌。

中医对内科病症辨证治疗具体情况如下。

（1）胃脘痛：即上腹痛，有中虚、寒、热、寒热夹杂多种证型。① 胃寒证：胃脘部冷感，进冷受凉易发，其机制乃寒凝气滞血瘀，不通则痛。因此，很多患者经热按、热敷、进热食、热饮，服生姜红糖水后则痛减或痛止，用良附丸、理中汤、建中汤也有效，较西医药简便有效，值得进一步研究。② 中焦虚寒证：胃寒证型加空腹易痛，进食后其痛易止，用黄芪建中汤有好的效果。③ 气滞证，可见脘痞、嗳气，用和胃理气之香砂六君子汤、二陈汤。④ 食滞证，可有胃脘痞满胀痛，可用香砂、枳实、白术、焦山楂、焦神曲等消导药。以上证型均可见于饮食不节、急慢性胃炎、消化不良、胃十二指肠球部溃疡等病。中医药治疗效果大多较好。如泛酸嘈杂者，用理中汤、建中汤、黄芪建中汤补中散寒，加煅瓦楞子中和胃酸，效果更好（空腹脘痛多与胃酸有关，有"无酸就无溃疡"之说）。如有胃脘嘈杂、灼热，涉及食管者，属寒热夹杂，多属胃酸刺激胃黏膜，反流进入食管，刺激食管黏膜引起，加左金丸辛开苦泄更有效。灼热实由胃酸刺激胃黏膜引起，据考左金丸治嘈杂、灼热、泛酸属于热者，黄连可杀灭幽门螺杆菌（胃溃疡的病因之一）而杜绝其复发，可与黄芪建中汤等温胃方药同用。气滞证用理气和胃法；食滞证用消导化滞法。但还要按中医"治未病"的饮食养生及非药物防治。

（2）腹泻：肠功能紊乱的肠易激综合征（泄泻型）之腹泻，常因进冷受寒而发，与精神紧张、忧郁也有关，多属肠寒证、气滞、运化失司，多用参苓白术散、理中汤、建中汤、痛泻要方等中医辨证治疗，效果较好。我加用草果 5～10 g、生地榆 30 g、制诃子 10 g、辣蓼 30 g 温化酸涩清肠，延胡索 15 g 镇静安神止痛，效果更好、更快。避免进冷、受凉，不多吃油腻食物菜肴。对已病者缓解症状后，平时也要注意。以往把肠易激综合征归为肝脾不调，实则为肠道不耐寒冷、蠕动加快、功能失调，与受寒相关，只要不吃或少吃生冷，特别是腹部更不能受凉，就不易发病，已发者也较容易治愈。

还有气虚血亏，阳气不足，阴津亏损等，更有关脏腑的阴阳不调，气血亏损，津液不足等诸虚证。中医辨证按阴阳气血及各脏腑不同之亏虚施治，疗效就很好。对亏虚之证多属慢性，可用丸、散、膏方慢慢调治。

中西医结合治疗相关内科疾病情况如下。

（1）流行性乙型脑炎：西医尚无特效药，多以对症治疗，输液抢救，维持水电解质平衡。中医辨证施治有一定疗效，但因病情急重，多属高热昏迷惊厥，则西医抢救，中西医结合治疗，可减少死亡，提高治愈率。

（2）流行性病毒感冒：中西医治疗该疾病各有长处，中医辨证施治，祛风寒、风热、燥湿之邪。西医对症治疗，症状消除也快。虽有抗病毒药，但针对性不强，疗效也欠佳，不易缩短或改变病程。因此，急重者亦以中西医结合治疗效好。

2. 外科

急腹症诊断和处置为临证时遇到腹痛、呕吐等可疑急腹症患者，望、闻、问、切四诊要详细，视、触、叩、听须认真，症状诊断分析应全面，并做相应的实验室检查及影像学检查，要有针对性，尽可能及时做出初步诊断，以利于及时抢救或手术。

关于矢气的问题:急腹症中的肠梗阻,有矢气出者有望恢复,此乃腑气以通以降为顺;无矢气、无大便而呕吐、腹胀痛者,乃腑气不通而上逆,则险而重,常需做进一步检查和处理或手术治疗,解除梗阻方能恢复。大肠腑气以通为用,矢气出说明腑气已通,就能有望痊愈。肠套叠、肠扭转等急腹症,或严重感染性疾病,或腹部手术后发生麻痹性或机械性肠梗阻而无矢气,就必须进一步采取相应措施,因此在上述急腹症及术后查房时,医生都要问有无矢气出。在医学界,对燥实痞满为主证,用大承气汤,已得心应手,疗效很好,但不要忘记腑气以降以通为用,还要注意矢气频转。光凭燥实痞满,忽略问诊有无矢气而用大承气汤,就有可能对肠梗阻引起的无矢气,且燥实痞满者产生误诊、误治。

对有黑粪的胃肠患者,也有因食物色素关系,必须检查大便隐血。隐血提示有消化道出血,或消化道溃疡、胃癌的患者,有必要及时进一步腔镜检查。即使大便外观正常,对疑似病例,也要检查粪便常规有无红细胞、白细胞,隐血,对排除胃肠道糜烂、溃疡、癌症等也有帮助。必要时做胃镜检查,有助于明确诊断,先辨病,然后确定是否需要抢救及手术治疗。如不需要抢救或手术治疗,则可进行辨证论治,行中药治疗。

中毒性菌急性发病,未有脓血便前,即突发休克,面色苍白,脉细微示阳虚脱证者。如在夏秋须提高警惕,当考虑细胞中毒性菌痢时,需行直肠指检。如见脓血样便,多为中毒性菌痢,大便检查见大量红细胞、白细胞及脓血即可明确诊断。否则从表象即按阳虚脱证治,回阳救逆选方遣药,既未明确病因,缺少病因治疗,更未能标本兼顾,可致无疗效或误治。按以上方法检查后就可得到及时诊断和治疗。

一般菌痢,除里急后重,脓血便外,大便常规检查有红细胞、白细胞,治疗除按一般检查诊断、治则遣方使药外,要注意与乙状结肠癌、直肠癌、溃疡性结肠炎等相鉴别。

(1)泌尿系统疾病:主要是肾为水脏,排出尿液,通过输尿管下注膀胱,从尿道排出体外,肾与膀胱互为表里,属泌尿系统。常见疾病有尿路感染、结石、前列腺增生等,还有肾结核、肾癌、膀胱癌等。通过望、闻、问、切、视、触、叩、听,得到的症状和病理体征,进行症状诊断,然后进一步做必要的实验室及影像学检查,明确诊断某种疾病后,认为可辨证论治或用中药效果好者,用中药治疗;需用西药及外科手术治疗的,则根据相应疾病用西药或外科手术治疗。

1)尿路感染:常见尿频、尿急、尿痛,尿液检查示白细胞、细菌数均增加,就可用清利下焦湿热的方药:黄柏10 g、知母10 g、萹蓄10 g、瞿麦10 g、车前子10 g、木通8 g、生地黄10 g、泽泻10 g、生甘草3 g。

2)尿路结石:一般尿路结石常伴发尿路感染,有急性期、慢性期、稳定期之别;又有肾盂、输尿管、膀胱结石之分,各有其症状特点。

① 肾结石:腰痛位于肾区,沿输尿管向下到外阴,严重者可剧烈疼痛及尿血,或伴发肾盂肾炎。② 肾盂结石:同上。③ 输尿管结石:向下放射重者剧烈疼痛,有尿血。④ 膀胱结石:尿频、尿急、尿痛,或有尿血。

3)肾盂肾炎:可有轻重不同程度的尿路感染伴发热,尿常规示白细胞、细菌数均增加,或常有腰部疼痛、肋脊角压痛。慢性者常无明显症状,或可伴有轻度腰部酸痛、肋脊角压痛(+-)。

以上均可清利下焦,肾与膀胱、尿道湿热。有结石者则加金钱草 30 g(稳定期或可经常用 20 g 当茶开水泡服)。

4)肾小球肾炎:很多是由溶血性链球菌感染抗原抗体反应诱发,常有眼睑浮肿,重者可全身浮肿,尿蛋白阳性(+~+++),浮肿消退后,不能轻易说痊愈了,仍要注意休息。有些患者尿蛋白不易完全消退,或尿蛋白虽已转阴,每因疲劳、感冒、继发扁桃腺溶血性链球菌感染后复发,尿蛋白又现阳性(+~+++),浮肿再发,成为慢性肾炎,发生肾性贫血,有的还继发肾性高血压,面色㿠白。严重的肾功能损害,非蛋白氮等体内代谢废物难排出而积蓄在体内,成为尿毒症,常纳少、恶心、乏力,需通过透析治疗,将尿素、非蛋白氮等代谢废物透析出体外,就能临时缓解症状。如肾功能严重不足患者,是难以治愈或不能治愈的,如不做肾脏移植手术,最后死于尿毒症。

我们在治疗肾、膀胱等泌尿系统疾病时,也要注意到肾的辨病辨证,以及正确认识中西医对肾不同的病理生理学。中国中医科学院广安门医院泌尿外科主任医师庞然在《您误解了肾虚》一书中讲到,有些男性朋友一旦腰酸背痛就说自己"肾虚"或"肾不好",其实这与肾虚或肾病风马牛不相及。即便是所谓的"肾虚",也不是吃补肾保健品就能治好。同时指出,肾病、肾虚是两码事儿;腰酸腰痛不一定是肾虚,别随便壮阳。

我认为,现代医学认为肾是一个处理人体新陈代谢、调节人体内的酸碱平衡和排出尿酸、非蛋白氮等体内代谢废物的"排污工厂",而中医所说的肾是一个多功能系统。由于肾为水脏,除大体上有上述与西医肾之功能类同外,又由于腰为肾府,把腰部脊椎肌肉、肌腱、神经等病、疲劳等引起的腰酸、腰痛等也包括在内,所以把腰酸认为是肾虚的表现。又由于"肾开窍于耳"的五窍配五脏学说,就把耳鸣当作肾虚的表现。另外,男女生殖系统在内的多功能系统,也配属为肾的功能。千百年来,通过传统的中医书籍、小说、戏曲、传记等作品,深入民间,影响广大深远,这造成西医认为中医不科学的原因之一,引起对中医的质疑和中医及西医间的争论,影响中西医间学术接轨、对话、交流和中西医结合。

3. 内分泌疾病

更年期综合征,男女皆有,女性易发生在"七七"49 岁天癸未尽之前、已尽之后,地道不通之期,也就是雌激素明显减少之时。男性易发于"八八"64 岁天癸已绝未绝,雄激素明显不足之时。性激素检验均有不同程度的下降,症状多表现为阵发潮热,烦躁,形寒,汗出而解。症状有轻有重,轻者无明显感觉,或一过而已,重者非常不适而持久;时间有长有短,长者数年,短者几月,而可自动缓解或自愈。男性似较少,亦比女性为轻。我辨证论治常按血虚火旺遣方用药,方选二仙汤、四物汤化裁,症状多有改善而获良效。其症状与自主神经紊乱多有相似之处,与男女各自的内分泌减少不足,导致自主神经紊乱有关。

4. 传染科疾病

从观察、临证经验,认识到当年瘟疫病的发病特点:患者多有高热、病情重、发病急、人数多、地域广,有地域性、季节性、流行性、传染性。这都说明与气候、地域、生活习惯、环境、水土等有关,死亡率高,故认为其是疫疠之气,如霍乱、流行性乙型脑炎等都属瘟疫病。

在云贵地区气温高、湿度大、蚊虫多、恶性疟疾也多，病情重，也有以上发病特点，故称为瘴疠之气。据史载，把云贵称为瘴疠疫区。鼠疫也有以上发病特点，已知此病与中间宿主老鼠有关，亦都属疫病的范畴。很多传染，现在已知其是由某些特定相关病毒、细菌、立克次体、原虫等直接、间接通过蚊、蝇、动物等中间宿主或空气传染，也多由饮水接触经过消化道传染，都属传染病。但都或因气候、环境、水土、地域、生活习惯等有关，故中医在当时用"瘴疠"这个病名。其病因具有科学内涵，现代医学进一步发现病毒等一系列致病传染源，对瘟疫、瘴气的认识更臻完备。我们中医必须对此有所认识，学习并汲取其经验，走向中医现代化。

先夏至为病温，后夏至为病暑，小儿高热惊厥为暑痫。寥寥数语，即把夏季发病的流行性乙型脑炎的发病季节、年龄、症状，以及其流行病学特点，概括说得清楚明白，现在流行病学及症状诊断，仍有提示、启发和指导意义。

5. 妇科疾病

月经不调，即月经量多少、长短不定，超前衍期无时等此病用调经法，所谓调者调和也，少者调多些，多者调少些；长者调短些；超前者调后些；衍期者调前些；或前后、多少、长短不定者调到正常些。当归历来是妇科要药，具有双向调节作用。经现代药理实验研究，当归对子宫具有兴奋、抑制双相调节之功，故有调和月经之作用。因此，当归有调经作用是有科学内涵依据的。

6. 生殖系统疾病

太胖、太瘦女性皆不易生育。西北妇女儿童医院辅助生殖中心的刘茜桐说，肥胖的女性不易怀孕，且怀孕后出现孕期并发症的风险更大。肥胖女性排卵障碍多，卵巢质量差。肥胖可通过影响脑下垂体-卵巢轴影响排卵，引起月经不规则，导致不孕。据统计，75%的多囊卵巢综合征患者合并肥胖。偏瘦女性，不易生育则与内分泌有关。

7. 皮肤科疾病

我曾在治疗自己足跟皮肤角质增生、皲裂、疼痛、出血、步履困难，连同手足表皮每到黄霉季节，相对湿度、温度增高时即发生表皮角质松懈剥脱，到秋冬足跟角质增厚皲裂疼痛伴渗血，步履困难，多年未愈，总认为是与风沙、干燥空气有关。每年秋冬开始发作时，涂些凡士林（石蜡油）等油脂，或贴上胶布会减轻，但多年来未能治愈，后用克霉唑霜治愈。以后将此法用于其他患者 5 例皆有效。近期发现有学者认为手足表皮角质松懈剥脱、足跟角质增厚皲裂与霉菌有关，印证了自己病例的诊疗正确性。以后凡对每到秋冬空气干燥加重的病例，经用克霉唑霜后治愈，多年未再复发。但对每到秋冬季一般足部干燥、足跟角质易增生皲裂，但不是脚癣的患者，用克霉唑等抗真菌药无效时，仍应注意要防风沙，隔绝干燥空气。在发作严重时，可用热水浸泡洗足，使角质软化，尽量刮除增厚角质，可减轻足跟皮肤皲裂疼痛出血*。

---

* 选自《脚跟干裂也可能是脚气》。

8. 针灸科疾病

我认为针灸是通过针刺相关径路的神经、肌腱等敏感点（穴位），达到对局部或远端神经相关肌肉、肌腱、脏器等组织的疾病起治疗作用，如环跳穴，乃坐骨神经经过环跳，沿股内侧向外侧到达下肢胫外前，最后到达足背外侧。针刺环跳穴后，即有酸胀麻沿坐骨神经径路到达其终点，而对其径路的相关疾病起到治疗作用。又如内关穴，相当正中神经径路。其他如颈、胸、腰脊椎旁的风池、风府等穴，以及大椎、心俞、肺俞、膈俞、命门等穴，其神经径路，通过脊椎后角运动神经前角内脏神经——自主神经，与头面、眼球上肢及全身骨骼肌肉相连，及与内脏心、肺、胃、肠等脏腑相连，针刺该部穴位，就可治疗该有关神经、肌肉、肌腱、组织、脏器的某些疾病。而阿是穴是全身无论何处之病点、病处，或有关疾病的神经敏感点或病点都是穴位，针刺后，通过神经与大脑的反射而可起到对病处的抑制或兴奋双相调节，达到阴阳平衡、气血调和等治疗作用。

经筋始载于《黄帝内经》，近有中国科学院吴中朝的《经筋释义十论》在《中国中医药报》发表，用现代神经、解剖、组织、影像等研究探索经筋的实质。

针灸的产生和成长有关经络理论：陕西中医药大学张登本等的《〈黄帝内经〉九法建构生命科学知识体系思维范式》*论经络中谈及《黄帝内经》经络理论形成背景复杂，但是"法时""法音""法律""法星"是其理论构建的主要思维背景之一。人体经脉十二、二十八脉之数的发生与太阳回归年约有十二个朔望月，有十二音律，二十八宿等天文历法知识密切相关。此即"十二经脉，以应十二月"（《灵枢·阴阳系日月》）之论的天文历法背景和学术立场，在此基础上论证了经络气血的运行状态，指导着经络理论在临床实践中的具体应用。

我认为这在当时也是有一些理论基础的。经常在某位置的痛、麻、胀、酸等不适病症，用针刺产生一些效应，得到减轻、缓解或消失；对脏腑引起的一些胀、痛也有效，由少到多，从单次到多次，由偶然到可重复效应，把它定为某穴位，按当时占主导学说地位的脏腑功能学说理论加以配属，再推理以"十二经络"联系起来，成为针灸学说的实践理论体系，指导临床应用。某些穴位也有它独特的效应，以后发现十二经络所属穴位外，无论何点有酸、麻、胀、痛等病痛，施行针刺时也有一定效果。也有近病近取、近病远取、远病近取等不同针法皆有效，因此，这些穴位就应运而生，名之曰阿是穴，统属于针灸体系。应用此针灸的经络、穴位与五脏学说成为相关一体，就成为我国传统针灸医学的一种理论。还有温针，是在针柄部加上艾绒团点燃后，使热借助针体传入肌肤穴位，达到温经散寒而起效，或用艾绒团点燃后离病点一定距离热熏，或在姜片放在选定治疗的穴位上，加艾绒团点燃产生热量，将热通过辛温的姜传入，灸热助姜温，姜温借灸热入病处以散寒、温通经络，达到祛寒、活血、化瘀、止痛作用，确有一定疗效。关于十二经络配以穴位，是从经验中产生确定的，再用脏腑学说结合"经络"，上升为一种假设理论，指导临床针灸实践，是凭实践再实践创造出来的宝贵经验。现在也有一些专家提出缝隙说、筋膜理论等，这是神经、血管等的通道，以及肌腱筋膜附着点，针

---

* 载于《中国中医药报》。

刺能达到神经、肌腱、筋膜之处起作用,有的还需再借神经传导区达病所而起作用。虽也有独家学说论点,也有其道理,但都不能说明或代替经络学说,以及现在的针灸与神经关系。缝隙说的缝隙应是神经血管的通道径路;筋膜应是肌肉、肌腱与神经连接行使功能。《耳针刺激耳迷走神经可改善抑郁》及《国内外专家研讨针灸与神经病学发展》两文更可说明针灸的治疗作用及机制与神经的关系。《切了胆囊还能敲胆经吗?》都说明经络是在与脏腑学说相配推理下的产物。有很多阿是穴、耳针、鼻针等的有效治疗报道,但也有不实报道,如20世纪50年代韩国发现凤汉氏结节、凤汉氏小体等的假新闻,从《黄帝内经》九法内容等都可知道经络实体是不存在的,是按古代天文、历法、哲学等多种学说及脏腑、十二经、经筋,结合临床经验,推理出的功能理论,便于指导临床应用。

9. 五官科

(1)眼结膜充血、巩膜下出血:与用手揉眼、用眼时间太长,熬夜者易发,尤以年龄大、动脉硬化,以及高血压患者多发。血管脆性也增加了出血的可能性,甚至引起眼底出血,影响视力,或失视。因此,应注意睡眠好、休息好、不熬夜,减少用电脑、手机等需用眼力的时间。

(2)听力减退

1)气闭说:多因慢性咽炎痰液阻塞耳咽管引起的,可按痰气交阻证,以化痰清利咽炎药治疗,应按病因进行治疗。

2)气虚说:因老年人气血不足鼓膜老化,贫血,听力减退等引起,应辨明疾病进行治疗,仅用补气、益肝肾药不一定有疗效。

10. 推拿按摩

按摩治疗受寒,血液循环不良的痹症关节、肌肉、肌腱酸痛等很多疾病有很好的疗效,但也要学习掌握现代相关生理解剖知识,有利于提高疗效,避免一些医疗事故。世界中医药学会联合会脊柱健康专业委员会韦以宗的《脊柱按摩规范管理势在必行》*简要说明脊柱与大脑神经通过脊柱与全身肌肉、关节运动和内脏生理功能关系的重要性。按摩手法不当或失误,易造成对人体的伤害,故按摩师必须要有资质,并加以管理和培训,提高技术。

11. 伤骨科

有些疾病病根或原因在脊椎,因为脊椎是大脑神经通向全身肌肉及内脏行使功能的信道,脊椎有病,就有可能影响到全身。《有些病根在脊柱》更说明脊椎对健康的重要性。

---

* 出自《中国中医药报》。

第四章
中医教学现代化研究

一、中医教学要适应中医现代化,注重培养中西医结合全科医生

早在 20 世纪二三十年代,中医院校中的课目,主要是中医课目,已安排了一些现代西医药学的生理、解剖、药理等基础内容,以及内、外科等临床医药学科目,使中医初步掌握了中西医两种医药学知识,使中医前进了一大步。江苏医政学院也曾办过中医学习西医师资训练班,为中医学习西医,中西医结合,中医现代化培养师资人才打下了基础。中华人民共和国成立后,政府推动中医学习西医,举办中医学习西医班,使更多中医学到了较多的西医知识,弥补中医的不足。1960 年前后,政府也看到西医的不足,应中西医融会贯通相结合,又举办了初级、高级西医学习中医班,使部分西医有了中医知识,改善了对中医不科学、偏面、不正确的认识,增加了中西医学的相互了解、学术沟通及共同语言,为中医现代化、中西医结合打下了基础,才有了目前不同地区、不同程度的中医现代化、中西医结合。中西医结合是中医界贤达的先见之明。政府对我国中西医两种医学教学并重政策的正确措施。也已有专家学者主张教学单位将对医学有重大影响及关系的生物、化学、物理、自然科学等列入教学内容,我也早有同感。

我认为学院式教育结合传承教育。前者中西医学基础、临床医学知识面广;后者专业经验多,两者结合,将更有利于培养出更多、更好地现代化的中医学子。

二、中西医结合教学要适应中医现代化,需改进、提高

各省、市中医学大学要合理安排,增加现代医学内容课时,办好中西医结合学院,培养通晓中西医结合知识的全科医师人才,特别对针灸、伤骨、推拿、按摩等科,要注意加强骨骼、脊柱、关节、肌肉、肌腱、神经的解剖、生理教学内容,加强中医和中西医结合全科人才,充实到各省、市(县)中医院各科,以及综合医院中医科及中医药研究部门。建立融通中西的"中国医学"体系,有利进一步加快加强推动中西医结合,中医现代化研究、实践,造福于人民。

三、中医临床医生需继续中西医结合全科再教育

近年已延长毕业分配人员在各科见习、实习临证时间,有利在各医疗机构、医院门诊病

区一线医生掌握初诊患者的主诉症状、病情的综合分析,做出进一步合理的有利诊断的检查、处理及诊断。

四、充实门(急)诊及病房专科,先全科,后专科,以及传承教育

中医传承政策、方案、计划,政府、卫生计生部门已逐渐在发文推广执行。我是全国第一、二批老中医药专家学术经验继承工作指导老师,以及省第三批老中医药专家学术经验继承工作指导老师,已完成带培三位继承人,组织部、人事部、卫生部也发了奖状,这是政府对传承的重视。这些传承人目前都已是中西医兼通的中西医结合的现代化的主任医师、教授,有的还在中医名医堂应诊,这也是学院教学与师承传承教学的成功。

目前有关专家、学者纷纷提出医学教学的改进与改革,也有很多改革改进的文章在医学期刊杂志上发表,可以参阅。

第五章
中医科研现代化研究

医学研究应在实践中积累经验,要具有现代物理、化学等与医药有关学科知识、现代医药学知识,以及现代研究仪器的研究与改进。同时也要有正确的科研政策,要宽严结合。我认为医学科学研究的成果鉴定可从严,广开研究之门,对医药研究出成果是有裨益的。中医科研必须要有中西医结合中医现代化人才进行以下 3 个方面研究:① 临床医学研究,② 中医基础医学研究,③ 中医经典医学研究。

第一节 《黄帝内经》

《黄帝内经》包括《素问》和《灵枢》两个部分,是古代劳动人民长期与疾病做斗争,在治疗疾病经验总结的基础上,在当时条件下,结合哲学、自然等多学科,经多人、多次整理修订而成的一部医学经典巨著。这是一部当时较完整有实践、有经验、有理论、有疗效的,指导临证实践的重要医学著作,奠定了我国中医学术发展的基础,几千年来历久不衰。近二三百年来,西方现代医学,借科学、工业革命在生理解剖、外科手术、医学检验及诊疗仪器等方面先走了几步。由于西学东渐,传入中国,相比之下,中医在这方面就显得有些滞后了。这时应重新《黄帝内经》等经典,并加以审视。在传承中,要去粗存精,保持中医原创优势,学习现代物理、化学等学科知识,以及现代医药学知识,融会中西,加以整理提高,创新发扬,既具备中西两种医学知识,中西医结合,互补不足,成为既高于中医,也高于西医的,领先于国际医药学的现代化中医——中国医药学(我这么称,下同),现略举研究内经原创经典数例如下。

一、唯物思想

"拘于鬼神者,不可与言至德"已具有朴素的唯物辩证观点,在当时社会条件、背景下是很可贵的。

二、预防观念——治未病

"自古圣人不治已病治未病,不治已乱治未乱,此之谓也。夫病已成而后药之,乱已成而后治之,譬尤渴而穿井,斗而铸锥,不亦晚乎!"治未病,即养生预防保健,也就是饮食有节、起居有时,寒温适度,不狂作劳等,采取养生保健措施,提高正气,身强体壮,也就能提高免疫力,使邪不能犯,就达到了"正气存内,邪不可干"的治未病的目的。治未病被现代医学方面的专家学者认为是"今后医学发展的方向"。

三、哲学与中医

《黄帝内经》中很多思想源自哲学,如五行生克,很多存在于天地宇宙、自然气候及与人们生活健康和生理、病理、发病机制诊疗之中,是互相促进协同和制约关系,如中医药的相生、相克、相畏。临床上的胃为后天之本,吸收营养,供生血之用,"血为气母,气行则血行",心主血脉,成为血的动力,上输于肺,敷布脏腑,复归于心,循环往复,以致无穷,供应五脏六腑,生成脏腑之气行使其功能;反过来因饮食所伤,胃肠运化失调,不能吸收营养,血无从生,五脏六腑之生理功能性之气也就无从化生,心、肺等五脏六腑之气缺乏,难以行使其功能。因此,胃、肺、心有生克关系,也同样存在促进协同制约关系。如肝分泌胆汁,合胰腺分泌之胰液排入肠道,助胃肠之消化,促脑下垂体之促甲状腺素、促肾上腺素等分泌,皆是相生作用;慢性支气管炎肺纤维化,严重影响肺的二氧化碳排出,氧气的吸入交换通气障碍,心功能受到影响和损害,而成肺源性心脏病。药物方面,如服多潘立酮后,因促乳腺分泌,可使男女乳房增生,女性不在哺乳期也可分泌乳液。停服多潘立酮,经服维生素 B_6 后,即可逐渐恢复正常。服多潘立酮同时服用维生素 B_6,即可避免乳房增生,女性分泌乳液,乃是因为维生素 B_6 有抑制促乳腺分泌激素,相互成了相生相克关系。

四、阴阳

"阴阳"之间的关系及其学说,普遍反映在宇宙自然界天象、日月星辰、天时地利、人体及生活正反、上下、表里寒热、虚实等两个对立又统一方面;是阴阳、表里、寒热、虚实八纲之纲领,代表正反两方面。如上为阳,下为阴,背为阳,腹为阴,表为阳,里为阴,热为阳,寒为阴,气为阳,血为阴等,皆在正常范围内协调运行,不过不及,即"阴平阳秘,精神乃治",身体健康。如阳盛则阴弱,阴盛则阳弱,阴阳不调,则体弱病成。这说明阴阳学说之阴阳不调是致体弱成病的重要方面。所以阴阳虽是虚词,是代表正反两方面,又包含正反两方面的实体,阴阳是有所指的,是有实体的、有高度的、广度的实体哲学思想,也是中医的精华。西医虽现代科学化了,但缺少高屋建瓴的哲学思想作指导。阴阳对中西医学均起到整体指导和启迪作用。所以阴阳也必落实到中西医学具体实处,中西融会,取长补短,互补不足,则阴阳学就较完备了。

五、天人相应、中庸之道及诊疗经验

《黄帝内经》阐述的治未病理论预防疾病、诊疗疾病的原则和方法,对两千多年的中医起着指导和主要作用,很多都是原创精华,对现代医学及其发展方向,也有启迪作用,如治未病对预防保健医学的影响。春生、夏长、秋收、冬藏四季自然气候、情志与疾病因果关系等，均显示了中医学术思想的伟大。但中医在组织细微结构理化检测，大的外科手术及重大抢救等方面是弱势。因此，中西医就必须互补不足，中医也就成为现代化中医。

第二节　伤寒与温病

我认为《黄帝内经》说"发热皆伤寒之类也"，是有些笼统的。因为发热的疾病有很多种，不全是伤寒。到汉代张仲景，就将所有发热的疾病（包括明清各种温病的发热），用六经分类辨证施治，条分缕析，是一大进步。后感到用伤寒六经法难以适应对所有发热疾病辨证施治，各创新法。到明清各温病学家，将所有各种不同原因的发热性疾病，用创新温病学方法，补充各种不同病因所引起的发热，用流行于春夏秋冬不同季节、症状各有特点的发热性疾病，名之为春温、湿温、暑温、暑痫、秋温、冬温、斑疹伤寒分别名之，再按各不同病因、病证、发病时间，病程先后，分上中下三焦、卫气营血等分门别类，用多种方法辨证施治。后又发现很多发热、证候的同一性、发病时间、地域的同一性、广泛性、患者人数多的特点，并不相适应，就有了时疫、疫疠之气。按发病时间、地域的不同，就有了春温发热多咳嗽；暑温多小儿高热惊厥名为暑痫；秋温多发热燥咳；冬温多斑疹伤寒及流行性脑炎等之分。发于云贵高发病率之疟疾名为瘴气、疫疠之气。此类疾病很多有传染性，属传染病，则按发病不同时间、不同症状、不同地域、人数多少等进行辨证施治，有了更多创新、更大提高和发现。到20世纪，现代医学发达，利用显微镜可发现多种致病细菌和滤过性病毒、立克次体等，于是有了细菌、病毒、原虫等，以及因伤寒杆菌引起的特有发热类型、症状、病程的发热疾病。从"凡发热皆伤寒"之类中分离出来。后还发现可杀灭伤寒杆菌的特效药物——氯霉素，治疗由伤寒杆菌传染引起的伤寒病有特效作用，因而就有了广义伤寒与狭义伤寒之分。这都是我国医学从古到今对发热性疾病由笼统，从逐步认识、创新、发明、进步，提高到现代化的过程。

第三节　其他杂病

一、关于"火气"问题

火气的表象，有内生、外源之别。内生者则可从有诸内而揣诸外进行辨证，多是内火阴虚内热等体质问题，如大便干燥硬结、舌红少苔、口干欲饮、口舌生疮、溃疡，少涎沫，眼泪鼻涕少，皮肤少汗液者等。现代医学研究发现各有其因，如大便燥结成因较多；口、眼、鼻分泌物少，有时常见于干燥综合征；汗液少可见于交感神经兴奋，或甲状腺功能亢进。外源性多与六淫中燥邪有关,相对湿度较低,多在30%~40%之间,空气干燥,与干燥空气接触较多的皮肤、口鼻唇黏膜,容易丧失水分而干燥失去润泽,可见唇部翘皮、皲裂出血,即表现出火气症状,是多因素形成的,要用多种不同方法来治疗,才能见效。

二、常见症状分析和新认识

(1)肥胖女性常易难孕不孕:此乃是经验之谈,是因肥胖之人多痰湿,女性肥胖多是痰湿之体。缘于肥胖痰湿之体而不孕,乃推理之论。健康时报记者王宇曾报道,肥胖女性不孕不育,与多囊卵巢综合征相关,常是肥胖、痛经、月经不调、乳腺癌等妇科病,更说明中医对肥胖易难孕不孕的经验结论是正确的。其机制,据哈尔滨医科大学妇科专家解读:肥胖的人体内脂肪较多,内含一种可转变为雌激素的物质,脂肪越多,雌激素就越多,抑制促性腺激素分泌减少,既影响月经不调,卵泡发育不佳;加上内分泌紊乱易发多囊卵巢综合征,卵泡更不易成熟,影响正常排卵,导致难孕、不孕、不育。

(2)"烂嘴角":是上火,还是炎症?其发病机制已撰述于前。

(3)感冒之后,可出现耳堵气闭,听力减退。其发病机制已撰述于前。

(4)晨起时常头痛,多流黄脓涕。起床后,由于地心引力,黄脓涕陆续排出,而渐见缓解,到午后入晚或多消失,须查鼻窦、额窦、上颌颚窦等处有无压痛,即可初步诊断该处有无炎症积脓。

(5)有些内脏及肌肉疾病,其病根在脊柱,如颈心综合征、颈胃综合征等,还有偏瘫截瘫等,常可由于脊椎疾病而发。其发病机制已撰述于前。

(6)胁痛:胁痛须分左右,与多个脏腑有关,原因较多。右胁痛多见如肺底胸膜炎、肝炎、肝脓疡、肝癌、胆囊炎、胆结石、胆囊癌、右侧肠曲综合征等。左胁痛多见于胰腺炎、胰腺癌、左肠曲综合征等,不能沿用肝气郁结论治。

(7)浅表性胃炎、萎缩性胃炎、胃十二指肠球部溃疡与年龄有关。青壮年慢性浅表性胃炎、慢性胃溃疡、胃十二指肠球部溃疡多;老年人以慢性胃溃疡多。前者多易治愈,后者有少数可发展为胃癌。

(8)瘢痕与年龄、免疫等多因素相关。

三、临床实践经验研究

1. 内病外治法

用干姜、肉桂、丁香辛温药物装于腰、脘、腹、肩、膝、肘、臂棉兜内,用于寒性脘腹痛、寒痹等,寒性脘腹痛伴腹泻、便溏或伴不消化食物的患者,较局部单纯保暖效果好;也可治腰、脘、腹、肩、膝、臂寒痹疼痛。此方法可在夏季三伏天冬病夏治时贴敷,或有更好效果;也可用细辛、肉桂研成散剂适量,用姜汁拌成糊状贴于肺俞等,可防治慢性支气管炎,有冬病夏治的作用。还可用丁桂散适量用姜汁或陈酒拌成糊状敷贴于脐部,可治疗因食冷、受寒而发之寒性腹痛或泄泻;也可防治肠易激综合征(腹泻型)。因进冷受寒而发之腹痛、肠易激综合征(腹泻型)及其机制,可研究探讨。

（1）下肢丹毒、淋巴管炎的防治:避免足部破损感染涉及下肢淋巴等发为淋巴管炎及丹毒。如发病,可出现一条红线或一片潮红、局部热感,有时可寒战高热,亦常引起腹股沟淋巴结炎而肿痛。已发病后要抬高下肢并予抗感染和服清热解毒药。

（2）抑酸、中和胃酸药:此类药治疗空腹时胃脘痞满嗳气,好于理气药。对伴有泛酸或空腹饥饿样痛,进食缓解患者更有效。嗳气及饥饿痛,大都是因胃酸浓度既高或又多,刺激胃黏膜引起的。如受凉进冷喜热者,加温中祛寒药更有良效。如伴有嘈杂灼热可加用左金辛开苦泄法治疗。

2. 扩大加强中医针灸、伤骨、推拿、按摩、熏蒸等非药物疗法研究和应用

（1）伤骨:注意脊柱损伤的重要性,更要重视避免第1颈椎(寰椎)的损伤和损伤后整复术时引起的伤害和风险。

（2）针灸:中国科学年会暨针灸大科学研究高峰论坛会,于2016年9月召开,中国针灸学会会长刘保延在开幕式上指出,由于针灸的作用机制尚不明确,作用效果缺乏数据支撑,未被纳入主流医学体系,其优势与特点也没有得到充分认识。因而揭示针灸作用科学原理,证实针灸的疗效尤为重要。而要解决上述问题,必须依靠多学科开放协作,协同创新。中国针灸学会正致力于策划针灸大科学研究方法计划,争取在短时间内让针灸的科学原理得到证实*。

20世纪四五十年代,我在医学院校学到了神经、脊椎等解剖生理知识,另外,看到韩国发现经络穴位的所谓"风汉氏结节、风汉氏小体"的假新闻,以及巴夫洛夫的"神经负诱导学说"兴起后,对针灸学开始有了新认识。近年来,国内外专家学者开始整理研究中医针灸经典,以及发表现代科学、现代医学研究的文章,与我对针灸学术思想的研究和新认识渐有趋同和认识而告慰。

伤骨、针灸、推拿、按摩、熏蒸医务人员也都要学习解剖生理,特别是骨骼、肌肉、肌腱、韧带、神经解剖径路及其生理学,有利中医伤骨、针灸、推拿、按摩等的现代化。针灸"经络、穴位"与神经关系非常密切,特别是脊椎正中督脉及脊椎旁的穴位,如风池、风府、大椎、心俞、肺俞、命门等很多穴位。因为这些穴位都与脊椎神经有关。因为脊椎既支撑着人体,也维持主宰着大脑神经纤维,并通过脊椎到达肌肉、筋脉、五脏六腑,行使其功能。即从脊椎后角传出到骨骼、肌肉行使运动的为运动神经;从脊椎前角传出到脏腑的为内脏神经,又称自主神经,支配着他们对脏腑的自主生理功能。因此,脊柱有病压迫或损伤这些神经,就会影响其所支配的骨骼、肌肉、脏腑。现因颈椎病引起的胃病名之曰颈胃综合征;颈椎病引起的心脏不适而名之曰颈心综合征等。有的因颈椎扭转压迫损伤通向心、肺的神经而心跳呼吸停止,特别是腰椎压缩性骨折、错位引发的横贯性损伤、肿瘤等压迫腰脊椎神经,就会造成下肢瘫痪(截瘫)。再向下损及尾椎神经,就会引起大小便失禁或癃闭等。所以脊椎病可引起全身很多病。通过中医骨伤、针灸、推拿、按摩等技术和手法,可起到良好的治疗作用。

---

* 《中国中医药报》,记者黄蓓报道。

如刁文鲲在《向脊椎要健康》(中国轻工业出版社)中谈道:"有些猝死与脊椎病变有关",因脊椎病变伤及从脊椎支配心脏活动的交感神经或迷走神经,促使心率特别加快成无效输出,或特别变慢而停搏死亡,特别是第1颈椎(寰椎)。也有很多患者有明显的"心脏病"症状,经检查却是心脏无异常,就诊断为"X综合征"或心脏神经官能症,但这可能是因脊椎病压迫交感副交感神经引起的,病在脊椎。另外,很多眼病是颈椎病的"求救信号",如第1颈椎至第2颈椎、第7颈椎至第1胸椎椎间关节突错位时,压迫视神经系统,就会影响视觉中枢的正常功能,造成视力下降、复视等。骨伤、针灸、推拿、按摩等专科(专病)医生,学习掌握这些现代医学知识,必将扩大提高诊断准确率及治疗范围和疗效,为扩大治疗病种,提高疗效做进一步研究打下了基础,将发挥这些中医原创技术非药物治病的优势,从而也减少应用中西药物的毒副作用。

四、中医现代化研究的必备条件

(1)学习现代物理、化学相关等学科与现代医学,有利于中医现代化及整理提高中医药学水平。

(2)学习现代基础医学及临床医药学,做好辨病基础。

(3)学习现代医学实验室检查及影像学知识,可提供诊断疾病依据等。有助于辨病明确诊断,有益进一步辨病辨证分别应用中医、西医、中西医结合或抢救治疗,以提高疗效。

(4)学习现代内外科抢救医学知识、ICU抢救知识和应用技术,可及时对应抢救者进行抢救,去除中医只能治慢性病,不能治急病的"慢郎中"的名称。

五、中药学研究

医药同源,中医现代化,中药也要现代化。中药的四性五味、疗效,以及新的认识(包括成分、药理、制剂、确定疗效标准,新药相继发明等),虽有了很多前进和提高,也同时仍存在滞后和不足,仍要与中医同步现代化。

(一) 中药四性五味研究

四性五味,其性有温、凉、寒、热之分,其味有酸、甘、苦、咸、辛等之别。据悉有学者调研统计,285味中药是符合的,占78%。有些是根据功能作用而定的,如有退热作用就是寒性;服后面红、身热、口渴欲饮尿黄者为热性、温性。如干姜、桂枝、肉桂等口服或外用有辛辣温热感,就定其为辛温,对体表局部皮肤、胃肠道黏膜有辛热感而散寒,有促进血液循环,活血祛寒止痛,故对皮肤因风寒之邪外侵痹证疼痛有效,或因进食生冷而呕吐、腹泻及胃肠疼痛均有良好效果。又因其芳香、辛散有祛风理气、消痞除胀之功,增加胃肠动力功用,而可疗脘痞腹胀及其因气滞气机不畅不通而发之胃脘胀痛、腹部胀痛,得嗳气或矢气即缓解或痊愈之症。薄荷等内服或外用之有辛凉感,而定其为辛凉,如日常生活中应用的清凉油,对皮肤炎症,或I°烫伤之灼热,或因皮肤过敏、蚊虫等虫类叮咬引起的皮疹之瘙痒皆因其辛凉而有减轻炎症及止痒作用;又因其辛凉芳香有祛风理气功用,也有疗气滞脘腹胀痛之功,但因其性凉,对胃寒腹凉之脘腹胀痛就不适宜应用。也常有因急慢性咽喉炎用含有薄荷、薄荷脑之成品内服或口含后常诱发胃脘凉感不适或疼痛;或原有寒性慢性胃炎等患者加重、复发。东莨菪、闹羊花等含有肾上腺素、东莨菪碱,有兴奋交感神经作用,扩张外周血管,服后引起面红耳赤,身热有发热感,又因涎液分泌减少而口干、口渴,而定其为热性。还有既具有热性或寒性的如石灰、酒之类,因前者入水起化学反应,产生热能使水发热、发泡,应属热性;但又可用石灰水治疗Ⅰ°烫伤,就应属寒。还有服含酒精的酒类后,面红、身热、脉数则属热,但亦常用其擦身而退热乃属寒性。还有既生血、养血、补血、安胎,又有活血、化瘀、通经、堕胎双相调节作用的当归等,都是根据药效功能而定的。另外,单方、验方等可专治某病,不讲药物四性五味,但治疗有效的也不少,如《肘后备急方》中用青蒿汁治疟疾,并未因其性味,而有疗疟之功。这就是据功能作用而定四性五味的由来,也就说明性味与中药功用没有必定相关性,但"与诊疗病机审证求因"定性味是不谋而合的。

(二)中药性质

中药有固体、液体、酒、浆、植物、矿物、动物、虫类等不同性质的动植物及矿物等,其用法及炮制方法不同,才能灭毒、增效,发挥较好的疗效及作用。

(三)中药炮制

中药炮制有炒、炙、煅、浸、煮、蒸等。

1. 地榆炭、发余炭、槐花炭等

可用于止血。因炒后成炭,发挥炭的物理止血作用,可加强局部止血;又因其是炭,可吸附毒素。如地榆炭,饮片多是炒地榆,仅表面少量炭化,疗效就差,因其主要成分是鞣酸,有收敛止泻作用,但因炒炭后不溶于水,又丧失了鞣酸功能,故止泻还是用生地榆好。

2. 炒白术等

因炒后有香味,可醒胃增加食欲。

3. 瓦楞子

虽因其成分是 $CaCO_3$,可中和胃酸,但因难研成粉末,入汤剂又不溶于水,就无效。经煅赤后发生质的改变,即发生化学反应,从 $CaCO_3$ 成为 CaO,溶于水成 $Ca(OH)_2$,与胃酸(HCl)产生化学反应,能中和胃酸,即可缓解、治愈高酸性胃炎,糜烂性胃炎,胃十二指肠球部溃疡等胃病之疼痛。

4. 乌贼骨

因可研成粉末而治高酸性胃病。因其成分是 $CaCO_3$、$Ca_3(PO_4)_2$,整块入汤剂,煎服无效,因他们不溶于水,应将瓦楞子,火煅赤煅透,最好打碎,其中 CaO 就易溶于水成 $Ca(OH)_2$ 中和胃酸而见效,仅炒炙表面焦黄色,是无大效的。

5. 代赭石、灵磁石

两者属于石类,不溶于水皆需煅后煎服,或入丸散服用。

6. 炙麻黄

经炙后可减缓麻黄之毒副作用。

7. 虫类药的炮制

凡虫类药有效活性成分大多在蛋白质中，一经高温蒸、煮、煎、炒、煅等，使蛋白质凝固、炭化，既破坏了药效，也不溶于水，包括植物花、子、茎、根等。如地榆炭，研末吞服，或因其炭化空隙多疏松，可有物理作用，吸附毒素、毒物及增加胃肠局部凝血而有止血作用，但入汤剂，煎服无效。所以无论是汤剂、丸、散、膏、丹，其中之虫类药一经高温制备炮制后，其药效多与蛋白质结合，因蛋白质凝结，成分被改变、破坏、消失，故服后不会有疗效。

8. 蒸煮炮制

附子经蒸煮炮制后成制附子，可杀灭其大部分之毒，减少或消除其毒副作用。经蒸煮后的熟大黄，破坏了其中具有泻下作用之成分，明显减弱其通便作用。另外，其含有鞣酸，故久服便秘者有之。

（四）中药剂型及给药途径研究

中药的传统剂型和给药途径：内、妇、儿、疮疡、皮肤、伤骨等科以汤剂（煎剂）内服为主，以及丸、散、膏、丹等，还有内病外治、冬病夏治、外洗、熏蒸、药蒸汽吸入等方法。此外，还有疮疡科、皮肤科、伤骨科等敷贴膏药的专科用药及给药途径，都有其特定优点，但也存在一些不足之处。如汤剂需要临时到药房配药制备，既麻烦，也不能及时内服，有时缓不济急，不适合急救治疗；汤剂味酸、甜、苦、辣、咸、涩、麻等五味杂陈，既难吃，还对胃黏膜也有一定刺激作用，不宜长服。慢性病长期服用，刺激上消化道黏膜，可引发口腔、咽喉、食管、胃十二指肠球部炎症及糜烂或溃疡。口感差是不受患者欢迎的主要原因之一，还有的患者拒服，更不宜于慢性病长服。特别是婴幼儿，闭口拒服哭闹，在强行喂服时，或因呛入气管而诱发支气管炎、吸入性肺炎。

1. 丸剂

大都是原生饮片研粉制成，虽服用较汤剂方便些，但每次服用量较大又较硬，总剂量仍远低于汤剂，其疗效也远低于汤剂。不仅难服，还易伤胃，进入肠内到达病所起作用也慢。所谓丸者缓也，仅适合一般慢性病服用，见效慢、作用慢。

2. 散剂

即将原生饮片研粉末，按用量用温开水过服，虽较丸剂起效快些，但其总量仍远较汤剂小，又因其是粉末，虽用水过服，也易引起呛咳及气管炎、肺炎。如入水化服，其味亦苦涩不堪，也较难服，不受患者欢迎。婴幼儿服用更困难。每次剂量亦远低于汤剂，疗效就不如汤剂。

3. 膏剂

曾作为冬季滋补剂，服用方便，但制剂麻烦、费时，需 3～5 天才能制成，缓不济急，只适合慢性病及滋补调养。曾多是自备一个未经灭菌的大盆或大罐储存，未经灭菌消毒，时有霉变，春夏气温升高，更易霉变。故以往只能在立冬后，或寒冬腊月制备服用，仍有少数霉变者。现在已多用消毒灭菌专用小罐储备，霉变已少发生，更有电冰箱储存，到春夏气温升高，霉变者亦少发生。现今多改用经灭菌玻璃瓶小包装（300～500 mL），存放在冰箱，服用取出

1 瓶,服用后随即放入冰箱,1 瓶 1 周即可服完,不易霉变,既可延长服用时间,又扩大应用病种,不独滋补调养气血,也可作为一种剂型,治疗病程较长的亚健康及气血两虚等慢性病及慢性支气管炎或癌症等疾病制备服用,一年四季皆可服用。

4. 丹剂

与丸剂、散剂相同。目前虽也有了些提取有效成分的口服剂型,用量已小,携带方便,疗效亦已有提高。更有注射剂、输液剂等改进品种,但因其欠纯,时有发生副作用,故质量尚待研究和提高。因而中药的剂型改进,须加快步伐,要提纯,制出能服用方便、及时,见效快、剂量小的片剂、水剂、糖浆及儿童服用等高质量剂型,以及减少药源不纯、欠纯的副作用,提高疗效,扩大应用范围、病种。

服药方法、时间、药量、冷热等都会影响疗效或服后不适,要引起注意,对患者要嘱咐清楚。

我对汤药煎服方法提出了一些改进,即头二煎和匀,分成 3 份,每份 150 mL,饭后 1~2 小时温服,既提高了疗效,又可减少头煎浓而降低毒副作用,也受患者欢迎。

（五）正确看待和重新研究中药相反、相畏,服药禁忌和发物

对中药相反、相畏及服药禁忌,要重新认识和正确对待。如"藻戟莞遂俱战草",但张仲景《伤寒论》《金匮要略》中的半夏甘遂汤,甘遂与甘草同用等。我也经常同用甘草、甘遂、海藻,未发生相反的毒副作用。

关于发物问题,即服中药时,某些食物会影响药效及疮疡愈合、恶化,影响疾病痊愈或加重疾病症状的质疑。如一般疾病服药,不能吃鱼、虾等。更有服中药,如人参等,不能吃萝卜等,应重新认识,予以纠正或调整。还有如近年常流传鸡肉、鸡屁股,甚至鸡蛋、鸭蛋都不能吃,均不可信。

（六）中药性味新议初探

《中药性味新议初探》是我的论文,为推进中医现代化,曾在常州市中西医结合学术会议交流。

中药性味有寒、热、温、凉四性之不同,有辛、甘、苦、酸、咸五味之殊异,又有升、降、浮、沉等功能之区别等。临诊则以阴阳表里寒热虚实辨证,从其相应证候,按性味功能遣方用药,自成理论体系,指导临床用药,沿用迄今,均有不同程度的理论依据及科学内涵。

西医学进入我国一百余年,世界科学日新月异发达之今日,中药研究亦日渐广泛而深入,大部分中药都做了成分分析和药理实验、临床报道。尽管深浅程度不同,或科学技术尚未能尽阐其奥旨,但人们对中药的性味和实验机制,功效之关系,已开始有不同认识,遵古者认为性味是中药学理论之基础,药效之依据,治病之根本,遣方用药之准绳;创新者则认为性味不能概括药物功用、主治之全貌,且实验又有新机制、新疗效,发现了很多老药有新用途。有很多单验方治病有效,与性味毫无关系,如枳实、青皮能升高血压治休克;煅瓦楞子、煅牡蛎可中和胃酸治嘈杂泛酸;麻黄治疗遗尿;山楂降血脂;胖大海润肠通便;五味子降谷丙转氨酶等。特别是近年屠呦呦从葛洪的《肘后备急方》中,用青蒿汁治疟的单验方,研究出有高效治疟的青蒿素,就有单方、验方不讲性味,治好了一些疾病事例。因此,中药性味学说已渐渐不能满足理论分析和临床应用之需要,也逐渐不能适应现代化医学之要求。如叶橘泉在《现代实用中药学》中药性味之由来中讲到,中药的性味:"大概是本草书籍,我们所体会药物以求辨别性质而来的,如味辛辣,嚼之有热辣感,而定为味辛性热,薄荷味辛而有清凉感,就定其味辛性凉,可是多服有发汗之效,故又有性温之说。"我考证诸如此类定药性,多凭借多人或个人的经验,推定它性温或性寒。因此,会有同一药物吴普说它性寒,李当之说它性温,或陶弘景说它性平的矛盾现象。今再从《中药大辞典》选出数种中药来看看,据多位本草所载,其性味也常有较多矛盾和不一致之处,更可见其梗概,如肉苁蓉,《神农本草经》甘温,《别录》酸咸,《正楸药解》甘咸平,三说均不相同,而《中药大辞典》则来一个相加,谓之甘酸咸温;冰片,《唐本草》味辛苦微寒,《海药本草》苦辛温,前者寒而后者温,两相矛盾;杜仲,《本经》辛平,《别录》甘温,两药性异而味别;知母,《神农本草经》苦寒,《药性论》平,两药性味亦不一致;百部,《别录》微温,《药性论》甘,前者只知其性温,后者仅晓其味甘。

有的重要性味与功用、主治间的理论亦难以解释和联系,临床用之有效,又是药性是药性、功能是功能、主治是主治的分离现象。如杜仲味辛,性平,如何能释其补肾之功用,治腰酸乏力,即使用归经法,亦难定补泻之功;如知母性平,又如何知其有滋阴退热除火之功效。岂非皆是实践经验之效用乎。不如生姜嚼之乃辛辣感,用于胃寒痛直接感到胃热而脘痛即缓解有明显之感觉,似乎性味、功用、主治是从感觉、经验中来,有些药物对热病有效就是寒药,对寒证有效就是热性。目前研究认为,这些与微量元素有关。但有的也不正确,如石膏,实验仅有稳定体温调节中枢之效(吸收少量钙离子作用),并无显著的退热、解伤寒阳明实热之大热、大汗、大渴、脉洪大等四大症之功。即使与知母同用,临床亦未见其有明显的降温退热,改变热病效用。

当前绝大部分中药均做了成分分析、药理实验研究,增加了不少新机制、新效用。如麻黄含麻黄素,有拟肾上腺素作用,可缓解支气管平滑肌痉挛、扩张支气管是治咳喘的要药,并因其升高血压、加速心率引发高血压患者血压更高,使心脏病慢性心力衰竭患者心率更快,而虚脱汗出亡阳,要详问病史注意按病情减量少用、慎用、不用,就可避免中风,心力衰竭虚脱汗出亡阳等。黄连、黄柏含有小檗碱可治肠炎菌痢。由于没有加以综合分析和研究,使之有机结合,用中药的新理论指导临床,扩大应用范围。如仍守旧沿用,就将成为中医药发展缓慢之因,不易达到改革、创新和提高发明目的。如果是这样的话,就必须继续利用现代科学手段和现代医学知识,对中药性味、功能加以深入综合分析,取长补短,去粗存精,阐明药性机制,成为一门新的中药学,以供临床应用,提高疗效,为中药现代化创造条件,做出贡献。如近年屠呦呦从葛洪《肘后备急方》的"青蒿取汁治疟疾"中研究出治疟高效的青蒿素,葛洪也未谈其性味,其效与性味无关。由此亦可见中医治病用药不完全按性味选方遣药,只要治病有效,单方验方也可以,也有科学内涵。

兹将薄荷、桔梗、金箔、酒、麻黄及石灰石,六味中药,试将每一味做一番分析和探讨,看是否能达举一反三之效。

1. 薄荷

味辛,性凉,功升浮,缘其含有薄荷油,不仅刺激末梢之温觉感受器,引起皮肤黏膜之凉感;又因其具有挥发性,当将其涂抹于皮肤或黏膜,或进入口腔上消化道与黏膜接触后,即迅速挥发,将皮肤、黏膜之温度带走,对缓解皮肤、黏膜之热痛及咽喉之红热肿痛都有较好的疗效。薄荷油滴入水中,即向四周扩散,降低表面张力,服之使痰液黏度降低,口腔厚腻感淡化消失,故也可治疗舌厚腻,治疗扁桃腺炎咳痰等上呼吸道感染的机制之一,有因其有辛散之感,或通过反射途径,而有发汗之功,故薄荷之性味为辛凉、功升浮而解表已成定论。当其以任意剂型进入胃肠道,可因黏膜温度下降等因素,造成寒、冷、辛、凉物理作用,刺激局部黏膜,引起食道、胃脘、腹部凉感或凉痛,故胃肠虚寒、阳虚的患者不宜用辛凉之薄荷。今用复方丹参片等含有薄荷脑、冰片类药物,常引起药物性胃脘凉感不适或疼痛,亦属此因。

2. 桔梗

味辛苦,性平,《神农本草经》言其微温,其功升,属上焦药,乃口嚼其味为辛苦,经验属温,客观依据少。临床常用以清利咽喉,更是矛盾之处;用后可有呕吐,而言其升。我认为中药植物根类味多苦,无特殊药理作用。实践经验所知桔梗有止咳化痰作用,与其味辛苦,性平或性微温似无明显关系,但与桔梗含有皂苷有关,服后对胃黏膜刺激,促成恶心,而引起反射性支气管及咽部分泌增多,使痰液稀释而较易咳出,成为桔梗化痰之机制,多用则能呕吐,因此,这就很可能是其"升"的作用乎?至于用桔梗之升,而达"提壶揭盖"、利小便、决癃闭效,似尚无实验依据或临床可重复性证据,我暂不敢苟同,也无法介绍其机制。

3. 金箔

金箔,乃黄金之锤成薄片状者,《中药大辞典》味辛苦,性平;《本草汇言》言其味辛,性寒,有毒;《本经逢源》言其无毒,莫衷一是,又因其重(比重15.6~18.3),而有重镇安神宁心,镇惊息风之功,多以金箔作为丸衣,或研成粉末煎水或入丸散,如《证治准绳》中的金箔丸,以金箔研成粉末如丸散而镇惊,即紫雪丹中赤金叶煎水如丹,息风。据考黄金为金属中化学物理特性之最稳定者,既不被氧化,也不能溶于强酸、强碱(仅能与王水反应)等任何溶剂,一般高压、高温也不能改变其性质,即使几百度的高温也不能损其分毫,故入水煎煮或为丸衣,或以粉末入丸散进入腹中,均不能改变其性质,金依然是金,既不能对胃肠道黏膜有任何作用,更无黄金成分被消化吸收而进入血液循环及组织,故无药理活性作用可言,也更无功效可说,无毒性作用可凭(近年用特殊方法制成的金制剂例外)。《本经逢源》曾讲到,若成块金锭及首饰之类,非特无味,且有油腻"食非所宜"。而《中药方剂学》(南京中医学院主编)中指紫雪丹、至宝丹、安宫牛黄丸等按语中,皆说黄金有重镇之功,而有镇心安神之效?或仅因其重而有所谓"镇降"之功乎。

关于其毒性,《会约医镜》:"生金有毒,金箔亦不可多用。"其毒仅存在于生金中,是否生金夹有其他有毒之矿物质或化学元素,谅非可知。但据考矿金或沙金,均以较纯净之金块或金粒而存在,则其毒又从何来。在小说所载之"吞金而亡",谅系吞进锋利尖锐之饰金而造成伤及内脏而死亡。如吞入能通过消化道之光滑小金块或粉末,则多从大便排出,而人仍安然无恙,也有报刊报道,则其无毒也明矣。如吞进之小金属块进入憩室等盲腔,日久或因其重而有压迫黏膜,血液循环障碍而因物理作用,消化道坏死,最后导致肠壁穿孔,当时无腹部外科手术条件,引起死亡是可能的,但这种概率是很少。

4. 酒

味甘苦,性辛温、有毒。据考酒有黄酒、白酒之分,有蒸馏酒和非蒸馏酒之别,但皆含有酒精成分,仅其含量多少之不同,有和润、峻烈之分别。甘苦辛为其味,温乃其性,多饮久服则有毒副作用,如急慢性胃炎、食管炎、酒精性肝炎、肝硬化等。诸家本草皆说其性温,乃因味辛,饮后口腔有热辣感,又因饮后全身有温热感能御寒,更有因其能燃烧、严冬不冰而性温属火。但饮用者,可因酒量之不同,体质之各异,而出现饮后面红身热,口渴引饮,脉弦滑数者;有面白身凉、脉沉细数者;有多言狂躁不休,或沉默寡言嗜睡者。《本草衍义补遗》:“大醉后振寒战栗”,《本草求真》:“水酒借面酝酿,其性则热,其质则寒”,张景岳曰:“阴虚者饮之则伤阴,阳虚者饮之则伤阳。”又因人体阴阳虚实体质之不同,而有寒热反应之各异机制。

从实践得知,酒自有其性热、性寒机制,故不可一概而定其为热、温、火也。从其饮后,心率加速,促进血液循环,体表毛细血管扩张,面红身热,为酒性温热表现的一个方面;又因其在体内氧化产生 7.1 cal*/g 热量,而身热增加,是其性热的又一原因;又可因饮用含高度酒精(蒸馏酒),对口腔、食管、胃黏膜刺激,而造成黏膜损伤、糜烂、出血,或感火灼疼痛,或因饮用含有高糖酒(非蒸馏酒),使口腔黏膜细胞因糖的高渗作用而变性,加上物理机械刺激,黏膜易于糜烂,则灼热疼痛(即谓膏梁之味易生湿热是也),亦为其性热的又一表现,乃是“其性则热”。但因酒的扩张体表毛细血管作用,饮用之始,多觉身热,似有“御寒”之功,时间稍长,大量体温从体表散发而损失,体温下降,机体为保护体温不再继续散失,体表毛细血管收缩,立毛肌亦收缩,人体就从全身温热感而转为“振寒战栗”,皮肤起鸡皮疙瘩,面色苍白,故有大醉后“振寒战栗”之记载,乃“其质则寒”说耶。又有用高度酒(50%)涂抹于高温患者腋窝、腹股沟血管丰富之体表,因其挥发性,乙醇分子挥发性强,带走体表之温度,整体温度即随之下降,而奏物理降温之效。古时早有记载,民间亦常应用,今亦曾被临床医护广泛应用于高热患者,此亦属酒性乃寒之机制。故酒有其性寒、性热之双重性,端视其应用方法给药途径,用量大小,饮用时间长短,以及机体反应不同而定。

5. 麻黄

味辛苦,性温,功升浮,有解表发汗,止咳平喘,利水之功。味辛苦是品尝所得,性温乃因其辛散“发汗”之力,以及心率增加而脉数之故,功升浮或因升高血压而阳气偏亢,用之可加重头痛。但据性味规律,苦味多降,则两者相悖,升降机制难解。实则性温,很可能是因麻黄含有麻黄碱,有拟肾上腺素能作用,导致心率增加,血液循环加速,血压升高,脉从平转为弦数(数为热)或有感身热;血压升高而头痛,大概是其升浮之解,恐非其味之功,此乃实践经验所知。至于发汗,《伤寒论》中记载:麻黄汤解表发汗,须麻黄、桂枝同用,更须啜热粥才能发

---

* 1 cal = 4.184 J。

汗,即三拗汤等含有麻黄之方,亦常言明须覆杯而卧(温覆),才有汗出。现经药理实验得知服麻黄煎剂后,需在热环境中才有发汗作用,未能证实麻黄有直接发汗功能。这与文献记载的麻黄汤、三拗汤等方的应用方法,须"温覆"得汗之机制相同,因其"发汗",似不能说明其性温,此其一也。关于因其有辛温峻烈之性,用之不当,而有"汗出亡阳"之变者,此乃秦汉之前麻黄使用经验不足,造成用麻黄"汗出亡阳"之变者多,故伤寒论提出,年老体虚者、汗家、亡血家、疮家、肝阳上扰者等,禁用或慎用麻黄。这些多因麻黄应用过量中毒会产生心力衰竭,或因原有心脏病等,用后更易导致心力衰竭、休克,常有大汗出,肤冷肢寒,造成汗出亡阳,继而阴阳离决而死亡,乃真阳之亡也;或可因疮家、汗家、亡血、年老体虚者,用麻黄温覆,迫使汗出过多,卫阳暂亡而肢冷,停止温覆啜热粥,则肢冷可复,卫阳之亡可回。另外,因津血同源之机制,汗出过多,可致血容量严重不足,周围循环衰竭,脉微细而汗出亡阳,肤冷肢凉难复,并非麻黄真有发汗作用而"汗出亡阳",即定麻黄为温性者不能也,此其二。至于肝阳上亢者(常为高血压)之头痛,如误认为外感风寒头痛,或合并外感风寒而头痛加重伴身寒,如用麻黄则风寒未去,而血压更升高,头痛益甚,脉更弦且数,重者血溢于脑,形成出血性中风,可因中枢性休克,而"汗出亡阳"。另外,麻黄还有新的治疗作用和副作用。如麻黄有兴奋中枢神经作用,使睡眠变浅,加重失眠,加上有收缩膀胱括约肌作用,舒张膀胱逼尿肌,对小儿遗尿有效,但如用于老年前列腺肥大者,使得排尿更加困难,或成癃证。据文献报道,麻黄含有麻黄碱 1.2%~1.8%,含麻黄素 1%,故每日 3~10 g。对于无心、肺功能不足及明显高血压患者,不会有损心脏,引起高血压而导致汗出亡阳的。综上所述,麻黄确实有辛温峻烈之性,升浮明显,当结合现代药理机制,指导临床应用,对适应证、禁忌证、用量更加明确,则更能发挥麻黄之效用,不限于发汗、利尿、止咳平喘等。

6. 石灰

《神农本草经》示辛温,《蜀本草》示有毒,《中药大辞典》示辛温、有毒。辛温似因其加水后成 $Ca(OH)_2$,放出大量热能而沸腾;有热毒,乃因其腐恶肉、消黑痣、治赘疣,不可内服。而烫火伤均知其为火毒热症,而石灰水之上清液能治之,则石灰应是清凉之品。《神农本草经》《本草经疏》均不言其毒,但皆不能内服可知。而《本草纲目》:"止水泻除血痢。"《中药大辞典》:"内服、入丸散,或加水溶解取澄清液服。"前者言其有毒不入汤药,后者皆载其可以内服且治疗血痢血热之症,谁是谁非乎? 我常用煅瓦楞(此与石灰石同属 $CaCO_3$,煅烧成 CaO,即石灰)内服以制胃酸而疗高胃酸性胃炎、消化性溃疡,取得良效。可知,石灰类药物是可以内服的,但用量不能大,浓度不要高,否则有腐蚀性,故言其有毒也不为过。

从以上六味中药新义可以看出麻黄、薄荷的性味功能不仅具有科学性,且增加了新功能和新治疗的内容。但黄金的性味功能是谬误的;酒的性味功能得到完善和补充;进一步明确了桔梗祛痰止咳和升的机制;补充了石灰不仅产热,而且清凉解火毒烫伤中和胃酸之功效。这使我们对中药的性味知识有了新的提高和认识,对机制有了新的拓展。逐步做到去伪存真,去粗存精,不断提高中医药理论水平和治疗效果,有助于中医现代化。

（七）中药创新研究

1. 单味中药研究

（1）再论麻黄汗出亡阳：历来认为用麻黄汗出亡阳者,乃麻黄辛温峻烈之性,用之不当可因汗出过多而亡阳,我从阅读中医学文献、临床实践,以及现代医学资料等方面的进一步研究中,可发现以往一般认为麻黄所致汗出亡阳之原因和机制是不够全面的,有的甚至是不正确的,有必要重新探讨和认识。

素知麻黄乃辛温之品,有解表发汗,止咳平喘,利水消肿之功,因临床有显效之据,为医家常用之药,实为中医学之精华,已详文献所载,但如因用之不当,而犯虚虚实实之戒,即有变证、坏病发生,以汗出亡阳为主。故老弱虚喘、心悸气短、卫虚自汗、阳虚形寒等诸虚证不可汗;肝阳上亢之头痛实证不宜用;疮家不可汗(应是衄家出血太多者)等。以上均为慎用、禁忌之证,不仅限于虚人虚证也,是有一定科学依据的。故后人对麻黄虽喜用,亦畏惧,喜用者因其效显,畏者缘其性烈。也有主张量大者,不大不足以祛邪;有主张量小者,不小不能杜弊,或因取其"轻可去实"之意乎。兹故从以下三方面加以讨论。

1) 从文献资料看麻黄之发汗作用:祖国医药文献大都认为麻黄有解表发汗之功,但须配桂枝才有发汗之效,更须借助热服,温覆,才有可能汗出表解。如《伤寒论》之麻黄汤,麻黄、桂枝同用,并需温服,覆取微似汗,即是其例。又如《本草正义》云:"不知麻黄发汗,必热服温覆,乃始得汗,不加温覆并不作汗,此则治验以来,凿凿可据者。"又如《伤寒论》桂枝汤其服法:"服之须臾,啜热稀粥一升余,以助药力,温覆令一时许,遍身微似有汗者益佳,不可令如水流漓,病必不除"说明方中虽无麻黄,只要借热粥温覆等增温法,就可能汗出。故凡后世用辛温解表发汗法,即使无麻黄之方,若经热服温覆,大都均有汗出。由此可知,麻黄本身似并无较强之发汗作用,此其一也。又知南方人体弱、肌松、地暖易汗,用量宜少;北方人身强、肤紧、地寒难汗,而用量则须偏大。如陆九芝谓:"麻黄用数分即可发汗,此以治南方之人则可,非所论于北方也,故南方有麻不过钱之语。若北方塞外,不避风霜劳碌之人,有当严寒之候,恒用至七八钱始得汗者。"虽有因人因时因地制宜之发,何南方人如此之弱,北方人如此之强乎。南方人用麻黄 3 g 上下即可畏汗出而亡阳,而北方人用 20 g 左右,可知麻黄用量出入十倍之间,其发汗力不强也可知。兹故不论麻黄用 20 g 左右之安全性如何? 但已能说明麻黄常量常法在北方应用并无显著发汗之功用,也不全是因汗出过多而亡阳。即现代医药学认为麻黄及其所含之麻黄碱或麻黄总碱的应用,通过实验发现需使患者处于热环境中,才可能有发汗作用,或增加发汗量,这与《本草正义》的论点何其相似乃尔。但注意麻黄用药剂量、原则南北比较悬殊。

2) 从临床医学史认识麻黄之汗出亡阳:据《伤寒杂病论》所载,麻黄用于老弱虚喘,亡血津伤,心悸气短,卫虚自汗,阳虚形寒,以及疮家等人,较易发生"汗出亡阳",需反复告诫。因当时该药剂量未能完全掌握,服法尚有不当,慎用或禁用之证认识不清。故《伤寒杂病论》后,医家即小心翼翼,慎麻黄之戒,研应用之量,讲服用之法,汗出亡阳即少发生。如《本草经疏》论麻黄云:"多服令人虚,走散真元之气故也,已知其多服之弊。"其他如《局方》三拗汤之服法："通口服,以衣被盖覆睡,取微汗为度。"乃是举服法之例。

麻黄临床常规用量 8~10 g,以热服温覆取微汗为度,确实经常可见汗出,其效可见,而汗出亡阳未之有也。但部分医者仍拘泥于古说,矫枉过正,常以"麻不过钱"为训,每日 2~3 g,每日使用不超过 3 g,无非是怕汗出过多而亡阳。既不解麻黄汗出亡阳真正之机,又不问病之轻重,慎用及禁忌之证有无,就不能发挥麻黄疗咳喘之药效,也明矣。

今用麻黄之常量 8~10 g,其有效成分与麻黄总碱含量 0.5%~1.2%,尚在有效和安全剂量之内,但也仅是临床经验有效量,由于其产地不同,老嫩有别,其含量多寡不一,仍难掌握其精确有效量、极量、中毒量。

3）从中西医结合进一步讨论麻黄汗出亡阳之机制:心主血脉,如环之无端,周而复始,循环往复,以至无穷。心主血,肺主气,心脉上通于肺,肺气贯于心,心肺相佐,同司血液循环。这些都是中医学对正常人体生理解剖认识之精华,也是现代医学大小循环之正常解剖生理状态。老弱及诸虚者,常缘年龄大、脏腑之虚,或由心血不足,致心气不足,引起心悸,也可见结、代、促脉之象(部分似冠心病相类似)。心血不足,心阳难生,难以推动心血,周流全身,更难达于四末,故多形寒肢冷,心力也随年龄大而衰退,同样也难上通于肺,以致肺气亏损,故气短而虚喘(部分相当于老年性肺气肿)。又由于肺气之虚,加上久咳伤肺,其气也难贯于心而朝百脉,也可出现结、代、促脉之象。心肺难相佐,不足以共司血液循环,则心阳更难达于四末而肢更冷;不易布于肌表而形寒则甚,或卫气虚寒,固涩之力不足,则易汗出(当与肺源性心脏病相似)。也有因年龄大、肾虚精衰之故,即因肾虚,命门火衰,阳气衰微,阳气衰微而形寒(似有肾上腺皮质功能减退之意),也有因精血同源,精衰则血少,致心血亏损,心阳不足,血流营运无权,也不易上通于肺,亦使心肺相佐无力,同样会出现上述诸虚证。肺主一身之气,但肾为气之根,肾虚肺气亦虚,不能贯于心朝百脉,依然会使心肺相佐无力,难能共司血液循环,故动则心悸气喘更甚。津血又是同源,汗为心液,夺血者无汗,夺汗者无血,故疮家 7 日不能汗(这里所谓疮家,应是因外伤失血过多者),失血过多,这与水液代谢、血容量不足密切相关。以上皆说明老弱诸虚,心肺肾虚,以及亡血津伤都与麻黄汗出之阳有密切关系之病因病机。

综上可知,当心、肺功能不足,又有用麻黄之证候者,用之,则有可能因麻黄辛温峻烈之性,较易先伤心耗气,加重肺气之不足而亏损,即易导致亡阳亡阴。如麻黄用量过大,心、肺严重亏损者,则易造成心阳衰而肺气竭,心肺不相佐,不能共司血液循环,先见亡阳,继而汗出,甚至阴随阳亡,证多严重,或可阴阳离决而死亡。故《本草经疏》论麻黄云:"多服令人虚,走散真元之气故也",说明多服麻黄能直接令人虚,走散真元。由此可知,麻黄可使老弱诸虚之心肺不足者,因汗而伤心耗气,先走散真元,心阳衰亡,汗出随之,先亡阳而阴随阳亡。反之,一般虚人,有麻黄证候者,心肺尚健,用麻黄较难伤心耗气(似乎较少影响血液循环、呼吸功能),故少见汗出亡阳之证。但其人表虚易汗,用麻黄又未注意服法,温覆时间过长,迫使汗出如水流滴,致使汗多伤津耗血而有亡阴之象,故肢仍温,如表阳也衰,则表阳易亡,可见短暂之形寒肢冷,撤其温覆迫汗之法,饲以温汤,汗止,则卫阳自然恢复,证多较轻,与上述心阳先衰,先亡阳而后汗出亡阴者有别。如进一步迫使汗出亡阳而伤心耗气者,心阳亦可随阴而亡,则阳随阴亡,证亦较重,甚者也可阴阳离决,精气乃绝。《伤寒论今释》云:"故津伤而阳不亡者,其津自能再生,阳亡而津不伤者,其津亦无后继,是以良工治病,不患津之伤,而患阳之亡。阳明病之津液干涸,津伤而阳不亡也,退其热津自复,少阳病之津液干涸,阳亡而津不绝也,回其阳则津自生。"这说明亡阳亡阴互有关系密切,亡阳重于亡阴也。为防误汗变证、坏病而阐其机者,如《本草通玄》论麻黄云:"虽可汗之证,亦当察病之轻重,人之虚实,不得多服,盖汗乃心之液,若不汗而误汗,虽可汗而过汗,则心血为之动摇,或亡阳,或血溢,而更坏症,可不兢兢致谨者。"更说明亡阳与津血、心脏之密切关系。综观以上两者,先亡阳而后亡阴,或先汗出或亡阴而后亡阳,均属应用麻黄不当。

综合现代医学来认识,上述诸慎用、禁用之证,虚证虽多属心、肺、肾不足,功能性者众器质性者亦不少。① 器质性者,老年以冠心病、肺源性心脏病常见;青中年则多以风湿性心脏病多见。还有亡血津伤,血容量不足,其他诸病有心肌损害,以及心、肺功能有不同程度地失代偿者亦属之,与心主血脉失司,心气不足,心肺亏损,心肺相佐无力相当。而麻黄所含之麻黄碱,因有肾上腺素能作用,常量即能使因心脏病等诸虚者之心率更加增速;用量偏大,则促使心率进一步加快,终使心功能不能代偿以致衰竭,提示休克汗出亡阳之症;还能导致心率快而心律不齐。严重心脏病者用之,或可心跳停止,以上似均与麻黄伤心耗气,走散真元,心血为之动摇之意相合,可见面色苍白,表情淡漠,血压下降,肢冷汗出,脉沉细或细散无力,结、代、促脉有时也可相继出现,是乃先有心力衰竭休克亡阳,而后汗出阴随阳亡,似与血液循环之低排高阻有关,当属心主血脉失司,心、肺难能相佐,使症状进一步发展和加剧。② 功能性者,乃一般虚弱之人,心、肺功能尚健,麻黄影响其心、肺者较少,但其人已易自汗,虽麻黄发汗作用似欠明确而不强,但用后因热服温覆之不当(不是以微汗为度),而迫使大量汗出,口渴尿少,肢仍温者,乃汗出亡阴之象;或卫阳衰亡,虽形寒,但四肢短暂不温者,证多稍缓亦稍轻,盖一则热随汗散,体表之温度散失较多,是卫阳之亡也,故稍轻,二则因汗出较多,体液丧失亦多,血容量就可减少,脉搏可示濡细,但心力未衰,心气犹存,肢末尚温,故病较缓,似与血液循环之高排低阻有关。如严重虚弱,又失血亡津者,麻黄使用不当,迫使汗出过度者,亡阴更显著,即为津血同源之故,进一步迫使汗出过多,体温散失更多,加上严重失水,血容量不足,亦能发生心力衰竭而休克,提示汗出亡阳证。如麻黄用量过大,促使肾上腺素能作用加强,则可加重心力衰竭而休克,提示汗出亡阳之重证。如伴有器质性心脏病,而有明显功能不全者,更易发生心力衰竭而休克,除提示汗出亡阳重证外,易导致阴阳离决而死亡。因此,亡阴亡阳错综复杂,当视麻黄证候之情况如何? 其慎用、禁用之证严重与否? 麻黄用量之大小? 热服温覆掌握汗出多少等具体情况而定,可因汗出过多而"汗出亡阳",也会先阳亡而后汗出"阴随阳亡",不可一概而论也。但前者大都汗出亡阴多见,汗出在先,心力衰竭、休克亡阳在后;与后者亡阳多见,心力衰竭、休克亡阳在先,而后汗出,阴随阳亡者不同。

更有肝阳上亢之头痛,易气与血并走于上,发为大厥。而麻黄辛温走散,其性属阳,有升发之性,用之,过量,使气与血更易并走于上,轻则证候加重,重则血溢于脑而成大厥。大厥者中风之类也,如证见中脏腑之候,其闭证,可见盛汗肢温,口渴,尿少,提示汗出亡阴证;或见形寒肢冷卫阳衰之象,如汗出过多而伤心耗气,也可出现汗出亡阳之脱证,其先提示脱证,乃先伤心耗气而亡阳,而后汗出阴随阳亡,是阴随阳亡之虚证,甚则而成阴阳离决之死候。

结合现代医学知识,上述肝阳上亢之头痛,部分与高血压相类,而麻黄有明显持久之升压作用,用后使血压更加增高,诱发脑出血等脑血管意外,常出现汗出、面红、肢温、口渴、尿少等亡阴之象,相当于中风之闭证。严重者,脑桥出血伴水肿,波及呼吸、循环生命中枢,出现中枢性心力衰竭和休克,血压骤降,呈现面色苍白、肢冷汗出和脉微欲绝等阴随阳亡之证,相当于中风脱证。

总观麻黄汗出亡阳有三:一为从古今文献到临床实验说明麻黄无较强发汗作用。二为因热服温覆不当,以致汗出如水流漓,有时可因此而见表阳暂衰,有短暂"亡阳"之象者,属汗出亡阳之轻证。当因汗出过度而伤心耗气之亡阳才是汗出亡阳之重证。三为因用麻黄而伤心耗气,走散真元,先心阳衰微而亡阳,而后见汗出,阴随阳亡者,则医者知之者少;也有心阳衰微而亡阳与汗出亡阳相继或同时发生,因其病始发于内,不如汗出表现于外时明显可见,故一般诊断为汗出亡阳者不少。只要没有严重器质性心脏病、肺源性心脏病,提示心、肺、肾严重虚证者,以及过度迫使汗出如水流漓等亡血津伤,严重血容量不足者;或因肝阳上亢,血压过高者,用麻黄之常量、常法,一般是不会有汗出过多,而出现亡阳之变。

由于以往条件不能或难以完全弄清麻黄汗出亡阳之机制,仅凭经验,其中部分虽有一些道理和科学内涵,指导临证用药,避免很多汗出亡阳变故,但其说理显得有一点笼统,不够精准而难明,不易掌控,故而导致亡阳者时有发生,而产生畏惧,因而谨小慎微,不能精准应用,影响疗效。现在用麻黄必须注意心、肺功能,有高血压,严重贫血、失水所致血容量不足,以及慢性贫血失血等患者慎用或禁用。掌控用量及禁忌证,更能发挥麻黄之药效,也有利于中西医结合。

(2)中药成分及药理临床应用研究

1)麻黄:20世纪30年代就明确了止咳平喘的麻黄是因其含有麻黄素,近又认定麻黄有抗过敏作用,对过敏性咳喘有较好的效果。又因其有拟肾上腺素升高血压,加速心率作用,易因血压升高使高血压患者外感风寒发热无汗时(辨证属伤于风寒),用麻黄汤祛风寒、发汗解热,而导致血压更高而得脑出血,致中风,重者休克,汗出亡阳。咳喘病(慢性喘息性支气管炎)多为寒证,用小青龙汤止咳平喘,但如遇脉弦滑硬之伴有肝阳上亢(多因高血压)患者用小青龙汤,也易使血压更高而脑出血,重者休克昏迷而汗出亡阳;或如用于咳喘之有肺源性心脏病脉细数,心悸,气短,心、肺功能不全患者或已有心力衰竭,用小青龙汤会促使心率更快,心力衰竭更严重,导致心源性休克,易汗出而亡阳。现在既明白了麻黄止咳平喘有效的药理作用,又弄清了麻黄辛温解表时对伴有高血压、心脏病患者用之不当而引起的汗出亡阳的真实原因,就能更精确的辨病辨证用药,发挥提高其疗效,规避其毒副作用的发生。

2)瓦楞子:瓦楞子的成分主要是$CaCO_3$,不溶于水,入煎剂不会产生药理活性成分起到治疗作用。早年张石顽论瓦楞子曰:"瓦楞子火煅赤,治卒心痛"(李东恒论此心痛为胃脘痛,非朝发夕死、夕发朝死之"真心痛")。火煅赤之煅瓦楞子的成分是 $CaCO_3$ 氧化经化学反应成为 CaO($CaCO_3 = CaO + CO_2$),溶于水而成为 $Ca(OH)_2$[$CaO + H_2O = Ca(OH)_2$],呈碱性。$Ca(OH)_2$ 服用后与胃酸(HCl)起化学反应[$2HCl + Ca(OH)_2 = CaCl_2 + 2H_2O$],成为 $CaCl_2$ 与 H_2O,起中和作用,从而降低胃酸的浓度,达到减轻、消除疼痛或治疗高酸性胃炎等多种胃病作用。也可直接用瓦楞子(未经火煅)碾成粉末内服。因其主要成分 $CaCO_3$,可直接与胃酸(HCl)起中和反应($CaCO_3 + 2HCl = CaCl_2 + H_2O + CO_2$),减少胃酸,降低胃酸对胃黏膜的刺激而引发泛酸、嘈杂、胃痛等胃病。但因其硬,难研成粉末而不用。

3)青蒿:近年又研制出青蒿素可治疗疟疾,开创了中药高效治疟疾的新纪元。这是从中医借助现代科学、现代医学、现代药物化学,经过反复大量研究实验的成果。这是专病经验药,很少或没有辨证论治、理法方药、君臣佐使,而是单独一味青蒿,只有制备和服用方法,属单方、验方。但是由于制备烦琐,加上难以及时取到新鲜青蒿等,未能得到及时推广,仅留于古医书医学文献记载,历千百年后直到近年才被中医科学院屠呦呦团队从中医宝库中挖掘出来,经现代科学研究开发出可以用先进的、化学合成的方法批量生产,成为应用方便,随时可得的治疟高效药物。

4)黄连厚肠胃可治大便溏泄:黄连使大便成形而干实,故有厚肠胃、实大便之功。20 世纪即从黄连中提取出小檗碱,可治疗细菌、病毒感染性腹泻,或功能性便溏,大便即由溏泄变得厚实。苦能健胃,阐明了"厚肠胃"的机制。苦亦能败胃,过量、长期应用可败胃,影响食欲,或引发胃炎等胃病。同时研究认为黄连对肺部感染无效。注意用量不能大,用药时间不宜长。

5)半夏的止咳作用:通过实验发现半夏有可待因样镇咳抑制咳嗽作用,可减少减轻咳嗽,但并无化痰作用。本来咳嗽、咳痰是人们一种自卫反应,如对咳痰较多者用半夏,是因半夏具有可待因的镇静作用,减少咳嗽排痰,却被误认为是痰化,反可抑制咳嗽排痰的自卫作用,减少痰液排出,导致痰阻塞气道,呼吸不畅通,从而产生胸闷、气急,加重感染、咳嗽,甚至发热。故咳痰多者不适应用,与可待因同样仅用于干咳、少痰、无痰的咳嗽患者,不适合用于痰多患者,特别是痰多、色黄、感染较重之支气管炎、伴发支气管周围炎、支管扩张之吐脓痰患者或伴发热患者,以免加重支气管感染和咳嗽。

6)枳实与枳壳新药理与用法:脘腹胀满、便实不爽、矢气便后好转,中下焦气体积滞者用枳实。胸脘痞满、嗳气缓解,中上焦气滞者用枳壳。按此辨证施治有良效,与目前所用的多潘立酮治胃动力弱之胃胀,用莫沙必利治疗胃肠动力弱之脘腹痞胀便实,不谋而合。

7)服药方法:头二煎和匀分成三份,每份半碗约 200 mL,每次半碗,饭后 1~2 小时服。

8)柴胡之升,用量不宜大:柴胡除疏肝解郁和解作用外,又有清退作用治发热或伴恶寒。我治夏暑小儿高热惊厥之流行性乙型脑炎时,用其清退高热每日 30~50 g(每剂),有一些清热功效,并未因其升而有毒副作用。

9)山楂助消化、消肉积:助消化可以理解为酸有开胃作用,即酸有促进胃液分泌,有助消化作用。至于消肉积,或因酸促进胃液分泌,胃液中既有盐酸,又含有胃蛋白酶,故有消化肉食中蛋白质,但因没有脂肪酶,不能消化肉食中的脂肪,所以只有一定的消化肉食作用。经现代药理实践研究发现山楂有降低血脂作用。但要注意,太酸会刺激胃黏膜诱发胃炎而产生嘈杂,即有如饥饿嘈杂而似痛的感觉,易被错认为是消化作用,故山楂不宜多用,以每剂5 g 左右为好。焦山楂酸性较缓,每剂可用到 5~10 g,并以饭后 1~2 小时服较好,可冲淡酸味,缓和对胃黏膜的刺激。

2. 从中药临证方剂单验方挖掘研究

(1) 中药方剂研究

1) 承气汤:大承气汤是攻下药,用于燥实痞满实证,但必须要有矢气频转。增液承气汤是因肠燥津液不足,用增液行舟法之润肠通便方。

2) 小青龙汤:可治疗寒饮咳清稀痰之咳喘。

3) 小建中汤:专治中焦寒证脘腹痛。

4) 黄芪建中汤:专治中焦虚寒之空腹、饥饿、胃脘痛,喜温喜按,进食则缓解,热食则更快,加煅瓦楞子更有效。

5) 理中汤:可治寒性脘腹痛、便溏腹泻。

6) 二仙汤:可治肾虚火盛之阵热畏寒,汗出而解之更年期综合征。

7) 酸枣仁汤加延胡索:能安神,治不寐有效。

8) 附桂八味丸:治阳虚畏寒肢凉有效。

9) 十全大补汤:治气血两虚阳气不足有效。

10) 四物汤:能补血调经,为妇科要药。

(2) 中药单验方成药应用和研究:金枣丹含有砒霜,可用于走马牙疳有疗效。

3. 中药部分新药理的应用

(1) 煅瓦楞子:已撰述于前可参阅。

(2) 大黄:因大黄含有大黄苷,可刺激肠黏膜充血,敏感度提高,促使肠蠕动增加而使便出。入汤药煎煮时,生大黄要后下,否则煎煮时间较长,大黄苷部分被破坏,通便作用就减弱或消失。所以制大黄通便作用就不如生大黄。加上大黄含有鞣酸,有收敛止泻作用,并不受煎煮时温度破坏,而丧失收敛止泻作用,故有时用大黄煎煮时间长,既未能通便,或反可引起便秘,特别是制大黄。

(3) 乌头:有表面麻醉作用,毒性较强不宜口服,附子须炮制后成制附子方能入药,常用量不宜超过 10 g,先煎。

(4) 地榆:含有鞣酸,具有收敛止血,疗便溏腹泻之功,经炒炭会失去止血的功效。

(5) 延胡索:含有四氢帕马丁,有镇静止痛安神,治失眠的功效。

(6) 甘草:具有激素样作用,量大、长服易引发浮肿,需注意。

(7) 蟾酥:含有洋地黄,具有黄强心作用,易引起中毒,用量不易掌握,不宜内服。

(8) 砒霜:主要成分是砷,内服可中毒,故仅作外用,不宜内服。

(9) 枳实、枳壳:可理气消痞,具有胃肠动力样作用,可疗脘痞,腹胀痛。

（10）黄柏：因含小檗碱，可治疗腹泻、痢疾。

我对中医方药及单验方的看法：常有"千方易得，一效难求"之说。由于单验方及医案有效记录缺少一定统计数据及科学分析，有效的不多。近来虽然有麻黄素、小檗碱、煅瓦楞子等研究，但数量尚不多。因此，对单验方也不能忽视。

近代中药经中西医药及药理研究发现了很多中药中的有效化学成分及药理实验研究成果，既证实了中药的经验效果及其药理作用，又拓展了中药新的治疗作用及药理，进一步阐明了中药的疗效、精准的剂量，且增加了新的用途，可将具有新用途的药物应用于临床多种疾病，扩大应用范围，增加疗效；还发现某些药的毒副作用及其毒理，或准确掌握其剂量，免除很多毒副作用的危害，获得更多、更好的疗效。另外，发现了许多有新用的药物及单验方，笔者常用于临床，举例如下：

1）麻黄：含麻黄碱，具有扩张支气管作用，疗咳喘、治哮喘。

2）煅瓦楞：含碳酸，能中和胃酸，治疗因高酸反流性食管炎、胃炎、胃十二指肠球部溃疡。

3）黄连：含小檗碱、小柏碱，可治疗急慢性肠炎。

4）当归：具有双相调经作用。

5）胖大海：具有琼脂样作用，增加容积，达到通便作用，用开水泡后胀大，可加糖少许，去皮核服用。

6）大黄：含大黄苷，可通大便。通大便要用生大黄，因为久煎后易破坏大黄苷而失效，反因其含有鞣酸而引起便秘。

7）煅牡蛎：含有钙，具有中和胃酸的作用。

8）薄荷：具有兴奋呼吸中枢作用，可治疗胸闷、太息。

9）柴胡：经实验研究其有退热作用，常用作退热药。

10）黄芩：同"柴胡"。

4. 少数中药疗效及应用价值不符

（1）阿胶：乃动物之皮经熬煮加工成胶，主要成分是动物胶，对人们皮肤、身体具有一定滋养作用，常用以补血。入冬加入滋补膏方中，因其胶质，可使滋补膏浓度增加成胶质状，故称膏滋，便于保存携带，服用也方便。现经研究发现因其不含或很少含有铁质等及其他有效成分，故无确实补血作用。目前仍有夸大功效的行为，经商业炒作，而使阿胶价格直线上升。膏方可作为一种剂型，可用于慢性病及虚证。

（2）红糖：因其红而性温，并推论其有补血作用，常用于产妇产后服用。

（3）冬虫夏草：内含某些增加内生的干扰素。但被夸大宣传，认为其可治百病，亦致价格疯涨，效价比不值。

（4）灵芝：被文艺小说夸大宣传，认为其可治百病，有误导之嫌。

（5）红花：可入血活血。但藏红花价高效低，效价比不符。

5. 中药毒副作用

与中药的类型、剂量等不同有关，且因人而异。抑或因煎煮时间而有不同的毒副作用，举例如下。

（1）川乌：常因入酒浸服而中毒，所以不宜内服。

（2）草乌：同"川乌"。

（3）附子：与芋头相似的主根块，常用量每日不超过 10 g，煎二次后汤汁和匀，分 3 份，日服 3 次，每次于饭后 1~2 小时服下。如每日剂量 15~20 g，应先煎 30 分钟，可避免毒副反应。我认为如没有特殊情况、特殊疾病和用此药的经验，避免用此剂量。

（4）甘草：具有类固醇样激素作用，对钠代谢有影响。如剂量偏大，每日 5~10 g，服用时间较长者，钠排出量减少，容易发生水肿。

（5）桔梗：性升治咳，为上焦药。经药理研究发现服用桔梗会产生恶心欲吐的感觉，由此引起的反射作用，使气管黏液分泌增加，痰液变稀，容易咳出而达到止咳目的，故为祛痰药。入药剂量偏大，如每日 10 g 以上，容易诱发呕吐。如改为头二煎药汁和匀，分 3 份，饭后 1~2 小时服，即可避免。

（6）何首乌：伤肝。

6. 食物毒性

因人体质的不同而有不同。抑或因服用多少，煎煮温度高低、时间长短而有异，举例如下。

（1）蟾蜍：蟾肉可与蛙肉同样可供食用。但蟾皮含有洋地黄的功能，多用后对心脏可产生毒性作用；而蛙皮则无毒。

（2）鱼胆：鱼胆生服后常易中毒。

（3）扁豆：扁豆含有毒苷。如吃未煮熟的扁豆，毒苷未能完全破坏易引起溶血毒副作用。

（4）青菜：多吃易引起青紫病。一般多是散发、少数、个别病例。

（5）面粉：面食可引起腹胀，是因为缺乏相关消化酶。

（6）乳品：乳品引起腹胀或便溏，是因为缺少乳糖酶。

7. 自拟组方研究

（1）胃舒散（胶囊）：川黄连 30 g，吴茱萸 20 g，桂枝 30 g，干姜 20 g，砂仁 30 g，煅瓦楞子 200 g，碳酸氢钠（小苏打）50 g，甘草 30 g。共研粉，每次 3 g。每次 2 粒，每日 3 次，分别于早上 9 点，下午 3 点，下午 8 点，温服。或装胶囊（0.5 g），每次 4~6 粒，每次 2 粒，每日 3 次。服用时间及方法同上。

（2）肠安膏：治疗肠易激综合征（IBS）腹泻型。防风 300 g，白芍 300 g，白术 500 g，陈皮 200 g，吴茱萸 100 g，川黄连 150 g，草果 300 g，生地榆 500 g，诃子 100 g，桂枝 200 g，干姜 50 g，煅瓦楞子 500 g，动物胶 500 g。共煎煮制成膏滋，每次 1 匙，开水冲服。每日 2 次。

（3）肝泰膏：治 HBV 携带者。治以柴胡清肝饮化裁：柴胡 500 g，黄芩 500 g，生地黄 300 g，当归 300 g，川芎 300 g，白芍 300 g，板蓝根 500 g，大青叶 500 g。

（4）阳虚膏：治以附桂二仙丹等。

（5）咳喘膏：自拟咳喘膏方，麻黄 300 g，桂枝 300 g，杏仁 300 g，细辛 200 g，五味子 200 g，法半夏 500 g，鱼腥草 500 g，干姜 50 g，黄芩 500 g，诃子 300 g，甘草 20 g，动物胶 500 g。此方对咳喘有效。

第六章
中医药的宣传与防治

一、医学知识宣传

主要是宣传医学生理、病理、疾病方面的常识,以及科学的养生保健预防疾病知识。临床医生、卫生预防医学专业等更要多宣传,但要注意科学性、生动性、有效性。

二、注意打假、揭伪

拆穿不法之徒,如医托、商业利益炒作、广泛流传于民间的灵芝治百病的神话、戏曲中的"病家不用开口",还有个别少数的不法的假中医,利用患者听不懂忽悠患者,既骗取钱财,又延误病情。有专家学者认为做好医学知识方面的宣传要求医生要从以医疗为中心,融入健康为重点,要大力宣讲科学养生、预防保健医学知识,批判伪科学、不科学的养生预防保健及药物。

《医生如何做科普》[*]提到做科普宣传,就要会讲故事。如某医生面对一位患有肥胖、高血压、高血脂、高血糖、痛风等 11 种慢性病患者(一次要吃 21 片药),让其读《健康从心做起》。这本书以讲故事的形式给患者介绍健康的生活方式。内容就是"管住嘴、迈开腿"。患者认真做了,他戒烟、戒酒,日行万步路,饭吃八成饱。5 年后体重减了 25 kg,所有指标都正常了,21 片药也减停不少,这说明生活方式是多么的重要。

我从非传染性的高血压、高血脂、高血糖、痛风等慢性病的防和治中得到体会就是要正确对待和处置。有位心血管专家们谈到防治问题时发现心肌梗死患者越治越多,本来是七八十岁的老年病,现在三四十岁的青壮年也患上心肌梗死,才认识到只治不防,是不行的,需引导大家正确的生活方式,才是最重要的。

三、几种常见病病因及防治知识

(一)急慢性肝炎防治须知

肝炎有急性、慢性肝炎之分,又有轻重不同,还有肝硬化、腹水、肝功能失代偿及重症肝

---

[*]《健康时报》记者田茹对人民卫生出版社举办的"健康教育促进专家研讨会"的整理。

炎之别。按病因可分为病毒性肝炎、细菌性肝炎、酒精性肝炎、药物性肝炎、中毒性肝炎、免疫性肝炎等多种。肝炎都有不同程度的纳少、脘痞、腹胀,常误诊为胃炎或消化不良;有些病毒性肝炎开始发热,可误诊为感冒。肝炎又有黄疸型、无黄疸型,病因很多,务须从病史、症状、生活习惯等鉴别清楚。

1. **病毒性肝炎**　有甲、乙、丙、丁、戊型等多种类型,均为病毒传染。

甲型肝炎的病毒通过饮食、接触(如与这种肝炎患者握手,或经手接触被这种肝炎接触过的食物、家用器具、扶手、书籍物品等的方式),再经接触的手拿食物,进入口腔及胃肠,再经门静脉到肝脏。即此病毒是经口传染的,应注意尽量避免与这种肝炎患者接触,注意饭前洗手,不要用手拿食物送进口腔,并养成饭前便后洗手的习惯。另外,饮用被污了染的生水及未经煮沸的水,也是甲型肝炎的传染源,有时可成流行性,也应避免。甲型肝炎患者应注意休息、不饮酒,适当营养,轻的基本上多能自愈,有的适当治疗,也易痊愈,较少复发成为慢性。

乙型肝炎多数是通过输入携带 HBV 患者的血液传染的。其特点是发病、传染率高,不易彻底治愈,也容易复发,病毒不易彻底清除,成为病毒携带者。据报道此型感染者约占全国人口 1/10,还有部分最后成为肝癌。目前此病主张抗病毒治疗,也有较多被治愈的病例。目前对出生婴幼及儿童均注射乙型肝炎预防疫苗;成人未患过乙型肝炎,肝功能正常者均应注射乙型肝炎疫苗,杜绝乙型肝炎病毒的血源。目前患病率已显著下降。

2. **酒精性肝炎**

经常饮酒,特别是每天大量饮酒,易伤害肝细胞,谷丙转氨酶、谷草转氨酶就有可能升高,形成酒精性肝炎,特别是酗酒者。有报道称一次酗酒伤害肝脏的程度,等于患一次肝炎。因此平时应注意不饮、少饮,或少量饮酒,或可避免酒精性肝炎的发生。如谷丙转氨酶有所增高应立即停止饮酒。我的门诊上近来就有 3 例经常饮酒,谷丙转氨酶增高,乙肝二对半(HBsAg、抗 HBs、HBeAg、抗 HBe、HBcAb)检查均正常患者,经停止饮酒后两个月复查肝功能,谷丙转氨酶基本已正常。

3. **药物性肝炎**

很多药物都要经肝脏分解,或多或少有不同程度的损害作用,随药物品种不同,人们对该药物敏感程度差异,以及服药剂量的大小,时间长短不一,会出现不同的肝损害。肝细胞破坏后,谷丙转氨酶、谷草转氨酶进入血液,肝功能检查示谷丙转氨酶、谷草转氨酶就增高,有少数患者可有黄疸出现,形成药物性肝炎,应立即停药;有些患者可没有症状;有的仅有纳少、乏力。有人症状轻,经自身抗病力可自愈;少数人病情严重,必须积极治疗。我认为对某些疾病患者能不服药、少服药者,即不服或少服;能不用大剂量、长期服药者,即避免大剂量、长期服药,就可减少或避免药物性肝炎的发生。对服药后有食少、脘痞、乏力者,要及时检查肝功能,好及时发现、及时治疗。对长期服药者,虽无食少、乏力不适,也要定期于早晨空腹抽血检查肝功能,好及时发现、及时治疗。

4. **中毒性肝炎**

误食化学品、有毒食物,或药物过敏、超剂量或长期服药等损坏肝细胞,谷丙转氨酶、谷草转氨酶等进入血液而超过正常值,易形成中毒性肝炎。只要避免上述误食有毒化学品及食物,或超剂量服药等情况,就能预防、避免中毒性肝炎。

5. 自身免疫性肝炎

少数免疫性肝炎患者开始症状尚轻,自己不知,继续从事劳动,或超时重体力劳动,或继续饮酒、醉酒,病情加重,如发展为重症肝炎、肝昏迷,死亡率很高,有报道其死亡率几近 90%。

除要对以上各种肝炎防治知识了解外,还须注意以下五点。

(1) 休息:健康人平常也要避免过度疲劳,注意适当休息,发病时要卧床休息,愈后也要注意适当休息。

(2) 营养:健康人平时也要注意营养;发病时改变已往高糖、高蛋白饮食,而要以适当的低糖、低蛋白、低脂肪饮食。

(3) 睡眠:健康人平常要睡眠好,患者发病时更要有充足的睡眠。

(4) 忌饮酒:平素不饮酒、少饮酒。患病时须禁酒,更不能酗酒、醉酒。

(5) 不要服用有伤害肝脏的药物,不要长期或大剂量服药,更不能超剂量服药,尤其老人、孕妇、婴幼儿。

第三篇　中医现代化研究相关医话及经验

第一章
医话集锦

医话是包含从医者在医事活动中所见、所闻及经历体会,临证心得,诊疗、用药等零碎经验内容,结合现代医药学研究而撰述,是中医现代化的内容和补充,有助初涉临床医生增加医事知识,提高临证诊疗经验及思维、分析判断能力,有助于对患者解惑质疑,解除疑病恐病的心理障碍,并指导患者如何防治,达到气血和、阴阳调,病易消、疾易愈、少复发,提高诊断正确率及疗效治愈率。

医话中或与其他篇章内容有重复之处,但重点不一、繁简不同,各有所需,互为参考引证,也或有所帮助。医嘱可弥补药物、手术治疗等不足,更有助于促进、提高疗效,预防复发。20世纪七八十年代我即开始提出非药物防治,对胃肠病、咳喘、肝炎等多种常见病初诊患者,提供有关疾病非药物防治措施的资料,并嘱患者参照此资料进行防治,有利于相关疾病痊愈,防止复发。现已有学者提出"非药物处方"。体格检查也应增加有关欠正常或不正常项目须注意的内容和提示,似更确当。养身保健等预防及非药物防治处方,也是临床诊疗中重要的防治结合措施,不仅能治未病,也能治已病,提高治疗效果,减少、防止复发。所谓上工治未病是也,由此可见医疗嘱咐的重要性。

(一)医嘱的过与不及对患者的影响至关重要

疾病有关的防治方法、措施,非药物防治、防复发等,以及衣、食、住、行方面的注意事项等,如医嘱不够详细、不完全、不到位、有遗漏,或患者还没有听懂,或听明白而没有做到,均会影响疾病的痊愈和复发;抑或没有引起患者的注意和重视而延误了病情。又如医嘱过头,可诱发医源性疾病,而引起患者恐慌,影响患者疾病痊愈或加重病情,增加患者痛苦和麻烦。

(二)中庸之道

中庸之道,在人们生活和医药领域广泛存在,是人们生活、处世、养生保健、治病用药的理论和指导哲学。古有"药不瞑眩,厥疾勿瘳"之说。现在西医也有首次大剂量的冲击疗法等,但都只能对待特殊疾病,在特殊情况下酌情应用。用药不能太过与不及。应根据不同病情需要,决定中病即止,或维持治疗,用药巩固。另外,如饮食有节,起居有时,适当锻炼,不违七情,不犯六淫之太过等,都含有中庸之道。当然,特殊情况特殊处理。

(1)治未病的生命在于运动,要劳逸结合。过劳则伤筋骨,就会出现肌肉、肌腱劳损受伤、肿胀或疼痛;不及则起不到强身保健作用,每于劳动时易于疲乏、心慌、气短。

（2）治疗用药需中病即止。有时疾病不能彻底痊愈或复发,尚须巩固治疗。

（三）生活与健康

过劳致病与过于安逸,均易引起肺气亏虚、心气不足,稍劳、快走慢跑、上下楼梯时均会心慌气短,或筋脉不活络,活动欠灵活,形成失用性肌肉萎缩,张力减低,软弱无力,被误认为是身亏体虚,休息、吃补药得不到缓解。又如重病、骨折等长期卧床,易发褥疮,或成失用性瘫痪,因此,要适时按病情需要,在床上自主或被动翻身,变换体位及按摩,也可适时下床适当活动。产妇产后、手术后患者也均要适时下床适当活动,以利于体质的恢复。因此,不是一味的多休息、吃补药就有利于健康。

（四）越息越懒的说法

越息越懒的原因多为精神思想因素。有人认为注意多休息,才有利于健康长寿,我不太苟同。上古人就是在活动、工作、劳动与大自然气候、环境等恶劣生活环境条件中适应生存的。否则养尊处优,越息越懒,免疫抗病力减弱,不耐风寒雨露,经常患病;又因少活动、不活动,肌肉肌腱萎缩、松软,张力及强力减退,易疲劳乏力,所以常想休息,不坚持活动和工作,导致越息越想息的恶性循环,最后就不能劳动。有些脑中风偏瘫或截瘫患者,经常卧床,也要按病情轻重,采取主动、被动性活动锻炼或按摩,否则肌肉肌腱日渐萎缩,造成肌性失用性瘫痪。中枢性、周围性两种瘫痪共存,其瘫痪更难恢复,且易导致褥疮,加重病情及其复杂性。由此可见活动锻炼的重要性。但锻炼活动要适度,不能太过,也不能不及,既要按病情,也要看年龄、体质状况量力而行。育龄期,特别青壮年,活动锻炼可多些,炼成强壮身体,生儿育女,也就有强壮的遗传基因。

（五）辨证看"讲究卫生"与"不干不净吃了没病"

这是矛盾事物双重性,要一分为二的辨证观点分析。一般情况下,我们都应该讲清洁、注意卫生,但也不要刻意苛求。偶尔有少量细菌进入体内,不至于发生疾病,但有可能激发人体产生抗体,增强免疫力,而起到防病作用。

（六）医生要做到高诊断率,不误诊、少漏诊是不容易的

目前医学还没发达到这个水平,还有很多未知数。况且有不少疾病从表面上看,似乎与主病不相关的首发症状很多,常给医生造成误导或延误诊断和治疗,时有发生,成为医患欠和谐的原因之一。例如,糖尿病患者先有手麻就诊,或视力减退就诊,或双足特别寒冷发凉就诊,却无"三消"症状。另外,如阑尾炎早期症状未尽显露出来的转移性腹痛,即先有上腹痛,以后才有右下腹痛。还有一些特殊病例表现的特殊症状,增加了诊断的困难,须经过多次临床观察,或多次诊疗,再从病情变化、疗效情况及检查报告、有关的症状相继出来后,才能大体得到一个印象诊断、初步诊断,或明确诊断。

例如,1位胰腺肿瘤患者,有腹部疼痛症状,但腹软,无明显压痛,未触及肿块,因此,未能及时得到明确诊断。后来从左上腹听到心外血管 SM,得到提示胰腺肿瘤的诊断,经进一步相关检查及手术后才得以确诊。由于胰腺位于腹后壁,肿块不易触及,未及时做相关胰腺疾病实验室检查及影像学检查。因为在左上腹部听诊中有心外血管 SM,可能是脾动脉因受

到胰体肿瘤压迫得到提示胰腺癌诊断,所以做进一步相关检查得到确诊。又如单纯贫血、纳少、脘胀、消瘦、乏力、大便隐血(+)等任何单一症状,皆有可能是胃癌的首发主诉症状,就须胃镜检查才能发现,分析如下。

(1)贫血:有可能是由胃癌细胞破坏了胃黏膜的造血因子或慢性失血,但还未有胃部症状。

(2)纳少:有可能是因胃癌细胞破坏了胃黏膜,胃蛋白酶分泌缺乏,五肽胃泌素减少,使胃酸分泌减少,使消化功能降低,只有首发纳少症状。

(3)腹胀:原因同纳少,因消化功能不好而仅有腹胀。

(4)消瘦:由于胃癌影响消化,营养减少,加上癌细胞之高耗损而致消瘦。

(5)大便隐血(+):因胃癌造成长期少量出血,大便检查经常或持续隐血(+)。

(6)乏力:以上五种症状及情况尚不明显时,可有乏力。

以上六种单一症状,均可成为胃癌的首发症状,常当作贫血、一般消化不良,或其他胃病治疗,造成诊断的困难,常漏诊、误诊、误治。因此,疗效欠佳时,必须及时进行胃镜检查。

除上面所谈病例外,还有一种支原体引起的呼吸道感染伴发的严重贫血,更难发现和诊断,经多种治疗皆无效,后经用治疗支原体的药物才把这种贫血治愈。因此,医生知识要广博,成为全科医生,多学习,增加医学知识,才能提高诊断正确率,减少误诊及误治率,提高疗效。由于目前医学知识技术水平对很多疾病尚不可能及时得到诊断和有效治疗,患者亦应理解和谅解。医生诊治一些疑病恐病,有心理障碍的患者,考虑心理影响疾病疗效时,应多给患者做一些心理疏导,以及实验室和影像学检查,以释疑解惑,有助于淡化并解除心理障碍,促进疾病痊愈。

(七)纠正"用口呼吸"的习惯

首先应避免经常外感引起鼻炎而成慢性鼻炎,用口呼吸。因为用口呼吸易有风、寒、暑、湿、燥、火六淫之邪,夹带灰尘细菌、病毒等进入呼吸道,而引起的一些疾病。从鼻腔通道进入咽、气管的空气,可调节外界六淫之邪,使空气温度接近体温进入呼吸系统,减轻或避免对呼吸道黏膜的刺激,同时可吸附空气中的灰尘及细菌、病毒,减少并预防口腔唾液随呼出气体蒸发流失而口干,减轻咽炎、喉炎、扁桃腺炎、支气管炎、燥咳、肺炎等呼吸道感染性疾病,以及燥咳、咳痰不爽。

(八)对口角、舌唇糜烂、溃疡发因——火气说的新认识

口角、舌唇燥裂、疱疹与气候相对湿度较低,多燥邪易成火有关,以及与单纯疱疹病毒感染有关。有些人每因严重失眠、过度疲劳正气不足,免疫力下降,而易复发。口唇、口角糜烂炎症,与习惯性用舌头多舔唇部及口角,被涎液中酶浸润有关。口腔黏膜炎症、溃疡、舌红痛少苔,与经常多吃煎炒炙煿粗糙、干燥的煎饼、饼干,以及太咸、太甜等高渗饮料或食物刺激,物理损伤等有关;亦有因经常用舌尖舔牙齿,搅拌食物(如常吃虾蟹等),因物理摩擦受伤有关。东南大学附属中大医院皮肤科主任医师发表了《"烂嘴角"是上火还是病毒疱疹?》。还有学者提出:"经常用舌舔嘴唇、口角不是好习惯。"

（九）要有革新、创造、前进精神

学习王清任的《医林改错》，学习金元四大家随时代政治、经济等社会的变化，提出古方今用不相能也，而从麻黄桂枝汤改用九味羌活汤，创补肠胃之补中益气汤。又根据体质火旺阴虚积滞腑实等而创建泻火、滋阴、攻下等金元四家方药及论说。又如近代，因经济条件差，营养缺乏，导致营养不良、气血亏虚，正气免疫抗病能力不足而引起的疾病，应加强营养，强壮身体促健康，提高正气抗病免疫力。所以，治疗疾病时，须考虑气血亏虚，正气不足，影响疗效，需兼用一些补益药。改革开放后，经济条件逐渐发达，人民生活质量明显好转，营养充足甚至过剩，导致肥胖、体重超标、高血压、高血脂、脂肪肝、高尿酸血症、高血糖都越来越多。问诊时，常需问及有无上述疾病，否则就容易漏诊。若用对该病忌用或慎用药物会引起误治，甚至产生副作用。例如，高血压伴发咳喘患者使用麻黄，就可能使血压更高导致脑出血；重者中脏腑，汗出亡阳，死亡。心脏病慢性心力衰竭患者使用麻黄，有可能引起急性心力衰竭，导致休克，汗出亡阳，死亡。因此，问诊时必须问有无高血压史，重新测量血压，而按其高低决定麻黄用否及其用量大小，就能避免或减少其毒副作用。

已往我用小青龙汤加减治咳喘病时效果较好，较少有并存高血压患者。只要没有高血压、心脏病或心功能不全，即可用麻黄常用量，疗效较好。现在门诊咳喘患者，并存高血压患者较多，麻黄应慎用，除须询问有无高血压外，必要时，还须测量血压。未吃降压药前，如血压轻度升高，应降低麻黄的剂量或不用，而用对血压没有或影响小的咳喘药。开膏方时，应问有无糖尿病？是否要用木糖醇代冰糖？以免引起血糖更高，发生糖尿病危象。

（十）望、闻、问、切四诊合参的重要性

西医临床医生通过视、触、叩、听可从患者身上得到供诊断的第一手信息资料，是中医临证辨证施治的基础。现在还有很多实验室检查及影像学检查。这些均是四诊的延伸，应熟练掌握，对诊断大有帮助，如"上工望而知之、中工闻而知之"。结合现代医学视、触、叩、听对四诊的新认识和应用，则可更多、更准确得到对患者病情资料以利诊断。如望诊时，发现患者面色红润有光泽，身体壮实，步履稳健，气息平和，无其他特殊病色，语音洪亮，即气血旺盛、正气足的表现，大致初步即可知晓其无急慢性重大疾病。要做到这点，必须重视多观察、多分析、研究，积累经验才能达到望而知之。心脏听诊可听到心脏各瓣膜杂音而可诊断多种心脏病；肺部听诊听到肺部左右上下不同部位或全部，轻重或多少干、湿啰音或哮鸣音，有助于诊断急慢性支气管炎、支气管扩张、肺炎、哮喘、肺结核等病，对辨病有很大的帮助。

（十一）防止或减少医疗事故及纠纷

目前由于医疗知识和技术水平对诊断、疗效等，还不能满足诊疗医患要求。有专家学者报道，在门诊的诊断正确率或只有70%左右，只能治好1/3的疾病，其余有的是自愈，有的是经过非药物治疗而痊愈。因此，需提高诊疗水平，加强全心全意认真仔细为患者服务的理念，做好医嘱，取得患者的信任、合作、认可、谅解，当能减少或消除事故及纠纷。

（十二）谈名医之路

医之成名，医术当为先，但道无术不行，即行医接诊时应具备医患对话、医嘱、服务态度

等技巧方法,但如无广博的医学知识、临床经验和生活体验也是不行的,还要有社会学、心理学等,否则既难以提高诊断、疗效,又难以应对患者提出的质疑,就无法取得患者的信任和安全感,无法得到心理的安慰和满足。患者信任,病易好,就诊的患者也逐渐增多,日积月累,相互传告,便会慢慢成名,也可减少或避免不必要的医疗误会和纠纷。现在有的国外医学院校已开设对患者如何交流的科目,可见医患对话的重要性。所谓术应是在真才实学基础上的术,而不是骗人的邪术,更不是不学无术,举例如下。

(1)有一位老中医对新婚早孕妇的诊断,仅凭少妇衣鞋着装、头面修饰的特点,以及陪护家属等的分析,便知是来求证孕否的,初步知道少妇已停经,就有怀孕的可能,一边切脉,一边问患者停经时间,即已取得陪护家属及少妇的认同而信任,诱导患者把情况和盘托出。患者认为切脉而知,逢人便说,这位医生的名气则大升。

(2)从气候得知患者家居城东城西方向,便已取得患者及其陪同人的信任,诱导出患者主诉及病情病史。

(3)某年冬季,某中医看到就诊患者及其陪同人的肩背部有雪花,在切脉时,即对患者说了一句:"你家住在东北吧!"在当年患者惊奇地认为这个医生把脉能知住在东北,认为这位医生一定本事大,对之信任有加,随即把病情及心里话和盘托出,这样有利于辨证施治,使疾病痊愈,医者名利双收。

我对医学兴趣高、所诊疗病种广,涉及学科别多、范围广,对诊疗工作认真负责。现在我又多了一些现代实验室及影像学检查知识。对所诊患者,从四诊既知道其发病原因,也可预知其今后发展概况,提高了我对疾病诊断率、治愈率,能为患者答疑解惑,以及传授保养方法,对疾病的痊愈是至关重要的。另外,关心患者,服务态度良好,取得患者信任,患者便有安全感。复诊患者、门诊患者多了,名气也相应大起来了,因而于1990年评为江苏省名老中医。1991年1月被国家遴选聘任为全国500名老中医药专家学术经验继承工作指导老师,1997年又被国家遴选聘任为第二批全国老中医药专家学术经验继承工作指导老师。我成为一代名医,是刻苦学习、钻研的结果退休后在已90岁高龄时,经过3年努力,完成出版《杨泽民临证经验医案集要》(全国名老中医药专家临证经验丛书之一)。今为促进加快中医现代化,又即将完成《中医现代化研究与实践——杨泽民学术观点》。

(十三)对患者负责

减少漏诊、误诊、误治确保诊断正确及时疗效好,多用一些实验室检查及影像学检查是必要的,可避免一些不必要的医患纠纷,对患者负责。

1. 引起医患纠纷的原因

(1)医源性

1)医生方面:应注重医德,加强责任性,杜绝责任事故,避免医患纠纷。对一些重要疑难疾病,多做些必要的相关实验室及影像学检查,既对患者负责,也是对自己负责,是必要的。如患者因恐病疑病,应多做些心理疏导,解惑释疑。必要时,征得患者同意,可再进行一次相关检查,可帮助患者解惑释疑,消除恐病疑病,使患者如释重负,阴阳和、气血顺、正气足,从而提高疗效。

2)患者方面:由于同一疾病症状表现多样性,特别是同一疾病首发症状的多种性、多变性,给及时诊断造成困难。目前医疗知识、技术,在很大程度上仍存在不足,造成诊断不及时、欠明确、不明确,影响疗效,不能满足患者要求;还有一些难以避免的医源性、药源性,以及过敏、特异体质疾病,但患者不理解、不谅解。还有些是医生的态度、言语、医嘱不当造成的。这些都要引起注意,尽量避免发生,以免引起不必要的误会和纠纷。

(2)药源性:药物对患者的过敏、特异反应,或药物代谢对患者肝、肾等脏器造成难以避免的毒副作用。所谓"是药三分毒",很多在停药后就能恢复,也有少数遗留症状难以逆转。因此,在患者就诊时,都要一一问清对药物有无过敏、特异反应,就可避免发生。

2. 关于医疗事故、差错及纠纷问题的防止措施和处理办法

医患双方要本着"医患是一家"的理念,即患者是要医生治好自己的病,医生是要治好患者的病,都是一个共同的愿望。但目前医学知识、技术水平,尚有很多不能满足医患需要,影响诊断和疗效;况且还有很多不确定因素,如人们的特异体质,个别人对诊疗时的药物反应,对疼痛及见到红色血液等发生晕厥等。这些都是难以预料的,大家应相互理解。

(十四)老年人生活特点

思维、活动、稳定性等适应性差,并随年龄增长更差、行动迟缓、思维欠敏捷,情志多变化,走路站立稳定性差;在平卧起立、休息活动欠佳时,易发生血压体位性降低而晕厥,心率因活动而加快,促使心病、心力衰竭发作。这就要求老年要多活动、多思维,发挥积极的一面,使适应差等情况就可得到改善,以及其他思维等情况也都可所得到提高。但也不能操之过急,过于勉强,应量力而行,既要不过,也要避免不及,符合中庸之道。

(十五)关于妇科月经异常之倒经

倒经即每逢月经来潮,即有咳血或鼻衄。有报道称其病因是肝气郁积、肝火上乘。又有据现代医学文献可知绝大部分是子宫内膜移位,在肺部查到子宫内膜组织,于月经期咳血鼻衄中也可查到子宫内膜组织。七七之期,月经终止,咳血也就随月经终止而终止,不治而愈。前者肝火论,是按脏腑学说配五行的推理,如东方甲乙木,木生火,木与肝配,我认为理论可能已过时、较滞后。后者有理有据,符合医学科学,我认为可信度高。

(十六)胃酸、胃蛋白酶分泌的多少

青少壮年胃酸、胃蛋白酶分泌多正常,消化力旺盛,纳佳、营养好、身体健,工作、劳动、思维能力强。如果胃酸、胃蛋白酶少,则影响消化;胃酸、胃蛋白酶多或浓度高,对胃黏膜有一定刺激,容易形成胃炎、胃糜烂、胃十二指肠球部溃疡。其分泌增减多少与喜、怒、忧、思等情志有关。随年龄增加进入老年,各种功能的逐渐减退,胃酸、胃蛋白酶分泌也渐减少,消化能力就逐渐减弱。另外,老年人活动减少,能量消耗降低,饭量、营养的需要也就减少,体质减弱,健康状况就变差。相比上述胃十二指肠球部溃疡、胃炎等胃病也随之减少;但慢性胃溃疡、胃癌患病率就有可能增加。

（十七）中老年体胖超重

体胖超重易形成腰椎、膝关节骨质增生,半月板损伤,而发生腰膝酸痛。

（十八）肠梗阻

腹部外科手术后肠粘连多发,以及肠痉挛、肠扭转、肠套叠及肠癌、蛔结,还有腹腔肿块压迫肠管等,均可形成完全性、不完全性机械性肠梗阻,影响肠道通畅,较易形成肠型、气块(瘕)、腹痛、呕吐等。有的患者在功能性嗳气、矢气后缓解或好转。有很多是急腹症,需急诊治疗或手术治疗,才能挽救生命。严重感染性疾病等引起的肠蠕动减弱导致腹胀、肠鸣音减弱、消失,形成麻痹性、完全性或不完全性肠梗阻,不能将其当成病在气是轻症来处理,一定先要按现代医学来辨清疾病。肠梗阻多数属急腹症,是外科急腹症,应按各该疾病急救或外科手术治疗。

（十九）要有科学唯物的医者意也

要具备从现代生活经验、解剖、病理生理、理化等知识中找到科学性、实用性的诊疗联想的医者意也。

（二十）中医文化与国学等均是中国文化

中医学理论、临证经验、单方验方是奇葩、是宝库,内容丰富,需我们用现代科学的医药学方法去研究,值得我们去传承、研究和发扬。但也要一分为二,对存在的糟粕、错误、滞后等内容,要能自批自责,跟上医学现代化的步伐。

第二章
临证经验撷英

第一节　杨泽民老中医防治消化性溃疡（虚证）
复发的经验——附 60 例临床分析

摘要：杨泽民运用自拟胃疡灵，按辨证分型予以加味治疗消化性溃疡（虚证），全部病例均在治疗前 1 周内经胃镜检查证实有活动性溃疡。治疗组 60 例，其中肝郁脾虚型 13 例，脾胃虚寒型 18 例，胃阴不足型 12 例，虚寒夹热型 17 例；对照组 48 例，口服雷龙替丁 150 mg，每日 2 次，疗程均为 4~8 周。治疗结果：治疗组 4 周治愈率（60%）低于对照组（70.8%），8 周治愈率（78.3%），总有效率（90%），与对照组 8 周治愈率（79.2%），总有效率（89.6%）之间无显著性差异，治疗组复发率（6.4%），则明显低于对照组（25.6%）（$P<0.01$）。结果提示中医药在防治溃疡病复发方面具有一定的前景。杨泽民认为溃疡病主要是肝、脾、胃三脏（腑）受损，脾胃虚弱是比较普通的基本症候，而程度不同的气滞血瘀为重要的病理改变，故治疗宜紧紧抓住健脾疏肝，理气和胃，活血化瘀，并注意根据临床症状和体征辨证分型论治。杨泽民强调防治溃疡病复发主要应抓住几个关键：① 早期发现，及时治疗；② 气虚易发，阴虚难图；③ 宜常规进行巩固性治疗；④ 应重视个体化治疗；⑤ 消除诱因，减少复发。

溃疡病是常见的慢性反复发作性消化系统疾病，对劳动力的影响较大。目前虽然通过中病尚存在不少难题。南京中医学院兼职教授、常州市中医院主任医师杨泽民，多年来积累了溃疡病治疗的丰富临床经验。本文主要总结杨泽民老中医防治消化性溃疡（虚证）复发的经验。

一、病例选择与分组

全部病例均在治疗前 1 周内经胃镜检查证实有活动性溃疡，且中医辨证有虚证表现者，分成治疗组和对照组。

1. 治疗组

60 例，男 48 例，女 12 例。年龄 19~61 岁，平均 36.3 岁。病程<1 年 6 例，1~10 年 47 例，>10 年 7 例，平均 6.5 年。其中胃溃疡 18 例，十二指肠溃疡 36 例，复合性溃疡 6 例。

2. 对照组

48 例,男 39 例,女 9 例。年龄 16~63 岁,平均 35.5 岁。病程<1 年 5 例,1~10 年 37 例,>10 年 6 例,平均 6.3 年。其中胃溃疡 14 例,十二指肠溃疡 30 例,复合性溃疡 4 例。

两组性别、年龄、病程、溃疡类别之间均无显著性差异($P<0.05$)。

二、观察和治疗方法

1. 治疗组

根据临床症状和体征进行辨证分型:① 肝郁脾虚型(13 例);② 脾胃虚寒型(18 例);③ 胃阴不足型(12 例);④ 虚寒夹热型(17 例)。

治疗以自拟胃病灵为基本方,由白术 10 g、茯苓 15 g、陈皮 10 g、姜半夏 10 g、煅瓦楞子 30 g、丹参 20 g、白芍 10 g、甘草 3 g 组成。按辨证分型予以加味:肝郁脾虚型加柴胡 10 g、枳壳 10 g、延胡索 10 g、川楝子 10 g;脾胃虚寒型加黄芪 20 g、桂枝 10 g、高良姜 3 g、香附 10 g;胃阴不足型加沙参 10 g、麦冬 10 g、生地黄 10 g、石斛 10 g;虚寒夹热型加桂枝 6 g、川黄连 3 g、吴茱萸 1 g、知母 10 g。每日 1 剂,煎服,每日 3 次,疗程为 4~8 周。

2. 对照组

口服雷尼替丁 150 mg,每日 2 次,疗程 4~8 周。

两组患者均在消化科门诊观察疗效,治疗后 4 周复查胃镜,如溃疡未愈合者再治疗 4 周后复查。

三、疗效标准

治愈:症状、体征消失,胃镜复查溃疡病灶愈合。

有效:症状、体征明显减轻,胃镜复查溃疡面缩小。

无效:症状、体征减轻不明显或反加重,溃疡面无改变。

四、治疗结果及分析

(1) 治疗组 60 例中 4 周治愈 36 例(60%),8 周治愈 47 例(78.3%),有效 7 例(11.7%),无效 6 例(10%),总有效率 90%。对照组 48 例中 4 周治愈 34 例(70.8%),8 周治愈 39 例(79.2%)有 5 例(10.4%)无效 5 例(10.4%),总有效率 89.65%。两组对比,治疗组 4 周治愈率低于对照组($P>0.01$),8 周治愈率和总有效率均无显著性差异($P>0.05$)。

(2) 两组各溃疡类别的疗效比较见表 32,提示十二指肠溃疡、胃溃疡的疗效较佳,复合性溃疡的疗效较差,而两组各溃疡类别的疗效之间无显著差异($P>0.05$)

(3) 治疗组各证型的疗效比较见表 33,提示肝郁脾虚型疗效最佳,脾胃虚寒型和虚寒夹热型次之,胃阴不足型疗效较差($P<0.01$)。

(4) 对 2 组治愈的患者随访 6 个月至 1 年,治疗组复发 3 例,复发率 6.4%,其中有 1 例查胃镜未发现有新溃疡。对照组复发 10 例,复发率 25.6%,两组复发率之间有显著差异($P<0.01$)。

表 32　两组各溃疡类别的疗效比较

	治疗组			对照组		
	胃溃疡	十二指肠溃疡	复合溃疡	胃溃疡	十二指肠溃疡	复合溃疡
治愈	14	32	1	10	27	1
有效	2	3	2	2	2	1
无效	2	1	3	2	1	2
合计	18	36	6	14	30	4

表 33　治疗组各证型的疗效比较

	肝郁脾虚	脾胃虚寒	胃阴不足	虚寒夹热
治愈	13	15	7	12
有效	0	2	2	3
无效	0	1	3	2
合计	13	18	12	17

五、讨论和体会

如何防治消化性溃疡复发是临床上的重要课题。自 20 世纪 80 年代 H2 受体阻滞剂(如西咪替丁、雷尼替丁、法莫替丁等药物)广泛应用以来,溃疡的愈合率大大提高,但停药后复发率也高,且长期服药有一定副作用。本组运用胃疡灵加味治疗 60 例溃疡病临床分析表明,治疗组虽然溃疡愈合时间较对照组要长,但总的治疗效果并不逊色,而且在防治溃疡病复发上还优于雷尼替丁,又不至于发生毒副作用,说明中医药在防治溃疡病复发方面具有一定的前景,值得深入研究探讨。

杨泽民认为溃疡病主要是肝、脾、胃三脏(腑)受损,脾胃虚弱是比较普遍的基本症候,故中医辨证有虚证表现者居多,但这类患者的病理生理改变往往比较复杂,多数虚实兼夹,寒热错杂,以虚为本,或气虚或阴虚,虚中有实,或气滞或郁热或痰湿或血瘀或食滞,其中又以程度不同的气滞血瘀为重要的病理改变。因此,治疗原则宜紧紧抓住健脾疏肝、理气和胃、活血祛瘀,并注意根据临床症状和体征分型论治。由于中医治疗从整体出发,注意病变部位相关脏(腑)之间的内在联系,既治本,又治标,在抑制攻击因子,增强防御功能,恢复胃的运动和分泌功能,改善胃的内环境等方面可能起到良好的协调作用。所以,对缓解溃疡病症状,改善全身状况,稳定病情,减少复发,长期应用副作用小等治疗效果较西药为优。

杨泽民强调防治溃疡病复发主要应抓住几个关键。

1. 早期发现,及时治疗

因"暴病多实,久病多虚",实证易愈,虚证难疗,病程长的虚证溃疡病治疗难度大,疗效欠满意,复发的概率也愈大,故对溃疡病虚证患者尤应给予重视。今后随着胃镜的普遍应用和人们自我保健意识的提高,对溃疡病的早期诊断和治疗将会十分有利。

2. 气虚易复,阴虚难图

溃疡患者因忧思恼怒,肝气失调,横逆犯胃,或脾不健运,胃失和降,多运用健脾疏肝,理气和胃药物虽"治肝可以安胃",但理气药多香燥,如患者平素肝旺,或见舌质转红,则当少用,以免伤及阴液,反而缠绵难愈。从本组各证型疗效比较,胃阴不足型疗效较差。经随访观察复发的 3 例中有 2 例是胃阴不足型病例。这些都说明努力提高阴虚型消化性溃疡的疗效及防止其复发是防治消化性溃疡(虚证)复发中的重点。

3. 宜常规进行巩固性治疗

不少溃疡病经治疗,症状改善,或胃镜、X 线复查溃疡愈合而中断治疗,但停药后不久常易复发。对此,杨泽民强调在症状消除和溃疡愈合后要常规进行巩固性治疗 1～2 个月,对复发患者治疗时间可更长些,必要时可改用香砂六君丸维持。

4. 应重视个体化治疗

溃疡病的病因多样,其病理生理改变在胃、十二指肠或其他溃疡各有不同的特点,表现在每个患者个体,则因体质类型、发病诱因、机体反映、天时地域的不同,其临床症状、体征、舌苔、脉象等均有差异。杨泽民主张在整体治疗的同时应结合个体化治疗,因人、因地、因时来选方用药及消除各种诱因的干扰。

5. 消除诱因,减少复发

实践证明,影响溃疡病发生和复发的因素很多,其中尤以情志、劳累、饮食不当为最。作为临床医生必须树立防治并举的观念,密切关注可能导致病情复发的各种诱因,叮嘱患者尽量避免。对合并咳嗽、哮喘、膨胀的溃疡病患者,须积极控制这些相关疾病,以提高疗效和减少复发。过用大苦大寒、辛热香燥、滋腻厚味、峻下逐水之品易损伤胃阳或胃阴,有发生医源性胃黏膜损伤之弊,亦应注意避免。

洪哲明(学术继承人),常州市中医院

第二节　辨证分型治疗非溃疡性消化不良 100 例

笔者自 1991 年以来应用中医药辨证分型治疗非溃疡性消化不良(non－ulcer dyspesia,NUD)100 例,取得满意疗效,现总结如下。

一、临床资料

本组病例均系消化专科门诊患者,经胃镜和 B 超等检查以排除消化性溃疡、胃肿瘤、慢性胆囊炎、胆石症和慢性胰腺炎等器质性疾病,其中男性 62 例,女性 38 例;年龄 21～76 岁,平均 41.5 岁;病程半年以下 22 例,半年至 3 年 48 例,3 年以上 30 例。

二、诊证分型

1. 肝郁气滞型(30 例)

症见胃脘胀痛,牵及两胁,嗳气频作,遇怒症状加重,大便正常或干燥,苔薄白,脉弦。治以疏肝理气和胃,常用药物:柴胡、枳壳、白芍、紫苏梗、陈皮、香附、延胡索、川楝子、甘草。

2. 胃热气滞型(21 例)

症见胃脘阵痛,嗳气反胃,嘈杂泛酸,口干口苦,舌红,苔薄黄,脉弦数。治以清中泄热和胃,常用药物:粉丹皮、山栀子、川黄连、吴茱萸、煅瓦楞子、代赭石、沉香、竹茹、川楝子、蒲公英。

3. 脾虚胃滞型(25 例)

症见胃脘隐痛,脘痞胀满,食欲不振,神倦乏力,大便稀溏,舌淡,苔薄白,脉细。治以健脾和胃行滞,常用药物:党参、白术、茯苓、柴胡、枳壳、干姜、桂枝、白芍、炙鸡内金、甘草。

4. 阴虚胃滞型(14 例)

症见胃脘灼痛,纳呆干呕,泛酸嘈杂,大便干燥,舌红,少津少苔,脉细数。治以养阴益胃和中,常用药物:沙参、麦冬、石斛、乌梅、煅瓦楞子、当归、川厚朴花、玫瑰花、白芍、甘草。

5. 气滞血瘀型(10 例)

症见胃脘痛经久屡发,痛有定处如针刺,舌有瘀点,脉细涩。治以化瘀理气和胃,常用药物:当归、丹参、乳香、没药、延胡索、川楝子、陈皮、枳壳、香附、甘草。

上药均按常规水煎温服,每日 3 次,41 周为 1 个疗程,治疗 1~2 个疗程。

三、疗效标准

治愈:自觉症状全部消失,上腹部无压痛,食欲、苔、脉正常。

好转:自觉症状大部消失,上腹部压痛减轻,食欲、苔脉、有好转。

无效:症状、上腹压痛、脉、舌改善不明显。

四、治疗结果

(1)治愈 65(65%),其中肝郁气滞型 25 例,胃热气滞型 14 例,脾虚胃滞型 14 例,阴虚胃滞型 7 例,气滞血瘀型 5 例。

(2)好转 30 例(30%),其中肝郁气滞型 5 例,胃热气滞型 7 例,脾虚胃滞型 9 例,阴虚胃滞型 5 例,气滞血瘀型 4 例。

(3)无效 5 例(5%),其中脾虚胃滞型 2 例,阴虚胃滞型 2 例,气滞血瘀型 1 例。

总有效率 95%。

五、体会

非溃疡性消化不良是一种常见的消化症候群,在人群中患病率约为消化性溃疡的 2 倍。

上消化道动力障碍为其主要病因病理,故中医治疗常用和胃降逆方药有一定疗效。但胃气不降常与肝失疏泄、脾气虚弱、胃阴不足等密切相关,气滞又常伴随血瘀互为因果,若不以中医理论为指导,单纯运用和胃降逆中药治疗,势必将影响到治疗效果。

笔者根据多年临床实践经验,非溃疡性消化不良分为肝郁气滞、胃热气滞、脾虚胃滞、阴虚胃滞、气滞血瘀五型治疗,以疏肝、清热、健脾、养阴、化瘀合理气和胃降逆为大法,有效率达95%,仅个别病例无效,似与嗜酒和咖啡、高胃酸分泌、幽门螺旋杆菌阳性等有关。

西药甲氧氯普胺(胃复安)因易发生锥体外系反应的副作用,而导致临床应用受到限制,多潘立酮(吗丁啉)主要对上腹胀满、嗳气、恶心症状有效,对非溃疡性结肠炎症状缓解率为60%~80%。相比之下,中医辨证分型治疗有从整体出发,辨证施治,缓解症状明显,疗效满意,无副作用等优点,故认为辨证分型治疗不失为目前治疗非溃疡性消化不良的明智选择。

洪哲明、杨泽民,江苏省常州市中医院

第三节　杨泽民的德与术

杨泽民(1927年~　　),为全国500名老中医药专家学术继承工作指导老师之一,现为常州市中医医院消化科主任中医师,曾任江苏省中西医结合学会消化专业委员会委员,常州市中西医结合学会秘书长、副理事长,南京中医药大学兼职教授。

杨泽民1946年毕业于上海中国医学院,后随沪上名医应诊,掌握了各科中西医学基础及临床,先后开业于上海、常州。1962年调入常州市中医医院。从事中医临床、教学、科研工作已54年。

杨泽民擅长于内科临床诊疗工作,尤以诊治消化系统疾病的高超技能而著称,享誉常州及周边市(县),全国各地亦常有患者来就诊或来电来信函诊。其已撰写专业学术论文30余篇,有多篇获优秀论文奖,并亲自筹建了常州市中医医院中医药研究所,从事科研项目多项,"电脑中医辨证施治"获市科技进步集体一等奖。

本人有幸成为杨泽民学术继承人,通过三年的跟师学习、实践、总结,较全面地继承了杨泽民的学术思想和经验专长,并且还受到了杨泽民严谨治学精神和高尚的医德医风的熏陶。现从德与术两大方面加以论述。

一、治学严谨,为医高尚

杨泽民之所以能成为一代名医,这与他数十年如一日的严谨的治学精神和高尚的医德医风是分不开的。

杨泽民博览群书,博采众长,他通读、精读了《黄帝内经》《本草纲目》《金匮要略》《脾胃论》《医林改错》等数十部中医经典书籍,还长期订阅了《中医杂志》《实用内科杂志》《中华消化杂志》等多种专业杂志。他的治学格言是"博览群书,古为今用,洋为中用,中西医结合,理论联系实际,融会贯通,不断创新",正是在这一思想的指导下,杨泽民不断进取,学无止境,学术理论不断升华,临床经验日益丰富,且总是与现代科学的观点保持着紧密的联系,从而使学术观点总是保持着新的活力,疗效不断提高,声誉与日俱增。

杨泽民早年深受庭训,明确为医之道是治病救人,在医术上不得半点马虎和虚假。要做到这一点,就要不断克服骄傲自满、故步自封的思想,因此,他总是以"吾日三省吾身"之训,看到自己的不足,不断告诫自身,遵"学到老,学不了""三人行必有我师焉"之真谛,如饥似渴地自学,并向同辈、新人学习,以中医为主,古今并蓄,中西兼收,不断满足了患者日益增长的健康需求。

杨泽民为人正派,秉性淳厚。他信奉孟子"敬人者人常敬之"之道,以诚待人,与人为善,对患者和蔼可亲,高度负责。他时时以"夫医者,非仁爱之士不可托也,非聪明理达不可任也,非廉洁淳良不可信也"这一古训来告诫勉励自己,对患者,无论贫富贵贱,男女老少,均一视同仁,全心全意。他还遵从孙思邈"凡大医治病,必当安神定志,无欲无求……"之诫,临证中做到全神贯注,目不旁视,心不二用,不轻易接待亲朋,不随意处理私事,不谈论街头巷尾,专心致志,严密地望、闻、问、切,而且基本做到了每1例患者都仔细地进行腹部检查,有的还需听心肺,测血压,进行必要的理化检查,因此诊断及时正确,极少误诊漏诊。患者充满了信任感,安全感,积极配合治疗。

杨泽民一切为患者着想,既要治好病,又要少花钱,尽量减轻患者的经济负担。如几次购药,免费分发给农村的贫困患者;将自购的一千多元的进口电子自动血压计带到诊室为患者测压。又因认识到如只看病开处方,无详细的医疗嘱咐,这只是看了一半病,所以他回答病患的提问,解释病因、病情、病机,防治方法,告诫患者服药方法、饮食宜忌、生活起居、精神调摄,总是不厌其烦。杨泽民虽年逾古稀,但为了患者的需求,仍日诊治患者50名左右。上午患者较集中,且大多远道而来,为了不耽误患者的时间,他常常提早上班,中午即使看到1点钟左右,忍饥挨饿,也要将患者全部诊疗完毕,让患者尽早回家,服药休息。

杨泽民严谨的治学态度,高尚的医德医风,无私的奉献精神,在学生心目中树立了崇高的形象,为学生的发展成长指明了方向。

二、理论创新,经验丰富

从医50多年来,杨泽民在理论上不断求索、创新,在临床上不断总结、拓展,不仅治愈了大量的常见病、多发病,而且攻克了许多疑难顽症。

1. 论"寐不安则胃不和"

《素问·逆调论》曰:"胃不和则卧不安。"是指饮食不节,宿食停滞,胃脘胀痛,嘈杂反酸,或肠中有燥屎,均能造成胃气不和,升降失常,致睡卧不安,而成木寐。

自《黄帝内经》之后的历代医家,均将部分不寐之因归之于"胃不和",针对胃疾的证型,治疗分别采用补中健运,清化痰饮,理气和胃等法。

杨泽民从数十年的临床观察中认识到,寐不安,亦为胃不和之因素之一。许多患者,因失眠而致胃脘痞胀,疼痛,嗳气不畅,或因失眠,致胃病宿疾再发。因此,欠寐实为临床胃病诱因之一,必须引起重视。

外感内伤诸证,导致阴阳失衡,扰乱心神,心烦懊不寐,母病及子,胃气失于和降,导致胃脘胀满,疼痛,嘈杂,反酸等症出现;情志失调,心气不舒,肝气郁结,横逆犯胃,胃失和降,致胃病形成。

国内外临床研究证实,消化性溃疡的诱因,以工作疲劳,精神紧张,情绪不畅为主,在当前社会发展迅速,竞争激烈的情况下尤为突出,大脑皮层长期处于兴奋状态,导致失眠,使胃酸分泌过高,形成胃炎或溃疡。大脑皮层的功能紊乱,可导致肾上腺皮质激素分泌增加,后者具有促进胃酸、胃蛋白酶分泌和抑制胃黏液分泌的作用,使胃内生理平衡遭到破坏,从而导致胃炎、消化性溃疡的产生。按照巴甫洛夫皮层-内脏相关学说,用睡眠疗法可以获救。

因胃不和致卧不安者,治胃在先,兼以安神;因寐不安致胃不和者,解郁安神为先,辅以和胃。临床辨证当详细审察,方能切中病机。在解郁安神方面,杨泽民常用的药物有郁金10 g,炒枣仁 20 g,延胡索 15 g,陈甘松 10 g,丹参 15 g。郁金、延胡索,功擅疏肝解郁安神。枣仁、丹参,长于养心活血安神。陈甘松一味,杨泽民对其尤有独到的见解——能理气解郁,宁心安神,通过安神,达到和胃的目的,同时它入脾、胃经,能理气和胃止痛,起到双重作用。

例:姜某,女,35 岁,常州新区某外资公司文秘,上腹痛反复发作 3 年于 1998 年 10 月 13 日就诊。上腹疼痛,饥饿,受寒加重,工作繁忙,压力较大,失眠多梦,焦虑不安,舌淡红,苔薄白,脉弦细。胃镜提示十二指肠球溃疡,先后服雷尼替丁,奥美拉唑(洛赛克)等多种治疗溃疡药物,每次服药 1 个月余临床症状消失,胃镜复查溃疡愈合,但停药后一遇工作紧张,失眠很快复发,求诊于中医。杨泽民分析病史,依据卧不安则胃不和的理论,制定了建中安神和胃的治疗大法,药用黄芪 20 g,桂枝 5 g,白芍 10 g,姜半夏 10 g,吴茱萸 2 g,川黄连 3 g,煅瓦楞子 30 g,酸枣仁 20 g,延胡索 15 g,郁金 10 g,丹参 15 g,甘松 10 g,生甘草 3 g。同时服用雷尼替丁 150 mg,每日 2 次,药后心烦失眠明显好转,胃痛渐消,治疗 1 个月后复查,十二指肠球溃疡愈合,继以上方为主,加工成丸剂,服用 3 个月,至今未再复发。

2. 理气和胃法治疗胃下垂

自宋朝四大医家之一的李东垣创补中益气法以来,临床均以此法治疗胃下垂,具有一定疗效。杨泽民经过长期的临床探索,提出治疗胃下垂不能单纯补中益气,而必须主用理气和胃法,才能取得显著的疗效。胃属腑,主受纳腐熟水谷,以通为用。《素问·五脏别论》指出:"六腑者,传化物而不藏,故实而不能满也。"临床所见,胃下垂患者主要症状有胃脘痞满,餐后尤甚,纳减,嗳气,泛恶,舌苔白腻。分析病机,实属气机阻滞,和降失司,"传化物而不藏"之功能失常,不能以通为用。依据这一理论,杨泽民采用理气和胃法治疗胃下垂,获得了显著的临床疗效。代表方药:紫苏梗 10 g,枳壳 10 g,枳实 10 g,陈皮 10 g,姜半夏 10 g,砂仁4 g,薄荷 5 g,生甘草 3 g。方中紫苏梗行气宽中降逆,宣通上下郁滞;枳壳、枳实,行气消痞除胀,前者长于祛脘胀,后者偏于除腹胀;陈皮行气健胃,消滞止呕;姜半夏功擅降逆止呕,消痞散结,燥湿化痰;砂仁行气宽中消痞健胃,且能醒脾;薄荷入肝、肺二经,能疏肝行气,宽胸理气,抑木扶土,以利胃气通降;甘草和中,调和诸药。全方理气和中,消痞除胀降逆。现代药理研究并证实,紫苏梗、枳壳、枳实、陈皮、砂仁等均能兴奋胃肠平滑肌,增强收缩力,增强节律性蠕动,促进消化,因而对胃下垂具有明显疗效。

例:邵某,男,30岁,常州远东服装公司工作。上腹痞胀隐痛5年,餐后尤甚,嗳气,泛吐食糜,纳少不知饥,易疲劳,二便调,舌淡红,苔白腻,脉弦。上消化道钡餐透视提示胃下垂5 cm,胃镜见幽门黏膜脱垂。曾先后服补中益气汤煎剂及补中益气丸半年,无明显疗效。后按杨泽民的理论,以理气和胃论治,服该配方3个月,症状消失。上消化道钡餐透视复查示胃下垂2 cm,胃镜复查示幽门黏膜脱垂消失。继而加工中药丸剂1剂,缓服巩固疗效。

3. 益气温中苦泄法治疗十二指肠球溃疡。

十二指肠球溃疡病程长,易反复,临床主要症状为胃脘疼痛饥时明显,遇寒及进食生冷、酸辣等刺激饮食加重,得食得温可缓。临床一般总以脾胃虚寒论治。杨泽民经过长期观察发现,此类患者常兼有不同程度的胃脘嘈杂、灼热、泛酸,舌苔可见薄黄。他指出,这是兼夹郁热,十二指肠球溃疡的病机应为中焦脾胃虚寒,兼夹郁热。这一郁热的轻重,与炎症的轻与重,胃酸分泌的低或高,与幽门螺杆菌感染的轻与重等因素密切相关。根据这一结论,杨泽民拟定的治疗大法是温补中阳,兼泄郁热,经验方谓胃Ⅰ号方,药物组成有黄芪20 g,桂枝10 g,白芍10 g,姜半夏10 g,干姜2 g,吴茱萸2 g,川黄连3 g,薄荷5 g,煅瓦楞子30 g,延胡索15 g,生甘草3 g,方中黄芪、桂枝、白芍、干姜,仿黄芪建中汤意,重在温补中阳;姜半夏、延胡索理气行滞止痛;左金丸合薄荷,辛开苦降主泄郁热,三药具有抑制胃酸分泌,杀灭幽门螺杆菌的作用;煅瓦楞子制酸止痛;生甘草调和诸药,并能抑制因组胺引起的胃酸分泌过多。全方虚实并调,温清兼施。泄热之品,杨泽民十分推崇薄荷,具有辛凉透热,理气化湿抑酸之功,对中焦郁热,胃脘嘈杂灼热,反酸、嗳气不畅、口中黏腻者,用之疗效明显。由于做到了治病求本,十二指肠球溃疡患者一般连续服药2个月左右即可告愈,部分患者服药3天左右胃痛即止,少数患者服雷尼替丁、奥美拉唑无效,慕名请杨泽民诊治后,即取得明显疗效。溃疡愈合后,杨泽民继以中药汤剂或丸剂巩固治疗2~4个月,从饮食、情志、劳逸等方面对患者作调摄指导,从而使十二指肠球溃疡患者一年内复发率由通常的60%左右降至13.3%(30例随访1年)。

4. 调肝脾,温清兼施治疗肠易激综合征

肠易激综合征(腹泻型)患者,以腹痛、腹胀、肠鸣、泄泻为主要症状,特点为腹痛即泻,泻后痛缓,情志不畅,进食生冷,肥腻饮食可诱发或加重,同时又常兼见舌苔黄腻,黏大便夹有黄色黏液,里急后重等湿郁化热之象,病情迁延反复。杨泽民通过长期观察总结指出,本病的病机为肝旺脾虚、寒热错杂、虚实夹杂。治疗大法为抑肝扶脾、温清兼施。拟定的经验效方代号为"肠Ⅲ号方",组成药物有防风10 g,白术10 g,白芍10 g,陈皮10 g,秦皮30 g,生地榆30 g,辣蓼30 g,桂枝10 g,干姜3 g,草果8 g,炒诃子肉30 g,生甘草3 g。方中白术芍药散调肝补脾;桂枝、干姜、草果温脾化湿,振奋脾之吸收运化功能;秦皮、生地榆、辣蓼,消化大肠郁滞之湿热;煨诃子肉合秦皮、生地榆、草果能涩肠止泻;生甘草缓肝止痛,养脾助运,调和诸药。全方调肝补脾,温清兼施,虚实并调。若四肢不温,腹中阴冷,畏寒喜温明显,大便稀薄似水,舌淡白、脉细,寒象显著者,上方加熟附片 8 g,淫羊藿 10 g,加强温肾暖脾。若大便溏垢不爽,黏液色黄量多、里急后重、内热口苦、舌苔黄腻、热象明显者,则减少桂枝、干姜用量,加黄连 4 g,黄柏 10 g,加强消化大肠湿热之力。

随师学习期间,从门诊随机选择,属腹泻型肠易激综合征患者 47 例,诊断符合 1986 年 11 月全国慢性腹泻学术讨论会制定的标准。其中男 21 例,女 26 例,男女比例为 0.8∶1。年龄最大 66 岁,最小为 23 岁,平均 42.7 岁,病程最长 20 年,最短 3 各月,平均 3.5 年,大便次数每日 3~5 次 36 例,6~8 次 11 例,平均 4 次。

治疗采用中药肠Ⅲ号方煎服,每日 1 剂,常规水煎 2 次,取汁混合后,分 3 次口服。

治疗前后肠道症状评级,腹痛按程度分别评定 0~3 级:0 = 无症状;1 = 隐痛,对日常活动及睡眠无影响;2 = 中度,日常活动有一定程度受限;3 = 严重,不能从事日常活动。排便按次数及性状分别评定为 0~3 级;0 = 每日不超过 1 次,成型,无黏液;1 = 每日 2~3 次;2 = 每日 4~5 次;3 = 每日 6~8 次。

疗效评定:① 痊愈,症状完全消失,腹痛排便次数及性状评定均属 0 级;② 有效,症状改善>1 级;③ 无效,症状无改善。

结果:以治疗 28 天为 1 个疗程统计,痊愈者 38 例,占 80.85%,有效者 5 例,占 10.64%,无效者 4 例,占 8.51%。

愈合的 38 例中,服药 7 天痊愈者 5 例(13.16%)服药 14 天痊愈者 16 例(42.11%),服药 21 天痊愈者 9 例(23.68%),服药 28 天痊愈者 8 例(21.05%)。

5. 从肝胆论治胆汁反流性胃炎

胆汁反流性胃炎是由幽门括约肌功能失调,引起碱性胆汁、肠液反流,损伤胃黏膜而引起胃炎。可发生于胃空肠吻合术后、幽门括约肌松弛或肝胆病变者。临床症见上腹部不适或疼痛、嘈杂、灼热、胀满、嗳气、口苦、恶心、泛吐苦水等,多以餐后或进食肥腻饮食后为甚。

杨泽民指出,本病病位虽在胃,但与肝、胆密切相关。肝、胆、胃同属消化系统,共司饮食的消化吸收输布。肝气的疏泄直接影响脾胃气机的升降,影响胆汁的生成与排泄。胆与胃,同属于腑其气均以降为顺,其生理功能均以通为用。临床上常可见到,因情志郁怒,肝胆疏泄失常,而导致胆汁反流性胃炎产生或加重,胃脘部症状总会牵及两胁,这也是很有力的佐证。

引起该病的病因,主要为湿、热、气。情绪忧郁恼怒,饮食肥腻辛辣不节,肝气郁结,胆失疏泄,胆火犯胃,胃失和降而发为本病。病情迁延日久,可见既有肝气郁结、胆腑郁热,又可见脾胃气虚,即所谓"木乘土虚",形成虚实夹杂的病理特征。

因此,本证总的病机为肝气郁结,胆气不舒,胃失和降,下脘部功能失调,通降功能紊乱,胆汁无所制约,不循常道而逆流入胃。导致湿热阻滞,气机郁结,而出现一系列临床症状。杨泽民在辨证施治上主要归纳为三类。

(1) 肝(胆)胃气滞型

症状:胃脘胀痛,牵及两胁,嗳气,口略苦,舌淡红,苔薄白,脉弦。

治法:疏肝利胆,理气和胃。

方药：柴胡 10 g，枳壳 10 g，枳实 10 g，郁金 10 g，姜半夏 10 g，制香附 10 g，白芍 10 g，紫苏梗 10 g，砂仁 4 g，金钱草 30 g，旋覆花（包）10 g，吴茱萸 1 g，川黄连 3 g。

（2）肝（胆）胃郁热型

症状：胃脘胀痛，牵及两胁，嘈杂灼热，口苦干，泛吐黄苦水，舌偏红，苔黄腻，脉弦。

治法：清利肝胆，降逆和胃。

方药：柴胡 10 g，黄芩 15 g，山栀子 10 g，枳壳 10 g，枳实 10 g，郁金 10 g，姜半夏 10 g，姜竹茹 10 g，白芍 10 g，吴茱萸 1 g，川黄连 4 g，炒川楝子 10 g，金钱草 30 g，旋覆花（包）10 g，生甘草 3 g。

（3）肝郁脾胃虚弱型

症状：胃脘痞满隐痛绵绵，胁胀，纳不香，神疲乏力，便溏，舌淡红，苔白，脉细弦。

治法：益气健脾，降逆和胃。

方药：党参 10 g，白术 10 g，茯苓 10 g，姜半夏 10 g，陈皮 10 g，广木香 10 g，砂仁 4 g，炒山楂 20 g，炒神曲 20 g，制香附 10 g，白芍 10 g，金钱草 30 g，旋覆花（包）10 g，生甘草 3 g。

各型治法方药虽有区别，但共同点有三：一是利胆，使胆汁的分泌排泄有常，代表药物是金钱草；二是降逆，使腑气顺降，抑制反流，代表药物是姜半夏、旋覆花；三是疏肝，解除肝木乘土，代表药物是柴胡、郁金、香附。

服药的同时，必须嘱患者注意情志，忌恼怒忧郁，以利肝胆气机的疏泄；调饮食，忌肥腻、辛辣、烟酒，以免助湿生热。

6. 辛开苦泄治疗食管炎

食管炎，临床辨证虽可有数种证型，但最常见的是热郁型。患者多因饮食不节。进食辛烈、烫、硬、炙煿，或因进食过冷、过酸食物，损伤食管黏膜，或因胃火上迫，泛吐酸苦，灼伤食管。临床症见胸骨后嘈杂，灼热疼痛，影响进食，舌红、苔黄、脉弦。黏膜胃镜检查可见食管黏膜不同程度的充血、水肿、糜烂、条索状肥厚增生。

杨泽民认为食管位于胸中，本证属中医学"胸痹"的范畴，病机为热郁胸膈，气机不利，治当予以辛开苦泄。辛开者，开泄郁结也；苦泄者，降泄火热也。经验方为吴茱萸 1 g，川黄连 4 g，薄荷（后下）5 g，芦根 30 g，金银花 10 g，连翘 10 g，山豆根 6 g，白芍 10 g，姜半夏 10 g，砂仁（后下）3 g，瓜蒌皮 15 g，枳实 10 g，煅瓦楞子 30 g，生甘草 3 g。方中吴茱萸、薄荷辛开宣泄宽胸；川黄连、芦根、金银花、连翘、山豆根，白芍苦辛清泄；姜半夏、砂仁、瓜蒌皮、枳实理气宽胸，化痰散结降逆；瓦楞子清胃火、止酸。临床应用疗效明显。

例：丁某，男，34 岁，干部，1997 年 11 月 25 日初诊。

因嗜食火锅饮食、饮酒，致胸骨后嘈杂灼热疼痛十余天，进食时疼痛尤甚，胸闷，口苦，舌红，苔薄黄，脉弦。胃镜检查：食管中下段黏膜充血，散在糜烂。诊断为食管炎，予上方口服，7 剂后症状基本消失，再进 14 剂后，黏膜胃镜复查示食管黏膜充血糜烂消除。

例：莫某，女，40 岁，甘肃兰州人，来常州经商。1998 年 4 月 9 日初诊。

进食哽噎，胸骨后疼痛烧灼感 2 月余，纳减，大便干，口苦，舌淡红，苔黄腻，脉弦。胃镜示黏膜食管中下段黏膜充血、糜烂,小颗粒样增生,触之易出血。病理检查示黏膜糜烂性改变,鳞状上皮轻—中度不典型增生。证属食管炎,痰热互结,气机阻滞,予上方口服,服药1个月,症状明显减轻,口服2个月后,症状消失,服药4个月后复查胃镜,报告示食管黏膜轻度充血,黏膜光滑,糜烂、颗粒样增生均消除。

7. 温中降逆治疗呃逆重症

杨泽民经多年观察认为呃逆一证,多因寒邪伤中,胃阳被遏,和降失司,胃气上逆而致,治疗当以温中降逆为大法,经验方为加味丁香散。随师期间观察到10多例患者,应用此方,确为效若桴鼓。

加味丁香散组成:丁香2g,柿蒂10g,桂枝10g,吴茱萸3g,干姜3g,姜半夏10g,砂仁(后下)3g,陈皮10g,生甘草3g。丁香配柿蒂,温中降逆止呃;桂枝、吴茱萸、干姜温胃散寒,祛除病因;姜半夏合砂仁、陈皮,理气降逆和胃宽中,降中寓升,以调畅胃气;甘草缓急舒胃,调和诸药。

例:姚某,男,41岁,常州青龙村农民,1997年7月10日初诊。

由于夏日受凉且饮冷,呃逆频作已持续10天,近2天更剧,呃逆连续不断,不能进食,不能入睡,十分痛苦,西药治疗数日无效,求治于杨泽民,见舌淡红,苔薄白腻,脉弦。病机为寒遏中阳,胃气不舒,治拟温中止呃,予加味丁香散5剂,服药2剂呃逆即基本停歇,服完5剂痊愈。

8. 理气化痰降逆治疗食管贲门失弛缓症

食管贲门失弛缓症是由于下食管贲门持续于痉挛状态,导致吞咽困难,常因情志不遂,饮食不节而诱发。症见进食哽噎不畅,甚至食入即吐,嗳气频频,泛吐痰涎,情绪抑郁,舌淡红,苔白腻,脉弦。若影响进食日久,气虚生化乏源,可致形体瘦弱,面无华色。胃镜检查示食管、贲门无器质性病变。

杨泽民认为本病病机为痰气郁结,食管气机不畅,失于和降。治当理气解郁,化痰降逆。经验方为紫苏梗10g,枳壳10g,陈皮10g,姜半夏10g,砂仁(后下)4g,薄荷(后下)5g,川贝母10g,制香附10g,郁金10g,生甘草3g,生姜2片。

紫苏梗、枳壳、陈皮理气和胃;香附、郁金,疏肝解郁以和胃;姜半夏、川贝母化痰散结利膈;砂仁、薄荷辛香升脾散肝郁,降中有升,欲降先升,使脾胃气机协调,则胃-食管气机自然得以顺降;甘草缓急解痉,调和诸药;生姜化痰止呕降逆。全方理气解郁化痰降逆。

若舌偏红,苔黄,口苦者,加川黄连3g以清热苦降。正气亏损者,加党参10g,黄芪20g,当归10g,以补益气血。

随师学习中,曾遇此类患者数例,服上方10剂左右均告痊愈。

例:于某,女,45岁,兰翔机械厂工人。1997年11月8日初诊。

因爱子急病身亡,心情万分悲戚,数月来常感进食哽噎不畅,近1周加重,稍进食即感胸中有气上攻,胸闷,继而呕吐食物及痰涎。在他院服西药,静脉补液无效。症见神萎,形瘦,面色萎黄无华,舌淡红,苔薄白腻,脉弦。胃镜检查排除食管贲门器质性病变。病机为肝气郁结,胃气阻滞,痰气胶结,正气亏损。治拟疏肝解郁,化痰降气,辅以补益气血。处方:紫苏梗 10 g,枳壳 10 g,姜半夏 10 g,陈皮 10 g,砂仁(后下)3 g,薄荷(后下)5 g,象贝母 10 g,郁金 10 g,制香附 10 g,党参 10 g,黄芪 20 g,当归 10 g,生甘草 3 g,生姜 2 片。服药 5 剂,呕吐止,进食哽噎明显减轻,精神面色好转,继服 10 剂,痊愈。

9. 活血解毒消除黏膜异型增生。

胃、食管黏膜异型增生,可基于慢性炎症及溃疡病灶,与胃、食管黏膜的癌变密切相关,尤其是中、重度异型增生。由于该病灶可发生于各型胃炎、食管炎、溃疡等病灶的基础上,所以异型增生无特殊性临床症状可辨,也不单纯地归属于中医学的某个证型。因此,杨泽民指出,其治疗仍须遵循辨证施治的原则,治疗基础病,促使炎症吸收,溃疡愈合,萎缩的腺体恢复。但在辨证处方的基础上,杨泽民常加用丹参、莪术、白花蛇舌草、蜀羊泉、龙葵等药物,辨证与辨病相结合。丹参、莪术可活血化瘀,改善黏膜血液循环,消除炎症,促进修复;白花蛇舌草、蜀羊泉、龙葵可清热解毒,清除幽门螺杆菌,抑制细胞的变异。临床观察,服药 3~4 个月,具有意想不到的疗效。

例:邓某,男,56 岁,常柴厂工人。1999 年 9 月 23 日门诊。

患者 20 年前因患"胃小弯溃疡"行手术切除,近 1 个月来,进食哽噎,胸骨后疼痛,消瘦乏力明显,二便调,舌淡红,苔白,脉弦,面色萎黄无华。查体:巩膜无黄染,锁骨上淋巴结(−),腹平软,上腹近剑突下压痛(+),肝脾肋下未及。胃镜示残胃炎,局部糜烂,食管中下段散在结节样、颗粒样增生糜烂。病理示食管坏死组织,上皮细胞异型增生。胃镜诊断为食管早、中期癌? 中医诊断为噎证(中虚,痰瘀阻滞)。

治拟攻补兼施,补气养血,健脾扶正,化痰祛瘀解毒散结。处方:党参 10 g,茯苓 20 g,白术 10 g,陈皮 10 g,姜半夏 10 g,广木香 10 g,砂仁(后下)4 g,黄芪 20 g,当归 10 g,吴茱萸 2 g,川黄连 3 g,煅瓦楞子 30 g,象贝母 10 g,白花蛇舌草 30 g,莪术 10 g,蜀羊泉 30 g,龙葵 30 g,生甘草 3 g。

以上方为基本方,稍事出入,共服 5 个月,噎嗝、胸痛消失,纳增,体重增加,面色转荣,胃镜复查示食管黏膜光滑,轻度残胃炎。

10. 行气、润燥、开肺,治便秘

习惯性便秘,常见于妇女、老人。杨泽民认为其病机关键有二:一是气机壅滞,升降机枢失于旋转。二是脾肾两亏,脏腑功能衰退。脾主运化,脾运失司,则水谷之糟粕积滞难下;肾主五液,肾亏则津亏,肠道干涩难行,传导无力,而形成便秘。

杨泽民指出,便秘虽责之于脾、肾,但与肺亦密切相关。肺主一身之气,肺与大肠相表里,肺气的升降调畅,影响到大肠的传导功能。因此,杨泽民常常结合开肺法治疗便秘,通过开上,达到通下的目的开肺药中,杨泽民十分推崇胖大海,认为其开肺润肠通便作用平稳且明显,尤适合年高体弱、孕、产妇患者,且杨泽民用法有独创,每天取 3~5 枚,用开水泡开涨大,去其外皮及内核,食其肉质及汤水,通便作用十分显著。经验的分型、治法方药如下。

（1）气滞湿壅型

症状：便秘，腹胀，气块攻窜疼痛，脘痞纳减，舌淡红，苔白厚腻或黄腻，脉弦。

治法：行气通腑，化湿除壅。

方药：槟榔 10 g，广木香 10 g，枳壳 10 g，枳实 10 g，青皮 10 g，陈皮 10 g，川厚朴 10 g，生大黄（后下）2 g，生紫菀 10 g，杏仁 10 g，生甘草 3 g。

（2）阴亏肠燥型

症状：大便秘结，干结如羊屎，腹胀，纳少，口干，舌淡红，少苔有裂纹或光无苔，脉细弦。

治法：补肾滋阴，增液行舟。

方药：生地黄 10 g，玄参 10 g，麦冬 10 g，当归 10 g，肉苁蓉 10 g，生何首乌 20 g，炒郁李仁 10 g，枳壳 10 g，枳实 10 g，生大黄（后下）2 g，生紫菀 10 g，杏仁 10 g，生甘草 3 g。

11. 益气、温阳、和络利水法治疗肝硬化腹水

肝硬化腹水，已属慢性肝病之晚期，其主要病机为肝经气滞血瘀，脾肾阳气虚衰，从而水湿内聚。治疗的关键是益气、温阳、利水。"血得寒则凝，得温则行"水乃阴邪，非温不化，益气温阳可以行血，可以振奋脾肾功能，运化水湿。而利水，则可使水有出路，得以排出体外。

温阳利水的关键用药为桂枝、干姜、熟附片温补元阳，上温脾阳，下化膀胱之气，助心阳以通脉，药性风燥，走而不守。桂枝通心脾之阳，温通血脉，透达三焦，血脉流畅，则水液得以运行，干姜助附片温中回阳，并消减附片之毒性。

肝硬化失代偿，气虚十分突出，尤其是脾气虚弱，杨泽民常用黄芪、党参、白术、茯苓等补气药，以补气健脾化湿利水。

利水药常用猪苓、束腰葫芦、车前子、汉防己。汉防己既可利水消肿，还能抑制肝纤维化的发展。

益气温阳利水法，可扩张血管，改善肝、胃肠道血液循环，有利于组织中潴留水液的吸收，并增加了组织器官的血液供应，改善了营养，提高了功能活动，无单纯利尿药的克伐之弊，疗效明显且巩固。

杨泽民还常使用丹参一味，既能活血，还能补血。活血化瘀能改善循环，增加肾血流量，增强利尿排水，并能抑制肝纤维化。

经验方为桂枝 10 g，熟附片 6 g，干姜 2 g，黄芪 20 g，党参 10 g，白术 10 g，茯苓 30 g，猪苓 30 g，陈葫芦 30 g，车前子 20 g，汉防己 15 g，丹参 20 g，陈皮 10 g，生甘草 2 g。

例：肖某，男，56 岁，工人，1998 年 9 月 21 日就诊。

慢性乙型肝炎史 10 余年，肝硬化、脾肿大史 3 年，腹胀、尿少 1 个月，纳少，神疲乏力，畏寒，脘胁胀痛，大便薄溏，每日 2~3 次，色黄，面色晦暗无华，舌淡紫气，苔白腻，脉弦。查体：巩膜无黄染，腹胀大如蛙腹，按之如囊裹水，肝肋下未及，脾肋下 3~4 cm，质中等，腹部移动性浊音（十）。肝功能检查示谷丙转氨酶（ALT）58 U/L，谷草转氨酶（AST）42 U/T，谷氨酰转肽酶（r-GT）80 U/L，总胆红素（TB）68 g/L，白蛋白（A）32 g/L，球蛋白（G）36 g/L。血常规示白细胞（WBC）3.9×10^9/L，血红蛋白（Hb）9 g/dL，血小板（PLT）8×10^9/L，淋巴细胞（LY）

23%。胃镜示食管静脉轻度曲张。B 超示肝硬化,脾肿大,大量腹水。中医诊断为臌胀,病机为脾肾虚,水湿内聚,肝经血瘀,脾络不畅成癥积。西医诊断为慢性乙型肝炎,肝硬化,肝功能失代偿期。治拟益气温阳,利水活血。以杨泽民经验方为主,随症加减赤芍 10 g,炒山楂 20 g,炒神曲 20 g,虎杖 30 g 等药物,28 剂,腹水消失,纳增,全身状况明显好转。继予中药补气血,健脾,柔肝,巩固治。

12. 细察正邪盛衰治疗乙型肝炎

乙型病毒性肝炎的治疗,是目前医学界的难点之一,它的发生、发展,与肝硬化、肝癌密切相关,给患者,尤其是青、中年患者的生活、学习、工作造成严重危害,给国家造成较大的经济损失。

杨泽民经过长期的临床观察发现,在乙型肝炎患者绵长的治疗过程中,始终贯穿着邪正消长的矛盾运动,医者必须时时细察正邪盛衰之孰轻孰重,加以扶正或平抑,才能消除病毒,恢复健康。

在人体免疫功能正常的情况下,感染乙型肝炎病毒后,机体通过免疫反应,清除乙型肝炎病毒,同时肝细胞亦遭受损害,引起炎症坏死,ALT 升高。若感染严重,肝细胞坏死明显,则出现黄疸。当正实邪盛,正邪相争激烈,则 ALT 明显升高,临床上表现为肝胆湿热,治当直攻其邪,邪去则正安,祛邪重在清热,解毒,利湿。但祛邪不能伤正,勿一味使用大苦大寒之品,以免冰伏不解,疫毒长稽。当使用甘寒解毒,甘淡利湿之品。据此杨泽民探索积累了肝 I 号方(柴胡、黄芩、枳壳、郁金、赤芍、金银花、连翘、虎杖、天花粉、生地黄、川楝子、青皮、当归、川芎、生甘草)。伴黄疸者加茵陈、山栀子、生大黄。临床疗效明显。

急性重症肝炎,属中医学"急黄"的范畴,是由于疫毒极盛,正气亦实,正邪相争剧烈,免疫反应强烈,在免疫清除乙型肝炎病毒的同时,肝细胞大量坏死,表现为 ALT 与血清胆红素急剧同步升高。表现为热毒鸱张,热入营血。治拟清热解毒,凉血活血,投以大剂赤芍、大黄、板蓝根、黄芩、黄连、山栀子、丹皮、白茅根、生地黄、虎杖等。如 ALT 与清胆红素同步急剧升高之后,ALT 迅速下降,形成胆-酶分离,则提示疫毒鸱张,正不胜邪,正气将绝。若出现肝昏迷或肝昏迷先兆,则加用安宫牛黄丸。慢性迁延型乙型肝炎中乙型肝炎病毒持续复制,并通过免疫反应,使少量肝细胞不断受损,ALT 长期轻度升高,HbeAg、HBV - DNA 持续阳性,临床症见神疲乏力,纳差,腹胀恶心,便溏,右胁隐痛,腰膝酸软。病机为脾肾两虚,邪蕴肝郁,正气已亏,抗邪不力。治当以益气健脾补肾培本为主,辅以清热解毒疏肝,药用黄芪、党参、白术、当归、桂枝、淫羊藿、桑寄生、柴胡、白花蛇舌草、虎杖等。治疗过程中,一般可见症情轻度加重,然后又逐步恢复正常,直至 HbeAg、HBV - DNA 等指标转阴,这是免疫功能提高,清除乙型肝炎病毒的过程。通过三年的跟师学习、实践,在杨泽民的谆谆教诲和悉心传授下,学生获得了许多宝贵的理论知识和临床经验,经潜心总结,辛勤笔耕,已有两篇论文发表于省级专业杂志,一篇论文参加全国学术大会交流,另一篇论文参加省级学术大会交流。但对于杨泽民精深博大的经验、理论宝库而言,这仅仅是沧海一粟。"师带徒"虽到期,但学习并未结束,跟师学习总结仍将继续下去。

让我以杨泽民精辟的箴言、寄语作为本文的结语。

为医之道也,学好本领,全心全意为患者考虑,否则就是空谈。

道无术不行。术者,诊疗必须细致全面,态度应该真诚亲切,无此,虽病亦少问津;虽医,而常乏效。

费建平,常州市中医医院消化科(导师:杨泽民)

第四节　杨泽民老中医治疗
肝功能异常的经验

我院杨泽民主任医师,早年毕业于上海中国医学院,秉岐黄业四十六载,曾任常州市中医研究所所长、消化科主任,对肝功能长期不能恢复的肝炎治疗颇有研究,现将杨泽民治疗肝功能异常的经验举例介绍如下。

一、对单项谷丙转氨酶(ALT)长期波动或持续不降者,以疏肝健脾活血为法

肝炎患者的血清 ALT 下降与否,医生和患者都很重视,部分患者虽服用多种保肝降酶中西药物,ALT 长期波动或持续不降的情况时有发生。一般对 ALT 增高的治疗多倾向于用清化之品,如垂盆草、田基黄、半枝莲、白花蛇舌草、败酱草、蒲公英等达数十种之多,但片面强调使用这些药物往往无效,反有助湿碍脾之副作用;五味子降酶一度应用过滥,停药后常有反跳之虞,并有报道五味子制剂治疗过程中出现黄疸。杨泽民经长期实践,认为单项肝功能 ALT 增高,多属慢性迁延性肝炎,肝功能损害相对尚轻,ALT 之所以长期不正常,皆由肝脏疏泄功能失职,致湿热余毒没有被及时清除,或肝郁脾虚,机体抗病能力不足,免疫功能紊乱所致。肝郁宜疏,脾土当运,又因肝为藏血之脏,肝郁则血滞,故治疗应以疏肝健脾活血为法,选用逍遥散方加丹参、川芎等活血药物,降酶屡获效验,且疗效稳定,无恋邪反跳之弊。

例 1. 丁某,男,33 岁。因患肝炎治疗好转后 ALT 又反跳,近 3 个多月来持续波动在 100 单位上下,先后用过肝炎灵针、灭澳灵片、苦寒降酶中药等均未奏效。来本院就诊时自觉胁肋胀痛,脘闷腹胀,纳谷不香,体倦乏力,脉弦苔薄白,医学检验肝功能仅 ALT 97 单位,余(-),中医辨证为肝郁脾虚,予疏肝健脾活血,处方:柴胡 10 g,当归 10 g,白芍 10 g,白术 10 g,茯苓 15 g,丹参 15 g,川芎 10 g,郁金 10 g,生姜 2 片,薄荷(后下)2 g,甘草 2 g。约 1 个月后症状好转,复查 ALT 降至正常,又服药月余以资巩固,经随访 1 年,未再复发。

二、对肝功能絮浊试验异常长期不降者,从益气养阴活血入手

肝功能絮浊试验异常是肝脏蛋白质代谢障碍的标志,表示肝脏有实质性损害。杨泽民

认为,若肝炎迁延不愈转为慢性,絮浊长期不降,临床常显示正气损害,多表现为胫酸、腹胀、纳呆、乏力等气虚症状,或咽干、口苦、眩晕、失眠等阴虚症状,因肝脾不足,脾运失职升清降浊失调,气血生化之源不足,蛋白合成减少;又因肝体阴用阳,病变时阳常有余阴常不足,病程日久,肝肾阴血常耗伤,如用清热药不宜过于苦寒,祛湿理气药不宜过于香燥,补益药不宜过于辛温;此外,病久必瘀,常有不同程度的瘀血征象存在。据此,杨泽民常从益气养阴活血入手,习用参芪一贯煎酌加活血化瘀之品,降絮效果虽不及降酶满意,但较以往有明显提高。对部分慢性活动性肝炎,若采用激素或免疫抑制剂治疗,则应在严格掌握适应证,注意测定细胞免疫功能和防止发生严重副反应的同时,配合益气养阴活血中药治疗,将有利于疾病的康复。

例2. 戚某,女,40岁。患慢性肝炎、早期肝硬化十多年,每因劳累后发作,症见胁胀痛,眩晕,腰酸,乏力,纳差,口干苦,舌红,苔薄白,脉弦细。查面部毛细血管扩张,肝脾肿大质中,医学检验示肝功能絮浊试验持续异常。在外地曾以泼尼松治疗无效。一般情况较差,伴咳嗽,左侧腰部发带状疱疹,考虑患者因抵抗力差而发生感染,可能与激素应用有关,测定旧结核菌素试验(-),乃逐步撤减泼尼松,加用抗生素控制感染,然后改用益气养活血中药,处方:党参12 g,黄芪20 g,沙参10 g,麦冬10 g,当归10 g,生地黄12 g,郁金10 g,丹参20 g,川楝子10 g,赤芍10 g,甘草3 g。症状逐步控制,全身情况和免疫功能均好转,旧结核菌素试验(+),继续守方调养3个月,肝功能恢复正常,病情好转稳定,恢复轻工作。

三、对乙型肝炎表面抗原(HBsAg)持续阳性者,坚持扶正祛邪转阴

HBsAg转阴治疗常令临床医生感到棘手;西医除干扰素似有暂时阻断乙型肝炎病毒在体内复制作用,尚无肯定的有效方法。中医药治疗实验室的结果和临床效果有时不完全一致,临床常见的HBsAg携带者多无明显症状,给辨证论治也带来一定困难。杨泽民根据HBsAg持续阳性主要与病毒持续感染和机体免疫功能低下有关的论点,认为本病发生发展过程是正气与病邪相互斗争的过程,不管临床表现有多大差别,机体内正虚和邪实始终同时并存。因此,正确采用有利于增加机体免疫功能,清除HBsAg,中止乙型肝炎病毒慢性感染的扶正祛邪法则,对促使HBsAg转阴可能具有积极的意义。杨泽民积多年经验,自拟转阴方治疗,由黄芪、当归、虎杖、枸杞子、丹参、淫羊藿、白花蛇舌草组成,每周服药5天停药2天,一般坚持治疗3~6个月,定期复查HBsAg(近年来查两对半)。据初步统计90例疗效结果,HBsAg转阴率40%~50%,HBsAg转阴率达50%~60%。

例3. 杜某,男,29岁。2年前发现无黄疸型肝炎,当时医学检验示肝功能转氨酶增高,HBsAg阳性,经中西药物治疗,转氨酶已下降正常,HBsAg仍持续阳性,自觉无何不适,查HBsAg、HBeAg均阳性,诊断为乙型肝炎,予以扶正祛邪治疗,采用自拟转阴方坚持守方3个月,HBsAg转为阴性,再治1个月,HBsAg滴度从1:256降为1:64,又治1月,HBsAg转阴,并出现抗HBs阳性,经随访半年未再复发。

四、对有合并症肝炎的治疗,掌握各自特殊规律

肝炎患者由于合并症的存在,导致肝功能异常的情况常易被忽略或误诊,临床医生应予以重视,并掌握各自特殊的治疗规律。

1. 合并脂肪肝

临床上肝炎合并脂肪肝者不在少数,往往由于病后多食甜味和脂肪摄入过多,加之久卧少动所致,有时血清 ALT 始终偏高,虽积极保肝降酶治疗无效。杨泽民常谓脂肪肝与肝炎均不离肝、脾,但病理因素则有不同,治法也当有别,脂肪肝的治疗宜注重化痰祛湿活血,对远期疗效的巩固更应注意健脾。

例 4. 徐某,男,30 岁。半年前患急性肝炎,经治疗症状好转,但多次复查肝功能 ALT 一直波动在 60~90 单位,转来我院求治。自觉食欲好,乏力,大便不畅,体重增加,苔腻脉弦滑,医学检验血脂偏高,B 超检查证实为脂肪肝。以逍遥散合香砂平胃散随症加减,处方:柴胡 10 g,郁金 10 g,木香 10 g,砂仁 2 g,苍术 10 g,川厚朴 10 g,丹参 20 g,当归 10 g,何首乌 20 g,虎杖 15 g,甘草 3 g。约 2 个月后转氨酶下降正常,体重减轻 3 kg,复查 B 超脂肪肝消失。

2. 合并胆道感染

有时 ALT 不下降或反升高的原因是由于肝炎合并了胆道感染,此乃"肝胆同病"。杨泽民认为"肝气有余则胆热"(《太平圣惠方》),"肝气热则胆泄"(《素问·痿论》),说明了肝病及胆的病理传变,至今仍有一定的临床指导意义。杨泽民强调其治疗必须疏泄和清利合法,尤应注重后者,旨在祛除湿热之邪。在胆道感染控制后,常见肝脾两虚之证,则改以柔肝健脾为主,用归芍六君子汤加减,疗效尚满意。

例 5. 张某,女,46 岁。3 个月前患急性肝炎,经治疗好转,近日来又感右胁胀痛,放射至右肩背,恶心、厌油、畏寒、发热 37.8℃,巩膜轻度黄染,胆囊区压痛,查血白细胞 12 400,中性粒细胞 80%,ALT 96 单位,B 超诊断为急性胆囊炎,运用自拟疏肝清胆汤治疗,处方:柴胡 10 g,黄芩 10 g,金钱草 30 g,虎杖 15 g,郁金 10 g,延胡索 10 g,鸡内金 6 g,香附 10 g,白芍 10 g,大黄 6 g,甘草 3 g。数日后热度下降,腹痛缓解,2 周后 ALT 恢复正常,再以归芍六君子汤加减善后,终获痊愈。

3. 合并弥漫性血管内凝血(DIC)

重症肝炎有时可引起 DIC,盖由于感受时邪疫毒深重,湿热炽盛化火,传变迅速,内陷营血,血热炽盛,伤络动血,甚则津液阳气骤然暴脱所致,此时肝功本能损害极为严重,病情十分凶险,死亡率很高。临床表现多见有热盛血瘀征象,严重者兼有亡阴或亡阳危象,杨泽民主张以清热解毒凉血止血为主,佐以活血化瘀,早期应用犀角地黄汤合血府逐瘀汤为好,鉴于本病病情常十分严重,必须同时采取中西医结合抢救措施进行治疗。

洪哲明,常州市中医院

第五节　杨泽民治疗脾胃病的经验

摘要：第一、对单项谷丙转氨酶长期或持续不降者，以疏肝健脾活血为法。第二、对肝功能絮浊试验异常长期不降者，从益气养阴活血入手。第三、对乙型肝炎表面抗原持续阳性者，坚持扶正祛邪转阴。第四、对有合并症的肝炎的治疗，掌握各自特殊规律：① 脂肪肝，宜注重化痰祛湿活血，对远期疗效巩固应注意健脾。② 合并胆道感染，必须疏泄和清利合法，尤应注重后者，旨在祛除湿热之邪。③ 合并 DIC，以清热解毒凉血止血为主，佐以活血化瘀，并强调早期治疗和采取中西医结合抢救治疗。全文将杨泽民主任治疗肝功能异常的经验做了举例介绍。

杨泽民主任临床经验丰富，尤擅长于脾胃疾病的治疗，在辨证论治和理法方药方面有其独到之处。现将杨泽民治疗脾胃病的经验概述如下。

一、溃疡病和慢性胃炎

胃十二指肠溃疡和慢性胃炎都属于中医学的"胃脘痛""痞证"等范畴。杨泽民根据其对胃溃疡、慢性胃炎的多年临床观察，认为其病位在胃，但与肝、脾二脏关系密切，病性以虚寒者居多，实热者较少，寒热夹杂者居其中，且大多数患者兼见气滞症状。病久入络，则见血瘀现象。因此，他除用传统方法外，常喜用黄芪建中汤加左金丸、金铃子散。三方相合，熔温中补虚、辛开苦泄、理气止痛于一炉，疗效满意。

在临证处方时，杨泽民针对虚寒夹杂患者，每灵活变动黄连、吴茱萸用量，二药剂量之比常改为 3：1，以免黄连过于苦寒之弊；寒凝偏盛时，加用高良姜、香附；胃热偏重时，则加用丹皮、山栀子；脾虚生湿加党参、白术、陈皮、半夏；胃阴不足加沙参、麦冬；饥饿痛或吞酸、嘈杂、灼热加煅瓦楞子；便结加生大黄；失眠加酸枣仁、菖蒲；血瘀加丹参。

杨泽民认为，难愈性溃疡及慢性萎缩性胃炎，病情迁延顽固，故必须善于守法守方，需2~3个月的连续治疗，方能收效。对本病的复发问题，尤应予以重视，有时即使症状消失，并不等于痊愈，必须坚持治疗，稳定一个阶段，或至病理状况消失始能停药，同时必须注意劳倦所伤、七情郁结、饮食不调等，否则也易复发，而致前功尽弃。

二、胃癌

胃癌大抵属中医学"胃脘痛""痞证"或"积聚""反胃""虚损""噎膈"等的范畴。"风痨臌膈"历来被医家视为顽症痼疾。杨泽民分析胃癌的发生，不外乎气、痰、瘀、毒由浅入深或合而为患，故常用理气活血、祛痰散结、清热解毒等法。但更强调根据患者的全身情况辨证用药。胃癌患者多数见有正虚之象，凡有畏寒肢冷、口淡不渴、倦怠少气、二便清利、舌淡白等症者，皆当补气助阳，常选用黄芪、党参、白术、干姜等药，经临床与实验证实，补气药黄芪、党参等具有提高机体免疫力的作用,常能使病情在一个阶段内得到减轻;凡有五心烦热、低热不退、咽干口渴、大便干结、头晕心悸、舌红、无苔等症者,均应滋阴养血,常选用枸杞子、女贞子、墨旱莲、白芍等药,经过治疗,如果舌苔能够复生,则表明阴虚得到改善,并能起到改善机体,减轻症状的作用。治病过程中,要自始至终非常重视调理脾胃,因为脾胃虚弱可致食纳进一步减少,机体抵抗力愈益低下,更促进癌症发展或恶化。所以,调补脾胃也是治疗胃癌所必须注意的一个重要环节。盖因脾胃为后天之本,如见消瘦明显,腹胀食少、大便稀溏、小便清利、口淡不渴、舌淡红等症状,当及时调补脾胃,选用白参、白术、陈皮、扁豆、红枣、生姜等药。

尚未明确诊断的早期胃癌患者可见到胃脘胀痛、嗳气、泛酸等一般胃病的常见症状,应用半夏、陈皮、枳壳、煅瓦楞子、生姜等药和胃降逆、止痛制酸,也常可见效。但应注意提高警惕,防止由于症状好转而掩盖了胃癌的诊断。

三、慢性结肠炎

杨泽民认为本病之标在肠,其本无不在脾。泄泻虽分轻重,但总属脾虚湿胜,治疗当以温中健脾,清肠化湿为大法,兼用抑肝、温肾、固涩等方药。在临证时,常从泄泻与饮食的关系,泄泻与情绪的关系,泄泻与腹痛的关系,泄泻的时间和次数,粪便的性状、色泽、气味及舌苔、脉象等方面进行辨证,似比单纯分型辨证细致而灵活一些。

在用药特点上,温中健脾常用炮姜、桂枝与党参、白术、甘草配伍,以达温中祛寒、健脾补气之功效,使脾气健运,泄泻渐止。如气虚症状较甚者,可加黄芪,但如兼有胃脘胀闷不舒、苔腻,气滞湿阻明显者,则不宜。清肠化湿多用秦皮、地榆、辣蓼等药,如大便脓血黏液明显,可加黄连、白头翁等。如病久不愈,大便次数不减,可与温涩之品,如以炮姜、诃子、草果等配伍。抑肝健脾常用痛泻要方,防风与白术、白芍、青皮配伍,起到健脾理气,柔肝止痛作用。温肾多用附子、肉桂因久泻伤及肾阳,命门火衰不能腐熟水谷,肾关不固,则生泄泻。附子可起到温肾助阳作用。固涩往往加用诃子、草果,前者酸以收之,后者温以涩之,与炮姜、党参、白术等配伍,相得益彰。此外,杨泽民治疗慢性结肠炎之有气滞者,还常选用枳壳、木香、陈皮等理气药,以调理气机、健脾助运,促进肠胃功能的恢复,增强脾胃对药物和营养物质的吸收,增加机体抵抗力,有助于泄泻的痊愈。

本病往往因饮食劳倦而引起复发,如食生冷甘甜油腻之品,易使脾胃更伤,形成恶性循环,故必须指导患者,注意饮食有节,劳逸适度。对情绪波动,或因久治不愈而丧失治疗信心之患者,则应多做思想工作,稳定情绪,鼓励患者树立战胜疾病的信心当然,对久泄不止或常带血液黏冻者,切勿见泄治泄,见血止血,尚需进一步检查,防有恶变。尤其年高患者,对有大便性状改变,或治疗效果不显著者,亦需及早做肠镜检查,明确诊断。

洪哲明,常州市中医院

第六节　慢性胃炎　胃舒汤

供方名医：杨泽民，生于 1927 年，江苏金坛人。常州中医院中医主任医师、南京中医学院兼职教授、常州市中西医结合学会副理事长。杨氏 1946 年毕业于上海中国医学院，先后在上海、常州开业。1962 年调常州市中医院，1979 年参加"慢性支气管炎中医电脑辨证论治"研究课题，为该项目主要负责人之一，解决了"脉证从舍"关键设计，获市科技成果一等奖、省科技成果四等奖。1984 年任中医研究所所长，开消化专病门诊，1986 年任消化科主任。

杨泽民著有《15 例钩虫病严重消化道出血的诊断及中西医结合治疗》《略论胃不和则卧不安与寐不安则胃不和》《蛔虫性不全肠梗阻的中西医结合治疗》《112 例上消化道癌症的中西医结合治疗小结》《从有规律上腹饥饿痛提示球部溃疡诊断的重新认识和探讨》《谈秋石代盐问题》《慢性支气管炎中医电脑辨证施治 100 例小结》《慢性支气管炎中医电脑辨证论治暨设计探讨》《浅谈四诊与脉证从舍及其对慢性支气管炎辨证论治体会》等 23 篇论文。

组成：黄芪 20 g，桂枝 10 g，白芍 10 g，高良姜 3 g，黄连 3 g，陈皮 10 g，延胡索 10 g，姜半夏 10 g，煅瓦楞子 30 g，甘草 3 g。

功能：益气温中，和胃泻火，活血止痛。

主治：慢性胃炎、消化道溃疡证属寒热夹杂，且有胃脘疼痛、嘈杂、胀满、嗳气、恶心、呕吐的患者。

用法：每剂煎 2 次，头煎 1 碗（约 300 mL），分别于上、下午两餐之间（上午 9 点、下午 3 点左右）各服半碗（约 150 mL）；二煎半碗（150 mL），晚八点左右服下。

方解：方中黄芪、桂枝、高良姜益气温中；黄连泻火，对中焦虚寒夹有胃热之胃脘疼痛有良效，故凡胃脘有冷感、饥饿疼痛、喜按、进食疼痛缓解、苔黄、口苦，或嘈杂、灼热，或伴泛吐酸水、清水，或伴脘胀、恶心、呕吐者均可用之，有黄芪建中汤合泻心汤之意，既益气温中，又泻火制酸。

李时珍谓："泻心汤之泻心火，实则泻胃火也"。陈皮理气止痛，合半夏和胃降逆，有疗恶心、止呕吐作用，可防可治。煅瓦楞子制酸，既可治泛酸嘈杂之症，又可因降低胃酸，减少对胃黏膜刺激，则嘈灼可除，脘痛易消。延胡索助长活血止痛之功。甘草调和诸药。相互配合，则相得益彰。

按语：胃脘痛以虚寒型为多见，但寒热夹杂者亦不少，如未详细问诊，每将寒热夹杂型当作虚寒型或胃热型论治，特别是嘈杂、灼热每被遗漏，疗效就差，或无效果。本方乃按传统辨证论治，集黄芪建中汤合泻心汤于一方，治疗寒热夹杂型胃脘痛疗效显著。

鉴于慢性胃炎、消化道溃疡成因复杂，李东垣归之于"劳倦创伤、饮食不节、情志不畅"三大因素，故在药物治疗外，必须避免过于疲累、操劳烦心；饮食要有节，不吃少吃生冷、硬、烟酒、辣椒、蒜等刺激食物,过甜、过咸、过烫、过酸的食物,饮料亦以少吃不吃为宜;畅情志、寡欲亦属重要,"三分治疗、七分调养"实为中肯之言。

临床应用:该方治疗 132 例,治愈 67 例,占 51%;显效 36 例,占 27%;好转 17 例,占 13%;无效 12 例,占 9%。

加减:寒偏重者,加高良姜 5 g;热偏重者,高良姜减量或去高良姜;便秘加生大黄 3 g。10 个月内曾有上消化道出血的患者,去桂枝,高良姜改炮姜,加生地榆 30 g。

第七节 杨泽民老中医治疗 胃动力障碍的经验

杨泽民主任中医师,为江苏省名中医,早年毕业于上海中国医学院,从医 50 多年,临床经验丰富,尤其擅长于诊治消化系统疾病,疗效显著。现将其运用中医药治疗胃动力障碍的经验初步总结于下。

一、一般资料

共治 75 例,其中男 36 例,女 39 例;年龄 26~65 岁,平均 42.7 岁。临床以胃气阻滞,和降失司为主要表现,症见胃脘胀痛,餐后尤甚,伴有食欲减退,胸闷,嗳气,泛酸,恶心,偶有呕吐,舌淡红、苔白,脉弦。兼有胃热者,症见胃脘嘈杂灼热,胃灼热感,口干苦,舌苔黄;兼湿盛者,并见泛吐黏痰,口腻,舌苔厚腻;兼肝气郁结者,见胃脘胀痛牵及两胁,情志不舒则病情加重,嗳气频作;兼脾气虚者,伴神倦乏力,面色无华,大便溏薄,夹不消化食物;兼中焦虚寒者,脘腹畏寒,喜温喜按,受凉、进食生冷后病情加重;兼胃阴不足者,胃脘嘈杂,似饥非饥,口干,舌少苔或光裂。

所有病例均经胃镜检查,排除溃疡、糜烂、肿瘤等器质性病变,并经理化检查,排除肝、胆、胰、心、肾、肠等器质性病变,也排除糖尿病、结缔组织病等全身性疾病。

二、治法方药

基本方组成:紫苏梗 10 g,枳壳 10 g,枳实 10 g,姜半夏 10 g,陈皮 10 g,砂仁(后下)4 g,生甘草 3 g。

兼胃热者,加吴茱萸、川黄连、生山栀子、煅瓦楞子、生大黄。湿盛者,加藿香、佩兰、苍术、川厚朴、草果。肝郁者,加郁金、柴胡、炒川楝子、延胡索、白芍、当归、丹参。脾虚者,加黄芪、党参、白术、茯苓、炒山楂、炒神曲。虚寒者,加干姜、肉桂、熟附片、淫羊藿。阴虚者,加太子参、黄芪、白芍、生地黄、玉竹、麦冬、天花粉。

上方每日 1 剂,煎 2 次,取汁混合后,分 2~3 次口服,分别在上午 10 时左右,下午 4 时左右,及晚餐后。若因条件限制,不能煎煮中药者,配予经加工制成的单味中药颗粒剂,适当加大剂量,用开水冲泡,服法同上。10 天为 1 个疗程。

三、治疗效果

痊愈:临床症状完全消失,53 例,占 70.7%。

好转:临床症状积分较治疗前下降率>30%,18 例,占 24%。

无效:临床症状积分较治疗前下降率≤30%,4 例,占 5.3%。总有效率 94.7%

四、体会

杨泽民指出,本病的主要病理机制为胃气阻滞,和降失司。其发生、发展,与饮食不节、情志失调、劳倦过度、体虚失养等因素有关。由于致病因素不同,且存在着个体差异,因而杨泽民十分注重辨证论治。辨证分型中的前三型,兼证以邪实为主,治疗以理气祛邪为大法;后三型兼证以正虚为主,治疗以理气培补为大法。

剖析主方,药用紫苏梗行气宽中,兼可降逆止呕,止痛。《药品化义》言其能宣通上下郁滞,凡顺气诸品唯此纯良。故为君药。现代药理研究,紫苏梗能增加胃肠蠕动,促进消化液的分泌。枳壳、枳实均能行气宽胸,消痞除胀。前者长于行气消痞,祛脘胀;后者偏于破气散结,除腹胀,而为臣药。现代药理研究,能兴奋胃肠平滑肌,增强收缩力,加强胃肠的节律性蠕动。姜半夏功擅降逆止呕,消痞散结,燥湿化痰。现代研究提示能抑制呕吐中枢。陈皮行气健胃,消滞止呕,"疗呕秽反胃嘈杂"(《本草纲目》)。现代药理研究提示其所含挥发油,对消化道有缓和刺激的作用,能促进胃肠蠕动,排除积气,促进消化。砂仁行气宽中消痞,健胃醒脾。现代药理研究表明,对胃肠平滑肌具有兴奋作用。以上三药有助长宽胸理气,消痞降逆之效,而为佐药。甘草和中缓急止痛,调和诸药,为使药,具有缓解胃肠平滑肌痉挛,抑制组胺所引起的胃酸分泌的功能。综观全方,具有行气宽胸,和中降逆,消痞除胀,止痛止呕,促进蠕动,助长消化,抑制胃酸等功用,因而对胃动力障碍所引起的上腹胀痛,消化不良,嗳气、泛酸、恶心、呕吐等症,具有明显的疗效。同时针对胃热、湿盛、肝郁、脾虚、虚寒、阴虚等兼证,分别治以清热、化湿、疏肝、补脾、温阳、滋阴,更能切中病机,使每一位患者病理演变中的共性与个性均得到了全面的调治。胃热者,常用生大黄,以通腑泄热。湿浊内阻,非温辛燥烈不化,杨泽民尤其推崇草果,且须后下。肝为刚脏,体阴用阳,故疏肝的同时,还需养肝柔肝,当兼用白芍、当归、丹参。若一味疏肝,则肝阴耗损,木郁而不达。无阳则阴无以生,故治疗阴虚,在投用滋阴生津之品时,常佐以小剂量黄芪,益气以生津化阴。

杨泽民在使用药物治疗的同时,还十分注重从饮食、情志、起居、劳逸等各方面对患者作细致耐心的指导,并印发了相关宣传材料,起到了药物所不能替代的作用,做到防治结合,相得益彰,从而更进一步提高了临床疗效。

费建平,江苏省常州市中医院

第八节　药　义　方　解

杨泽民,男,1927 年 12 月生。常州市中医院主任医师。

最推崇的医家:张仲景、李东垣、李时珍、叶天士、王孟英。

必读的中医书籍:《伤寒论》《金匮要略》《素问》《本草纲目》《脾胃论》《医林改错》。

治学格言:博览群书,古为今用,洋为中用,精益求精,理论联系实际,融会贯通,不断创新。

行医准则:诊疗细心,认真负责,坚持医疗原则,处方用药精练,效简便省,服务态度和蔼,为患者着想,争取患者的信任感和安全感。

最擅长治疗的疾病:胃脘痛、痞证、胁痛、泄泻、气短、心悸、咳喘。

最擅长应用的药物:煅瓦楞子、延胡索、胖大海、诃子、虎杖。

最擅长应用的方剂:胃舒、肠舒、肝舒、黄芪建中汤加味、理中汤加味。

一、煅瓦楞子

主治:中焦虚寒,胃脘空腹痛,嘈杂,吞酸或灼热。凡有上述情况者或伴空腹痛,进食后缓解者必使用该药。胃镜检查及胃液分析,多为浅表性胃炎,浅表性萎缩性胃炎,消化性溃疡,胃酸偏高。

禁忌:伴胆囊结石者不用或少用。无上述适应证,而仅胃脘痞胀、食欲减退之少酸性慢性萎缩性胃炎者少用或不用。

配伍:配黄芪 20 g,桂枝 10 g,白芍 10 g,生姜 2 片,大枣 5 枚,治疗中焦虚寒胃脘痛,嘈杂,泛酸;上药加黄连 4 g,吴茱萸 2 g,治寒热夹杂胃痛;上药去黄芪、桂枝、生姜,加川楝子 10 g,薄荷 10 g,山栀子 8 g,主治胃火偏盛胃脘痛。

用量:10～30 g。

体会:清代名医张石顽说:"瓦楞子火煅赤,治猝心痛。"瓦楞子成分为 $CaCO_3$,煅赤后大部分为 CaO,均有中和胃酸作用,故用以治高酸性胃炎、消化性溃疡有较好效果。

二、延胡索

主治:凡胃脘疼痛及或不眠者必用之。

禁忌:嗜睡者不宜应用,用后加深睡眠及嗜睡。

配伍:配黄芪建中汤、左金丸、煅瓦楞子(剂量同前)治疗寒热夹杂型胃脘痛(包括血瘀型胃脘痛)。

用量:10～15 g。

体会:延胡索能活血止痛和镇静止痛。安神作用在镇静止痛,其成分为罗通定;其镇静止痛安神作用较酸枣仁、茯神等传统安神药明显为好。胃脘痛患者因胃不和则寐不安,但更多的是寐不安则胃不和。

三、胖大海

主治:习惯性便秘。凡老年虚人及孕妇便秘者用之。

配伍:常单独应用或与养血润肠药同用:当归 10 g,生地黄 10 g,何首乌 20 g,甘草 3 g,玄参 10 g,麦冬 10 g,枳实 10 g。

用量:每日 3~5 枚。

体会:胖大海有通便作用,服用时用开水将胖大海冲开,待体积增大,酌加冰糖后连肉带水服下(弃皮核)。

四、诃子

主治:急、慢性痢疾及腹泻。

指征:肠鸣,腹痛,泄泻或夹黏液,脓血,或便中有消化物;大便检查可以正常,或有红细胞、白细胞;肠镜检查诊为结肠炎,肠易激综合征。

禁忌:有胃脘嘈杂泛酸、灼热者少用或不用,用后可能增加或诱发上述症状。

配伍:

(1)配防风、白术、陈皮、草果、生地榆、桂枝、炮姜、甘草、白芍,治肝脾不调泄泻。

(2)配党参、白术、茯苓、甘草、桂枝、干姜、地榆、草果,治脾虚便溏。

(3)配白头翁、秦皮、黄连、黄柏、辣蓼、生甘草,治痢疾。

用量:10~30 g。

体会:该药苦而涩,有敛涩之功,《金匮要略》诃黎勒散用治气利。本品与四君子汤合芍药同用,可治疗慢性脾虚泄泻;与痛泻要方同用,故可治肝脾不调之泄泻。其成分主要是鞣酸,还含有番泻苷,故有行结滞而收滑脱之功。

五、虎杖

主治:急、慢性肝炎及乙型肝炎病毒携带者。凡急、慢性肝炎丙氨酸氨基转移酶、γ-谷氨酰转肽酶增高或 HBsAg 阳性者,必定使用虎杖。

配伍:

(1)配茵陈、山栀子、生大黄、姜半夏、陈皮、六一散,治急性黄疸型肝炎。

(2)配柴胡、黄芩、枳壳、郁金、白芍、川楝子、青皮、当归、川芎、生地黄、天花粉、金银花、连翘、甘草,治慢性无黄疸型肝炎、乙型肝炎病毒携带者。

用量:20~30 g。

体会:本品能清热解毒活血,临床应用 10 余年,未见任何不良反应。

六、胃舒（自拟）

组成：肉桂 0.25 g，干姜 0.25 g，煅瓦楞子 6 g，砂仁 1 g，吴茱萸 0.25 g，黄连 1 g，大黄 0.25 g，甘草 1 g，碾成粉剂装胶囊服用，按比例调配装胶囊，每次 2~3 粒。

主治：胃脘痛寒热夹杂型。凡胃脘痛或冷感或泛酸，嘈杂，或伴灼热，或伴苔黄，口苦，即用本方。患者大多既有胃脘疼痛，泛酸水或嘈杂或灼热或受凉进冷易发或加重，上消化道钡透、纤维胃镜示浅表性胃炎、浅表萎缩性胃炎、胃十二指肠溃疡、胃液分析胃酸增高。

禁忌：仅有胃脘嘈杂、灼热感，无胃脘冷感，而进冷舒适，食热加重者不宜应用。误用脘痛嘈灼加重。

体会：因证属寒热夹杂，故组方寒热并用，加上煅瓦楞子中和胃酸，减少对胃黏膜的刺激，嘈灼易平，疼痛亦易止，但也要注意寒热轻重，调整温凉药的味数或用量。

七、肠舒（自拟）

组成：防风 10 g，白芍 10 g，白术 10 g，陈皮 10 g，桂枝 10 g，炮姜 3 g，辣蓼 30 g，生地榆 30 g，诃子 30 g，秦皮 30 g，草果 5 g，甘草 3 g。

主治：便溏、泄泻而有肠鸣或腹痛，矢气或夹有黏液，或兼见不消化物，但无脓血便，镜检无明显红细胞、白细胞，符合肠易激综合征、慢性结肠炎诊断者，皆可使用。

禁忌：脓血便。隐血实验阳性，或红细胞、白细胞较多或夹有胃病。误用后，有可能出血增加，肛门灼热，胃脘嘈痛。

八、肝舒（自拟）

组成：柴胡 10 g，白芍 10 g，枳壳 10 g，川楝子 10 g，青皮 10 g，天花粉 10 g，金银花 10 g，连翘 l0 g，黄芩 10 g，当归 10 g，川芎 10 g，生地黄 10 g，甘草 3 g，郁金 10 g，虎杖 30 g。

主治：肝病之肝郁化热，或有胁痛胁胀灼热，或口苦、脉弦，或苔黄、溲黄，使用本方绝大部分有效。除上述病症外，肝区压痛、叩击痛，肝脏增大，或丙氨酸氨基转移酶或 γ-谷氨酰转肽酶轻度增加，或 HBsAg、HBeAg、HBeAb、HBcAb 等一项或多项阳性。

禁忌：泄泻患者不宜应用，用后泄泻次数可能增加。急性肝炎，或病情严重，或伴有明显黄疸者，不宜应用。

体会：本方清肝泻火，对证属肝郁化热者有良效，用后见大便溏薄，次数增多，可减去生地黄及当归。

九、黄芪建中汤加味

组成：黄芪 20 g，桂枝 10 g，白芍 10 g，高良姜 2 g，煅瓦楞子 30 g，姜半夏 10 g，延胡索 10 g，大枣 5 枚，甘草 3 g。

主治：胃脘痛。凡胃脘痛，饥饿、受凉、进冷食易发或加重，进软食、热饮缓解，或泛吐酸水、清水者,用本方必有良效。除上述症状外,胃镜示慢性胃炎、消化性溃疡,胃液分析示胃酸增高。

禁忌:咽痛,舌糜,口腔溃疡,舌红,少苔,肠风下血,或黑便,隐血阳性,或呕血者均不宜应用本方,用后上述症状加重或出血增加。

体会:本方功能益气温中,故用于中焦虚寒之胃脘痛,有较好效果,又因本病多有胃酸增加,故加煅瓦楞子中和胃酸,则相得益彰。

十、理中丸加味

组成:党参 10 g,白术 10 g,茯苓 10 g,干姜 2 g,吴茱萸 3 g,诃子 30 g,地榆 30 g,辣蓼 30 g,草果 5 g,桂枝 10 g,甘草 3 g。

主治:泄泻,便溏。凡泄泻,便溏,进冷受凉多食油腻易发或加重者,兼见大便夹不消化物或黏液,或有腹痛,用本方必效。除上述症候外,大便检验有明显的红细胞、白细胞增加,溃疡性结肠炎,急性痢疾,血吸虫病者,皆可应用。

禁忌:有红、白黏冻之赤痢,或急性泄泻,有发热、口渴,或大便隐血试验阳性、呕血、肠风下血之消化道出血者,不宜使用本方,用后可加重消化道出血。

体会:本方温涩同用,相得益彰。腹痛重者加煨木香、白芍、延胡索。

第九节　支气管炎经方

一、经方一

主治:急、慢性支气管炎。

方药及制法:棉花根皮 500 g。洗净,加水 4 000 g,煮沸 30 分钟,过滤,药渣加水 3 000 g,煮沸 30 分钟,使皮色变成紫红色为度,过滤,将两次滤液合并,加白糖 500 g,浓缩至 6 000 g,加入防腐剂及芳香剂各适量即成。

用法:每次服 10 mL,每日 4 次。

注意:① 取用棉花根之皮,其浓度不能过高,否则易引起面部、舌根,甚至全身麻木等副作用;② 高血压患者慎用。

疗效:治疗 100 余例,对咳嗽、多痰等症状,效果较好。

材料来源:江苏省涟水县人民医院。

二、经方二

主治:急、慢性支气管炎。

方药:芸香草 500 g,鱼腥草、九重根、桑根皮、冬瓜仁、杏仁各 200 g,蓝布正、三匹风、十大功劳、金钱草、苦瓜蒌、枇杷叶、莱菔子、白芥子各 100 g,紫苏子、远志各 50 g。

　　制法:上药洗净切细,加蒸馏水适量,直火蒸馏,得蒸馏液 3 000 mL,再从 3 000 mL 蒸馏液中蒸馏得 1 000 mL,加苯甲醇 1%、"吐温-80"适量(3%~4%),摇匀澄明,4 号细菌漏斗抽滤,分装灭菌。每安瓿 2 mL。

第三章
临证医学经验备忘录

一、一些健康医学报刊的错误报道

有报道称某种神膏药,贴于肚脐眼可治疝气(斜疝、直疝、脐疝等),但事实上,这是无效的。每当人们直立或负重、大便困难努喷等腹压增加时,腹腔内肠管等内容物经腹股沟、脐部等处肌肉肌腱薄弱松弛处,随疝孔进入阴囊(男),或进入大阴唇或股内侧(女)等处而成疝气。轻症可保守治疗,可用疝带压迫疝孔。平时还要注意少站立、不负重,润大便、不努喷等,减轻腹压,可起到缓解或少发作的效果。重症只有用外科手术修补疝孔,才能得到根治。因此,肚脐眼贴膏药是无效的。

二、物理化学与疾病的关系

物理化学对人的健康至关重要。例如,感冒,现代医学研究,电子显微镜下可看到病毒,而中医为什么说它是伤风呢? 因为多数情况下,该病在受凉后,风寒外邪侵袭易发,且立即打喷嚏、流清涕。由上可知,虽然病毒是感冒病因,但多数总是受风寒凉气后发生,说明风寒物理致病的作用已成为第一病因。

另外,当身体某一部分受寒凉气候环境太久,会导致局部冷痛或麻木不仁,重者冷痛到深处,稍受寒冷即感该处特别怕冷疼痛,温热环境下或局部加温处理,即可缓解。此症状常经久不愈,或好发于冬季,也易发于关节,名为寒痹。也可因夏天电风扇、空调冷风对着身体局部久吹,受寒冷后而发。病因虽是寒冷,其机制或因寒冷对神经的刺激,或是引起微小血管的痉挛收缩,造成微循环障碍,是寒凝气滞血瘀发为寒痹而冷痛,乃不通则痛。

三、一方水土养一方人

有些地方病、生活习性疾病,与水土所含微量元素有关,与水土不服、生活习惯不同有关。

四、少量饮酒

酒精可扩张冠状动脉,活血化瘀,改善血液循环。年龄大者少量饮酒,可扩张心脑血管,改善循环及氧气供应,对冠心病、脑动脉硬化疾病有利。

五、病名

盐齁、糖齁、白喉、中风、伤风等,观其取名及其发病机制的科学内涵,应列入中医现代化研究。

六、舌苔情况

舌苔厚、薄、黄、腻、焦黑、白、少苔、光剥,与饮食膏粱、炙煿、清淡或辛辣、味浓、滋腻、粗糙、光滑,或饮食单调营养不全面、饮酒、吸烟等有关。舌质光剥,特别是舌边尖红、糜烂、疼痛,除与营养有关外,与牙石、牙齿破损、假牙牙缝残食嵌塞等需要用舌头去舔牙等有关,还与舌头在咀嚼粗糙食物时多摩擦等物理因素有关。舌苔中后部多厚腻,多进食咀嚼时,该部摩擦食物偏少,摩擦的幅度亦较小,舌苔不易摩擦掉,故舌苔就多,此种程度的厚腻,与湿浊无特定关系。

七、食疗便秘

一般形瘦体弱老年人、产妇、儿童便秘可服用胖大海。无胃病泛酸、胀痛者可吃些番薯。

八、指甲倒刺的防治

指甲产生倒刺时切忌用手将倒刺向心性摘除、撕去,否则易引起感染。应用剪刀或指甲剪剪去。

九、老年人不能过于负重

老年人不能过于负重。过于负重易损伤肌肉、肌腱而疼痛。

十、防风通圣散

防风通圣散对过敏性皮炎伴便秘者有效。

十一、黄豆、黄豆浆

黄豆、黄豆浆含有女性雌激素,经常饮用可提高雌激素水平,可预防、治疗骨质疏松、卵巢早衰、更年期综合征,以及随年龄增高雌激素逐渐减少等引起的疾病,可作为替代疗法。但女婴幼儿不宜常服多吃,或易引起早发育。

十二、口腔溃疡

口腔溃疡服用左旋咪唑(驱虫药)显效。

十三、小儿地图舌新解

小儿患地图舌除因常吃单一食物、饮料,营养不全,缺少 B 类维生素、维生素 C 外,还与常吃辛辣、刺激性食物、饮料，以及干燥粗糙食物磨损有关。

十四、胃、结肠反射的敏感程度

胃、结肠反射的敏感程度会影响大便的次数，以及干硬或溏薄。如有人饭后立即大便，有人每遇惊恐急事就要大、小便，还有少数个别人大、小便来不及而便在裤裆内。这是因为惊恐急事，通过大脑，引起结肠膀胱神经反射，即病因与七情中悲、恐、惊有关系。

十五、精神紧张

精神常处于紧张状态，得不到好好休息，免疫抗病能力下降，易损害健康而早衰或早夭。

十六、失眠

失眠有似睡未睡、迷迷糊糊状，也有清醒，烦躁不安之别，其中以烦躁不安最伤身体。前者酸枣仁汤可治，后者交泰丸有效，可加经现代研究实验证明有镇静安眠作用之延胡索（或含有左旋四氢帕马丁的成药罗痛定），对不寐或伴疼痛者则效更好。

十七、消化科常见易误诊病例

（1）胃炎之上腹痞、满、胀、痛、嗳气、食少等，当与胆囊炎、肝炎、胰腺炎，以及胃癌等仔细鉴别，以免误诊、漏诊。

（2）胆结石、胆囊炎伴黄疸须与黄疸型肝炎、胰头部、乏特氏壶腹部肿瘤鉴别。必要时要彩超、CT 检查肝、胆、脾、胰及腹部，还要做肝功能、胰淀粉酶等检查，做出鉴别才能明确诊断。

十八、消化道出血的肉眼认识

从大便色如柏油，或大便在有水的便器中呈现粉红色时，如没有吃过动物血，则大多是消化道出血。我做过一次实验，只要食入 50 mL 动物血，大便即可为黑色。

十九、中药剂型试改革及服用方法

将中药饮片粉碎（呈粗粉），装入特殊材料袋，放入热水瓶中，先用 400 mL 开水注入加盖，热浸 1 小时后，倒出过滤液约 200 mL，另再注入开水 300 mL 于热水瓶中（或按中药吸水程度注水多少），温浸 1 小时，倒出过滤液后约 200 mL，与第一次温浸液合并，分 3 份，每份约 140 mL，每次 1 份，每次 2 粒，每日 3 次，饭后 1~2 小时温热后服，既方便，又保持了中药汤剂的特点和有效性。

二十、牡蛎的新认识、新用途

因牡蛎含有 $CaCO_3$，对缺钙引起的烦躁和盗汗有效。因所含 $CaCO_3$ 不溶于水，入汤剂煎服无效，故须煅透后研碎，或研粉水泛为丸内服才有效用。

二十一、中医药并不一定对所有器质性疾病均有效

中医药对很多功能性疾病有良好效果,对某些器质性疾病及其症状也有一定疗效。但对较多器质性疾病是较难有成效的,如心脏瓣膜关闭不全、狭窄等,子宫肌瘤,卵巢,肝、肾等囊肿,下肢静脉曲张等,服中西药都是不能治愈的。

二十二、黄疸

一般要在室内明亮处查验眼巩膜(即眼白),其黄疸是均匀的,避免在绿色树叶下或旁边,受植物绿色影响;查验尿液时除色如黄疸外,用白纸浸入尿液后也可染成黄疸色。

二十三、用药剂量大小及能否应用

因药物对人的疗效敏感程度、耐受性或特异的反应不同,而其剂量就有大小不一,或应用,或立即停止,而改用其他药物。故处方用药时也须问清,第一次用药一般以中等剂量为好,或从小剂量开始。婴幼儿、老年人更应注意。

二十四、冷热对人的影响

气候、环境、饮食、衣服等的冷热对人的影响,也应按中庸之道及时调整,以不冷不热为好,以感觉舒适为度。俗语有"常带三分饥与寒",含有适当之意,因此,不能贪食或暴饮暴食。注意冷热饥饱。

二十五、须要认识到养生保健的重要性

青壮年年轻力壮,身体健康,工作劳动能力强,生活朝气蓬勃,心情愉快,没有体会到老弱病残的苦楚,但须认识到养生保健的重要性,待到年龄大、体弱多病时再注意养生保健,已是亡羊补牢,为时已晚。如年龄虽老大,但体质尚能适当锻炼,且注意养生保健者,虽亡羊补牢亦可望未为晚也。退休老年人有很多工作、生产、生活经验,把他们的经验传给后人,是重要且有价值的。如医生把自身体验积累的疾病诊治、养身保健预防医学经验,对疾病、健康是更有价值。这些经验,特别是养生保健与医学结合起来,传给年轻医生,增加其医学与养生保健相结合的经验,以及开治未病及非药物治疗的处方,对患者是大有裨益的。

二十六、继发性精神障碍

脑动脉硬化、中风后可继发精神障碍。

二十七、颈椎疾病、颈椎综合征

① 颈性眩晕;② 头脑、项、背、肩、臂酸、麻、僵、痛;③ 颈源性心脏病、猝死;④ 颈源性肺支气管咳喘,均与颈椎前角传出的内脏神经有关;⑤ 颈源性胃病,与颈椎、胸椎前角传出到

内脏神经有关。这些既是对大脑神经与脊椎、脏腑的关系新认识,也是对中医相生、相克、相传含义的认识,也说明了生克与相传的科学内涵。

二十八、呃逆

呃逆有急性、慢性、临时、久呃之别。急性呃逆,多由外感受寒,饮食太多、过快,进冷、吹冷风后等,寒冷刺激,胃膨胀压迫横膈神经、横膈突然痉挛而发,呃声多有力。慢性呃逆、久呃者,特别老年人的顽固呃逆,时间较长而呃声低弱,或多因隔下肿瘤压迫隔神经引起,加上形体消瘦,须引起注意和警惕,应先做锁骨上淋巴结检查,并进一步做 CT 影像等相关检查。

二十九、临床医生的素养

临床医生既要有广博、精良、丰富的医学知识,也要有一定的社会学、心理学、气候学和哲学等与医学相关的边缘学科知识,既有助于诊疗,也方便为患者解惑释疑。另外,良好的医德,为医之道,才能得到患者的信任、合作和安全感,患者心情愉快,气血和、阴阳调,正气足,邪易去,才能有较好的疗效。

三十、玉屏风散药物组成研讨

玉屏风散药物组成虽亦有相恶,但其临床疗效章彰。仲景半夏甘遂汤中甘遂与甘草同用,故有很多医者对十八反、相畏相恶等学说提出质疑。对相畏相恶之说,应重新审视和研究。

三十一、突然抽搐、胸闷、气急"昏迷"的诊断

体格检查(-),但见眼球转动灵活,瞳孔反应正常,眼角有泪痕者,多因情志激发之神经功能性疾患,缘于二氧化碳呼出过多,引发呼吸性碱中毒之故,可用纸做成面罩,遮盖在口鼻面部,将呼出的过多的二氧化碳重新吸入,有助于缓解症状,再用些镇静剂及吸入氨气,有助刺激促进"苏醒",停止抽搐,恢复常态。如给予精神安抚,更易恢复。

三十二、运用抑酸、中和胃酸药(包括煅瓦楞子)指征

① 泛酸,② 嘈杂,③ 空腹隐痛,④ 空腹嘈杂、嗳气,⑤ 空腹不适、进食好转,⑥ 嘈杂伴灼热,⑦ 有上述胃脘不适症状者皆可应用之而有效。对无泛酸之患者,不是真的无酸,乃是未泛吐出来,只要有上述症状,也可应用之,冀使胃酸降低,使刺激减小。但对低酸、少酸之胃癌有纳少、饱胀、痞满症状时应注意少用或不用为好。

三十三、诱发心脏期前收缩的因素

心脏期前收缩与冠心病、自主神经紊乱、精神压力大、操劳烦心、七情等诸多因素有关,应细查、详问、鉴别有助于诊疗。除对同时有冠心病患者,应在治疗冠心病的同时,也应注意消除其他因素,可提高疗效。

三十四、目前癌症发病率高的原因

目前癌症发病率高的原因既与现代生活习惯、环境、化工等多种原因有关，与工作紧张压力大、七情也有关。还与当今医学科学的发达，与胃镜、彩色 B 超、CT 等检出率提高有关系，发现早中期的也不少。另外，药物、放化疗、手术治疗水平提高，治愈的，存活期超过五年、十年的，也在逐渐增多。已往多将这些病当作风痨、臌、膈症等实病难医而死亡，而不知其病因，又因当时科学欠发达，欠缺现代先进检测仪器，而无有效的治疗手段，等到病情加重，症状明显时再治，为时已晚，当然就只能当作是实病难医了。

三十五、指丫、指蹼间糜烂

指丫、指蹼间糜烂多由与水接触太多、太频，浸泡时间太长引起，以往曾有人称之为洗衣妇之手，应减少与水，特别是肥皂水的接触，避免浸泡时间太长，就可避免发生，对已糜烂处涂些凡士林或消炎膏，即容易痊愈。

三十六、疾病的痊愈

自限性疾病不需治疗可自愈，如一般感冒，发热咳嗽轻或不咳、不发热等患者。受生活习惯饮食不节、寒热不调等影响而呈一时发作性较轻的胃炎，或慢性胃炎等，经注意寒暖、饮食有节、细嚼慢咽，不吃辛辣、太酸、太甜、太咸、太苦及较硬等食物，也可不药而愈，也可不药而防病、防复发。药以少吃或不吃为最好，因为"是药三分毒"。有先经别的医生治疗，已接近痊愈的如伤寒，有治尾不治头之说，不能都把这些能自愈性的疾病，都说成是自己治愈。又如癌症，也有少数存活期较长及萎蔫而自愈的个案，但目前没有一定数量的统计学数据，还缺科学性。

三十七、神经衰弱引起的失眠

神经衰弱引起的失眠多是由于考虑问题较多，因患得患失，情志不畅，工作不顺等而烦恼，日夜思虑而伤脑筋，以致日不思食，夜不成寐，形体消瘦乏力，虽经多种检查未发现异常，仍认为自己患了重病，而不能自拔。这就需要做些心理疏导，锻炼意志，凡事能解决的尽快解决，难解决放到旁边，则容易入睡，即可纳增、体健、精神爽。但说起来容易，做到就难，首先要为了健康下决心，对不愉快往事要淡忘，自己要找欢喜开心的事，逛街、旅游、听音乐、看电视、聊天，以及自己爱好的事，如书画、写回忆录、剪报、著书立说、写文章等，或可减少大脑对不愉快事情的思虑、困扰，伤脑筋而造成的失眠；对已恢复的失眠也可加以巩固。

三十八、生山楂

据报道生山楂可降血脂，但须注意其味太酸，刺激胃食管黏膜，易引发食管炎、胃炎及胃溃疡，也容易损坏牙釉质，每当进食冷、热饮料或食物时引发牙齿酸痛。故量不宜大，以每剂不超过 5~10 g 为好,服用时间不应过长。或可改胶囊剂型,每天 1 g,研粉装入胶囊,分 3 次,饭后温开水服,或与中药汤液同服于饭后。抑或改为焦山楂,可减少酸味。

三十九、离(退)休综合征

退休或离休后因改变生活习惯而发生的不适或疾病,易引起早衰或早亡。

四十、体质学说

有关阴阳、寒热、虚实体质偏胜,有因受个人先天遗传,也受后天生活习性、嗜好及营养等多方面影响。

四十一、稍劳即易出汗

稍劳即易出汗,中医学多认为因于气虚、血亏。常发于产后产妇、老人、贫血、重大疾病久病、体弱少活动、欠锻炼之人,或因心肺疾病等,亦常发生于心、肺功能不足者。也可因肥胖超重,心、肺负荷加重,心、肺功能受影响,抑或因自主神经紊乱。

四十二、关于中风诱发因素及预后分析

中风常发于晨起大便后跌倒,民间多责之为跌倒所致,殊不知其误。其真正之因有二:一为高血压患者,因过怒、大喜等情绪激动,突然血压更加升高而引起脑出血,一侧肢体瘫痪,站立不稳而跌倒。抑或便时努喷,突然血压更加升高,致脑出血,便后起立时即觉站立不稳而跌倒发现偏瘫,此类患者常发生在晨起如厕,而误将跌倒作为中风之因。二因血压偏低,或贫血、气血两亏、体质虚弱之人,晨起如厕(蹲式便器)时间较长后,突然起立,因血压调节适应能力差,血压突然下降而使脑缺血、缺氧,眼前发黑,发生休克、晕厥而跌倒,如事后未见偏瘫则应庆幸。但也有因一夜睡眠后,血压更低,循环不良,血液易于瘀阻,于起立后血压更低,流速更慢,形成脑血栓,发生偏瘫。在起床站立时跌倒,也误作中风跌倒之因。前者脑出血,偏瘫多重,常有昏迷中脏腑之证,亦有汗出亡阳厥逆者,厥回者生,厥不回者亡。后者为血栓形成血瘀,常示中经络之偏瘫者多,或上肢,或下肢,或局部不灵活,或中枢性颜面神经麻痹,昏迷者较少。也有原有心血管血栓者,因过于喜怒暴躁,或如厕大便怒喷时突然改变血压、心率,使血压突然升高、心率突然加快,使血栓容易脱落进入脑血管,随血栓大小而梗死。根据梗死程度而形成轻重不同程度的脑梗死、梗死症状,其发病快而急、重,因偏瘫站立不稳而跌倒,也认为跌倒是中风偏瘫之因。还有脑血管血栓形成,常易发生在睡眠安静时,血压偏低、血流偏慢者,血液较容易形成血栓。血液黏度较高患者,加上饮水少,血容量不足、黏度增加,更易使脑血管血栓形成而中风,其发作较缓慢或较轻。

四十三、老年人心、肺功能较差

老年人心、肺功能较差,在早晨、午睡后从卧位起床时,应先在床上半卧片刻,坐位再停

留片刻,然后再慢慢下床,坐在床沿边停留片刻,再站立,待平稳,无头昏、头晕不适感觉才开步走。老弱气血不足者,走快了,或跑步,或登梯也易心慌气急。如有心、肺慢性疾病患者,心肺功能都差,更易引起心慌气喘,因此,行动应缓慢些,以不太心慌、气喘为度。老年人亦常有发生早晨眼皮浮肿,下午及晚上下肢浮肿。

四十四、提倡预防为主,积极治疗

很多疾病病因已知,也可用"治未病"理论进行预防、助治疗、减复发;另有不少病因不清及一些急性病必须积极治疗或抢救或手术,不能耽误。故预防、治疗不可偏废,积极治疗不可少。

四十五、好品性是养生之道

《健康时报》记者的刘玟妍曾说过,宽容、耐心、善良、快乐好品性,也是为人之道养生好方法!

四十六、便秘伴发口腔溃疡

口腔舌部黏膜糜烂,或口气秽重,胃肠有火气者,经泻火通便,釜底抽薪后每见良效,亦可同用西瓜霜涂布,当可更有效。今有报道将维生素 E 油涂于溃疡面有助于溃疡愈合;将强的松或地塞米松 10 片研成细粉,与中药西瓜霜、锡类散混合吹于溃疡处,对易复发的顽固性口腔溃疡也有一定疗效。

四十七、中药汤剂结合灌肠治疗溃疡性结肠炎

丸剂、散剂、胶囊等剂型口服,对胃肠病直接起到作用,效果快而好,对消化道远端(乙状结肠、直肠)的非特异性溃疡性结肠炎患者,口服效果就不如用中药保留灌肠,是因为中药保留灌肠使药物全部直达病灶。

四十八、硫酸新霉素溶液治疗脂溢性皮炎[*]

配制法:注射用硫酸新霉素 2 g,生理盐水 70 mL,75%酒精,加至 100 mL。
用法:用棉球或纱布蘸药液涂患处,每日 2 次,数日即见效。
效率:治愈 70%,好转 25%,无效 5%。

四十九、甲癣

甲癣,常见的是灰指甲及灰趾甲。虽是灰指(趾)甲是小病,但顽固难愈,早前常规用药疗效并不满意。有报道将氯霉素眼药水滴于灰指(趾)甲有效,但试用后发现其实无效。后用克霉唑霜疗效较好,但须尽可能地剪去的灰甲,再涂克霉唑霜,每次 2 粒,早晚 1 次,以后

每隔几天用锉刀尽可能地锉去可锉去的部分灰甲,再涂药,疗效就较好。根据病情轻重及疗效快慢,坚持治疗 3~6 个月,必要时可延长治疗 1 年左右。如对少数顽固疗效差的病例,可与传统药物,或其他抗霉菌药交替治疗多年,避免耐药性,可望有较好疗效。

五十、胆源性腹泻

胆源性腹泻多见于胆囊炎、胆结石患者,或手术切除胆囊后,胆汁失去了胆囊聚集、储存、浓缩,集中排入肠道。而 24 小时将未经浓缩的胆汁陆续直接进入肠道,可减弱消化功能而引起腹泻。有时大便检查可出现未消化的脂肪滴,因此,要少吃油腻脂肪多的食物;且要避免或减轻一次进食油腻脂肪多,且难消化的食物而造成腹泻。

五十一、胆囊切除后遗症

胆囊切除后,易引发胆源性腹泻,也易导致结肠息肉,诱发结肠息肉癌变。

五十二、胃癌外科术后腹壁切口种植癌

胃癌外科术后腹壁切口种植癌是在手术时将微小癌组织遗留在腹壁切口上。也曾发现 3 例外科手术中将手术器械遗留在腹腔内,因未加仔细清点,留下后患。因此,外科手术要清创干净,不能有癌残余组织留在腹腔内或切口腹壁上,并清点手术器械清楚。

五十三、蕈状食道癌

蕈状食道癌有进行性吞咽困难,后有因茎部腐烂整体脱落,阻塞解除,吞咽困难顿时消失,不要误认为病愈。因为癌组织还会逐渐生长,阻塞食道,吞咽困难还会逐渐进行性加重。

五十四、食道炎

食道炎以嗳气者多见,反流性食管炎泛酸嘈杂者亦不少,偶有吞咽欠利者也有之,须注意与进行性吞咽欠利及吞咽困难之食管癌鉴别。

五十五、避强光防致盲

强光可损伤视网膜,甚至致盲,如面对浴霸强光,久视后易致盲,尤其是婴幼儿。也有在雪地长久行走,皑皑白雪光反射进入眼底,可损伤视网膜而成雪盲。

五十六、视野窄偏

老年人眼肌、瞳孔等调节差,易形成视野窄偏。

五十七、健康三大害

大量饮酒、过度疲劳、长期熬夜常易诱发疾病及亚健康。

五十八、脂肪肝

脂肪肝多见于肥胖、脂肪多、体重超标者,肝功能 ALT、AST 等多正常。患病时应适当注意保肝,饮食清淡,增加活动、减少体重即可好转。脂肪肝严重者 ALT、AST 也可升高,须多加注意休息和治疗。

五十九、胆囊炎、胆结石

早年认为胆囊炎、胆结石患者不宜吃蛋黄,因蛋黄含胆固醇较高。但现又发现蛋黄内含有卵磷脂,可对抗消除胆固醇,可适量酌情服用,但油煎鸡蛋仍建议不吃或少吃。

六十、急性病毒性肝炎初始易误诊

急性病毒性肝炎初起症状或发热,或纳少,脘痞而胀,类似感冒、胃病的症状,常误当作感冒、胃病治,应注意。

六十一、中医临证应以"效、简、便廉"为医疗原则,有大医精诚精神

患者得到早诊断、早治疗、早痊愈,是提高并保障人民健康的必要的医疗原则和条件。

六十二、食疗的实践研究

苹果、芋头、胡萝卜、黑枣、山药经常分别煮熟吃,均有厚肠胃、实大便、疗便溏之功,对腹泻型肠易激综合征也有一定疗效。同时要不吃或少吃生冷、油腻食物及饮料,不贪凉受寒,其效更好。

六十三、对胃有刺激的副作用药物

生山楂、乌梅、五味子、黄柏、黄连、诃子、石榴皮、咸秋石、冰糖等,因其味过于酸、甜、咸、苦、辣,更不宜长期或超量服用。胃酸多会使胃嘈杂者更不适宜。其他如黄连、黄柏等,要少量短期服用可以健胃,大量长期服用则可败胃。

六十四、枳实、枳壳的理气作用

脘腹胀满、便实、气滞、矢气、便后缓解者用枳实;胸脘痞满而胀气、嗳气好转者用枳壳。前者气滞在下焦,后者气滞在中焦,均属气机不畅而用枳实、枳壳理气有区别有良效,为临证常用药。这与目前西药多潘立酮(胃动力药)治胃胀,莫沙必利(胃肠动力药)治脘腹胀满实者不谋而合。

六十五、标本先后的治疗原则

先治其标,后治其本,先治其本,后治其标,标本同治,急则治其标,缓则治其本等标本缓急治则方法。

六十六、妊娠反应

厌食、纳少、嗜酸、恶心严重,影响水电解质的患者可通过输液,纠正水电解质,即可明显缓解妊娠反应症状。

六十七、神经应激反应

有人会在突然一痛、一惊、一恐、一急,或一见到红色血液时晕厥,这是种神经的应激反应。

六十八、麻黄治疗功能性尿失禁、儿童遗尿

麻黄具有加强膀胱括约肌、松弛膀胱平滑肌(逼尿肌)作用,因此可治疗功能性失禁、儿童遗尿。对高龄、经产妇女盆底肌肉松弛、膀胱括约肌松弛等漏尿、尿失禁也有一定疗效。另外,对预防小儿夜间遗尿也有一定的作用。

六十九、心脏病诱发咳嗽

不同程度的心脏病都有可能诱发咳嗽。因此,心咳同治。

七十、寒冷气

秋天人们容易受凉而外感,凉风进入气管,刺激黏膜,也易引起咳嗽,对年老体弱、阳气不足者,特别是怕冷的人,对寒冷气特别敏感,到秋冬更易诱发咳嗽。胃部受凉也易引发胃痛、脘痞痛、嗳气等胃病。头项部受凉,则可发偏正头痛、项强。肌肉关节受寒就会发生寒痹、关节疼痛等很多风寒症状,与风、寒六淫之邪外侵有关。

七十一、诊疗时体格检查的重要性

体检可以查出一些健康人还未感到不适或病痛,便于及时治疗。我有一朋友,体检时发现右侧肾上腺癌,及时手术,已 20 多年,现已 80 余岁,仍健在。诊疗时必须对患者的主诉、症状先做"四诊",后做相关视、触、叩、听等检查,可及时发现对诊断有失决定性或重要性的阳性体征,如我听到左上腹有心外收缩期杂音,便可诊断为胰腺癌等。

七十二、男性也有更年期及更年期症状

男性也有更年期症状,但较女性少而轻,或不明显。

七十三、牙龈出血

中医多责之为火,而用清心火、泻胃火等法治之。现代医学多归因牙龈结石、牙龈炎,经洁牙、清除结石,第二天牙龈即不再出血。但也要注意避免血液病引起的牙龈出血,检查血常规,就可避免漏诊。

七十四、我的健康状况及所患疾病的情况

我幼年时患颈淋巴结炎(瘰疬),童年至 12 岁患伤寒,青年期患疟疾、荨麻疹。壮年时骑自行车跌倒致骨裂 2 次,神经功能室性早搏近 1 年,手背固定性紫斑(左氧氟沙星过敏性药疹)、皮下脂肪瘤 3 处,齿龈脓肿(龋齿根炎)、义齿 3 个,还有神经性皮炎、蛔虫病、真菌病(甲癣)、股癣、阴囊湿疹。老年期时眼轻度白内障、视力 1.0、听力稍减,口腔偶有 U、牙 29 颗,智齿 1 颗,大小臼齿(义齿 1 颗、病齿 1 颗)2 颗,下切牙义齿 1 颗。另有慢性咽炎、前列腺增生(中度),尿不爽,须服药治疗,75 岁做胆囊炎胆结石手术,83 岁做结肠癌手术,86 岁眩晕(后在体检时做脑 CT 发现间歇性梗死)。偶有室性早搏。90 岁时,由于饮食不节发生粘连性不全肠梗阻,经保守治疗而愈。同年因年龄大没有注意,摔跤 3 次,2 次腕尺骨折,1 次轻度脑震荡,仍能坚持工作,经保守治疗而愈。现已 91 岁,尚康健,仍在名医堂上班,很少休息及请病假。休息时和晚上,仍能凭记忆在电脑上坚持写作。

七十五、破"凶宅"说

有传说某住宅常有新住进去不久就病死,说是凶宅? 或因鬼怪! 实则是因宅地装潢石材等含有放射性物质而引发慢性中毒而亡。但由于以往封建迷信社会,科学欠发达,不知死亡原因,而责之鬼怪,名为"凶宅"。

七十六、对"越抓越痒"的新认识

抓能促使皮肤细胞释放出组胺,加重过敏而更痒。几项保健养生功如下。

(1) 搔头。

(2) 梳头。

(3) 手指笃头。

(4) 面浴、擦鼻。

(5) 双手掌加温捂眼。

(6) 双手食指按压睛明。

(7) 双手食指按压迎香。

(8) 八段锦加项(20 种)包括颈部四种活动。

(9) 取坐位,左右膝并拢向左右抖动;取坐位,腿脚搁在前凳上做踝关节活动,足掌向上向下、左右反向旋转活动,加上按摩拍打下肢腓肠肌等(保暖避寒)有助于预防、治疗下肢腓肠肌等痉挛抽筋。

(10) 双手十指搓丸样动作,可治疗指掌关节僵硬。

(11) 按摩对肌肉痉挛抽筋、闪腰等有预防和治疗作用之分。

(12) 仰卧起坐、滚元宝式活动,可加强腹壁、肠管张力及蠕动,可治疗腹胀、便秘,消除或减轻腹部脂肪堆积增厚。

附录一
笔者高龄的基本条件及平时养生保健经验

在门诊,经常有患者因对笔者语音洪亮,中气足,听力、视力好,思维灵敏,行动轻便,腰不弯、背不驼,且得知笔者已 90 高龄,身体尚如此健康,就要请教笔者的保健经验。具体如下。

适量锻炼、活动可改善血液循环,提高呼吸幅度,增强心功能及提高肺活量的有氧活动,利于 O_2 与 CO_2 交换,同时增加心脏收缩力、血液输出量及血液循环,提高心、肺功能,预防和改善心慌、气短症状,有利于新陈代谢;可以活络筋骨,保持身体行动的灵敏度,延缓背驼腰弯、行动缓慢及衰老,保持健康,也可提高免疫预防疾病。

多和左邻右舍、亲朋好友、同学、同事交往、讲话,回忆过去的成就和高兴的事,与人为善,处于和谐欢乐之中,避免孤独,则心情愉悦,既可保持对话反应的敏捷、正确性,也可调阴阳,顺气血,提高免疫、抗病力。经常到周边环境走走,有条件时可短途旅游,可预防、延缓迷路及认知障碍。

心态要平衡,不高攀、能满足、想得开,动作宜慢,制怒,少忧,能忍耐,常宽容,则阴阳调和,气血顺畅,可提高防病免疫力,不生病或少生病。

营养全面,不偏食,荤素配搭适当,晚餐以软食蔬菜为主,不要太好、不要太饱、不要太晚。睡前刷牙后不进食,不食零星杂食等。

平时养身保健,除了遵循笔者所编撰的"治未病"养生保健非药物防治的养生保健内容外,还不能完全满足老年人多方面养生保健防病的需要。因此,特再介绍一些其他养生保健体会。

常有民歌:"人老人老先从哪里老? 人老人老先从视力减退老,人老人老先从哪里老? 人老人老先从听觉减退老……"这形象化地表达了因遗传、工作性质、工种、环境、生活性格、习惯、嗜好、经济条件等不同,而出现视力先减退,或听力先降低,或体力先衰弱、记忆先不好容易健忘等先后、轻重的不同,或先有几方面提前进入老年期,而其他几方面晚些进入衰退期。因此,除了日常应进行一般性养身保健外,还要有针对性地对先老化、功能先减退的感官、脏腑、肌肉、经筋、肌腱部位有目的地采取有效的养身保健措施。下面就再谈谈个人的养身保健之道。笔者幼年时,生活舒适。从十岁后,经受战争,祖产住房被拆、店铺被烧,以及战争动乱、政治变革、史无前例的特殊年代等。但坚持决定自力更生,分别正确对待,养成不急不躁、能忍耐、常宽容,与人为善性情,拥有一颗积极向上的心。笔者通过主观努力,积极学习工作,曾响应国家号召,光荣"支持农村医疗卫生建设工作",克服困难,渡过了艰难。加上笔者宽容为怀,能忍自安,以中庸之道处世,积极工作,领导看重信任,并委以重任,取得了一些成就而愉悦。到晚年奉行一贯的慢性格、慢动作,适时、适度运动,读书看报,听音乐,适当从事医事活动,定期上专家门诊,做些医疗笔记和总结、整理诊疗经验等自己能做的事,发挥余热,为社会多做些贡献。且应出版社"名老中医临证经验医系丛书"的约稿,勤奋专注两年,已于2014年完成并出版30余万字的《杨泽民内科临证经验医案集要》。另外,笔者适当从事一些家务活动,做到常思维、常活动,还能为患者服务,晚年幸福,心情舒畅,气血顺畅,阴阳调和,这些都是促成笔者健康、长寿的要诀。

1. 头脑保健

(1)经常用双手指适当用力搔抓头皮,早晚2次,每次3~5分钟,可促进头皮血液循环,对头发随年龄增高而逐渐稀少、变白也有延缓作用。因发为血之余,受毛囊滋养故也。本法可间接促进大脑血液循环,有助于保持大脑思维、言语、行动灵敏度等正常功能,延缓记忆减退;也可用钝齿木梳做梳头状,适当加压,自前额发际梳向后脑,以不感到头皮疼痛,又有一定的压力感为适度。这也是笔者早晚睡前、起床时必做的一项功课。

(2)进入高龄老年期,一到秋冬季节,感觉到头部冷时,就要戴帽子。随着寒冷的程度,帽子由单薄到厚实松软的,遮挡寒风凉气侵袭头脑,以免引起脑血管收缩、痉挛,诱发脑梗死、中风。

进入高龄老年的肌肉、肌腱张力都已减退,平衡、稳定功能已不足,易跌倒,由于骨质疏松,更易骨折。如股骨颈骨折后,就不易再站立行走;如头颅着地,就易颅内出血,发生偏瘫,重者死亡。

2. 眼保健

耳眼保健可维护、延长、保持耳聪目明。

(1)经常用温暖的双手掌面或经暖袋、暖瓶温热后的手掌,轻轻按住双眼片刻,或在洗面时用热水毛巾反复捂住双眼,以不太热为度,可改善眼球血液循环。但急性眼结膜炎、充血、球结膜下出血,均不适合应用。看书、阅报、看电视、用电脑等时间不超过1小时,以1小时左右为度。事后用双手捂住双眼片刻,切忌长时间重压眼球,以免引起副交感神经兴奋,导致心率减慢或停搏。平时可向远处、开阔或绿化地带多看看,都可改善眼疲劳,恢复视力。保护眼睛正常功能,延缓老化及视力衰退。

(2)书写照明光线应来自左上方稍偏后为好,避免或减少书写时右手遮住光线。照明光线既不能太强,也不能过暗。强了刺激眼睛,暗了看不清,需多用眼,容易使眼肌疲劳。还要注意光源与眼睛水平的高度,一般应高于眼球视线30°;也不能太低,低了就成了眩光,对眼睛也很有害,甚至影响耳部内庭神经,诱发眩晕。也要避免视线正对强光,防止强光通过瞳孔直射视网膜而灼伤,甚至致盲;还会使瞳孔收缩,眼肌疲劳,眼球胀痛,视力模糊。

(3)出门戴防护眼镜,防止寒风侵袭及风沙吹入眼中后用手揉擦,造成出血、感染结膜炎、角膜炎、角膜异物、溃疡等眼疾。

3. 耳保健

耳司听,需注意保养,减少或避免噪声高声刺激,以及掏耳屎时的损伤,预防沐浴水溢入耳内,或感冒后咽炎波及咽鼓管后可引起中耳炎等,应积极治疗,防止听力减退。

4. 其他保健

(1)生活规律:奉行不急不躁。进入老年期,更要注意性情及活动要慢,性情急躁则耗气伤血易病,慢则气血顺畅、阴阳调和而少病多健康长寿。活动也要慢,以免体位性休克而晕厥。

(2)饮食有节*:不忍饥,莫过饱,不吃或少吃煎炒炙煿、辛辣、生冷、质硬粗糙及太咸、太甜、太酸、太浓食物、饮料,以免损伤上消化道黏膜,造成上消化道炎症及溃疡,保护好后天之本(胃)。总之,饮食要清淡。注意食谱品种多样化,营养全面,胃保护好了,体质自然也就会强壮健康起来。一般可按早上吃得饱、中午吃得好、晚上吃得少的原则。如因特殊情况晚上睡得迟而饥饿时,可适当少吃些,以免饥饿难受,影响睡眠,也可防夜间因饿而胃中嘈杂疼痛,引发高酸性胃炎、溃疡病等。

老年吞咽动作及会厌软骨闭合也欠灵敏,常因进食快或讲话时而引起呛咳,或咽涎沫、喝水时未注意而进入气管,或吃夹有碎屑的食物,随吸气时进入到咽部及气管,刺激黏膜引起咳嗽。因此,注意避免导致气管炎、吸入性肺炎。

(3)起居有时:在青壮年时一般是早睡早起,因为工作关系要按时上班,晚上很少超过10点,或熬夜。进入老年期,为了按时休息好,保证睡眠充足,又要利用夜间安静写作,睡眠推迟1小时,即以午休来补充,补足了睡眠,全身肌肉筋脉等也得到了放松休息,恢复了体力,对养身防病保健是有很大帮助的。

(4)工作为主、家务为辅两不误:目前,虽工作、家务随着年龄增加而有所减少,但仍本着要工作,要活动,要用脑、用体,持之以恒,是养生保健的基本方法之一。如打扫卫生,整理衣被,有时也会做饭,热菜,用洗衣机洗衣服,晒衣被等。这些也都是一种锻炼养生,既是体力劳动,达到活络筋骨,行动灵活,也是脑力活动,起到增智延缓脑力衰退的作用。这样做既方便自己生活,对减少对别人的麻烦,对健康有益,何乐而不为呢!10年前水电也是笔者亲自动手修理。笔者坚持除工作外,也做这些家务杂事,这也是笔者90岁高龄手脚行动灵活、背不驼、腰不酸、思维反应敏捷、记忆尚可的重要原因之一。

(5)正确对待生死:心态上摒弃"老之将至行将就木"的消极思想及负面影响,要寻找自己的情感、乐趣及工作爱好,笔者为较早具有中西两种医学知识和技术,以及近70载辨病辨证实践经验而欣慰,坚定提高发扬中医药学,中西医结合、融会贯通,促进共同走中医现代化之路,且整理平时临床经验资料,每晚用电脑写作2小时,编撰《中医现代化研究与实践——杨泽民学术观点》。这对调和阴阳,顺畅气血,达到提高正气,加强免疫力是有很大裨

---

* 特别提出,笔者从青年到壮老,从不吃烟酒,或是少病健康长寿原因之一。

益的,这就达到了"正气存内,邪不可干"的目的。最后还要注意防止意外伤害如车祸、触电、烫伤、强光刺激、电脑、手机使用超时等,皆已详述于前。

（6）夜间侧睡在床上用尿壶小便：笔者夜间侧睡在床上用尿壶小便已有 50 年,受益不浅。这对睡眠影响小,夜间有了充分的休息,避免了寒冬腊月起床受凉感冒,影响睡眠。特别是近年来因前列腺增生、夜间尿次有所增加,这一方法保证了笔者正常睡眠,这也是笔者身体健康的因素。这方法对睡眠欠佳或失眠者有帮助,可保证老年人虽夜尿多、起床频仍有较充分的睡眠。故夜间睡眠在床上用尿壶小便,对老年更有裨益。

（7）体质较好：笔者体质较好,既少患病,也易痊愈,与先天遗传基因也有关。

附录二
某些疾病的注意事项

（1）间歇性跛行症：多坐、久坐、常卧床则下肢少活动、血液循环不良，以及少活动或不活动之老年人较易发此病，这与高龄动脉硬化、供血供氧不足、代谢废物乳酸蓄积等有关。

要注意多锻炼，走路不要太快、过急，局部保暖按摩，可促进血液循环，就能减少发病率，缓解症状。目前，足浴不失为温通血脉、扩张血管改善循环的方法，有利于缓解间歇性跛行症，对缓解局部肌肉痉挛也有良好作用。每当坐位股胫膝成 90°时，经常左右抖动两下肢腓肠肌，促进血液循环，排除蓄积在腓肠肌中代谢废物，既可避免或减轻间歇性跛行症，对避免、减少、减轻腓肠肌痉挛也有效。

（2）肩关节周围炎：病因不一、病情轻重不同，多表现为肩关节不同程度的活动受限疼痛，常有抬手、上举、梳头受限，反手到腰背部及穿衣也受限制，且肩关节疼痛。青壮年多由风湿引起，亦常因受凉或负重、牵拉、伸展过度及外伤等引发。老年亦多发，常因肩关节肌腱炎性粘连，也都可因受寒湿所致或加重，故有冻结肩、肩凝之称，受寒湿会加重。只要针对病因大多可预防。对已发病者，局部保暖，不能再受寒冷，并适当或尽量勉强增加病肩手臂活动范围、幅度，虽然有些疼痛，也要适当逐步勉强活动，即可逐步减轻疼痛。也可面壁将双手靠近壁面缓慢逐步上举，身体逐渐向壁面靠近，以利于双手逐渐沿壁面向上抬举，经过这样较长时间的锻炼后，病侧上肢活动范围即可有扩大的可能，病肩疼痛也可望逐渐得到缓解或停止。对上述方法无明显效果者可就医诊疗。对青壮年劳损者，或风湿性患者，局部激素封闭治疗有很好效果，或用小针刀松解局部肌腱粘连，常可得到缓解或痊愈。

（3）弹响指：即指某一个或两个指掌关节僵硬不灵活，握拳屈曲后再伸开时，该指即不易或不能伸直，强行用力伸展时即发出响声，故名之为弹响指，因该处肌腱粘连，手指的活动受限，影响工作和劳动。患病时应避免过于用掌指拎、握、抬、搬重物，压迫掌指关节及其韧带、肌腱，更不宜经常重复操作此项工作和劳动，特别是掌面、掌指关节肌腱；也不宜经常用手紧握或拎硬、重的物件，或将手经常浸于冰水、冷水中。这些均有损此处肌腱，导致局部劳损，肌腱腱鞘炎粘连、寒凝，失去伸屈时滑动作用而僵硬，则不易或不能恢复。得该病时可试行指掌关节按摩，五指合拢做搓丸样活动、牵拉等锻炼，如无效或效果不明显，就须请手外科用地塞米松局部封闭，或小针刀手术处理，使粘连韧带松弛，即可获得缓解或痊愈。

（4）腱鞘炎：好发、多发于指掌关节、腕关节列缺穴位处。掌关节腱鞘粘连，屈伸障碍痛,须注意少握或不握紧重硬物,如有僵硬欠活络感觉,可用拇指对准其余四指,从小指、无名指、中指、食指做搓丸样移动,反复进行一二十次,或进行按摩;也可用稍大于乒乓球的两个石质球形物置于掌心滚动,均有帮助。腕关节列缺部位的腱鞘炎,也多是该腕关节患部过度劳动、负重,损伤肌腱所致,除活动时有疼痛外,也可听到"咯嗒、咯嗒"的响声,应避免或减少该部之活动、过劳、拎重物,适当按摩、热敷,可缓解症状、促进痊愈,或地塞米松局部注射,也有良好的效果。

(5)腱鞘囊肿:腱鞘囊肿常发于腕、掌背侧,如莲子、白果、桂圆大小凸出于皮肤上,囊状有弹性之肿块,常可用健侧拇指或手掌大鱼肌在囊肿上强压按摩后有可能消除;或握拳用大鱼肌向下垂击囊肿亦有可能消除。

(6)痹症:常有麻木、感觉减退、疼痛、关节屈伸不利及寒冷感等。此病常因寒而发,只要平素局部不受寒,不睡潮湿地,夏天不直接对着电风扇、空调吹,多能避免。已病后按上法避寒,倍加注意,或局部保暖加温多可缓解,也有协同治疗作用;按摩亦有一定效果。

(7)痛风:与多吃含嘌呤高的豆类、肉类、啤酒等食物,体内尿酸增加有关,也可能与自身代谢有关。血液中尿酸增高,尿酸结晶积聚在关节发而为关节炎,红肿疼痛,时间长了,关节处会肿大突出,以足部第一跖趾关节较多,局部疼痛或红肿。因此,要注意少吃含嘌呤高的豆类等食物,降低尿酸,痛风就可少发、不发;同时要穿宽大松软的鞋子,避免该关节受压;也不要长距离走路,损伤关节,引起急性发作。尿酸盐结晶也易沉淀在肾脏,引起肾病,严重者肾功能减退,发为尿毒症,甚至危及生命,应多加注意。有可能因外科手术损伤组织而使尿酸增高,发为痛风的病例。尿酸增高的外、内因,与中医的外寒、内寒,外伤、内伤,内因外因说,有异曲同工之意。

(8)下肢静脉曲张:这个疾病多发于整天站立或坐位工作、劳动的人,如纺织工等,或下肢静脉壁先天性薄弱易曲张者。此病无论中药或西药等药物内服、外用都是难治或不能治好的,只能应用下肢静脉硬化剂或外科手术等治疗,才有一定疗效。但也要注意避免久站长坐,不坐高凳,压迫股静脉等养生方法,或可减轻下肢静脉曲张。在日常生活中应注意以下几点,才有可能缓解,轻度的下肢静脉曲张或有可能阻止发展。

少站立,适当注意经常改变体位。坐位时,不要跷二郎腿,以免压迫腘窝静脉,不利于下肢静脉回流,增加下肢静脉压力,否则可诱发、加重下肢静脉曲张。坐位时应将脚搁在小凳上。也可适当多平卧,下肢可垫一个枕头或折好的被褥,使下肢高于心脏水平面,平卧时经常下肢抬高,或屈曲后再伸直,反复进行。

站立时,可经常做一些前脚着地,后部足跟抬起动作,坚持3~4秒,后足跟再着地,反复进行,锻炼持续5~10分钟,这样锻炼可促进下肢肌肉反复收缩,使之更有力;通过挤压,可帮助将淤积在下肢曲张静脉内的血液,向上输送越过下肢静脉瓣,逐级压向股静脉、腔静脉,返回右心房,同样也可减轻下肢曲张静脉内的张力,缓解下肢静脉曲张程度,并阻止其继续发展加重的趋势。

坐不能太久,凳椅不能太高,避免股静脉受压,回流障碍,增加下肢静脉压力,导致下肢静脉扩张曲张,增加原有静脉曲张程度。

少坐,常走走,多躺或卧。行走时,下肢肌肉特别是腓肠肌,每向前跨一步,就收缩压迫下肢静脉 1 次,促使下肢静脉血液越过静脉瓣,将下肢静脉血液压向股静脉、髂静脉,通过下腔静脉回流到心脏,减轻下肢静脉压力,对稳定、改善、减轻下肢静脉曲张皆有帮助。

目前妇女流行穿紧身裤袜,或可阻碍下肢静脉血液回流,加重下肢静脉曲张,可改穿仅到腘窝的弹力袜,或用弹力带,才对下肢静脉曲张有帮助。

经常变换体位,站站、坐坐、走走、卧卧,再加上经常伸腿,弯脚,改善局部血液循环,促进下肢静脉血液回流,多可预防或缓解下肢静脉压力曲张;也可避免因久坐引起的静脉栓子流向肺动脉,成为危重的肺栓塞。有的下肢静脉曲张看似不严重,但可伴发局灶皮肤微静脉瘀阻,色素变深,甚至坏死溃烂,成为不易痊愈的"老烂腿"。

(9)功能性大小便失禁:尿失禁多与膀胱括约肌张力减弱松弛有关,尤其是经产妇、年龄大、体弱、盆底肌肉张力减退者成为多发,尤好发于女性因尿道短,每当咳嗽、大便时腹压增加,更易引起尿失禁。锻炼可经常像解大便后收缩肛门,做提肛动作,加强盆底肌肉张力,对加强膀胱括约肌的紧张度,缓解、减轻尿失禁。用上法提高肛门括约肌张力,对大便失禁也有一定作用。

尿频除尿路感染、前列腺增生和妊娠各有其特有相关病史、症状外,还有一种功能性膀胱知觉过敏引起的尿频,无尿路刺激症状,尿液常规检查正常。

附录三
其他杂项

一、《情绪对健康会有怎样的影响?》①

近期,网上流传着这样一个段子: ① 情绪对健康有一定影响。② 注意负面情绪对健康的影响。③ 发挥情绪在治疗中的作用。

《晚年多情人不老》②上说创造和保持轻松友爱的环境,使老年生活兴趣盎然,轻松愉快,这本身就是一种安详和幸福,无形中促进了健康长寿。

心情舒畅能使人年轻。研究发现,爱生闷气,不爱说话,牢骚满腹,压力大等都有害健康。因此,要知足常乐、助人为乐、苦中作乐。

二、《中医非药物疗法助力健康产业发展》③

第一点,源远流长,历史悠久。中国非药物疗法历史悠久,源远流长,有着丰富的理论方法和实践经验。早在《五十二病方》《黄帝内经》中,就有大量关于非药物防治的记载,为非药物疗法的发展奠定了坚实基础。但由于种种原因,至今对非药物疗法理论体系、治疗理论系统整理及研究做得还不深入。随着医学观念的转变和大健康理念的推广,以及人们对药物的毒副作用、药源性疾病及耐药性的认识不断深入,越来越多的人开始关注、接受、应用中医养生预防保健"治未病"非药物防治法。其应用领域和范围在不断拓宽,同时结合新技术的创新方法不断涌现,效果也显著得到提升,越来越受到广大群众、患者,以及医疗、养身保健、康复专业人员的欢迎。

中医非药物疗法是与中医传统药物疗法相对而言的一类独特疗法的总称,它是以中国传统医学的天人合一、顺其自然、整体调理、平衡阴阳、辨证施治等理论为出发点,不依赖(不完全依赖)任何药物作用,而达到养身保健、提高正气、防治疾病和康复的目的,与药物疗法并列,成为中医学的两大防病治病体系。

中医非药物疗法具有扶正祛邪、调理气机、疏通经络、协调脏腑、调和气血、平衡阴阳的

---

① 摘自《武进日报》"生命科学"。
② 摘自《中国中医药报》"悟健康",方敬杰。
③ 于 2016 年 10 月 28 日发表于《中国中医药报》,陈学智。

作用,可以达到形神共养、通调经络、双向调节、综合应用的效果。中医非药物疗法范围很广,除以上所讲的内容外,所有不以药物为治疗手段的方法,都可归于此范畴,主要包括养生、针灸、按摩、导引、气功、心理、音乐、拔罐、砭石、刮痧、五禽戏等。

近年来,随着养生保健知识的普及,人们将更多的目光投射在"绿色自然"的中医非药物疗法之上。中医非药物疗法理念和方法都得到了极大的普及。一些疗法的国家标准、技术规范相继出台,而且相继被列入《国家基本公共卫生服务规范》《中医药健康发展服务规划》《中医药健康服务管理规范》《中医药健康管理服务技术规范》,得到了前所未有的支持。

第二点,特点鲜明,疗效显著。整体观、辨证论治观、治病求本观、自然绿色、多样性和实用性。

第三点,传播普及责无旁贷。加强非药物疗法治未病内容,以利于共同为非药物防治宣传、推广、应用发挥更快、更好的作用。

三、《脚跟干裂也可能是脚气》[①]

足癣,人们俗称为脚气,是由真菌感染引起的。在我国,脚气的复发率非常高,约84%的患者平均每年发作2次以上,夏季是高发季。一般人脚气都会感觉痒,但不是所有患者都痒。有的因长水疱而感觉痒;有的被真菌感染后不长水疱而不痒,但长厚皮、脱皮、粗糙、干燥,冬天寒冷干燥时会裂口,会感到疼,到了温暖潮湿的夏天可能就不疼了。这类患者可能是认为自己脚干,其实这些常是由足癣引起的。慢性足癣的人脚后跟皮肤特别厚、粗糙。一般来讲,症状较轻、发病时间短的患者可以抹一些外用的抗真菌药膏,但首先要确定是不是由真菌感染引起的脚气。抗真菌药膏有很多,如唑类、盐酸特比萘芬等,有抑菌的,也有杀菌的。一般抑菌药疗程较长,需要4~5周,如果外用盐酸特比萘芬类抗菌乳膏,每天1次,1~2周就可以痊愈。需要注意的是,真菌感染引起的痒、疼、不舒服等症状会先消退,但皮肤脱皮、起疱、红斑未必消退,因此,一定要把药抹到皮肤看起来跟正常皮肤一样光滑时再停药,待将真菌彻底杀死时才能保证不复发。

四、"经筋实质的多解性"(《经筋释义十论》第六论)

经筋的实质是什么?借助现代解剖学、神经学、组织学、影像学等知识,能否探索经筋的实质?现有的各种研究结果,能否代表经筋的实质?

自《黄帝内经》对经筋理论诞生以来,历代就有较多关于经筋实质的探索研究。总体来说,目前关于经筋实质的研究,主要是以解剖学方法,通过与解剖分类比拟对照的方法为主。现阶段的经筋实质研究,尚未能到达共识。归结起来,目前的结果主要有以下几类。

(1)神经专属说:此说认为经筋实质是神经组织。

(2)软组织所属说:中医学有关教材上说经筋相当于解剖学中四肢与躯干部位的软组

---

① 摘自《北京青年报》,季文。

织。如《中医筋伤学》教材中认为"筋"主要指肌腱、筋膜、关节囊、韧带、腱鞘、滑液囊、椎间盘等软组织。

（3）运动力学说：薛立功教授在此方面做出了很多贡献。他倾向于从运动力学角度阐释十二经筋是身体的十二条力线及其相关结构。

（4）筋膜系统说：原林等提出，遍布全身的结缔组织筋膜支架以干细胞为核心，在神经系统和免疫系统的参与下构成一个新的独立功能系统，即筋膜系统。

（5）多组织相关说：此说把经筋与多种组织相联系，王雨认为经筋是肌肉（主要是肌腱和韧带）及周围神经。

（6）筋膜与膜原说：吴金鹏等则在对经筋与膜原文献研究的基础上，认为中医学的"筋"与"膜"共同构成了全身的筋膜支架，"经筋""膜原"与全身筋膜支架，在结构上存在共性。

各家对于经筋的探索，都对经筋实质研究起到了很好的推动作用。其不同的结果与认识都在一定层面上揭示了经筋的科学原理。值得肯定的是，经筋有形有质，有解剖依据，局部有位，全身有征，涉及广泛。尽管有单一组织的所属论，但多数还是认为是多组织、多结构、多系统、多机制的共同参与，才完成了经筋的功能。这种研究展示了中医学的整体论及其与经络相关的系统论。

（7）缝隙学说：实际上缝隙大都是神经、肌腱等的通路或附着点。

我对针灸的疗效认为，有些是与"巴夫洛夫负诱导学说"治疗相关疾病的作用有关，如左病右取、右病左取、上病下取、下病上取、背病取腹、腹病取背、近病远取、远病近取等取得疗效。也有与肌腱本身的神经有关，曾有实验经用电刺激离体肌肉引起该肌肉收缩。我在上述认识的基础上进行针灸实验，也取得了较好疗效。针灸的治疗机制，还需科研机构的人员，针灸医师与神经科、内科、外科（熟悉解剖学）的医师等相关专家通力合作，共同研究，使针灸治疗有效的科学性更全面、更正确、更有效。部分回答针灸在国外遭质疑及其文章如下。

我对李永明《针灸就是安慰剂？错!》按：《科普美国人》2016年8月发表了《研究质疑针灸的价值》的文章，有批评者认为针灸不过是"超级安慰剂"，李永明试图还原中医针灸遭遇科学评估质疑的事件始末；同时提出，这一具有争议的结论，对针灸海外发展困扰和伤害，国内针灸学术界和管理部门应引起重视，把"针灸是否就是安慰剂"作为最重要的课题来攻关，希望我国对针灸研究加大投入，将东西方研究的内容进一步接轨。李文最后提出应对方式：临床研究应对质疑。

首先引用朱光的《如何准确确定中药功效》①。

（1）后世本草大都引用了《神农本草经》的说法，并补充大量药物，由《神农本草经》的365种至《本草纲目》的1 892种，但我认为对药物功效的认识，有些是经不起推敲与验证。

---

① 于2016年10月发表于《中国中医药报》岐黄论坛，河南中医药大学。

（2）因缺乏明晰、严格的标准，系统细致的临床验证，以及用药经验对临床的指导意义并没有想象的那么大，简单地照搬沿用，很容易致偏显弊。

（3）无论是一药一能或一药多能，对这些药之功效怎样去验证？临床单药治病，几乎不可能（应改为单味药治病较少），而在复方中要验证某一药物的功效则难之又难。如此说来，寻找恰当的方法确认中药的功效，将是中药研究中的当务之急，也是长久之策。

要实现这一目标，我认为应从以下几个方面着手：系统整理古今文献，力求去伪存真，从中发现确有价值的中药功效，并通过规范的临床研究加以验证；将有效成分的研究，与中药功效的临床研究有机结合；重视中药功效术语的规范化研究。

李永明的文章也说明了不少中药功用的不确实之因。因此中药必须现代化。以前中西药学者、专家们已做了很多中药成分分析、药理、疗效等实验研究等中药现代化的工作，可供参阅研究。

五、《应辨证看待中医药传承与创新》[①]

这是论述实现中医现代化的观点。首先就表明观点："既要认识到中西医学体系的不同，坚持中医药理论指导，又要提倡用现代科学手段对其研究，实现创新发展。"

六、《用现代科学方法促进中西医结合》[②]

中西医结合是一门新兴的医学交叉学科，通过对中医、西医两种医学的科学思维、理论体系、诊疗技术的融合和应用。吸取中医医学和现代医学各自的特色和优势，在诊治疾病方面取得了长足的发展。制定科学、规范、重复性好的中医证候证型量化评价方法，采用前瞻性随机对照临床试验（RCT），以及"真实世界"长期随访队伍的循证医学研究，客观、科学地评价中医药独立应用或联合西药应用的有效性和安全性，促进中西医结合诊断、预防、治疗疾病水平的不断提高。其他内容如下。

①《不断推进中医药现代化》[③]；②《借科技新成就，创中医新辉煌》[④]；③《生命在于慢动》[⑤]；④《颈椎病是多种症状的祸根》[⑥]；⑤《加强中医诊断标准建设》[⑦]；⑥《中西医结合人才培养有了高配模式》[⑧]；⑦《中国中医药报》六部门联合印发《"十三五"卫生与健康科技创新专项规划》；⑧ 中医药发展"十三五"规划；⑨ "十三五"国家科技创新规划部署中医药现代化；⑩ 坚持中西医学交融互鉴不动摇；⑪ 现代化技术平台理念助推中医药加速发展（安徽省枞阳县市场监督管理局，朱凌志）；⑫ 2017 年国办印发指导意见促进医药产业健康发展

---

① 于 2015 年 7 月发表于《中国中医药报》，王勤、王正益（河南中医学院）。

② 于 2015 年 7 月发表于《中国中医药报》岐黄论坛，中国中西医结合学会会长陈香美。

③ 于 2015 年 7 月发表于《中国中医药报》岐黄论坛，中国中医科学院院长张伯礼。

④ 于 2015 年 7 月发表于《中国中医药报》岐黄论坛，科技部中国科技发展战略研究院副院长王宏广。

⑤ 于 2015 年 8 月发表于《扬子晚报》，周东江。

⑥ 于 2015 年 8 月发表于《中国中医药报》，刘敏。

⑦ 于 2015 年 8 月发表于《中国中医药报》，孙斌。

⑧ 于 2015 年 11 月发表于《中国中医药报》，中国中医药报记者丁洋。

"推进中医药现代化,优化产业结构";⑬ 2016 年两会特别报道"推进中医药创新提升科技竞争力";⑭ 2016 年两会聚焦"让中医药搭上国家创新战略快车";⑮ 六部门联合印发《十三五卫生与健康科技创新专项规划》"推进中医药现代化"列为重点任务;⑯ 建言:"十三五"中医药发展"现代化技术平台理念助推中医药加速发展"——要与现代技术手段有机嫁接,借屠呦呦用现代化技术从中药青蒿研究提炼出青蒿素治疟获诺贝尔奖论述;⑰《中西医结合人才培养有了高配模式》①;⑱《借科技新成就创中医新辉煌》②;⑲《不断推进中医药现代化》③;⑳《应辨证看待中医药传承与创新》既要认识到中西医学体系的不同,坚持中医药理论指导,又要提倡用现代科学手段对其研究,实现创新发展;㉑ 王国强在第二届诺贝尔奖获得者医学峰会上强调(此规划提出中医药要在保持特色优势基础上,加快创新发展步伐。要牢牢把握中医药创新发展的方向,始终坚持中医药的原创思维。充分运用现代科学的新理论、新技术和多学科交叉渗透的思路和方法,从中寻找创新灵感和路径,努力实现突破);㉒ 中西医交融提高人民健康水平(一要牢牢把握中医药创新发展的方向。二要始终坚持利用现代科技和方法。三要以提高健康水平为核心。);㉓《摒弃争论让中医多元发展》④(提示关于中医药发展方式,争论从未停歇。面对不同的疾病,我们既可用传统的中医药方法治疗,还可用中西医结合治疗方法。);㉔《中医和西医,两手都很硬》⑤;㉕ 中医复兴首先是中医科学的复兴⑥,中医复兴,需科学精神支持。学术质疑,是科学精神的重要特征之一。

　　总之,科学中医的复兴没有科学精神的支持是难以完成的。当下"中医西化论"大有扩大化之势,反对者已经不仅仅是针对中医西医化,本质是反对中医"科学化",是不可取的。

　　㉖《科技创新驱动丰富健康中国》⑦;㉗ 中共中央、国务院印发《"健康中国 2030"规划纲要》;㉘《建设健康中国须充分发挥中医药独特优势》⑧,在其《充分发挥中医药独特优势》一章中要求提高中医药服务能力,发展中医养生保健治未病服务,推进中医药传承创新;㉙《中医药发展战略规划纲要(2016—2030 年)》多处提及中医药,将其融入健康中国建设各方面;㉚ 李克强在第九届全球健康大会开幕式上指出:"促进传统医学现代医学融合发展。"

---

① 发表于 2015 年 11 月 30 日的《新闻纵深》,中国中医药报记者丁洋。
② 《岐黄论坛》,科技部中国科技发展研究院副院长王宏广。
③ 中国中医科学院院长,张伯礼。
④ 发表于 2016 年 8 月《中国中医药报》,浙江中医药大学范永升。
⑤ 发表于《中国中医药报》,张敏州。
⑥ 发表于《中国中医药报》,山东中医药大学皋永利。
⑦ 发表于 2016 年 10 月《中国中医药报》,记者魏敏。
⑧ 发表于 2016 年 10 月《中国中医药报》,记者赵维婷。

主要参考文献

柯应夔.病理产科学.北京：人民卫生出版社,1956.

贺内耳之.内科症状及诊断学.过晋源,译.上海：上海卫生出版社,1956.

上海中医学院内科教研组.中医内科学讲义.北京：人民卫生出版社,1963.

陈梦雷.古今图书集成医部全录.北京：人民卫生出版社,1959.

上海第一医学院.实用内科学.第六版.北京：人民卫生出版社,1973.

湖南医学院农村医士手册编辑委员会.农村医生手册.第二版.北京：人民卫生出版社,1969.

钱礼.腹部外科学.北京：人民卫生出版社,1973.

南京中医学院.中医方剂学.上海：上海科技出版社,1964.

江苏新医学院.中药大辞典.上海：上海人民出版社,1977.

上海第一医学院.医用药理学.北京：人民卫生出版社,1987.

湖南医学院《国外医学参考》编辑部.休克.广州：中山医学院《新医学》编辑出版组,1975.

上海第一人民医院.败血性休克的抢救.上海：上海科学技术出版社,1978.

后　记

　　我早年从中医院校毕业,学到了中西医两种医学基础理论和临床知识,首先认识到中医学是我国医学文化瑰宝、奇葩、宝库,有辉煌的历史,现在仍担着为人民保健康、为患者诊疗的重任。我从宝库中挖掘出很多有高效的药物。中医学是在与人文、天象、地理、天人相应、四时气候、五行生克、自然环境、社会、心理、中庸之道学术思想、整体观的哲学思想等多学科多元化的基础上,结合长期诊疗经验,形成的理论,互相促进,发展起来的,对现代医学具有启迪作用。但中医也要看到因当时环境条件等多种因素限制,如在心脑外科手术急诊抢救、仪器设备、给药途径等某些方面已滞后现代医药,应自责自批,汲取学习现代科学、现代医药学,继续传承、整理、提高、创新中医药学,有自信、有能力,实现中医现代化和中西医相结合,创造出我国独特的中国医药学,为全人类做出贡献。为了补充和加强我主编本书所论述的正确性,更快、更好地有利于中医现代化研究和实践,除引用一些《黄帝内经》等经典内容外,更多的引用了一些现代科学、专家、学者的有关振兴中医及中医现代化、中西医结合成果及政策。本书内容浅薄,冀能抛砖引玉,希望更多有志于中医现代化、中西医结合的同仁多方面做更多、更详细、更深入、更广泛的研究和实践,推动加快中医现代化、中西医结合步伐,成为既优于中医,也优于西医的中国医药学。此为个人之见,仅供参考。

杨泽民编著于全国名老中医经验传承指导老师工作室

常州四知堂医寓

2018 年 12 月